普通高等教育"十三五"规划教材
获中国石油和化学工业优秀教材奖

药物分析

第二版

周宁波　李玉杰　主编

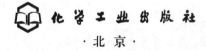

化学工业出版社

·北京·

《药物分析》(第二版)主要内容包括药物分析的基本知识,药物检验工作的基本程序,药品的质量分析方法,药物杂质的检验方法,各类常见药物的化学结构、理化性质和分析方法之间的关系。

本书在内容的编排上,以常规的分析方法为主线,以典型的药物分析为示例,注重讲解如何根据药物的化学结构和理化性质来选择分析方法,培养学生的实践操作能力。

教材编写力求适合制药专业的培养目标,注重内容的实用性、科学性、先进性。修订时所有的分析方法以《中华人民共和国药典》(2015年版)为标准,删除一些药物的化学分析方法,增加相应的仪器分析方法。

本书可作为高等学校制药工程及相关专业课程教材,也可供质量检验部门及有关科研人员参考使用。

图书在版编目(CIP)数据

药物分析/周宁波,李玉杰主编. —2版. —北京:
化学工业出版社,2017.1 (2024.7重印)
普通高等教育"十三五"规划教材
ISBN 978-7-122-28668-0

Ⅰ.①药… Ⅱ.①周…②李… Ⅲ.①药物分析-高
等学校-教材 Ⅳ.①R917

中国版本图书馆 CIP 数据核字(2016)第 304903 号

责任编辑:旷英姿　　　　　　　　　　文字编辑:李　瑾
责任校对:宋　玮　　　　　　　　　　装帧设计:王晓宇

出版发行:化学工业出版社(北京市东城区青年湖南街 13 号　邮政编码 100011)
印　　装:北京虎彩文化传播有限公司
787mm×1092mm　1/16　印张 17½　字数 440 千字　2024 年 7 月北京第 2 版第 5 次印刷

购书咨询:010-64518888　　　　　　　售后服务:010-64518899
网　　址:http://www.cip.com.cn
凡购买本书,如有缺损质量问题,本社销售中心负责调换。

定　　价:35.00 元

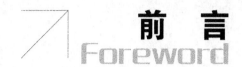

　　《药物分析》自 2010 年出版以来，受到了读者的广泛好评，被国内部分本科高校及高职院校作为制药工程专业的指定用书，荣获中国石油和化学工业优秀教材奖。

　　《药物分析》第一版中，药物的分析方法是以《中华人民共和国药典》（2005 年版）为基础。近些年，随着仪器分析技术的迅速发展，仪器分析方法在药物分析中得到了更加广泛的应用。2010 年以后，《中华人民共和国药典》已经修订了两次，修订后的新药典中更多药物的分析采用了仪器分析法。因此，本教材的修订尽管在内容结构上没有做大的改动，但将所有药物的分析方法均以《中华人民共和国药典》（2015 年版）为标准进行了相应的更新。

　　参加本书第一版编写工作的有湖南理工学院的周宁波、刘立超（绪论及药典，第一～第四章），吉林农业科技学院的李玉杰（第六章、第八章、第九章），荆楚理工学院的杨成雄（第十一章、第十二章），南华大学的曹轩（第五章）、喻翠云（第七章），太原科技大学的王二兵（第十三章、第十四章），怀化学院的赵永新（第十章）等老师。本次修订工作由湖南理工学院周宁波、刘立超完成，全书最后由周宁波统筹定稿。

　　在教材修订过程中，化学工业出版社给予了大力支持和帮助，参编的各兄弟院校也提出了宝贵的修改意见，在此一并表示衷心的感谢。

　　由于编者水平有限，教材修订后仍有不妥之处，希望读者在使用过程中提出宝贵意见，编者不胜感激。

编　者
2016 年 11 月

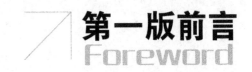

  药物分析是我国高等学校药学专业中规定设置的一门主要专业课程，是整个药学学科中的一个重要组成部分。它是一门综合性较强的应用学科，主要采用化学、物理化学或生物化学等的方法和技术，研究化学合成药物和结构已知的天然药物及其制剂的组成、理化性质、真伪鉴别、纯度检查以及有效成分的含量测定等，同时也涉及生化药物、基因工程药物以及中药制剂的质量控制。所以，药物分析是研究和发展药品质量控制的一门方法性学科。

  随着科学技术的发展和学科间的互相渗透，药物分析与检验已由单纯的质量监督检验转向了药物质量的全面控制，从而更好地保证药物的质量。

  药物分析课程是在有机化学、分析化学、药物化学以及其他有关课程的基础上开设的。学生学习药物分析，应该具有强烈的药品质量观念，综合运用所学的知识，始终围绕药品质量问题，研究控制药品质量的内在规律和方法，以及探索提高药品质量的有效途径。学习药物分析的整个过程中，应紧紧围绕"药品质量"，在"领会知识，理解记忆；分析归纳，加深记忆；学以致用，提高能力"的前提下，综合运用所学的知识和技能，研究和探索解决"药品质量"问题的新思路、新途径和新方法。

  本书主要内容包括药物分析的基本知识，药物检验工作的基本程序，药品的质量分析方法，药物杂质的检验方法，各类常见药物的化学结构、理化性质和分析方法之间的关系。本教材以常用的分析方法为主线，以典型的药物分析为示例，注重讲解如何根据药物的化学结构和理化特性来选择分析方法，培养学生的实际操作能力。为拓宽学生视野，在部分章节中还介绍了一些药物分析的新方法。

  本教材在编写时力求适合制药专业的培养目标，注重内容的实用性、科学性、先进性，可作为高等学校制药及相关专业课程教材，也可供质量检验部门及有关科研人员参考使用。

  参加本教材编写的人员有：湖南理工学院的周宁波、刘立超（绪论、第一至四章），吉林农业科技学院的李玉杰（第六章、第八章、第九章），荆楚理工学院的杨成雄（第十一章、第十二章），南华大学的曹轩（第五章）、喻翠云（第七章），太原科技大学的王二兵（第十三章、第十四章），怀化学院的赵永新（第十章）。全书由周宁波通读审阅定稿。

  为方便教学，本书配套有电子课件。

  本书在编写过程中得到了参编单位有关教师的协助与支持，在此一并表示衷心的感谢。

  由于编者水平有限，书中如有不妥及疏漏之处，希望读者在使用过程中提出宝贵意见。

编　者

2010 年 3 月

目 录
Contents

第三章 药物定量分析与分析方法的效能指标

第四章 巴比妥类药物的分析

第七章　杂环类药物的分析

第八章　维生素类药物的分析

第九章　甾体激素类药物的分析

第十章　抗生素类药物的分析

第十一章　药物制剂分析

第十四章　药品质量标准的制定

绪　　论

一、药物分析的目的、性质和任务

药品是指用于预防、治疗、诊断人的疾病，有目的地调节人的生理机能并规定有适应证和用法、用量的物质。世界各国对药品的定义各不相同。在我国，药品专指人用药品，兽药是指用于预防、治疗、诊断动物疾病或者有目的地调节动物生理机能的物质（含药物饲料添加剂。在我国，鱼药、蜂药、蚕药也列入兽药管理）。药品主要包括：血清制品、疫苗、诊断制品、微生态制品、中药材、中成药、化学药品、抗生素、生化药品、放射性药品及外用杀虫剂、消毒剂等。只有符合法定质量标准的合格药品才能保证疗效。药品的质量优劣，既直接影响预防与治疗的效果，又密切关系到人和动物的健康和安全。因此，必须对药品的质量实行严格的监督管理，以保证用药的安全、有效、合理。药物分析与检验正是研究和发展药品全面质量控制的一门方法性学科。

为了确保药品的质量，必须根据国家规定的药品质量标准（国家标准、部颁标准、地方标准）进行药品检验工作，为此，国家设有专门负责药品检验的法定机构，药厂、医药公司以及医院等单位也都设有相应的质检部门。

药物分析是我国高等学校药学专业中规定设置的一门主要专业课程，是整个药学学科中的一个重要组成部分。它是一门综合性的应用学科，主要采用化学、物理化学或生物化学等的方法和技术，研究化学合成药物和结构已知的天然药物及其制剂的组成、理化性质、真伪鉴别、纯度检查以及有效成分的含量测定等，同时也涉及生化药物、基因工程药物以及中药制剂的质量控制。所以，药物分析是研究和发展药品质量控制的一门方法性学科。

根据药品质量标准规定，评价一个药物的质量一般包括鉴别、检查与含量测定三个方面。鉴别就是依据药物的化学结构与理化性质进行某些化学反应或测试某些物理常数，来判断药物的真伪；检查主要是对生产或贮存过程中可能产生或引进的杂质，按照药品质量标准规定项目进行检查，判断药物的纯度是否符合限量规定要求；含量测定一般采用化学分析方法或理化分析方法，通过测定可以确定药物的有效成分是否符合规定的含量标准。判断一个药物的质量是否符合要求，必须全面考虑鉴别、检查与含量测定三者的检验结果。如果一个药物鉴别与含量测定合格，而杂质检查结果不符合规定要求，那么这个药物仍然是不合格的。

除了鉴别、检查与含量测定以外，药物的性状在评价质量方面也具有重要意义。例如，药品的外观、色泽、溶解度、澄明度、晶型等都反映质量的好坏，甚至疗效的差异。在药典中，除非特殊规定，这些性状一般不作为判定的依据。但是，它在一定程度上综合地反映了药品的内在质量，应予重视。

因此，摆在药物分析学科和药物分析工作者面前的迫切任务，通常包括研究药物及其制剂的组成、理化性质，辨别药物的真伪，检查药物的纯度和测定药物的含量。随着科学技术的发展和学科间的互相渗透，药物分析与检验已由单纯的质量监督检验工作转向药物质量的全面控制，从而更好地保证药物的质量。药物分析与检验工作应与生产单位紧密配合，进行药物生产过程的质量控制，从而发现问题、促进生产、提高质量；与供应管理部门密切协作，注意药物贮存过程的质量监控，从而研究改进药物的稳定性，采取科学合理的管理条件与方法，以保证和提高药物的质量；还应配合医疗需要，开展临床药物分析，研究药物进入生物体内的吸收、分布、代谢和排泄等过程以及药物的作用特性和机制，从而确保合理用药，更好地发挥药效。

综上所述，药物分析的主要任务是根据药品质量标准及药品生产质量管理规范（GMP）的有关规定，采用各种有效分析方法，进行药品质量检验、药物生产过程的质量控制、药物贮存过程的质量考察和临床药物分析，从各个环节全面地保证、控制与研究提高药品质量，保证用药的安全有效。

二、药物分析与药典以及药品质量标准

把反映药品质量特性的技术参数、指标明确规定下来，形成技术文件，就是药品的质量标准。它是评定药品质量的法定依据，是检验药品是否合格的尺度。简言之，药品质量标准是国家对药品质量及检验方法所作出的技术规定，是药品生产、经营、使用、检验和监督管理部门共同遵循的法定依据。法定的药品质量标准具有法律的效力，生产、销售、使用不符合药品质量标准的药品是违法的行为。

为了确保药品的质量，应该遵循国家规定的药品质量标准（药典、部颁标准、地方标准）进行药品检验和质量控制工作。

药典是一个国家关于药品标准的法典，是国家管理药品生产与质量的依据。所以，它和其他法令一样具有约束力。凡属药典收载的药品，其质量不符合规定标准的均不得出厂、不得销售、不得使用。制造与供应不合药典与药品质量标准规定的药品是违法行为。

我国历史上第一部药典——唐朝的《新修本草》，早在公元 659 年就问世了。这是世界上最早的药典，它比国外最早的《佛罗伦萨药典》（1498 年）要早 839 年。

我国药典的全称为《中华人民共和国药典》（简称《中国药典》），由国家药典委员会编纂，经国务院批准后，国家食品药品监督管理总局（CFDA）颁布执行。《中国药典》收载的品种为疗效确切、被广泛应用、能批量生产、质量水平较高并有合理的质量监控手段的药品。新中国成立以来，《中国药典》已出版了 10 版，分别为 1953 年版、1963 年版、1977 年版、1985 年版、1990 年版、1995 年版、2000 年版、2005 年版、2010 年版及 2015 年版。

药典的内容一般分为凡例、正文和索引三部分。药典的凡例是为解释和使用《中国药典》，正确进行质量检验提供指导原则。在新版药典凡例条款中，明确了"凡例"中的有关规定同样具有法定的约束力。正文部分为所收载药品或制剂的质量标准。药品质量的内涵包括三个方面：真伪、纯度、品质优良度，三者的集中表现即使用过程中的有效性和安全性。因此，药品质量标准的内容一般应包括以下诸项：法定名称、来源、性状、鉴别、纯度检查、含量测定、类别、剂量、规格、贮藏、制剂等。通则包括制剂通则和其他通则等，如一般鉴别试验、一般杂质检查方法、有关物理常数测定法、试剂配制法、氧瓶燃烧法、分光光度法以及色谱法等内容，而红外吸收光谱已另成专辑出版。现行版《中国药典》（2015 年版）于 2015 年 6 月出版发行，2015 年 12 月 1 日起正式执行。其中，一部收载药材及饮片、植物油脂和提取物、成方及单味制剂等；二部收载化学药品、抗生素、生化药品、放射性药品及各类制剂，还有药用辅料等；三部收载生物药品；四部收载通则，包括：

制剂通则、方法、指导原则、标准物质和试液试药相关通则、药用辅料等。与前9版药典相比，2015年版药典在凡例、品种的标准要求、制剂通则和检验方法等方面均有较大的变化和进步。

我国对药物生产及其质量的管理依据，除了国家药典以外，尚有《中华人民共和国卫生部药品标准》（简称"部颁标准"）以及地方性的各省、市药品标准，一些未列入国家药典的品种，将根据其质量情况、使用情况、地区性生产情况的不同，分别收入部颁标准与地方标准，作为各有关部门对这些药物的生产与质量管理的依据。总之，每种药品都应有其经过严格审定并经卫生部门批准的质量标准，否则，将不准予生产、供应与使用。

对于药物分析工作者来说，不仅应正确地使用药典与药品质量标准，熟练地掌握药物分析方法的原理与操作技能，还应熟悉药品质量标准制定的原则与基本过程。一个能充分反映药品质量内在规律、有科学依据的药品质量标准是经反复生产实践和科学研究工作后制定的。

三、药品检验工作的基本程序

药品检验工作是药品质量控制的重要组成部分，其根本目的就是保证人民用药的安全、有效。药品检验人员必须具有坚实的药物检验的理论基础和熟练的实验操作技能、认真负责的工作态度以及严谨求实的工作作风，才能做好药品检验工作，保证检验结果的正确性、可靠性。药品检验工作的基本程序一般为取样、鉴别、检查、含量测定、写出检验报告。

（1）取样　分析任何药品都有个取样问题，取样时应具有科学性、真实性和代表性，否则，药品检验工作就失去了意义。样品的取用量应符合药品质量标准的要求。取样应遵循均匀、合理的原则。

（2）药物的鉴别　依据药物的化学结构和理化性质进行某些化学反应，测定某些理化常数或光谱特征，来判断药物及其制剂的真伪。通常，某一项鉴别试验，如官能团反应、焰色反应，只能表示药物的某一特征，绝不能将其作为判断的唯一依据。因此，药物的鉴别不止一项试验就能完成，而是采用一组（两个或几个）试验项目全面评价一个药物，力求使结论正确无误。例如，《中国药典》（2015年版）在醋酸可的松鉴别项下规定了一个母核呈色反应、一个官能团反应，以及一个紫外吸收光谱特征。

（3）药物的检查　药物在不影响疗效及人体健康的原则下，可以允许生产过程和贮藏过程中引入的微量杂质的存在。药物的杂质检查就是检查药物在生产和贮存过程中引入的杂质是否超过规定的限量，以判断药物的纯度是否符合限量规定要求。药物的杂质检查通常按照药品质量标准规定的项目进行"限度检查"。药物的杂质检查又分为一般杂质检查和特殊杂质检查，后者主要是指从生产过程中引入或原料中带入的杂质。

（4）药物的含量测定　含量测定就是测定药物中主要有效成分的含量。一般采用化学分析或理化分析方法来测定，以确定药物的含量是否符合药品标准的规定要求。关于药物含量测定的具体内容将在各类药物章节中予以详细的论述。

概括起来，鉴别是用来判定药物的真伪，而检查和含量测定则可用来判定药物的优劣。所以，判断一个药物的质量是否符合要求，必须全面考虑鉴别、检查与含量测定三者的检验结果。除此之外，尚有药物的性状要求。性状在评价质量优劣方面同样具有重要意义。如醋酸可的松性状项下有晶型、臭味、溶解度、比旋度和吸收系数的规定。

四、加强全面控制药品质量的科学管理

国家为了确保药品质量，制定出每种药品的管理依据，即药品质量标准。一个有科学依据、切合实际的药品质量标准应该是从药物的研究试制开始，直至临床使用整个过程中研究工作的成果。但是要确保药品的质量能符合药品质量标准的要求，对药物存在的各个环节加强管理是必不可少的，许多国家都根据本国的实际情况制定了科学管理规范和条例。尽管这些内容有的已经超出了药物分析的范围，但是为了使药品分析工作者能够明确全面控制药品质量以及质量管理的意义，并能有比较完整的认识与理解，扼要地论述药品质量控制全过程的科学管理十分必要。我国对药品质量控制全过程起指导作用的法令性文件有 GLP、GMP、GSP、GCP 四个科学管理规范。

(1)《药品非临床研究质量管理规范》（Good Laboratory Practice，GLP）　任何科研单位或部门为了研制安全、有效的药物，必须按照 GLP 的规定开展工作。该规范从各个方面明确规定如何严格控制药物研制的质量，以确保实验研究的质量与实验数据的准确可靠。

(2)《药品生产质量管理规范》（Good Manufacture Practice，GMP）　生产企业为了生产全面符合药品质量标准的药品，必须按照 GMP 的规定组织生产并加强管理。GMP 作为制药企业指导药品生产和质量管理的法规，在国际上已有二十余年历史。在我国，卫生部正式发布《药品生产质量管理规范》文件是在 1988 年。与此同时，原国家食品药品监督管理局还对化学医药工业产品施行发放"生产许可证"制度，以加强对化学药品的质量管理。

(3)《药品经营质量管理规范》（Good Supply Practice，GSP）　药品供应部门为了药品在运输、贮存和销售过程中的质量和效力，必须按照 GSP 的规定进行工作。

(4)《药品临床试验质量管理规范》（Good Clinical Practice，GCP）　为了保证药品临床试验资料的科学性、可靠性和重现性，涉及新药临床研究的所有人员都明确了责任，必须执行 GCP 的规定。该规范主要起两个作用：一是为了在新药研究中保护志愿受试者和病人的安全和权利；二是有助于生产厂家申请临床试验和销售许可时，能够提供有价值的临床资料。

GLP、GMP、GSP、GCP 四个科学管理规范对加强药品的全面质量控制都有十分重要的意义和作用。其中有的规范我国已经执行，有的条例还有待拟订。作为药物分析工作者有责任积极参与研究，密切结合实际，制定出我们自己的科学管理办法。

除了药品研究、生产、供应和临床各环节的科学管理外，有关药品检验工作本身的质量管理更应重视，《分析质量管理》（Analytical Quality Control，AQC）即用于检验分析结果的质量。

五、药物分析课程的特点、主要内容与学习要求

药物分析课程是在有机化学、分析化学、药物化学以及其他有关课程的基础上开设的。学生学习药物分析，应该具有强烈的药品质量观念，综合运用以往所学的知识，始终围绕药品质量问题，研究控制药品质量的内在规律和方法，以及探索提高药品质量的有效途径。

本教材内容以常用的分析方法为主线，以典型的药物分析为示例，注重讲解如何根据药物的化学结构和理化特性来选择分析方法，培养学生的实际操作能力。课程主要包含以下几个方面的内容：

(1) 药品质量标准；

(2) 药物鉴别的常用方法及其原理；

（3）药物杂质检查的原理和方法；

（4）常见药物的含量测定技术；

（5）片剂、注射剂等常用制剂的分析与检验技术。

学生通过对药物分析课程的学习，应努力掌握以下几个方面的基本内容：

（1）药物的鉴别、检查和定量分析的基本规律与基本方法。

（2）以各类典型药物的分析为例，围绕药品质量的全面控制，掌握如何从药物的结构出发运用化学的、物理化学的以及其他必要的技术与方法进行质量分析的基本方法与原理。

（3）制剂分析的特点与基本方法。

（4）以代表性的生化药物和中药制剂为例，掌握其质量分析的特点与主要方法。

（5）药品质量标准。

（6）药品质量控制中的新方法与新技术。

随着我国加入WTO，药品行业面临着新的发展机遇和挑战。药品标准的国际化要求我国现行的国家药品标准要不断提高，国际、国内知识产权的保护正日益制约着专利品种的仿制，市场竞争也威胁着非保护品种生产的低水平重复。药物分析面临的任务，不仅仅是静态的常规检验，而是要运用现代分析的方法和技术，深入到工艺流程、反应历程、生物体内代谢过程和综合评价的动态分析监控中。药物分析工作者应及时掌握新方法和新技术，不断学习，不断探索，适时选用各种分析方法与技术，促使药物质量研究达到新水平。

在学习药物分析课程的整个过程中，应该紧紧围绕"药品质量"，在"领会知识，理解记忆；分析归纳，加深记忆；学以致用，提高能力"的前提下，综合运用所学的知识和技能，研究和探索解决"药品质量"问题的新思路、新途径和新方法；学会自学、善于独立思考和独立解决问题，重视并加强实验技能的严谨训练，打好基础，不断提高。

参 考 文 献

[1] 刘文英主编. 药物分析. 第6版. 北京：人民卫生出版社，2007.

[2] 何华. 生物药物分析. 第2版. 北京：化学工业出版社，2014.

[3] 高华. 最新国家药品标准实施手册. 北京：社会科学文献出版社，2004.

[4] 陈建等. 药品检验中正确采用和执行药品质量标准的体会. 中国药品标准，2009，10（4）：253-255.

习 题

一、选择题

1. 我国药典名称的正确写法应该是（ ）。

A. 中国药典   B. 中国药品标准（2015年版）   C. 中华人民共和国药典

D. 中华人民共和国药典（2015年版）   E. 药典

2. 药品的鉴别是证明（ ）。

A. 未知药物的真伪   B. 已知药物的真伪   C. 已知药物的疗效

D. 药物的纯度   E. 药物的稳定性

3. 《中国药典》（2015年版）规定称取2.0g药物时，系指称取（ ）。

A. 2.0g   B. 2.1g   C. 1.9g   D. 1.95～2.05g   E. 1.9～2.1g

4. 检验报告应有以下内容（ ）。

A. 供试品名称   B. 外观性状   C. 检验结果、结论   D. 送检人盖章   E. 报告的日期

5. 关于《中国药典》，最正确的说法是（ ）。

A. 一部药物分析的书   B. 收载所有药物的法典   C. 一部药物词典

D. 我国制定的药品标准的法典　　　E. 我国中草药的法典

6. 以下不属于《中国药典》（2015 年版）二部收载的是（　　）。

A. 化学药品　　B. 抗生素　　C. 生物制品　　D. 生化药品　　E. 放射性药品

二、简答题

1. 药典的内容分哪四部分？药品质量标准有关质量控制部分分哪几个项目？

2. 《中国药典》、《美国药典》、《日本药局方》和《英国药典》的缩写如何表示？指出最新版的版数或年份。

3. 《中国药典》（2015 年版）共分四部，这四部分别收载什么类别的药品？

第一章

药物的鉴别试验

第一节　概　述

依据药典进行的药物分析主要有三大项：鉴别、检查和含量测定。药物的鉴别试验（identification test）依据药物的化学结构和理化性质进行某些化学反应，测定某些理化常数或光谱特征，来判断药物及其制剂的真伪。只有在药物鉴别无误的情况下，药物被证实是真的，才有必要接着进行杂质检查、有效化学成分含量测定。在药物分析中，药物鉴别属首项工作，为确保临床用药的安全与有效提供科学依据。它与分析化学中的定性鉴别有所区别。这些试验方法不能赖以鉴别未知物。对于原料药，还应结合性状项下的外观和物理常数进行确证，作为鉴别试验的补充。

一、鉴别的项目

1. 性状

药物的性状反映了药物特有的物理性质，一般包括外观、臭、味、溶解度以及物理常数等。

2. 一般鉴别试验

一般鉴别试验（general identification test）是根据某一类药物的化学结构及其物理化学性质，通过化学反应来鉴别其真伪的方法。对无机药物是根据其组成中的阴离子和阳离子的特殊反应，并以药典通则 0301 项下的一般鉴别试验为依据；对有机药物则大都采用典型的官能团反应。

一般鉴别试验所包括的项目有：丙二酰脲类、托烷生物碱类、芳香第一胺类、有机氟化物类、无机金属盐类（钠盐、钾盐、锂盐、钙盐、钡盐、铵盐、镁盐、铁盐、铝盐、锌盐、铜盐、银盐、汞盐、铋盐、锑盐、亚锡盐）、有机酸盐（水杨酸盐、枸橼酸盐、乳酸盐、苯甲酸盐、酒石酸盐）、无机酸盐（亚硫酸盐或亚硫酸氢盐、硫酸盐、硝酸盐、硼酸盐、碳酸盐与碳酸氢盐、醋酸盐、磷酸盐、氯化物、溴化物、碘化物）。

由以上内容可以看出，通过一般鉴别试验仅供确认单一的化学药物，如为数种化学药物的混合物或有干扰物质存在时，除另有规定外，应不适用。通过一般鉴别试验只能证实是某一类药物，而不能证实是哪一种药物。例如，经一般鉴别反应的钠盐试验，证实某一药物为钠盐，但不能辨认是氯化钠、苯甲酸钠或者是其他某一种钠盐药物。要想最后证实被鉴别的物质到底是哪一种药物，必须在一般鉴别试验的基础上，再进行专属鉴别试验，即根据每一种药物化学结构的差异及其所引起的物理化学特性的不同，选用某些特有的灵敏定性反应来鉴别药物真伪的试验，方可确认。

3. 专属鉴别试验

药物的专属鉴别试验（specific identification test）根据每一种药物化学结构的差异及其所引起的物理化学特性的不同，选用某些特有的灵敏性反应，来鉴别药物真伪。专属鉴别试验是证实某一种药物的依据。

综上所述，一般鉴别试验是以某些类别药物的共同化学结构为依据，根据其相同的物理化学性质进行药物真伪的鉴别，以区别不同类别的药物。而专属鉴别试验，则是在一般鉴别试验的基础上，利用各种药物的化学结构差异来鉴别药物，以区别同类药物或具有相同化学结构部分的各个药物单体，达到最终确证药物真伪的目的。

二、鉴别试验条件

鉴别试验以所采用的化学反应或物理特性产生的明显的易于觉察的特征变化为依据，因此，能影响鉴别试验判定结果的特征变化的因素都是应当精心选择和严格控制的。也就是说，鉴别试验应该是在规定条件下完成的，否则将会影响结果的判断。

1. 溶液的浓度

主要指被鉴别药物的浓度。由于鉴别试验多采用观测沉淀、颜色或各种光学参数（如 λ_{max}、λ_{min}、A、$E_{1cm}^{1\%}$）等的变化来判定结果，而药物的浓度会直接影响上述的各种变化，必须严格规定。

2. 溶液的温度

温度对化学反应的影响很大，一般温度每升高10℃，可使反应速率增加2～4倍。但温度的升高也可能导致颜色变浅而观察不到阳性结果。

3. 溶液的酸碱度

许多鉴别反应都需要在一定的酸碱度条件下才能进行。溶液酸碱度的作用，在于能使各反应物有足够的浓度处于反应活化状态，使反应生成物处于稳定和易于观测的状态。

4. 干扰成分的存在

在鉴别试验中，如药物结构中的其他部分或药物制剂中的其他组分也可参加鉴别反应，产生干扰鉴别试验结果的现象，则必须选择专属性更高的鉴别反应将其消除或将其分离。

5. 试验时间

有机化合物的化学反应和无机化合物不同，一般反应速率较慢，达到预期试验结果需要较长的时间。这是因为有机化合物是以共价键相结合的，化学反应能否进行，依赖于共价键的断裂和新价键形成的难易，这些价键的更替需要一定的反应时间和条件。同时，在化学反应过程中，有时存在着许多中间阶段，甚至需加入催化剂才能启动反应。因此，使鉴别反应完成，需要一定时间。

三、鉴别试验的灵敏度

1. 反应灵敏度和空白试验

（1）反应的灵敏度（sensitivity） 指在一定条件下，能在尽可能稀的溶液中观测出尽可能少量的供试品，反应对这一要求所能满足的程度。它以两个相互有关的量，即最低检出量（minimum detectable quantity，又称检出限量）和最低检出浓度（minimum detectable concentration，又称界限浓度）来表示。最低检出量（以 m 表示）就是应用某一反应，在一定的条件下，能够观测出的供试品的最小量，其单位通常用微克（μg）表示。

最低检出浓度就是应用某一反应，在一定条件下，能够观测出供试品的最低浓度，通常以 $1:G$（或 $1:V$）表示，其中 G（或 V）表示含有 1g 某供试品的溶液的质量（g）[或体积（ml）]。

最低检出量和最低检出浓度之间的关系可以用下式表示：

$$m = \frac{V}{G} \times 10^6$$

式中，V 为鉴别试验时，所取供试溶液的最小体积，ml。

选用鉴别反应的灵敏度愈高，则产生可被观测的结果所需要的药物愈少。

（2）空白试验（blank test） 所谓空白试验，就是在与供试品鉴别试验完全相同的条件下，除不加供试品外，其他试剂同样加入进行的试验。在选用灵敏度很高的反应时，必须采用高纯度的试剂和非常洁净的器皿，才能保证鉴别试验结果的可靠性。为了消除试剂和器皿可能带来的影响，应同时进行空白试验，以供对照。

2. 提高反应灵敏度的方法

在实际工作中，常采用以下措施来提高反应的灵敏度。

（1）加入与水互不相溶的有机溶剂 在鉴别试验中，如生成物具有颜色且颜色很浅，可利用加入少量与水互不相溶的有机溶剂，浓集有色生成物，使其在有机溶剂中颜色变深，易于观测。

（2）改进观测方法 例如，将目视法观测溶液的颜色，改为可见分光光度法；将观测生成沉淀改为比浊度法等。

第二节 药物的一般鉴别试验

一、鉴别方法

（一）化学鉴别法

化学鉴别法必须具有反应迅速、现象明显的特点才有实用价值，至于反应是否完全则不是主要的。化学鉴别法包括测定生成物熔点，在适当条件下产生颜色、荧光，发生沉淀反应或产生气体。

1. 干法

干法系指将供试品加适当试剂在规定的温度条件下（一般是高温）进行试验，观测此时所发生的特异现象。常用的方法有焰色试验和加热分解试验。

焰色试验是一种常用干法，方法为：取铂丝，用盐酸湿润后，蘸取供试品，在无色火焰中燃烧，使火焰显出特殊的颜色。利用某些元素所具有的特异焰色，可鉴别它们为哪一类盐类药物。

在适当的温度条件下，加热使供试品分解，生成有特殊气味的气体，也是鉴别试验常用的干法。

2. 湿法

湿法系指将供试品和试剂在适当的溶剂中，于一定条件下进行反应，发生易于观测的化学变化，如颜色、沉淀、气体、荧光等。

（1）呈色反应鉴别法 指供试品溶液中加入适当的试剂溶液，在一定条件下进行反应，生成易于观测的有色产物。在鉴别试验中最为常用的反应类型有：

① 三氯化铁呈色反应——酚羟基或水解后产生酚羟基；

② 异羟肟酸铁反应——多为芳酸及其酯类、酰胺类；

③ 茚三酮呈色反应——脂肪氨基；

④ 重氮化-偶合显色反应——芳伯氨基或能产生芳伯氨基；

⑤ 氧化还原显色反应及其他颜色反应。

（2）沉淀生成反应鉴别法　鉴别试验中常用的这类反应有：

① 与重金属离子的沉淀反应——在一定条件下，药物和重金属离子反应，生成不同形式的沉淀；

② 与硫氰化铬铵（雷氏盐）的沉淀反应——这类药物多为生物碱及其盐，具有芳香环的有机碱及其盐；

③ 其他沉淀反应。

（3）荧光反应鉴别法　常用的荧光发射形式有以下类型：

① 药物本身可在可见光下发射荧光；

② 药物溶液加硫酸使呈酸性后，在可见光下发射荧光；

③ 药物和溴反应后，于可见光下发射出荧光；

④ 药物和间苯二酚反应后，发射出荧光，以及药物经其他反应后，发射荧光。

（4）气体生成反应鉴别法

① 大多数的胺（铵）类药物、酰脲类药物以及某些酰胺类药物，可经强碱处理后，加热，产生氨气；

② 化学结构中含硫的药物，可经强酸处理后，加热，产生硫化氢气体；

③ 含碘有机药物经直火加热，可生成紫色碘蒸气；

④ 含醋酸酯和乙酰胺类药物，经硫酸水解后，加乙醇可产生醋酸乙酯的香味。

（二）光谱鉴别法

1. 紫外光谱鉴别法

紫外光谱鉴别法是药典中常用的一种药品鉴别方法，如《中国药典》（2015 年版）二部收载的药物采用此法鉴别的有 587 种。鉴别时一般采用对比法，即按规定的方法配制供试品溶液与对照品溶液，通过对比吸收光谱的特征数据、吸光度或吸收系数、吸收光谱的一致性等进行鉴别。紫外-可见分光光度法用作药物鉴别的专属性远不如红外分光光度法，同一物质紫外图谱相同，但紫外图谱相同的却不一定为同一物质。但由于采用紫外-可见分光光度法比较方便，所以制剂的鉴别一般不采用红外分光光度法，而采用紫外-可见分光光度法。紫外-可见分光光度法在应用时，主要有以下几种方式：

① 标准品对照法；

② 规定吸收波长法；

③ 规定吸收波长和相应的吸光度法；

④ 规定吸收波长和吸收系数法；

⑤ 规定吸收波长和吸光度比值法。

2. 红外光谱鉴别法

红外光谱法是一种专属性很强、应用较广（固体、液体、气体样品）的鉴别方法。主要用于组成单一、结构明确的原料药的鉴别，特别是结构复杂、用化学方法不易鉴别的药物。《中国药典》（2015 年版）二部中几乎所有的原料药都采用此法鉴别，采用此法鉴别的原料药及其制剂共有 653 种；《中国兽药典》（2015 年版）一部中用此法鉴别的药物有 100 余种。

在用红外光谱进行鉴别试验时，《中国药典》（2015 年版）和《英国药典》（2015 年版）

一般均采用标准图谱对照法，而《美国药典》❶（39 版）却采用对照品法。

（三）色谱鉴别法

色谱鉴别法系利用不同物质在不同色谱条件下，产生各自的特征色谱行为进行鉴别试验。常用的色谱鉴别法有：

1. 薄层色谱鉴别法

薄层色谱法（TLC）是将细粉状的吸附剂或载体涂布于一块具有光洁表面的玻璃板、塑料片或铝基片上，形成一均匀薄层（厚度 0.25～1mm），待点样、展开后，各组分在薄层上得到彼此分离的方法。TLC 也是目前药典中收载最多的药品鉴别方法之一。

2. 高效液相色谱鉴别法

高效液相色谱法系采用高压输液泵将规定的流动相泵入装有填充剂的色谱柱进行分离测定的色谱方法。用其进行药品鉴别时，一般规定按供试品含量测定项下的高效液相色谱条件进行试验，根据供试品和对照品色谱主峰保留时间（t_R）的一致性进行判断。

3. 气相色谱鉴别法

方法同高效液相色谱法。

4. 纸色谱鉴别法

纸色谱法存在分离效能低、分析时间长等缺点，在药物鉴别试验中逐渐被薄层色谱法或其他色谱法所取代。

二、鉴别试验与原理

1. 有机氟化物

（1）鉴别方法 取供试品约 7mg，照氧瓶燃烧法进行有机破坏，用水 20ml 与氢氧化钠（0.01mol·L⁻¹）6.5ml 为吸收液，待燃烧完毕后，充分振摇；取吸收液 2ml，加茜素氟蓝试液 0.5ml，再加含有 12%乙酸钠的稀乙酸溶液 0.2ml，用水稀释至 4ml，加硝酸亚铈试液 0.5ml，即显蓝紫色。同时做空白对照试验。

（2）反应原理 有机氟化物经氧瓶燃烧法破坏，为碱性溶液吸收后成为无机氟化物，在 pH ＝4.3 的溶液中，无机氟化物与茜素氟蓝、硝酸亚铈结合成蓝紫色的螯合物。反应式为：

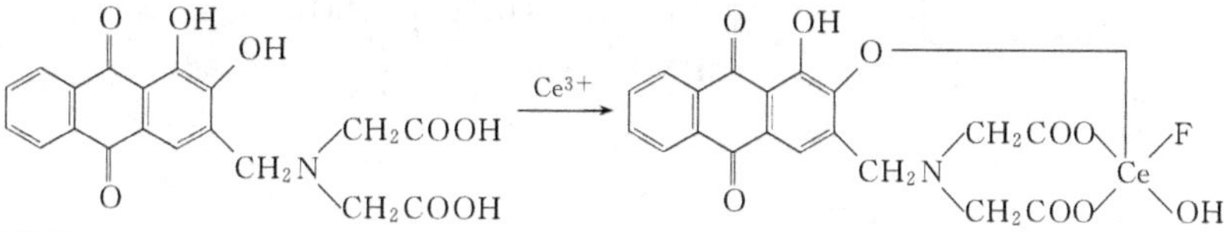

2. 有机酸盐

（1）水杨酸

① 鉴别方法 取供试品的稀溶液，加三氯化铁试液 1 滴，即显紫色。

② 反应原理 水杨酸盐在中性或弱酸性条件下，和三氯化铁试液生成配位化合物，在中性时呈红色，弱酸性时呈紫色；若在强酸性溶液中，配位化合物则分解生成游离水杨酸。目前反应机制尚未确定，一般多以下式表示：

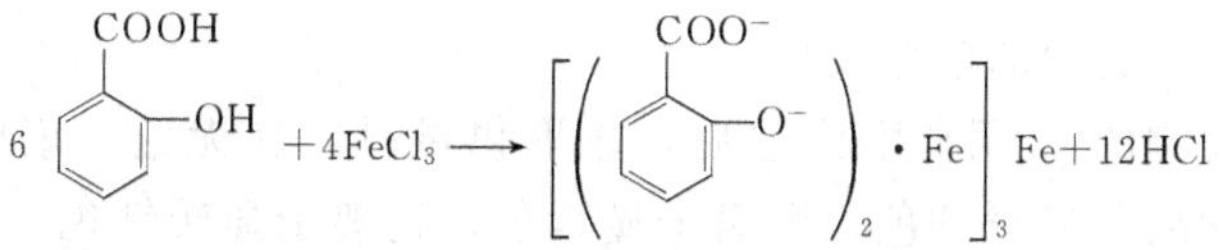

❶ 《美国药典》的英文缩写为 USP，《英国药典》的英文缩写为 BP。

（2）苯甲酸

① 鉴别方法　取供试品的中性溶液，加三氯化铁试液，即生成赭色沉淀；加稀盐酸，变为白色沉淀。

② 反应原理　苯甲酸盐在中性溶液中与三氯化铁生成有色的铁盐沉淀，其主要组成为：

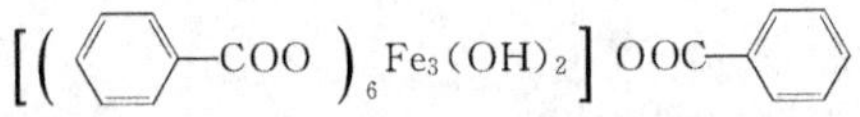

$$\left[\left(\bigcirc-COO\right)_6 Fe_3(OH)_2\right]OOC-\bigcirc$$

生成的有色铁盐沉淀，加稀盐酸后分解，苯甲酸游离成白色沉淀析出。

3. 芳香族第一胺类

（1）鉴别方法　取供试品约50mg，加稀盐酸1ml，必要时缓缓煮沸使溶解，放冷，加亚硝酸钠溶液（0.1mol·L^{-1}）数滴，滴加碱性β-萘酚试液数滴，视供试品不同，生成橙黄到猩红色沉淀。如供试品为酰化芳香第一胺类，则取供试品约0.1g，加稀盐酸2ml，煮沸水解，放冷，再照上法试验。

（2）反应原理　芳香族第一胺类遇亚硝酸钠发生重氮化反应，生成重氮盐，再与碱性β-萘酚偶合形成有色偶氮染料。反应式为：

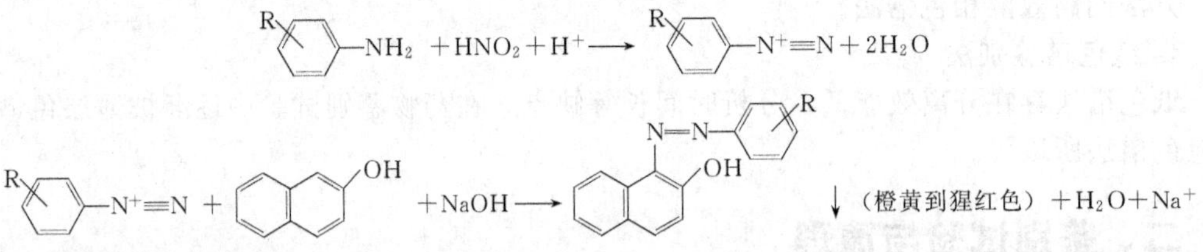

4. 托烷生物碱类

（1）鉴别方法　取供试品约10mg，加发烟硝酸5滴，置水浴上蒸干，即得黄色的残渣，放冷，加乙醇2～3滴湿润，再加固体氢氧化钾一小粒，即显深紫色。

（2）反应原理　托烷生物碱类药物均显莨菪酸结构的反应，供试品与发烟硝酸共热，生成黄色的三硝基（或二硝基）衍生物，冷却后，加醇制氢氧化钾少许，生成醌型化合物，显深紫色。反应式为：

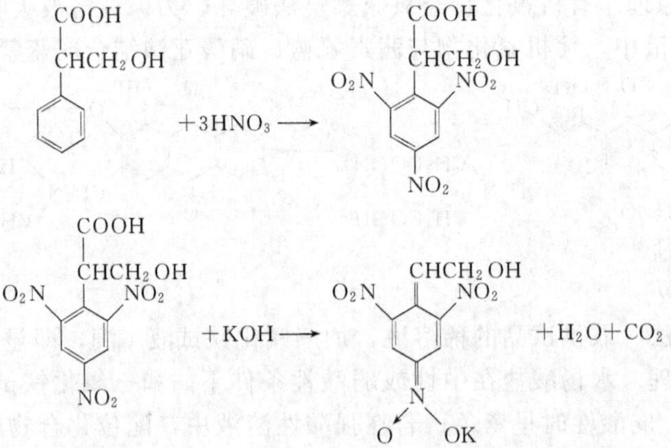

5. 无机金属盐

（1）钠盐、钾盐、钙盐的焰色反应

① 鉴别方法　取铂丝，用盐酸润湿后，蘸取供试品，在无色火焰中燃烧，火焰即显各离子的特征颜色。钠离子显鲜黄色，钾离子显紫色，钙离子显砖红色。

② 测定原理　钠的火焰光谱的主要谱线有589.0nm、589.6nm，故显黄色。钾的火焰光谱的主要谱线有766.49nm、769.90nm等，由于人眼在此波长附近敏感度较差，故显紫

色。如有钠盐混存，因钠盐灵敏度很高，遮盖了钾盐的紫色，需透过蓝色玻璃将钠盐的黄色滤去，此时火焰显粉红色。钙的火焰光谱的主要谱线有 622nm、554nm、442.67nm 与 602nm，其中 622nm 的谱线最强，故显砖红色。

（2）铵盐

① 鉴别方法　取供试品，加过量的氢氧化钠试液后，加热，即分解，产生氨臭；遇用水湿润的红色石蕊试纸，能使之变蓝色，并能使硝酸亚汞试液湿润的滤纸显黑色。

② 反应原理　铵盐与氢氧化钠共热放出 NH_3，NH_3 遇湿润的红色石蕊试纸可使其变为蓝色或使硝酸亚汞湿润的滤纸变为黑色。反应式为：

$$NH_4^+ + OH^- \xrightarrow{\triangle} NH_3\uparrow + H_2O$$

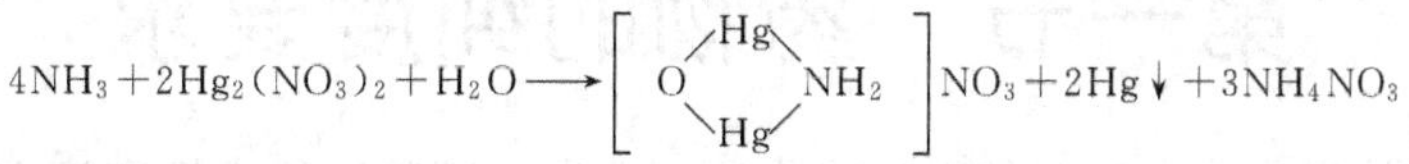

$$4NH_3 + 2Hg_2(NO_3)_2 + H_2O \longrightarrow \left[O\genfrac{}{}{0pt}{}{Hg}{Hg}NH_2\right]NO_3 + 2Hg\downarrow + 3NH_4NO_3$$

6. 无机酸根（硫酸盐）

（1）鉴别方法

① 取供试品溶液，滴加氯化钡试液，即生成白色沉淀；分离，沉淀在稀盐酸或稀硝酸中均不溶解。

② 取供试品溶液，滴加醋酸铅试液，即生成白色沉淀；分离，沉淀在醋酸铵试液或氢氧化钠试液中溶解。

（2）反应原理

① 硫酸盐与氯化钡反应生成硫酸钡白色沉淀。反应式为：

$$SO_4^{2-} + Ba^{2+} \longrightarrow BaSO_4\downarrow （白色）$$

硫酸钡在稀盐酸或稀硝酸中不溶，但在浓盐酸或浓硝酸中稍有溶解。

② 硫酸盐与醋酸铅反应生成硫酸铅白色沉淀。反应式为：

$$SO_4^{2-} + Pb^{2+} \longrightarrow PbSO_4\downarrow （白色）$$

参 考 文 献

[1] 刘文英. 药物分析. 第 6 版. 北京：人民卫生出版社，2007.
[2] 陈寿椿等. 重要无机化学反应. 第 3 版. 上海：上海科学技术出版社，1994.
[3] F. 费洛尔. 无机点滴分析：第 1 卷. 区祖等译. 北京：地质出版社，1960.
[4] 钟胜佳等. 油松松针中黄酮类成分的分离与鉴定. 沈阳药科大学学报，2009，26（11）：889-892.

习　　题

一、选择题

1. 药物的鉴别试验是判断（　　）。

A. 未知药物的真伪　　B. 结构不明确药物的真伪　　C. 已知药物的疗效

D. 已知药物的真伪　　E. 已知药物的纯度

2. 对于原料药，除了鉴别项下规定的项目外，还应结合性状项下的什么项目来确定？（　　）

A. 外观　　B. 溶解度　　C. 物理常数　　D. 吸收系数　　E. A＋B＋C

二、简答题

1. 药物的鉴别包括哪些项目？

2. 药物的鉴别可采用哪些方法？

3. 为何要做灵敏度试验和空白试验？

第二章

药物的杂质检查

第一节　药物的纯度要求

　　药物的杂质是指药物中存在的无治疗作用，或影响药物的稳定性和疗效甚至对人体健康有害的物质。为了确保用药安全有效，在药物生产、贮藏和使用过程中，必须根据药物的生产过程、性质和特点有效地控制药物中的杂质。杂质检查是控制药物杂质，确保安全、有效用药，保证药品质量的重要措施。药物中的杂质是药物中不可避免的物质，完全除去既不可能也没必要。对于药物来说，杂质的含量当然是越少越好；但要把药物中的杂质完全除净，势必会造成生产上的困难而增加成本，有时还可能受到生产工艺和条件的制约。实际上，只要不致对人体有害、不影响疗效以及在便于生产、调剂、贮存的原则下，对于药物中可能存在的杂质允许有一定限量。

　　药物的纯度是指药物纯净的程度。它是判定药品质量优劣的一个重要指标。药物的纯度也可通过杂质限量来表示，即指药物中杂质的最大允许量，通常用百分之几或百万分之几来表示。杂质限量检查就是检查杂质是否超过最大允许量。只要药物中的杂质没有超过最大允许量，杂质的实际含量不必测出。而限量大小的制定，首先要保证用药的安全、有效，同时要考虑到生产实际和药物的成本。总之，杂质的限量既要保证药物的质量，又要兼顾可行性。

　　药物的来源是多种多样的，药物的性质也各不相同，在药物的生产和贮藏过程中，都不可避免地会引入杂质。例如解热镇痛药阿司匹林，是由水杨酸乙酰化制得的，乙酰化不完全或贮藏过程中水解都可能产生水杨酸。水杨酸不仅对胃有刺激性，而且分子中的酚羟基在空气中会逐渐被氧化而生成有色醌型物质，使药品变色。因此，《中国药典》规定要检查阿司匹林及阿司匹林片等制剂中的游离水杨酸。又如在药物的生产中常常要使用盐酸、硫酸等，若洗涤不够，在成品中会引入氯化物、硫酸盐等无机杂质。这些杂质虽然一般没有毒性，但可使药物的含量降低，它们的量也可以反映出药物整体的纯度水平，因此也需要加以控制。

　　人类对药物纯度的认识是在防治疾病的实践中积累起来的，随着分离检测技术的提高，通过对药物纯度的考查，能进一步发现药物中存在的某些杂质，从而不断提高药物的纯度。目前，药物杂质检查的基本方法有对照法、灵敏度法、比较法。

　　除此之外，对于化学结构尚未清楚的药物及一些由生物技术制取的生物药物，没有适当的理化方法进行检查，可根据杂质的药理作用或其他生理活性，采用适当的生物学方法作为监控指标。比如热源检查、毒性试验、刺激性试验、过敏试验及升压和降压物质检查等。

　　在药品质量标准中，为控制药物的纯度，要对可能存在的杂质进行检查。杂质的检查收载在"检查"项下。药品质量标准中不但规定有杂质检查的项目，同时还规定有检查的方法和杂质限量，检查时应完全按照质量标准的要求进行。药品质量标准的检查项下除了有杂质检查的内容外，还包括有效性、安全性和制剂的检查。

第二节　杂质的来源与种类

药物中杂质的检查项目是根据可能存在的杂质来确定的，因此，了解药物中杂质的来源，可以有针对性地制订出杂质检查的项目。

一、杂质的来源

药物中的杂质主要有两个来源：一是在生产过程中引入；二是在贮藏过程中受外界条件的影响，引起药物结构发生变化而产生。

1. 生产过程中引入的杂质

在合成药的生产过程中，未反应完全的原料、反应的中间体和副产物，在精制时未能完全除去，就会成为产品中的杂质。例如，从动植物原料中提取分离药物时，由于原料中常含有与药物结构、性质相近的物质，在提取过程中分离不完全，便可能引入产品中。如由哺乳动物睾丸中提取玻璃酸酶，若提取不当，易把睾丸中的另一组分酪氨酸引入；从阿片中提取吗啡，有可能引入罂粟碱及阿片中的其他生物碱；从植物中提取的盐酸小檗碱也含有药根碱、巴马汀等其他小檗碱型生物碱。又如，在药物的生产过程中，常需加入试剂、溶剂等。这些试剂或溶剂如不能完全除去，则会成为药品中的杂质。如使用酸性或碱性试剂处理后，可能使产品中带有酸性或碱性杂质；用有机溶剂提取或精制后，在产品中就可能有残留的有机溶剂存在，如秋水仙碱要检查氯仿及醋酸乙酯。此外，在生产中所用的金属器皿、装置以及其他不耐酸碱的金属工具，都可能使最终的药物产品中引入诸如砷盐、铅、铁、铜、锌等金属杂质。

2. 贮藏过程中引入的杂质

药品在贮藏过程中，尤其是贮藏保管不善或贮藏时间过长，在外界条件如温度、湿度、日光、空气的影响下，或因微生物的作用，可能发生水解、氧化、分解、异构化、晶型转变、聚合、潮解和发霉等变化，使药物中产生有关的杂质。如肾上腺素在光和氧气存在下，会发生氧化、聚合而变色；维生素 C 能被氧气氧化成去氢维生素 C；四环素在酸性条件下，可形成毒性较大、活性较低的差向四环素；脊髓灰质炎活疫苗，在温度高时容易变质而失效，在温度低时易冻结而析出沉淀；胃蛋白酶、淀粉酶、胰酶等易吸湿而发霉。因此，严格控制药品的贮藏条件，是保证临床用药安全、有效的一个重要方面。

二、杂质的种类

药物中的杂质按来源分类，可分为一般杂质和特殊杂质。一般杂质是指在自然界分布比较广泛，在多种药物的生产或贮藏过程中容易引入的杂质。由于对此类杂质的控制涉及多种药物，故在各版药典的附录中均规定了它们的检查方法。《中国药典》（2015 年版）通则规定了酸、碱、水分、氯化物、硫酸盐、铁盐、重金属、砷盐、干燥失重、炽灼残渣、易炭化物、残留溶剂等项目的检查方法。特殊杂质是指在特定药物的生产和贮藏过程中，根据药物的性质、生产方法和工艺，可能会引入的杂质。如阿司匹林中的游离水杨酸，甲硝唑中的

2-甲基-5-硝基咪唑，肾上腺素中的酮体等。一般来说，某种特殊杂质只存在于特定的药物中，故其检查方法收载于药典正文该药物的质量标准中。

药物中所含的杂质按其结构又可分为无机杂质和有机杂质。无机杂质有氯化物、硫酸盐、硫化物、氰化物、重金属等。有机杂质如有机药物中引入的原料、中间体、副产物、分解产物、异构体和残留溶剂等。

药物中所含的杂质按其性质还可以分为影响药物稳定性的杂质、信号杂质和有害杂质。信号杂质本身一般无害，但其含量的多少可以反映出药物的纯度水平，如含量过多，表明药物的生产工艺不合理或生产控制存在问题。氯化物、硫酸盐等就属于信号杂质。有害杂质如 Ag^+、Hg^{2+}、Pb^{2+}、Sb^{3+}、Sn^{2+}、Cd^{2+}、氰化物等，它们对人体有毒害，所以在质量标准中要加以严格控制，以保证用药的安全。一些杂质的直接作用是导致药物不稳定，发生物理或化学变化，例如金属离子的存在常会催化氧化还原反应，如 Cu^{2+} 催化使维生素 A、维生素 E 易被氧化等。

药物中还有一类杂质是无效、低效的异构体或晶型。不少药物有立体异构体，它们的生物活性往往有很大的差异。存在几何异构体的药物，顺式体与反式体的生物活性多数也不相同。药物的晶型不同，其理化常数、溶解性、稳定性、体内的吸收和疗效也有差异。控制药物中低效、无效以及具有毒性的异构体和晶型，在药物纯度研究中正日益受到重视。

我国《新药审批办法》规定：进行新药的研究时，必须对该药物的纯度和稳定性进行考查，了解可能引入的杂质，为制定该药的质量标准提供依据；同时应尽可能对杂质进行分离，研究其结构和理化性质，为药物的生产、贮藏乃至新的药物的设计提供相关信息。

第三节 杂质的限量检查

从杂质的来源考虑，完全除去药物中的杂质，既不可能也没有必要。因此，在不影响药物的疗效和不产生毒性的前提下，允许药物中存在一定量的杂质。这一允许量被称为杂质的限量。药物中杂质的检查多数采用限量检查（limit test），该检查不要求测定杂质的含量，而只检查其是否超过限量。

第一种方法为对照法。取一定量被检杂质的对照品溶液与一定量供试品溶液在相同条件下处理后，比较反应结果，以确定杂质含量是否超过规定。使用此类方法时，须注意平行原则。供试溶液和对照溶液应在完全相同的条件下反应，如加入的试剂、反应条件、反应时间、实验顺序等均应相同，以保证结果的可比性。

应用此法，可通过标准溶液的浓度（c）与体积（V）来计算供试品（其量用 S 表示）杂质的限量（L）。计算公式为：

$$杂质的限量 = \frac{杂质最大允许量}{供试品量} \times 100\% = \frac{对照液浓度 \times 对照液体积}{供试品量} \times 100\%$$

【应用示例】葡萄糖中砷盐的检查

方法：取葡萄糖 2g，依法检查。取 1ml 含 As $1\mu g$ 的标准砷液 2ml 制备标准砷斑，问葡萄糖中砷的限量是多少？

$$L = \frac{cV}{S} \times 100\% = \frac{1 \times 2 \times 10^{-6}}{2} \times 100\% = 0.0001\%$$

第二种方法为灵敏度法。在供试品溶液中加入试剂，在一定条件下反应，观察有无阳性反应出现，以不出现阳性反应为合格，即以该检测条件下反应的灵敏度来控制杂质限量。如检查蒸馏水中的氯化物，是在50ml水中加入硝酸与硝酸银试液，不得发生浑浊。当50ml水中含有0.2mg的Cl^-时，所显浑浊已较明显，所以氯化物的含量是以在该条件下不产生氯化银的浑浊为限。该法特点是不需要对照物，而是以不出现阳性反应为标准。

第三种方法为比较法。取供试品一定量依法检查，测得待检杂质的吸光度或旋光度等指标不得超过规定的值。如盐酸四环素（供注射用）中杂质的吸光度检查，在20～25℃时用0.8％氢氧化钠溶液配制成$10mg \cdot ml^{-1}$的盐酸四环素溶液，在4cm吸收池中，于530nm波长处测定，自加0.8％氢氧化钠溶液起5min时，吸光度不得过0.12。该法特点是准确测定杂质的吸光度或旋光度并与规定限量比较，不需要对照物。

杂质的限量通常用百分之几或百万分之几来表示。对危害人体健康、影响药物稳定性的杂质，必须严格控制其限量。例如麻醉乙醚中的过氧化物，以及某些药物中所含的氰化物、可溶性钡盐、苯酚和有机氯等。又如砷对人体有毒，其限量规定较严，一般不超过百万分之十；重金属（其中以铅为主）易在体内积蓄，引起慢性中毒，并影响药物的稳定性，允许存在的量一般不超过百万分之五十。药物中杂质限量的制订除了根据杂质本身的性质外，还要根据生产所能达到的水平并参考各国药典的标准。

第四节　一般杂质及其检查方法

鉴于一般杂质广泛存在于药物中的特性，《中国药典》将它们的检查方法收载于通则中，药典正文中各药品的质量标准不再重复记录这些方法，而是直接引用。本节介绍一般杂质检查的原理、方法和注意事项。

一、氯化物检查法

在药物的生产过程中，常常要用到盐酸或药物呈盐酸盐等，因此氯化物极易引入到药物中。Cl^-对人体虽然无害，但它的量可以反映出药物的纯净程度及生产过程是否正常，因此氯化物作为信号杂质，在很多药物中需要检查。

1. 原理

利用氯化物在硝酸酸性溶液中与硝酸银试液作用，生成氯化银的白色浑浊液，与一定量标准氯化钠溶液在相同条件下生成的氯化银浑浊液比较，以判断供试品中的氯化物是否超过了限量。

2. 方法

除另有规定外，取各药品项下规定量的供试品，加水溶解使成25ml（溶液如显碱性，可滴加硝酸使呈中性），再加稀硝酸10ml；溶液如不澄清，应过滤；置50ml纳氏比色管中，加水使成约40ml，摇匀，即得供试溶液。另取各药品项下规定量的标准氯化钠溶液，置50ml纳氏比色管中，加稀硝酸10ml，加水成40ml，摇匀，即得对照溶液。于供试溶液与对照溶液中，分别加入硝酸银试液1.0ml，用水稀释至50ml，摇匀，在暗处放置5min，同置黑色背景上，从比色管上方向下观察，比较。

例如，《中国药典》对无水葡萄糖中氯化物的检查记述为：取本品0.60g，依法检查（通则0801），与标准氯化钠溶液6.0ml制成的对照液比较，不得更浓（0.01％）。

3. 注意事项

① 氯化物的检测浓度范围：在测定条件下，氯化物浓度（以Cl^-计）以50ml中含0.05～

0.08mg（即相当于标准氯化钠溶液 5.0～8.0ml）为宜，所显浑浊梯度明显。实验时，应根据限量规定，考虑供试品取样量，使氯化物的量在此范围内。

② 硝酸的作用：硝酸可以除去 CO_3^{2-}、PO_4^{3-}、SO_3^{2-} 等杂质的干扰，同时，硝酸还可以加速氯化银的生成，使之产生较好的乳浊。本法以 50ml 中含 10ml 稀硝酸为宜。

③ 温度对产生氯化银的浊度的影响：以 30～40℃产生的浑浊最大，结果也恒定。

④ 操作中注意平行原则：供试品管和对照液管应同时操作，试剂的加入顺序应一致。摇匀后应在暗处放置 5min，避免阳光直接照射，以防单质银生成。

⑤ 浊度观察比较的方法：若两管的浊度接近，应将供试品管与对照液管同时置黑色台面上，摘下纳氏比色管塞子，自上而下观察浊度，较易判断。

⑥ 除去滤纸中的 Cl^-：供试液中若有不溶物，需过滤时，滤纸中如含有氯化物，可预先用含有硝酸的水溶液洗净后使用。

⑦ 溶液如带颜色，采用内消色法：取供试溶液 2 份，分别置于 50ml 纳氏比色管中，一份中加硝酸银 1.0ml，摇匀，放置 10min，如浑浊，可反复过滤，至滤液完全澄清，再加规定量的标准氯化钠溶液与水适量使成 50ml，摇匀，在暗处放置 5min，作为对照溶液；另一份中加硝酸银试液 1.0ml 与水适量使成 50ml，摇匀，在暗处放置 5min。两份同置黑色背景上，从比色管上方向下观察所产生的浑浊，比较，即得。

⑧ 溶于水的有机药物，可按《中国药典》通则规定的方法直接检查氯化物。不溶于水的有机药物，多数采用加水振摇，使所含氯化物溶解，滤除不溶物；或加热溶解供试品，放冷后析出沉淀，过滤，取滤液依法检查。如药物在稀乙醇或丙酮中有一定溶解度，也可加稀乙醇或丙酮溶解后依法检查。三氯叔丁醇、氯法齐明中氯化物的检查即如此。

⑨ 检查有机氯杂质，可根据杂质结构，将有机氯转变为离子状态，再依法检查。若有机氯为氯代脂肪烃或氯在环的侧链上，可在碱性溶液中加热使水解生成 Cl^-。若杂质中氯原子连接于环上，则需先对其进行有机破坏，使分解后再检查。有关讨论详见本书第三章第一节"定量分析样品的前处理方法"。

二、硫酸盐检查法

1. 原理

药物中存在的微量硫酸盐与氯化钡在盐酸酸性介质中生成硫酸钡白色浑浊，与一定量标准硫酸钾溶液在相同条件下生成的浑浊比较，浊度不得更大。

2. 方法

除另有规定外，取各药品项下规定量的供试品，加水溶解使成约 40ml（溶液如显碱性，可滴加盐酸使成中性）；溶液如不澄清，应过滤；置 50ml 纳氏比色管中，加稀盐酸 2ml，摇匀，制得供试溶液。另取各药品项下规定量的标准硫酸钾溶液，置 50ml 纳氏比色管中，加水使成约 40ml，加稀盐酸 2ml，摇匀，制得对照溶液。于供试溶液与对照溶液中，分别加入 25% 氯化钡溶液 5ml，用水稀释至 50ml，充分摇匀，放置 10min，同置黑色背景上，从比色管上方向下观察，比较。

3. 注意事项

① SO_4^{2-} 最佳的浑浊浓度梯度：本法适宜的比浊浓度范围为每 50ml 溶液中含 0.1～0.5mg 的 SO_4^{2-}，相当于标准硫酸钾溶液 1～5ml。

② 除去滤纸中的 SO_4^{2-}：操作中如需使用滤纸过滤，可预先用含有盐酸的酸性水洗净滤纸中可能带有的硫酸盐，再过滤供试溶液，使其澄清。

③ 盐酸的作用：50ml 溶液中加入 2ml 稀盐酸，溶液的 pH 约为 1，可得到最佳的反应灵敏度。pH 过大或过小，灵敏度均下降。此外，在盐酸酸性条件下反应，可防止 $BaCO_3$、$Ba_3(PO_4)_2$ 白色沉淀的生成。

④ 供试溶液如带颜色，采用内消色法：方法同氯化物检查法。

⑤ 采用 25％的氯化钡溶液：溶液稳定，用时不必新配，放置 1 个月，反应的效果无显著改变，反应呈现的浑浊度较稳定。检查 SO_4^{2-} 时，加入氯化钡溶液后，应立即充分摇匀，防止局部过浓，使浑浊产生不均匀。

⑥ 其他国家药典如 JP[❶](17 版)、USP(39 版)、BP(2015 年版) 检查硫酸盐的方法基本相同，都是在酸性条件下使 SO_4^{2-} 与氯化钡反应后进行比较。但 USP(39 版) 和 JP(17 版) 是用 $0.010mol \cdot L^{-1}$ 的硫酸作为标准溶液。

三、铁盐检查法

（一）第一法　硫氰酸盐法

检查药品中的铁盐杂质，《中国药典》和 USP 均采用硫氰酸盐法。

1. 原理

铁盐在盐酸酸性溶液中与硫氰酸铵生成红色可溶性硫氰酸铁配位离子，再与一定量标准铁溶液用同法处理后所呈的颜色进行比较，颜色不得更深。反应式为：

$$Fe^{3+} + 6SCN^- \xrightleftharpoons{H^+} [Fe(SCN)_6]^{3-}$$

2. 方法

除另有规定外，取各药品项下规定量的供试品，加水溶解使成 25ml，移置于 50ml 纳氏比色管，加稀盐酸 4ml 与过硫酸铵 50mg，加水稀释至约 35ml 后，加 30％硫氰酸铵溶液 3ml，再加水适量使成 50ml，如显色，立即与标准铁溶液一定量按相同方法制成的对照溶液比较。

3. 注意事项

标准铁贮备液：配制标准铁贮备液时，加入 2ml 硫酸是为了防止铁盐的水解。铁贮备液应存放在阴凉处，存放期间如出现浑浊或其他异常情况时，不得再使用。

Fe^{3+} 最佳比色浓度梯度范围：本法 Fe^{3+} 适宜的反应浓度为 50ml 内含 $10\sim50g$ 的 Fe^{3+}，在此范围内色泽梯度明显，易于区别。

反应在盐酸的酸性溶液中进行，既可防止铁盐水解，又能避免醋酸盐、磷酸盐、砷酸盐等弱酸盐的干扰。

铁盐与硫氰酸根离子的作用为可逆反应，加入过量硫氰酸铵试剂，可提高反应灵敏度。

加入氧化剂过硫酸铵，一方面可以氧化供试品中的 Fe^{2+} 成 Fe^{3+}，同时可防止光线导致的硫氰酸铁还原或分解褪色。某些药物如葡萄糖、糊精等在前处理时加入氧化剂硝酸，则不再加过硫酸铵；但在加入硫氰酸铵前，应加热除去残留的氧化氮，否则，HNO_2 可与 SCN^- 作用，形成红色的亚硝酰硫氰化物，干扰比色。反应式为：

$$HNO_2 + SCN^- + H^+ \longrightarrow NOSCN(红色) + H_2O$$

供试品管与对照液管色调不一致，可分别移置分液漏斗中，各加正丁醇 20ml 振摇提取，待分层后，将正丁醇层移置 50ml 纳氏比色管中，再用正丁醇稀释至 25ml，比较即得。

---

❶ 日本国药典名称是《日本药局方》，英文缩写为 JP。

某些有机药物特别是具有环状结构的有机药物，在实验条件下不溶解或对检查有干扰，需经炽灼破坏，使铁盐转变成三氧化二铁留于残渣中，处理后再依法检查。如盐酸普鲁卡因、泛影酸、羟丙纤维素等药物中铁盐的检查。

（二）第二法　巯基醋酸法

BP采用巯基醋酸（mercaptoacetic acid）法检查药物中的铁盐。

1. 原理

巯基醋酸还原 Fe^{3+} 为 Fe^{2+}，在氨碱性溶液中进一步与 Fe^{2+} 作用生成红色配位离子，与一定量标准铁溶液经同法处理后产生的颜色进行比较，以限制铁的量。反应式为：

$$2Fe^{3+} + 2HSCH_2COOH \longrightarrow 2Fe^{2+} + \begin{matrix} SCH_2COOH \\ | \\ SCH_2COOH \end{matrix} + 2H^+$$

$$Fe^{2+} + 2HSCH_2COOH \longrightarrow Fe(SCH_2COOH)_2 + 2H^+$$

$$Fe(SCH_2COOH)_2 + 2OH^- \longrightarrow [Fe(SCH_2COO)_2]^{2-}（红色） + 2H_2O$$

2. 注意事项

在加巯基醋酸试液前，应先加入20％枸橼酸溶液2ml，使枸橼酸与铁离子形成配位离子，以免在氨碱性溶液中产生氢氧化铁沉淀。

本法检查铁盐灵敏度较高，但试剂较贵。

四、重金属检查法

重金属系指在一定的条件下，能与硫代乙酰胺（CH_3CSNH_2）试液或 Na_2S 试液作用而显色的金属杂质。这些杂质包括银、铅、汞、铜、镉、锑、锡、砷、锌与镍等离子。由于在药品生产过程中遇到铅的机会多，而且铅易在体内积蓄，导致中毒，故以铅为重金属的代表，按《中国药典》收载的下列四种方法作限量对照。

（一）第一法　硫代乙酰胺法

用于在实验条件下供试液澄清、无色，对检查无干扰或经处理后对检查无干扰的药物。

1. 原理

硫代乙酰胺在弱酸性（pH＝3.5的醋酸盐缓冲液中）条件下水解，产生硫化氢，与微量重金属离子生成黄色到棕黑色的硫化物均匀混悬液，与一定量标准铅溶液经同法处理后所呈颜色比较，颜色不得更深。反应式为：

$$CH_3CSNH_2 + H_2O \longrightarrow CH_3CONH_2 + H_2S$$

$$H_2S + Pb^{2+} \xrightarrow{pH=3.5} PbS\downarrow + 2H^+$$

2. 方法

除另有规定外，取25ml纳氏比色管两支，甲管中加标准铅溶液一定量与醋酸盐缓冲液（pH＝3.5）2ml后，加水或各药品项下规定的溶剂稀释成25ml，乙管加入按各药品项下规定方法制成的供试液25ml；再在甲、乙两管中分别加硫代乙酰胺试液各2ml，摇匀，放置2min，同置白纸上，自上向下透视，乙管中显出的颜色与甲管比较，不得更深。

3. 注意事项

标准铅溶液应配成贮备液存放，配制方法是：称取硝酸铅0.160g，置1000ml容量瓶中，加硝酸5ml与水50ml溶解后，用水稀释至刻度，摇匀，即得。临用前新鲜稀释配制标准铅液（精密量取标准铅贮备液10ml，置100ml容量瓶中，加水稀释至刻度，即得。1ml相当于10g Pb），以防止硝酸铅水解而造成误差。配制标准铅溶液使用的玻璃仪器均不得含有铅。

硫代乙酰胺试液与重金属反应的最佳pH是3.5，配制醋酸盐缓冲液时，要用pH计测定并调至3.5，在此酸度下，硫化铅的沉淀较完全。

适宜的比色范围是27ml溶液中含10～20g Pb，相当于标准铅溶液1～2ml。可根据限量大小和此范围，计算供试品取量。

供试品如含高铁盐，在弱酸性溶液中会使硫代乙酰胺水解生成的硫化氢进一步氧化析出硫，影响检查。可取该药品项下规定方法制成的供试液，加抗坏血酸0.5～1.0g，将高铁离子还原为亚铁离子而消除干扰，并依照平行原则，在对照液中加入相同量的抗坏血酸，依法检查。

如供试液带颜色，可在甲管中滴加少量的稀焦糖溶液或其他无干扰的有色溶液，使之与乙管一致。

药物本身能生成不溶性硫化物时，干扰重金属的检查，应作相应处理。如检查葡萄糖锑钠中的铅盐。

（二）第二法 炽灼后的硫代乙酰胺法

适用于在水、乙醇中难溶，或能与重金属离子形成配位化合物的有机药物。

1. 原理

将供试品炽灼破坏后，加硝酸加热处理，使有机物分解、破坏完全后，再按第一法进行检查。

2. 方法

除另有规定外，取炽灼残渣项下遗留的残渣，加硝酸0.5ml，蒸干，至氧化氮蒸气除尽后（或取供试品一定量，缓缓炽灼至完全炭化，放冷，加硫酸0.5～1.0ml，使恰湿润，用低温加热至硫酸除尽后，加硝酸0.5ml，蒸干，至氧化氮蒸气除尽后，放冷，在500～600℃炽灼使完全灰化），放冷，加盐酸2ml，置水浴上蒸干后加水15ml，滴加氨试液至对酚酞指示液显中性，再加醋酸盐缓冲液（pH＝3.5）2ml，微热溶解后，移置纳氏比色管中，加水稀释成25ml；另取配制供试品溶液的试剂，置瓷皿中蒸干后，加醋酸盐缓冲液（pH＝3.5）2ml与水15ml，微热溶解后，移置纳氏比色管中，加标准铅溶液一定量，再用水稀释成25ml；照上述第一法检查，即得。

3. 注意事项

炽灼温度对重金属检查影响较大，温度越高，重金属损失越多，例如铅在700℃经6h炽灼，回收率仅为32％。因此，应控制炽灼温度在500～600℃。

炽灼残渣加硝酸加热处理后，必须蒸干、除尽氧化氮，否则亚硝酸可氧化硫化氢析出硫，影响比色。蒸干后的残渣加盐酸，是使重金属成为氯化物。为了消除盐酸或其他试剂中可能夹杂重金属的影响，在配制供试品溶液时，如使用盐酸超过1ml（或与盐酸1ml相当的稀盐酸），使用氨试液超过2ml，以及用硫酸与硝酸进行有机破坏或其他试剂处理时，除另有规定外，对照品溶液应取同样量试剂在瓷皿中蒸干后，依法检查。

含钠盐或氟的有机药物在炽灼时会腐蚀瓷坩埚而引入重金属，应改用铂坩埚或硬质玻璃蒸发皿。安乃近及盐酸氟奋乃静中重金属的检查即如此。

本法为使样品分解，加入试剂种类较多，量较大，遵循平行原则，对照液管采用相同试剂，经相同过程处理，以使两管的结果具有可比性。

（三）第三法 硫化钠法

适用于难溶于稀酸但能溶解于碱性水溶液的药物，如磺胺类、巴比妥类药物等。

1. 原理

在碱性介质中，以硫化钠为显色剂，使 Pb^{2+} 生成 PbS 微粒的混悬液，与一定量标准铅溶液经同法处理后所呈颜色比较，不得更深。

2. 方法

除另有规定外，取供试品适量，加氢氧化钠试液 5ml 与水 20ml 溶解后，置纳氏比色管中，加硫化钠试液 5 滴，摇匀，与一定量的标准铅溶液同法处理后的颜色比较。

3. 注意事项

硫化钠试液对玻璃有一定的腐蚀性，且久置后会产生絮状物，应临用时新制。

（四）第四法　微孔滤膜法

适用于重金属限量低的药物。

1. 原理

使重金属生成的硫化物富集于微孔滤膜上，比较供试品和一定量的标准铅溶液同法处理后产生的色斑深浅，确定重金属是否超过限量。

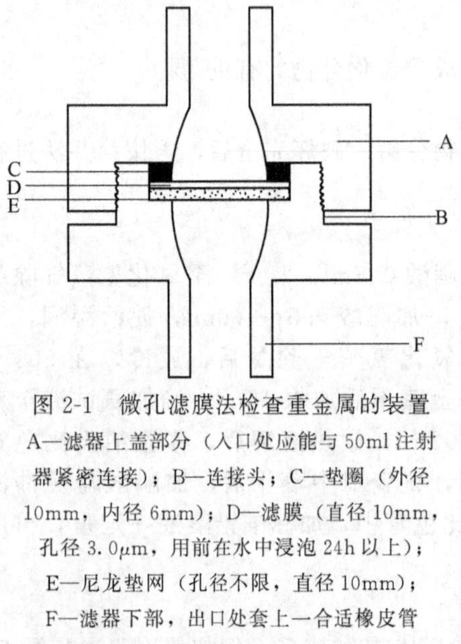

图 2-1　微孔滤膜法检查重金属的装置
A—滤器上盖部分（入口处应能与 50ml 注射器紧密连接）；B—连接头；C—垫圈（外径 10mm，内径 6mm）；D—滤膜（直径 10mm，孔径 3.0μm，用前在水中浸泡 24h 以上）；
E—尼龙垫网（孔径不限，直径 10mm）；
F—滤器下部，出口处套上一合适橡皮管

试验装置：所用滤器由具有螺纹丝扣并能密封的上、下两部分，以及垫圈、滤膜和辅助滤板所组成，见图 2-1。

2. 方法

精密量取标准铅溶液一定量，用水或规定溶剂稀释成 10ml，加入醋酸盐缓冲液（pH=3.5）2ml 与硫代乙酰胺试液 1.0ml，摇匀，放置 10min，用 50ml 注射器转移至滤器中过滤（滤速约 1ml·min^{-1}），滤毕，取下滤膜，放在滤纸上干燥，制得标准铅斑；另取供试溶液 10ml，照标准铅斑的制备法，自"加入醋酸盐缓冲液（pH=3.5）2ml"起，依法操作，生成的铅斑与标准铅斑比较，不得更深。

3. 注意事项

供试品溶液如有色或浑浊，应进行预滤。如滤膜上有污染，应更换滤膜再滤，直至滤膜无污染，再制备铅斑，检查。

因重金属限量低时，用纳氏比色管难以观察比较，改用微孔滤膜法，将重金属的硫化物富集于滤膜上，比较色斑颜色深浅，可以提高检查的灵敏度。BP（2015 年版）亦采用此方法，所用的过滤装置也相似。

五、砷盐检查法

砷盐是有毒的物质，多由药物生产过程所使用的无机试剂引入。和重金属一样，在多种药物中要求检查砷盐。《中国药典》采用古蔡氏法和二乙基二硫代氨基甲酸银法检查药物中微量的砷盐。

（一）第一法　古蔡（Gutzeit）法

1. 原理

金属锌与酸作用产生新生态的氢，与药物中的微量砷盐反应生成具有挥发性的砷化氢，遇溴化汞试纸产生黄色至棕色的砷斑，与一定量标准砷溶液所生成的砷斑比较，颜色不得更深。反应式为：

$$As^{3+}+3Zn+3H^+ \longrightarrow 3Zn^{2+}+AsH_3\uparrow$$
$$AsO_3^{3-}+3Zn+9H^+ \longrightarrow 3Zn^{2+}+3H_2O+AsH_3\uparrow$$
$$AsH_3+3HgBr_2 \longrightarrow 3HBr+As(HgBr)_3（黄色）$$
$$2As(HgBr)_3+AsH_3 \longrightarrow 3AsH(HgBr)_2（棕色）$$
$$As(HgBr)_3+AsH_3 \longrightarrow 3HBr+As_2Hg_3（棕黑色）$$

装置如图 2-2 所示。

2. 方法

测试时，于导气管 C 中装入醋酸铅棉花 60mg（装管高度为 60～80mm），再于旋塞 D 的顶端平面上放一片溴化汞试纸，盖上旋塞盖 E 并旋紧。

标准砷斑的制备：精密量取标准砷溶液 2ml，置 A 瓶中，加盐酸 5ml 与水 21ml，再加碘化钾试液 5ml 与酸性氯化亚锡试液 5 滴，在室温下放置 10min 后，加锌粒 2g，立即将装妥的导气管 C 密塞于 A 瓶上，并将 A 瓶置 25～40℃水浴中，反应 45min，取出溴化汞试纸，即得。

检查：另取规定量的供试品，加盐酸 5ml 与水 23ml 溶解后，照标准砷斑的制备，自 "再加碘化钾试液 5ml" 起，依法操作。将生成的砷斑与标准砷斑比较，不得更深。

3. 注意事项

KI 与 $SnCl_2$ 的作用：五价砷在酸性溶液中被金属锌还原为砷化氢的速率较三价砷慢，故在反应液中加入碘化钾及酸性氯化亚锡将五价砷还原为三价砷，碘化钾被氧化生成的碘又可被氯化亚锡还原为碘离子。碘离子既可被再利用，又可与产生的锌离子形成配位离子，有利于砷化氢的不断生成。反应式为：

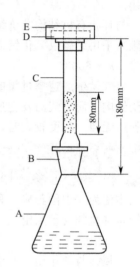

图 2-2　古蔡法检砷装置
A—砷化氢发生瓶；B—中空磨口塞；
C—导气管；D—具孔有机玻璃旋塞
（孔径与导气管内径一致）；
E—具孔有机玻璃旋塞盖

$$AsO_4^{3-}+2I^-+2H^+ \longrightarrow AsO_3^{3-}+I_2+H_2O$$
$$AsO_4^{3-}+Sn^{2+}+2H^+ \longrightarrow AsO_3^{3-}+Sn^{4+}+H_2O$$
$$I_2+Sn^{2+} \longrightarrow 2I^-+Sn^{4+}$$
$$4I^-+Zn^{2+} \longrightarrow [ZnI_4]^{2-}$$

此外，KI 和 $SnCl_2$ 还能抑制锑化氢的生成，防止锑斑形成。$SnCl_2$ 还可与金属 Zn 在锌粒表面形成锌锡齐，有助于氢气均匀而连续地发生。

制备标准砷斑：应与供试品检查同时进行。因砷斑不稳定，反应中应保持干燥及避光，并立即比较。

标准砷液取量：由于 2g 砷所产生的砷斑色度最灵敏，所以药典规定取 2ml 标准砷溶液作对照。

醋酸铅棉花的作用：用来除去供试品及锌粒中可能存在的硫化物在酸性溶液中生成的硫化氢气体，后者能与溴化汞作用生成硫化汞的色斑，影响测定结果。

标准砷液的配制：标准砷液应先配成贮备液，实验当天配制标准砷溶液。称取 105℃干燥至恒重的 As_2O_3 0.132g，置 100ml 烧杯中，加 20%氢氧化钠溶液 5ml 溶解后，用适量的稀硫酸中和，再加稀硫酸 10ml，转移至 1000ml 容量瓶中，用水稀释至刻度，摇匀，作为贮备液。临用前，精密量取贮备液 10ml，置 1000ml 容量瓶中，加稀硫酸 10ml，用水稀释至刻度，摇匀，即得（1ml 相当于 1g 的 As）。

供试品的成分对本法的影响：供试品若为硫化物、亚硫酸盐、硫代硫酸盐等，在反应条件下均可生成硫化氢和二氧化硫气体，与溴化汞作用生成黑色硫化汞或金属汞，干扰砷斑检查。应先加硝酸处理，使上述物质氧化成硫酸盐，以消除干扰。供试品若为氧化性强的药物，可与还原剂 Zn、KI 和 SnCl$_2$ 反应，并能氧化砷化氢，故应设法消除其氧化性。如检查枸橼酸铁中的砷盐，先加过量酸性 SnCl$_2$ 试液，将铁离子还原为亚铁离子，然后再检查砷盐。

与环状有机结构共价结合的砷的检查：此类砷的检查应先有机破坏。《中国药典》（2015年版）采用无砷氢氧化钙或碳酸钠与供试品加热炭化，然后炽灼的碱破坏法。炽灼温度不应超过 500～600℃。

氢气发生的速率过缓或过于剧烈，都将影响砷化氢的逸出速率，使砷斑的色泽和清晰程度受影响。而氢气的发生速率与溶液的酸度、锌粒的粒度和用量以及反应温度等有关。所用锌粒应无砷，粒度较大时，用量酌情增加。反应时间延长为 1h。

（二）第二法　二乙基二硫代氨基甲酸银法（silver diethyldithiocarbamate）[简称 Ag(DDC) 法]

本法为《中国药典》和 USP(39 版) 收载的方法。不仅可用于砷盐的限量检查，也可用作微量砷盐的含量测定。

1. 原理

金属锌与酸作用，产生新生态的氢，与微量砷盐反应，生成具有挥发性的砷化氢；砷化氢遇二乙基二硫代氨基甲酸银，使其还原产生红色的胶态银，用目视比色法或在 510nm 波长处测定吸光度，再与一定量标准砷溶液用同法处理后得到的有色溶液进行比较。反应式为：

$$AsH_3 + 6Ag(DDC) + 3 \text{N} \longrightarrow As(DDC)_3 + 6Ag + 3 \text{N} \cdot HDDC$$

其中 Ag(DDC) 的结构为：

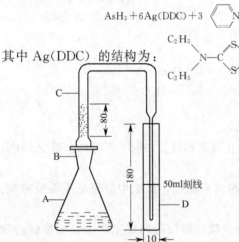

装置如图 2-3 所示。

2. 方法

在砷化氢发生瓶 A 中，供试品溶液（或标准砷溶液）的试验条件（如加酸量和试剂用量）均同古蔡法，加锌粒后立即将生成的砷化氢导入盛有 Ag(DDC) 溶液 5.0ml 的 D 管中，将 A 瓶置 25～40℃水浴中，反应 45min 后，取出 D 管，添加氯仿至 5.0ml，混匀。将供试溶液 D 管和对照溶液 D 管同置白色背景上，自管上方向下观察比色。必要时，可将吸收液分别移入 1cm 吸收池中，以 Ag(DDC) 溶液为空白，于 510nm 波长处测定吸光度，供试溶液的吸光度不得大于标准砷对照液的吸光度。

图 2-3　Ag(DDC) 法检砷装置（单位：mm）
A—100ml 标准磨口锥形瓶；B—中空的标准磨口塞（上连导气管）；C—导气管（一端的外径为 8mm，内径为 6mm；另一端长 180mm，外径为 4mm，内径为 1.6mm，尖端内径为 1mm）；D—平底玻璃管（长 180mm，内径 10mm，于 5.0ml 处有一刻度）

3. 注意事项

当 As 浓度为 1~10μg/40ml 范围内时，线性关系良好，显色在 2h 内稳定，重现性好，并可测得砷盐含量。

本法需用有机碱吸收反应中产生的 HDDC。USP（39 版）检查砷盐时，配制了 0.5% Ag(DDC) 的吡啶溶液，检测灵敏度可达 0.5μg As/30ml，不足的是吡啶有恶臭。《中国药典》采用 0.25% Ag(DDC) 的三乙胺-氯仿（1.8∶98.2）溶液，灵敏度略低于采用吡啶溶液的方法。也有文献报道使用三乙醇胺、马钱子碱、麻黄碱等有机碱的氯仿溶液，但检测灵敏度均不及使用吡啶的好。

锑化氢与 Ag(DDC) 的反应灵敏度较低，约 35μg 的锑化氢反应后的吸光度仅与 1μg 砷化氢反应所得吸光度相当。反应液中加入 40% $SnCl_2$ 溶液 3ml、15% KI 溶液 5ml 时，500μg 的锑也不干扰测定。

若供试品需经有机破坏后再行检砷，则应取标准砷溶液代替供试品，按照各品种项下规定的方法同法处理后，依法制备标准砷对照液。

BP（2015 年版）除收载古蔡法外，还采用次磷酸法检查砷。方法的原理是：在盐酸酸性液中，次磷酸还原砷盐为棕色的游离砷，与一定量的标准砷溶液用同法处理后所显颜色比较，可控制供试品中的砷量。反应式为：

$$NaH_2PO_2 + HCl \longrightarrow H_3PO_2 + NaCl$$
$$3H_3PO_2 + 2H_3AsO_3 \longrightarrow 3H_3PO_3 + 2As\downarrow + 3H_2O$$

次磷酸法用于硫化物、亚硫酸盐以及含锑药物等的砷盐检查，无干扰，但灵敏度较古蔡氏法低，所用标准砷溶液相当于 5μg 的砷。

六、溶液颜色检查法

有色杂质可能在药物的生产过程中引入，也可能由贮藏过程产生。对溶液颜色进行检查，可控制药物中有色杂质的含量。《中国药典》采用的检查方法有以下三种。

（一）第一法　目视比色法

1. 原理

本法系将药物溶液的颜色与规定的标准比色液比较，以检查药物溶液的颜色。

2. 方法

取各药品项下规定量的供试品，加水溶解，置于 25ml 纳氏比色管中，加水稀释至 10ml。另取规定色调和色号的标准比色液 10ml，置于纳氏比色管中，两管同置白色背景上，自上向下透视或平视观察，供试品管呈现的颜色与对照管比较，不得更深。

标准比色液系由比色用重铬酸钾液、比色用氯化钴液和比色用硫酸铜液，按一定比例配成黄绿、黄、橙黄、橙红和棕红五种不同色调的贮备液，再加不同量的水稀释制成 10 个色号。检查时，根据供试品所含有色杂质的颜色及对有色杂质的限量要求，选择相应色号的标准比色液作为对照液，进行比较。例如注射用对氨基水杨酸钠溶液颜色的检查：取供试品 1 瓶，加水溶解制成 0.2g·ml^{-1} 的溶液，与黄色 6 号标准比色液比较，不得更深。

3. 注意事项

观察方式的选择原则：①溶液色泽较浅时，于白色背景上自上而下透视；②溶液色泽较深时，于白色背景前平视观察。无论采用何种观察方式，操作中均应遵循平行原则。

当供试液的色调与标准比色液不一致时，可由上述三种比色原液按规定方法配制对照液

（如烟酸中碱性溶液的颜色检查），或者采用第二法（分光光度法）、第三法（色差计法）。

（二）第二法　分光光度法

1. 原理

通过在规定的波长处测定溶液的吸光度，不得超过规定值，以判断溶液颜色是否符合药品质量标准的规定。

2. 方法

除另有规定外，取规定量的供试品，加水溶解使成 10ml，必要时过滤（除去不溶性杂质对吸光度测定的干扰），滤液于规定波长处测定，吸光度不得超过规定值。

3. 注意事项

检查药物溶液中有色杂质时，测定波长应选择最大吸收波长。

根据药物的性质不同，使用不同的溶剂。

（三）第三法　色差计法

本法是通过色差计直接测定溶液的透射三刺激值，对其颜色进行定量表述和分析的方法。当目视比色法较难判定供试品与标准比色液之间的差异时，应考虑采用本法进行测定与判断。

1. 原理

供试品与标准比色液之间的颜色差异，可以通过分别比较它们与水之间的色差值来得到，也可以通过直接比较它们之间的色差值来得到。

自然界中的每种颜色都可以用红、绿、蓝三原色按适当的比例混合而成。三刺激值即是在给定的三色系统中与待测色达到色匹配所需要的三个原刺激量。色差计的工作原理：模拟人眼的视觉系统，利用仪器内部的模拟积分光学系统，把光谱光度数据的三刺激值进行积分而得到颜色的数学表达式，从而计算出对比色的色差。

2. 方法

除另有规定外，用水对仪器进行校准，取各品种项下规定的方法分别制备的供试品溶液和标准比色液，置仪器上进行测定，供试品溶液与水的色差值应不超过相应色调的标准比色液与水的色差值。

用仪器方法测定颜色，不但能够精确、定量地测定颜色和色差，而且比目测法更为科学客观，且不随时间、地点、人员变化而发生变化。

七、易炭化物检查法

1. 原理

药品中夹杂的有机杂质遇硫酸易炭化或易氧化而呈色，与一定量的对照液比色，颜色不得更深，从而控制药物中易炭化物的限量。

2. 方法

取内径一致的比色管两支，甲管中加各品种项下规定的对照液 5ml；乙管中加硫酸［含 H_2SO_4 94.5%～95.5%（质量分数）］5ml 后，分次缓缓加入规定量的供试品，振摇使其溶解。除另有规定外，静置 15min 后，将甲、乙两管同置白色背景前，平视观察，乙管中所显颜色不得较甲管更深。

3. 注意事项

比色时，应将甲、乙两管同置白色背景前，平视观察比较，判断结果。

供试品若为固体，应先研成细粉；如需加热才能溶解时，可取供试品与硫酸混合均匀，加热溶解后，放冷至室温，再移至比色管中。

硫酸对呈色很灵敏，因此硫酸浓度必须严格控制在 94.5%～95.5%（质量分数）。

对照液有三类：用"溶液颜色检查法"项下的标准比色液作对照液；用比色用氯化钴液、比色用重铬酸钾液和比色用硫酸铜液按规定方法配成的对照液；一定浓度的高锰酸钾液。

八、溶液澄清度检查法

澄清度可反映药物溶液中的微量不溶性杂质的存在情况，在一定程度上可反映药品的质量和生产的工艺水平，对于供制备注射液用原料药物的纯度检查，尤为重要。

1. 原理

乌洛托品在偏酸性条件下水解产生甲醛，甲醛与肼缩合生成不溶于水的甲醛腙白色沉淀。反应式为：

$$(CH_2)_6N_4 + 6H_2O \longrightarrow 6HCHO + 4NH_3$$

$$HCHO + H_2N-NH_2 \longrightarrow H_2C=N-NH_2 \downarrow + H_2O$$

2. 方法

在室温条件下，将用水稀释至一定浓度的供试品溶液与等量的浊度标准液分别置于配对的比浊用玻璃管（内径 15～16mm，平底，具塞，以无色、透明、中性硬质玻璃制成）中，在浊度标准液制备后 5min，在暗室内垂直同置于伞棚灯下，照度为 1000lx，从水平方向观察、比较，以检查溶液的澄清度或其浑浊程度。除另有规定外，供试品溶解后应立即检视。

浊度标准贮备液的配制：配制 1.0%硫酸肼水溶液，放置 4～6h，待浊度稳定后，取此溶液和 10.0%乌洛托品水溶液等体积混合，摇匀，于 25℃避光静置 24h，即得。浊度标准贮备液应置冷处避光保存，在 2 个月内使用，用前摇匀。

浊度标准原液的配制：取浊度标准贮备液 15.0ml，置 1000ml 容量瓶中，加水稀释至刻度，摇匀。取适量，置 1cm 吸收池中，于 550nm 波长处测定，测得的吸光度应在 0.12～0.15 范围内。浊度标准原液应在 48h 内使用，用前摇匀。

浊度标准液的配制：临用时，取浊度标准原液与水按表 2-1 配制，充分摇匀，即得不同级号的浊度标准液。

表 2-1   不同级号的浊度标准液

级　　号	0.5	1	2	3	4
浊度标准原液的体积/ml	2.5	5.0	10.0	30.0	50.0
水的体积/ml	97.5	95.0	90.0	70.0	50.0

《中国药典》规定：供试品溶液的澄清度与所用溶剂相同或未超过 0.5 号浊度标准液时，为澄清；供试品溶液的乳色比 0.5 号明显，而不及 1 级时，称为浊度 0.5 号；其余依此类推。BP（2015 年版）用同样方法进行澄清度检查，其对照混悬液Ⅰ、Ⅱ及Ⅲ分别与我国药典浊度标准液 1、2、3 号相当；浊度未超过Ⅰ号对照混悬液即为澄清，限量较我国稍宽。

3. 注意事项

溶剂的选择：多数药物澄清度的检查用水作溶剂，有时也用酸、碱或有机溶剂作溶剂。有机酸的碱金属盐类药物用"新煮沸过的水"，以防止水中溶解的二氧化碳影响溶液的澄清度。当检查后的溶液还需供"酸度"检查时，也应强调用"新煮沸过的水"。

供制备注射用的原料药通常既要检查溶液澄清度，又要检查溶液颜色。

应注意区别"注射液中不溶性微粒"与"溶液澄清度"两个概念。

九、炽灼残渣检查法

《中国药典》和《美国药典》对炽灼残渣（residue on ignition）的定义为：有机药物经炭化或挥发性无机药物加热分解后，高温炽灼，所产生的非挥发性无机杂质的硫酸盐。《英国药典》称其为硫酸灰分（sulphated ash）。炽灼残渣检查用于控制有机药物和挥发性无机药物中存在的非挥发性无机杂质。

1. 原理

对药品经炽灼后的残渣进行限量检查，判断是否符合药典中规定的限量。

2. 方法

取供试品 1.0～2.0g 或各药品项下规定的质量，置已炽灼至恒重的坩埚中，精密称定，缓缓炽灼至完全炭化，放冷至室温；除另有规定外，加硫酸 0.5～1ml 使湿润，低温加热至硫酸蒸气除尽后，在 700～800℃ 炽灼使完全灰化，移置干燥器内，放冷至室温，精密称定后，再在 700～800℃ 炽灼至恒重，即得。

炽灼残渣量（%）为：

$$炽灼残渣量 = \frac{残渣及坩埚质量 - 空坩埚质量}{供试品质量} \times 100\%$$

USP（39 版）、BP（2015 年版）、JP（17 版）均收载炽灼残渣检查法，但使用的炽灼温度不完全一致。

3. 注意事项

取样量问题：应根据待检药物规定的残渣限度来决定取样量。一般残渣的量为 1～2mg 为宜。如规定限量为 0.1%，则取样在 1g 左右；限量为 0.05% 以 2g 为宜；限量在 1% 以上，取样可在 1g 以下；如遇贵重药品或样品量少时，可考虑减少取样。

炽灼温度：炭化时，应控制缓慢炽灼，避免供试品骤然膨胀而逸出。炽灼至供试品全部炭化呈黑色，不冒浓烟为止。灰化时，应加热至蒸气除尽，白烟完全消失，残渣为灰白色。坩埚取出时由于温度极高，应在炉口稍冷后再置于干燥器中，不能把刚取出的坩埚置于冷处，以免坩埚炸裂。如需将残渣留做重金属检查，则炽灼温度必须控制在 500～600℃。

坩埚的标记、称量和选用：坩埚称量顺序应与坩埚从高温炉取出的先后次序一致，以保证各个坩埚放置时间大致相同，所有瓷坩埚应做编号标记，编号可采用蓝墨水与 $FeCl_3$ 溶液的混合液涂写、烘烤、恒重后使用。供试品中含有碱金属或氟元素时，应使用铂坩埚。

有机药品或生药可加一定量已恒重的纯砂或混以乙醇、甘油，以分散增大其与氧接触的面积，使其灰化完全。

十、干燥失重测定法

干燥失重系指药品在规定的条件下，经干燥后所减失的量，以百分率表示。干燥失重的量应恒重。由干燥至恒重的第二次及以后各次称重均应在规定的条件下继续干燥1h后进行。

干燥失重的内容物主要指水分，也包括其他挥发性物质，如残留的挥发性的有机溶剂等。例如二甲硅油在制备过程中产生的三甲胺、甲醇等以及低聚物等挥发性物质，影响药品质量，必须控制它们的限量。《中国药典》规定：取本品，在 150℃ 干燥 3h，减失质量不得过 0.5%。

干燥失重测定方法主要有下列四种。

（一）第一法　常压恒温干燥法

本法适用于受热较稳定的药物，《中国药典》收载的药物有重酒石酸间羟胺、胆茶碱、度米芬、洋地黄毒苷、盐酸乙胺丁醇、格列吡嗪、核黄素磷酸钠、磺胺嘧啶银、磷酸二氢钠等40余种采用本方法测定。

1. 方法

将供试品置于相同条件下已干燥至恒重的扁形称量瓶中，在烘箱内于规定温度下干燥至恒重，由减失的质量和取样量即可计算供试品的干燥失重。

2. 注意事项

干燥温度一般为105℃。干燥时间，除另有规定外，根据含水量的多少，一般在达到指定温度±2℃干燥至恒重为止。为了使水分及挥发性物质易于挥散，供试品应平铺于扁形称量瓶中，其厚度不超过5mm；如为疏松物质，厚度不超过10mm；大颗粒结晶药物，应先研细至粒度约2mm。放入烘箱进行干燥时，应将瓶盖取下，置称量瓶旁，或将瓶盖半开启进行干燥。取出时，须先将瓶盖盖好，置干燥器中放冷至室温，然后称重。

有的药物含有较多结晶水，在105℃不易除去，可提高干燥温度。如磷酸氯喹在105℃下干燥时，失重缓慢，不易恒重。经试验，改用120℃干燥，数小时即可恒重。

某些药物中含有较大量的水分，熔点又较低，如直接在105℃干燥，供试品易熔化，表面结成一层薄膜，使水分不易继续挥发。例如硫代硫酸钠含有5分子结晶水，理论含水量达36.3%，但其在48.2℃以上出现熔化现象，不便于直接高温加热。试验时采用先于40~50℃加热，使结晶水缓缓释去；然后逐渐升高温度，在105℃干燥至恒重。

某些易吸湿或受热发生相变而达不到恒重的药物，可采用一定温度下干燥一定时间所减失的质量代表干燥失重。如烟酸具有升华性，在干燥过程中不能达到恒重，《中国药典》规定其干燥时间为1h。右旋糖酐40极易吸湿，经多次干燥，仍不易恒重，空气湿度较大时，恒重更为困难，《中国药典》规定在105℃干燥6h后，减失质量不得超过5.0%。

若供试品为膏状物，应先取一含洗净粗砂粒及一小玻璃棒的称量瓶于规定条件下干燥至恒重，然后称取一定量的供试品，用玻璃棒搅匀、干燥，并在干燥过程中搅拌数次，促使水分挥发，直至恒重。

（二）第二法　干燥剂干燥法

本法适用于受热分解或易于挥发的供试品，《中国药典》收载的药物如盐酸丁丙诺啡、盐酸米托蒽醌、盐酸洛贝林、氯化铵、苯佐卡因、硝酸异山梨酯、马来酸麦角新碱等采用本方法测定。

1. 方法

将供试品置干燥器中，利用干燥器内的干燥剂吸收水分，干燥至恒重。

2. 注意事项

药典中常用的干燥剂有硅胶、硫酸和五氧化二磷等。

五氧化二磷的吸水效率、吸水容量和吸水速度均较好。使用时需将干燥剂铺于培养皿中，置于干燥器内。若发现干燥剂表层结块、出现液滴，应将表层刮去，另加新的五氧化二磷后再使用；弃去的五氧化二磷不可倒入下水道，应埋入土中。五氧化二磷价格较贵，且不能反复使用。

硫酸的吸水效率与吸水速度次于五氧化二磷，但吸水容量比五氧化二磷大，价格也较便宜。使用时，应将硫酸盛于培养皿或烧杯中，不能直接倾入干燥器。搬动干燥器时，应注意勿使硫酸溅出。用过的硫酸经加热除水后可重复使用。除水的方法是：将含水硫酸置烧杯中加热至冒白烟，保持在110℃左右约30min，即可。

硅胶的吸水效率仅次于五氧化二磷，大于硫酸。实验用硅胶为变色硅胶，其中加有氯化钴。无水氯化钴呈蓝色，吸水后含两分子结晶水时转变为淡红色，于105℃下干燥后又可恢复为无水物呈蓝色。因此，变色硅胶具有使用方便、价廉、无腐蚀性且可重复使用的特点，为最常用的干燥剂。

(三)第三法　减压干燥法

本法适用于熔点低、受热不稳定或难赶除水分的药物。《中国药典》收载的药物有盐酸阿糖胞苷、盐酸去甲万古霉素、山梨醇、乙酰半胱氨酸、洛莫司汀、癸氟奋乃静、绒促性素、盐酸丁丙诺啡等多种。

1. 原理

相对于常压，减压条件下干燥温度降低、干燥时间缩短。

2. 方法

在一定温度下，采用减压干燥器或恒温减压干燥箱干燥，工作压力应控制在 2.67kPa（20mmHg）以下。

盐酸阿糖胞苷在较高温度下容易氧化分解，因此采用五氧化二磷室温下减压干燥至恒重；由于本品在酸性溶液中不稳定，必须控制其含水量。《中国药典》规定：减失质量不得过 0.5%。

盐酸去甲万古霉素吸湿性强，加热温度过高会影响其稳定性，《中国药典》将本品在干燥条件下研细后，经 60℃减压干燥 4h，以检查其失重率。

3. 注意事项

减压干燥器初次使用时，应用厚布包好再进行减压，以防炸裂伤人。开盖时，因器外压力大于内压，必须先将活塞缓缓旋开，使空气缓慢进入，勿使气流进入太快，将称量瓶中的供试品吹散。在供试品取出后应立即关闭活塞。

(四)第四法　热分析法

热分析法是在程序控制温度的情况下，测定物质的物理、化学变化与温度关系的一类仪器分析方法。该方法具有样品用量少、灵敏、快速等优点，在药物分析中广泛用于物质的熔点、多晶型、纯度、溶剂化物、水分及热解产物的测定。

根据测定物理量的不同，药物分析中常用的热分析法是：热重分析法、差示热分析法、差示扫描量热法。

1. 热重分析法（thermal gravimetric analysis，TGA）

TGA 法是测量物质的质量随温度变化的热分析技术。热重分析仪主要由安装在程序升温炉中的微量分析天平组成。天平不受温度变化的影响，经过长时间加热仍有良好稳定性。好的热天平可精确称量到 $1\mu g$ 以下，供试品量可达 200mg，温度可达 1000～1500℃。

热重分析法通常只需 1～20mg 样品。分析时，将样品置于瓷坩埚或铂坩埚等适宜材料制成的容器中，放于天平盘上，按一定速度升温，氮气流（或其他惰性气流）下带走挥发性物质。连续记录加热过程中样品质量随温度的变化情况，得到供试品的热重曲线（见图 2-4）。图中 AB、CD 为平台，表示 TGA 曲线中质量不发生变化的部分；B 点为起始温度（T_i），是指积累质量变化达到天平能检测程度时的温度；C 点为终止温度（T_f），是指积累质量变化达到最大时的温度；$T_i - T_f$（B、C 点间温度差）为反应区间。测定曲线上平台之间的质量差值，可计算出样品在相应温度范围内减失质量的百分率。

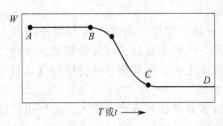

图 2-4　TGA 曲线示意图

由于热重分析法能准确地测量出物质的质量随温度的变化及变化速度，因此适用于贵重药物或在空气中容易氧化药物的干燥失重测定。例如 USP(24)对硫酸长春碱的测定：取供试品约 10mg，精密称定，于氮气流中（流速为 40ml·min⁻¹）以 5℃·min⁻¹ 恒速升温，在 200℃ 范围内记录 TGA 曲线，减失质量不得过 15.0%。又如《英国药典》（2000）对盐酸阿米洛干燥失重的检查：精密称取供试品 10mg，在室温和 225℃ 之间以 10℃·min⁻¹ 升温，并辅以 40ml·min⁻¹ 的氮气除去挥发物，减失质量应在 11.0%~13.0%。

TGA 法还可用于药物结晶水和吸附水的区分以及结晶水含量的测定。由于失去结晶水时，供试品将发生晶相的变化，因此根据 Gibbs 相率，系统在这一过程中温度保持恒定，即 TGA 曲线上出现失重台阶；而对吸附水而言，因无相变发生，TGA 曲线上不存在类似的台阶。失重台阶的高低与供试品减失的质量相应，据此可计算出供试品中所含结晶水的量。

2. 差示热分析法（differential thermal analysis，DTA）

DTA 法是测量供试品和参比物之间的温度差与温度（或时间）关系的热分析技术。参比物质应具有惰性（即在加热过程中不发生相变及化学变化），同时与被测物质具有相似的热容。

DTA 法所用样品量为 0.1~10mg，加热速度一般为 10~20℃·min⁻¹。分析时，将供试品与参比物放于同一可控制的加热器中，按一定的程序升温，用热电偶测量供试品与参比物质之间的温差（ΔT）随温度（或时间）的变化，得到以温度（或加热时间）为横坐标，ΔT 为纵坐标的 DTA 曲线（见图 2-5）。图中 AB、DE 基线部分的 ΔT 不变，表示供试品未发生吸热或放热反应；BCD 部分的 ΔT 为负值，表示供试品发生吸热反应，温度低于参比物质，从而产生吸热峰（若供试品发生放热反应，则将产生放热峰，ΔT 为正值）；B′D′ 称

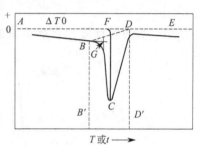

图 2-5 DTA 曲线示意图

为峰宽，为曲线离开基线与回至基线之间的温度（或时间）之差；CF 为峰高，指自峰顶 C 至补插基线 BD 间的距离；外推起始点 G 点指在峰前沿边（BC）上斜率最大的一点作切线与外延基线的交点，该点在温度轴上的投影数值与供试品的熔点相当（但不一定完全相同）。当供试品发生物理变化时，其 DTA 曲线常常出现尖峰；而发生化学变化则形成较宽的峰形。

差示热分析法可用于测定药物的熔点；根据吸热峰或放热峰的数目、形状和位置，还可对供试品进行晶型鉴别和纯度测定。

3. 差示扫描量热法（differential scanning calorimetry，DSC）

DSC 法是测量保持样品与参比物质的温度相同，系统所需输给待测物质和参比物质的能量差随温度（或时间）变化的热分析技术。

分析过程中，如果供试品发生吸热变化，则温度下降，系统需补充能量使其温度与参比物质相同；若样品发生放热反应，则温度升高，系统供给的能量需减少。由于系统供给的能量差相当于供试品发生变化时所吸收或释放的能量，记录这种能量即获得变化所需的热量，因此，DSC 较 DTA 更适用于测量物质在物理变化或化学变化中熵的改变。

DSC 曲线与 DTA 曲线不同的是，它是以热流率（mJ·s⁻¹）为纵坐标，温度（或加热时间）为横坐标。与 DTA 曲线相似的是，峰在横轴上的位置、形状、数目与物质的性质有关，因此也可用于药物的熔点测定、晶型鉴别以及纯度测定。

物质的晶型不同，在差示扫描量热曲线上熔化吸热峰的位置也不同，据此可以鉴别、检查这些多晶型的存在。图 2-6（a）和（b）显示了盐酸舍曲林两种晶型（Ⅰ、Ⅲ）的不同 DSC 行为。晶型 Ⅰ 首先在大约 219℃ 出现吸热熔融峰；随后由于熔融物快速结晶形成晶型 Ⅲ 而在大约 225℃ 出现放热峰；最终当温度达到大约 246℃，晶型 Ⅲ 吸热熔融，随之快速分解，

DSC 曲线急速上升。晶型Ⅲ系一稳定晶型，在受热过程中，仅仅在大约246℃显示一个吸热熔融峰，温度进一步升高，样品受热而快速分解。

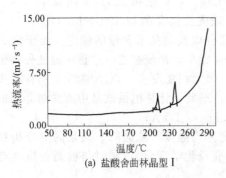 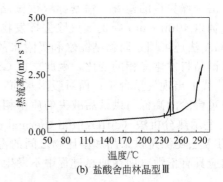

(a) 盐酸舍曲林晶型 Ⅰ　　　　　　　　　　(b) 盐酸舍曲林晶型 Ⅲ

图 2-6　盐酸舍曲林两种晶型的不同 DSC 行为

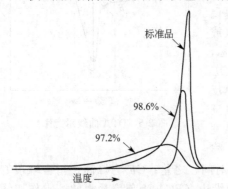

图 2-7　不同纯度苯甲酸的 DSC 曲线

供试品的熔点随所含杂质量的增加而降低，在其 DSC 曲线上也会产生相应的变化。图 2-7 显示了不同纯度苯甲酸的 DSC 行为。可见，随苯甲酸纯度的降低，供试品的熔点也降低，熔距增加。

DSC 曲线（有时也用 DTA 曲线）可用于分析药物中共存的低共熔点杂质。供试品中存在的杂质的量越大，供试品的熔点越低。假定供试品中无固体溶液形成，根据 Van't Hoff 稀溶液冰点降低公式，可得杂质的摩尔分数与熔点下降之间的关系：

$$x_2 = \frac{(T_0 - T_m)\Delta H_f}{RT_0^2} \quad\quad (2\text{-}1)$$

式中，x_2 为杂质的摩尔分数；T_0 为纯物质的熔点；T_m 为供试品的熔点；ΔH_f 为药物的摩尔熔化热；R 为气体常数。

当杂质与药物的量达一定比例时，供试品的熔点可达一最小值，此值称为最低共熔点，相应的杂质称为低共熔杂质。含有低共熔杂质的供试品（又称低共熔混合物）被加热到最低共熔点时，所含药物和杂质按低共熔混合物组成的比例熔化，体系温度不变；继续加热，至杂质完全熔出后，若温度继续升高，药物熔化量增大，液相中杂质的浓度逐渐降低，熔点逐渐升高。由于液相中杂质的浓度与特定温度（T_s）时已熔化供试品的分数（F）成反比，所以熔点的下降值与熔化供试品分数（F）的倒数成正比：

$$T_s = T_0 - \frac{RT_0^2 x_2 (1/F)}{\Delta H_f} \quad\quad (2\text{-}2)$$

将式（2-1）代入式（2-2），可得式（2-3）：

$$T_s = T_0 - (T_0 - T_m)(1/F) \quad\quad (2\text{-}3)$$

以 T_s 对 $1/F$ 作图可得到一直线。直线的斜率为供试品熔点的下降值（$T_0 - T_m$），截距则为纯药物的熔点（T_0）。F 可以由 DSC 曲线 T_s 下的面积与总面积的比值求得。作图时一般应取 5～7 个不同的点。

将（$T_0 - T_m$）、R、T_0、ΔH_f 等代入式（2-1），即可求出低共熔杂质的摩尔分数（x_2）。对杂质作限量检查时，不需作图，只需将样品的 DSC（或 DTA）曲线与标准样品

（含有限量杂质的样品）的曲线比较即可。

应用热分析法检查药物纯度时，必须符合以下几个条件：①杂质的量要小。一般药物的纯度应大于98.5％，最好在99％以上，这样结果较为可靠。②杂质与药物能形成低共熔混合物，并能溶解于熔化的药物中。即要求杂质与药物具有相似的化学性质。而应用此法检查某些有机药物中的离子化合物或受热易分解的化合物时，往往不能得到满意的分析结果。③供试品无固体溶液形成。某些药物中的"有关物质"，如分子的形状、大小和性质与药物十分相近，可进入药物晶体的晶格中形成固体溶液干扰测定。DSC法用于此类药物的纯度检查时，往往得到比实际纯度更高的分析结果，因此应避免使用。

很多物质在加热过程中同时失重，或由于化学反应产生挥发性物质，可将DSC法与TGA法结合使用，以便给出正确的判断。图2-8为甲磺酸二氢麦角毒碱的DSC-TGA曲线。其中，DSC曲线显示供试品在180℃以前有2个宽的吸热峰，它们是由失溶剂和失水所产生的；180～200℃出现一吸热峰，由供试品熔融分解所产生。与DSC曲线相应，TGA曲线上首先出现了3.5％的失重，随后在180℃出现因分解而产生的高失重峰。

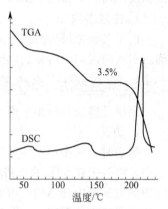

图2-8 甲磺酸二氢麦角毒碱的DSC-TGA曲线

由于热分析法测定的结果受实验条件影响较大，因此《中国药典》规定：在每条热分析曲线的报告中应附上详细测定条件，包括仪器型号、最后校正的记录、样品规格和鉴定（包括以前的热力学性质记录）、容器、气体纯度、流速和压力、温度变化的方向和速率以及仪器和记录的灵敏度。

十一、有机溶剂残留量测定法

在药物的合成、精制以及提取过程中，经常使用有机溶剂。不少有机溶剂对人体有害，残留在药物中势必影响用药的安全性。因此，《中国药典》于1995年版起正式收载"有机溶剂残留量测定法"，用以检查药物在生产过程中引入的有害有机溶剂的量，包括苯、氯仿、1,4-二氧六环、二氯甲烷、吡啶、甲苯及环氧乙烷等。如果生产过程中还涉及其他有害的有机溶剂，则在该品种的质量标准中另作规定。

《中国药典》采用气相色谱法检查残留有机溶剂。以直径为0.18～0.25mm的二乙烯苯-乙基乙烯苯型高分子多孔小球作为固定相，以氮气为流动相，用氢火焰离子化检测器检测，柱温为80～170℃。固定相高分子多孔小球是以苯环为主链的交联高分子，产品以GDX命名，具有热稳定性好、降解温度高（>250℃）、不流失、吸附性弱等优点，适用于分离极性较强的化合物，如醇、酸、酯、腈、卤代烷以及水等。二乙烯苯-乙基乙烯苯高分子多孔小球国产的有GDX101、GDX102，国外产品有Porapak-Q、Chromosorb-101及102等。

《中国药典》规定，在测定残留溶剂前应对色谱系统做适用性试验，确定色谱系统应符合：

① 以待测物的色谱峰计算的理论塔板数应大于1000。

② 用内标法测定时，内标物与待测物色谱峰的分离度（R）应大于1.5；标准溶液（含限量待测溶剂与内标）进样5次，待测物与内标物峰面积之比的相对标准偏差≤5％。

③ 用外标法测定时，待测物峰面积的相对标准偏差≤10％。

《中国药典》通则收载的残留溶剂测定法有溶液直接进样法和顶空进样法两种。

（一）第一法 溶液直接进样法

1. 方法

取标准溶液和供试品溶液，分别连续进样 3 次，每次进样 $2\mu l$，测得相应的峰面积。以内标法测定时，计算待测物峰面积与内标物峰面积之比，供试品溶液所得的峰面积的平均值不得大于由标准溶液所得的峰面积的平均值。用外标法测定时，供试品溶液所得的待测物峰面积的平均值不得大于由标准溶液所得的待测物峰面积的平均值。

2. 注意事项

由于气相色谱法的进样量仅为 μl 级，用内标法测定时，可以克服因进样量小而不够准确所引入的误差，内标法以待测物和内标物峰面积的比值作为定量分析的依据。

（二）第二法 顶空进样法

顶空进样法是气相色谱特有的一种进样方法，适用于挥发性大的药物组分的分析。

1. 方法

测定时，精密量取标准溶液和供试品溶液各 3～5ml，分别置于容积为 8ml 的顶空取样瓶中。将各瓶在 60℃ 的水浴中加热 40～80min，使残留溶剂挥发达到饱和，再用在同一水浴中的空试管中加热的注射器抽取顶空气适量（通常为 1ml），进样，重复进样 3 次，按第一法中所述方法测定、计算与处理。

2. 注意事项

顶空取样瓶应带螺扣具孔盖，瓶口带隔膜垫，与顶部空气接触的隔膜垫上应有聚四氟乙烯膜与橡胶垫隔开。

顶空进样法使待测物挥发后进样，可省去样品萃取、浓集等步骤，还可避免供试品中非挥发性组分对色谱柱的污染，但要求待测物具有足够的挥发性。

《中国药典》测定有机残留溶剂的方法和限量列于表 2-2。

表 2-2 残留有机溶剂测定的方法和限量

有机溶剂	柱温/℃	内标	测定方法	限量/%
二氧六环	170	吡啶	第一法	0.038
吡啶	170	二氧六环	第一法	0.02
苯	170	甲苯	第一或第二法	0.0002
甲苯	170	苯	第一或第二法	0.089
氯仿	140	1,2-二氯乙烷	第一或第二法	0.006
二氯甲烷	140	1,2-二氯乙烷	第一或第二法	0.06
环氧乙烷	80		第二法	0.001

测定时，若供试品本身会给色谱系统带来干扰或严重污染，则宜用第二法。配制各溶液所用的水均应为"无有机物的水"。供试品取用量决定其溶解度的大小，如供试品在水中难溶，则可以改用酸、碱溶液溶解。标准溶液的取用量取决于供试品取用量及残留有机溶剂的限量。

第五节 特殊杂质检查方法

不同的药物，由于其合成工艺、原料和结构性能等不同，在生产和贮藏过程中可能引入特有的杂质，即特殊杂质。药物中特殊杂质的检查，主要是利用其与药物在物理、化学、生物学等方面的性质差异来进行的，方法的专属性很关键。本节将就《中国药典》（2015 年版）涉及的检查方法，归纳介绍如下。

一、利用药物和杂质在物理性质上的差异

（一）臭味及挥发性的差异

药物中如存在具有特殊气味的杂质，可以由气味判断该杂质的存在。例如乙醇中的杂醇油，系将乙醇滴于无臭清洁的滤纸上，待乙醇挥发后，不应遗留有杂醇油的异臭。

对于乙醇、冰醋酸、苯酚、氟烷、浓过氧化氢溶液等挥发性药物中所含不挥发性杂质的检查，一般步骤为：先将供试品水浴加热，使药物挥发，再将残渣于 105℃ 烘至恒重，称量。规定称得的质量不得超过一定值。如《中国药典》（2015 年版）中苯酚的不挥发物检查：取本品 5.0g，置水浴蒸发挥散后，在 105℃ 干燥至恒重，遗留残渣不得超过 2.5mg。

（二）颜色的差异

某些药物本身无色，但在生产中引入了有色物质，或其分解产物有颜色。采用检查供试品溶液颜色的方法，可以控制药物中有色杂质的量。例如磺胺嘧啶的检查规定：取本品 2.0g，加氢氧化钠溶液 10ml 溶解后，加水至 25ml，溶液应澄清无色；如显色，与黄色 3 号标准比色液比较，不得更深。磺胺嘧啶在碱性溶液中显示的色泽是由于磺胺苯环上的氨基被氧化而生成有色的偶氮苯化合物：

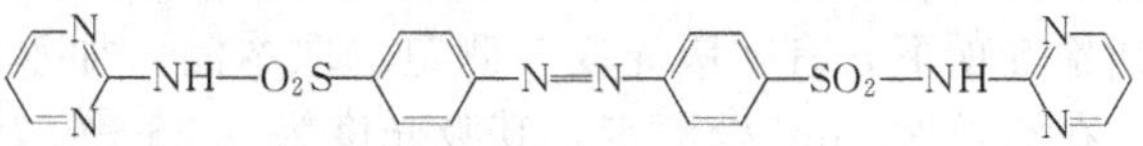

又如，《中国药典》对酚酞的乙醇溶液的颜色检查规定：溶液应无色或几乎无色。以此控制生产时可能引入的碱性杂质及羟基蒽醌黄色氧化物等杂质。

（三）溶解行为的差异

利用药物与杂质在规定的溶剂中溶解行为的差异，通过药物在规定溶液中的澄清度的检查来判断不溶性杂质的量是否超过规定限量。如葡萄糖中糊精的检查，利用葡萄糖可溶于热的乙醇而糊精溶解度小，取葡萄糖 1.0g，加 90% 乙醇 30ml，置水浴中加热回流约 10min，溶液应澄清。

（四）旋光性质的差异

具有旋光性的物质称为光学活性物质。

比旋度（或旋光度）的数值可以用来反映药物的纯度，限定杂质的含量。《中国药典》规定黄体酮在乙醇中的比旋度为 +186°～+198°，如供试品的测定值不在此范围，则表明其纯度不符合要求。这是因为黄体酮及其生产中间体（醋酸双烯醇酮、醋酸妊娠烯醇酮及妊娠烯醇酮）在乙醇中的比旋度差异很大（见表 2-3），若供试品中所含的这些杂质超过限量，则测得的比旋度将偏离规定的范围。

表 2-3　黄体酮及其中间体的比旋度（溶剂：乙醇）

化 合 物	浓度/%	温度/℃	$[\alpha]_D$
黄体酮	1～1.4	20～25	+193°±4°
醋酸双烯醇酮	0.9	20	−31°±2°
醋酸妊娠烯醇酮	约1	常温	+20°±2°
妊娠烯醇酮	1	17～20	+28°±2°

若药物本身没有旋光性，而药物中的杂质有，则可以通过限定药物溶液的旋光度值来控

制相应杂质的量。《中国药典》对硫酸阿托品中莨菪碱的检查规定：供试品水溶液（50mg·ml^{-1}）的旋光度不得过-0.4℃。

（五）对光吸收性质的差异

药物与杂质结构的差异常会造成两者光吸收的差异，据此可用来控制杂质的限量。常用的利用光吸收性质差异来检查杂质的方法有以下几种。

1. 紫外-可见分光光度法

当在某波长处杂质有吸收而药物无吸收时，可控制该波长处的吸光度大小来控制杂质的量。例如，检查肾上腺素中的酮体，酮体在波长310nm处有吸收，而肾上腺素没有吸收，故《中国药典》（2015年版）要求肾上腺素的盐酸（9→2000）❶溶液（2mg·ml^{-1}）在310nm处的吸光度不得超过0.05，以此控制肾上腺素中酮体的限量。

有的杂质和药物在一定波长范围内都有吸收，杂质的存在改变了药物的吸收曲线，故可用供试品溶液在两个波长处的吸光度比值来控制杂质的量。如碘解磷定注射液中分解产物的检查，碘解磷定在波长262nm和294nm处分别有最小吸收和最大吸收，而碘解磷定分解产物只在262nm波长处有最大吸收，当分解时，294nm和262nm波长的吸光度比值会减小，故《中国药典》（2015年版）规定，碘解磷定的盐酸（9→1000）溶液在1h内，在294nm与262nm波长处分别测定吸光度，其比值应不小于3.1。

若药物在紫外区有明显吸收，而杂质吸收很弱或没有吸收，可以根据吸光度大小限制杂质的量。如头孢噻吩钠检查项下，有"吸光度"测定：取本品，加水制成1ml中含20μg的溶液，按分光光度法，在波长237nm处测定，其吸光度为0.65～0.72。实验证明237nm的吸收特征是噻吩乙酰基产生的，产品在精制过程中如未有效地除去噻吩乙酸，则会导致吸光度上升；另外，若有部分产品降解，则吸光度下降。因此，规定供试品吸光度的上下限幅度，可在一定程度上控制产品的纯度。

2. 原子吸收分光光度法

原子吸收分光光度法是通过测定药物中所含待检元素的原子蒸气，吸收发自光源的该元素特定波长光的程度，以求出供试药物中待检元素含量的分析方法。

原子吸收分光光度法所用仪器为原子吸收分光光度计，它由光源、原子化器、单色器和检测器等部分组成，其中光源和原子化器有别于其他分光光度计。光源通常用待测元素作为空心阴极灯的阴极；原子化器由雾化器及燃烧头组成。燃烧火焰由不同类型的气体混合物产生，通常使用空气-乙炔火焰。仪器的工作条件如波长、狭缝、光源灯电流、火焰类型、火焰状态的变化等会影响测定的灵敏度、重现性和干扰程度，对不同的待检元素使用不同的测定工作条件。

原子吸收分光光度法灵敏度高，专属性强，主要用于药物中金属元素的测定。用于杂质限量检查时，按以下方法进行：取供试品，按规定配制成供试品溶液；另取等量的供试品，加入限度量的待测元素溶液，按相同方法制备对照溶液。先将对照溶液喷入火焰，调节仪器使具有合适的读数a；在相同条件下喷入供试品溶液，记录其读数b。b相当于供试品溶液中待测元素的含量；$a-b$相当于对照溶液中按限量加入的待测元素的量。当$b<a-b$时，供试品中所含杂质元素符合规定；当$b>a-b$时，供试品中所含杂质元素超过限量，不合格。在待测杂质溶液中加入等量供试品，是为了消除背景对测定的影响。《中国药典》采用本法检查碳酸锂中的钾盐和钠盐、肝素钠中钾盐的量。

如碳酸锂中钾盐的检查：取本品0.10g两份，分别置50ml容量瓶中，各加盐酸溶液

---

❶ "盐酸（9→2000）"指9ml的浓盐酸配制成2000ml的稀盐酸；全书后同。

(1→2) 10ml 溶解后, 一瓶中加水稀释至刻度, 摇匀, 作为供试品溶液; 另一瓶中加标准氯化钾溶液 (精密称取在 150℃干燥 1h 的分析纯氯化钾 191mg, 置 1000ml 容量瓶中, 用水稀释至刻度, 摇匀, 精密量取 10ml, 置 100ml 容量瓶中, 用水稀释至刻度, 摇匀) 3.0ml, 并用水稀释至刻度, 摇匀, 作为对照溶液。在波长 766.5nm 处测定, 应符合规定 (0.030%)。

原子吸收分光光度法检查药物中的杂质, 在我国应用日益增多, 如测定丹参、维生素 C、硫酸庆大霉素和安痛定等注射液中的 Na、K、Ca、Mg 含量。测定条件为: 空气-石油气流量 (20∶1), 10cm 燃烧器, 狭缝宽度 8mm, 试液进入雾化器速度为 $4m \cdot min^{-1}$, 用标准工作曲线法求所测元素的含量。

3. 红外分光光度法

某些多晶型药物由于其晶型结构不同, 某些化学键的键长、键角等发生不同程度的变化, 可导致红外吸收光谱中某些特征带的频率、峰形和强度出现显著差异。因此可用红外分光光度法检查药品中的低效 (或无效) 晶型。如《中国药典》(2015 年版) 用本法检查甲苯咪唑中的 A 晶型。由于在 $640cm^{-1}$ 处 A 晶型有强吸收, C 晶型的吸收很弱; 在 $662cm^{-1}$ 处 A 晶型的吸收很弱, 而 C 晶型有较强吸收。因此, 供试品中若含有 A 晶型, 在此两波数处吸收值的比值会发生改变。

4. 荧光分析法

某些物质受紫外光或可见光照射后能发射出比激发光波长更长的荧光。利用物质的激发和发射光谱, 对物质进行分析的方法称为荧光分析法。荧光分析法灵敏度高, 专属性强, 在药物的鉴别、检查和含量测定中均有应用。

《中国药典》对利血平中氧化产物的检查采用荧光分析法。利血平纯品几乎无荧光, 但它在生产或贮存过程中, 因光照和有氧存在而易氧化变质。最初的氧化产物 3,4-二去氢利血平 (Ⅰ) 具有黄绿色荧光, 进一步氧化得 3,4,5,6-四去氢利血平 (Ⅱ) 显蓝色荧光。由于光氧化产物无降压作用, 因此应限制它们的含量。规定: 供试品置紫外光灯 (365nm) 下检视, 不得显明显的荧光。

◀ (六) 吸附或分配性质的差异 ▶

药物中有的一些特殊杂质, 如反应的中间体、副产物、分解产物等, 与药物的结构和性质近似, 与某些试剂的反应也相同或相似, 需分离后再检查。色谱法就是利用药物与杂质被一定吸附剂和洗脱剂分解吸附的性质不同, 或在不相混溶 (或部分混溶) 的溶剂中分配行为的不同加以分离、检查的。常用的色谱分析方法有薄层色谱法、纸色谱法、高效液相色谱法和气相色谱法等。

1. 薄层色谱法

薄层色谱法简便、快速, 灵敏度也较高, 又不需要特殊设备, 在杂质检查中应用很多。常用的方法有杂质对照品法、供试品自身对照法、对照药物法等。

(1) 杂质对照品法 适用于药物中的杂质已知并能制备杂质对照品的情况。

方法: 根据杂质限量, 取供试品溶液和一定浓度的杂质对照品溶液, 分别点样于同一硅胶 (或其他吸附剂) 薄层板上, 展开、定位、检查, 供试品中所含杂质的斑点, 不得超过相应杂质的对照斑点。

例如, 盐酸左旋咪唑中 2,3-二氢-6-苯基咪唑[2,1-b]噻唑盐酸盐的检查方法为: 取供试品, 加甲醇制成 $0.10g \cdot ml^{-1}$ 的溶液, 作为供试品溶液。另取 2,3-二氢-6-苯基咪唑[2,1-b]噻唑盐酸盐对照品, 加甲醇制成 $0.50g \cdot ml^{-1}$ 的溶液, 作为对照品溶液。吸取供试品溶液与对照品溶液各 5μl, 分别点于同一硅胶 G 薄层板上, 以甲苯-甲醇-冰醋酸 (45∶8∶4) 为展开剂, 展开后, 晾干, 置碘蒸气中显色。供试品溶液如显与对照品相应的杂质斑点, 其颜色与对照品溶液的主斑点比较,不得更深（0.5%）。

（2）供试品自身对照法 适用于杂质的结构不能确定的药物,或无杂质对照品的情况。要求供试品与所检杂质对显色剂所显的颜色应相同,显色灵敏度也应相同或相近。

方法:将供试品溶液按限量要求稀释至一定浓度作为对照品溶液,与供试品溶液分别点加于同一薄层板上,展开、定位、检查。供试品溶液所显杂质斑点不得深于对照品溶液所显主斑点颜色（或荧光强度）。

例如,双氢青蒿素中有关杂质检查的方法为:取本品加二氯甲烷制成每 1ml 中含 15mg 的溶液,作为供试品溶液;精密量取供试品溶液 2ml,置 100ml 容量瓶中,用二氯甲烷稀释至刻度,作为对照溶液（1）;精密量取对照溶液（1）5ml,置 100ml 容量瓶中,用二氯甲烷稀释至刻度,作为对照溶液（2）;另取本品和青蒿素对照品,加二氯甲烷溶解并稀释制成每 1ml 中各含双氢青蒿素 10mg 和青蒿素 0.1mg 的混合溶液,作为对照品溶液。照薄层色谱法（通则 0502）试验,吸取上述四种溶液各 $10\mu l$,分别点于同一硅胶 G 薄层板上,以甲苯-丙酮-冰醋酸（90∶10∶2）为展开剂,展开 15cm 以上,取出,晾干,喷以含 2% 香草醛的硫酸乙醇溶液（20→100）,在 85℃加热 10～20 min 至斑点清晰。对照品溶液中双氢青蒿素与青蒿素应显清晰分离的斑点。对照溶液（2）应显单一清晰斑点。供试品溶液如显杂质斑点,不得多于 1 个,与对照溶液（1）的主斑点比较,不得更深。

当供试品中有多个杂质存在时,可以配制几种不同限量的对照品溶液,加以比较。例如盐酸异丙嗪中有关杂质的检查。盐酸异丙嗪是以吩噻嗪为母核经缩合而成的,在缩合反应时产生 N,N,β-三甲基-10H-吩噻嗪-10-乙胺异构体,虽然经过丙酮精制等步骤,但仍难以完全除去其中的有关杂质,且成品中可能带入此杂质及吩噻嗪等,以前者量较大。此外,本品不太稳定,在贮存过程中也可能产生分解产物,因此规定用薄层色谱法检查。取供试品,加二氯甲烷制成 $10mg\cdot ml^{-1}$ 的溶液,作为供试品溶液;精密量取此液适量,加二氯甲烷稀释成 $0.15mg\cdot ml^{-1}$ 和 $0.05mg\cdot ml^{-1}$ 的溶液,作为对照溶液 1 和 2。吸取上述三种溶液各 $10\mu l$,分别点于同一硅胶 GF_{254} 薄层板上,以己烷-丙酮-二乙胺（8.5∶1∶0.5）为展开剂,展开后,晾干,置紫外光灯（254nm）下检视。供试品溶液如显杂质斑点,不得多于 3 个;其杂质斑点与对照溶液 2 的主斑点比较,不得更深;如有一点超过,应不深于对照溶液 1 的主斑点。

（3）对照药物法 当无合适的杂质对照品,尤其是供试品显示的杂质斑点颜色与主成分斑点颜色有差异,难以判断限量时,可用与供试品相同的药物作为对照品,此对照药物中所含待测杂质需符合限量要求,且稳定性好。例如氢溴酸加兰他敏中的其他生物碱的检查:取供试品溶液与氢溴酸加兰他敏对照品溶液分别点加样于同一薄层板上,经展开、显色后,供试品如显杂质斑点,不得多于对照药物中杂质斑点数,颜色也不得更深。

另外,少数药物还利用试验条件下显色剂对杂质的检测限来控制其限量。例如盐酸阿米替林中有关杂质的检查:取供试品加乙醇制成 $10mg\cdot ml^{-1}$ 的溶液,取此液 $5\mu l$ 点样于硅胶 G 薄层板上,以氯仿-甲苯（1∶1）展开后,喷甲醛-硫酸（4∶96）溶液显色,置 365nm 紫外光灯下检视,除主斑点外,不得显其他斑点。此法受条件影响较大,薄层板的厚度、显色剂的量等均可影响检测限,应尽量避免使用。

2. 纸色谱法

通常用于极性较大物质的分离分析。有时也用于检查放射性药物注射液（或溶液）中的放射化学杂质。纸色谱法较薄层色谱法展开时间长,斑点较扩散,测定时不能用强酸等腐蚀性显色剂,因而应用不如薄层色谱法广泛。

《中国药典》采用纸色谱法检查地高辛、盐酸苯乙双胍、羟基脲等药物中的有关杂质。地高辛中洋地黄毒苷系提取过程中可能引入的杂质。检查时,取供试品与洋地黄毒苷对照品，分别加甲醇-氯仿（1：1）制成 5.0mg·ml^{-1} 的供试品溶液与 0.3mg·ml^{-1} 的对照品溶液。吸取上述两种溶液各 10µl，分别点于同一色谱滤纸上，以新制甲酰胺的饱和二甲苯-丁酮溶液上行展开，于 120℃烘干，放冷，喷以新制的三氯醋酸-氯仿溶液，在 100℃烘干，放冷，置紫外光灯（365nm）下检视。供试品溶液如显杂质斑点，其荧光强度与对照品溶液的主斑点比较，不得更强。

3. 高效液相色谱法

以液体为流动相的色谱法通称为液相色谱法。利用小粒径（3～10µm）固定相和压力泵输送流动相，使分离效率和分析速度明显提高的液相色谱法称为高效液相色谱法（high perform-ance liquid chromatography，HPLC）。与气相色谱法比较，HPLC 法不受被测样品挥发性和热稳定性的限制，适用于大部分有机药物的分析检测；另外，HPLC 法中流动相的选择范围较大，可以更有效地控制和改善分离条件，提高分离效率。

高效液相色谱法不仅分离效能高，而且可以准确地测定各组分的峰面积，在杂质检查中应用日益增多，特别是已使用高效液相色谱法测定含量的药物，可采用同一色谱条件进行杂质检查。

采用高效液相色谱法检查杂质，《中国药典》规定应按各品种项下要求，对仪器进行系统适用性试验，以保证仪器达到要求。色谱图的记录时间，除考虑各杂质的保留时间外，一般为主峰保留时间的倍数。为了对杂质峰准确积分，检查前应使用一定浓度的对照品溶液调节仪器的灵敏度。

杂质检查方法有以下五种类型。

（1）峰面积归一化法：通常用于粗略考察供试品中的杂质。

（2）不加校正因子的主成分自身对照法：用于没有杂质对照品时杂质的限量检查。

（3）加校正因子的主成分自身对照法：用于有杂质对照品时杂质的含量测定。

（4）内标法加校正因子测定供试品中杂质的含量：用于有杂质对照品时杂质的含量测定。

（5）外标法测定供试品中某个杂质或主成分的含量：用于有杂质对照品或杂质对照品易制备的情况。

4. 气相色谱法

气相色谱法（gas chromatography，GC）是以气体为流动相的色谱法。主要有两类：气固色谱法（gas-solid chromatography，GSC）和气液色谱法（gas-liquid chromatography，GLC）。其中最常用的是气液色谱法，被测样品组分在气液两相之间通过多次分配而得以分离。气相色谱法具有分离效率高、分析速率快、样品用量少、检测灵敏度高、应用范围广等特点，可用于微量或痕量药物的分离检测。但对于挥发性小、热稳定性差和极性过大的药物，该方法的应用受到一定限制。

除药物中的残留溶剂外，一些挥发性特殊杂质也可以采用气相色谱法检查。检查的方法与高效液相色谱法相同。

二、利用药物和杂质在化学性质上的差异

1. 酸碱性的差异

若杂质具有酸碱性，可利用药物与杂质酸碱性的差异进行检查。

（1）规定消耗滴定液的体积　如己酸羟孕酮中有过量的正己酐、对甲苯磺酸等存在时，可能使酸度增加。《中国药典》对此在"酸度"检查项中规定：取本品 0.20g，加中性无水乙醇（对溴麝香草酚蓝指示液显中性）25ml 溶解后，立即加溴麝香草酚蓝指示液数滴并用氢氧化钠滴定液（0.02mol·L^{-1}）滴定至显微蓝色，消耗氢氧化钠滴定液不得超

过 0.50ml。

（2）pH 值法　例如乙琥胺中酸度的检查，主要检查酰胺化（环合）未完全的 2-甲基-2-乙基丁二酸。取本品 0.10g，加水 10ml 使其溶解，以玻璃电极作为指示电极，用酸度计进行测定，pH 值应为 3.0～4.5。

（3）指示剂法　例如，苯巴比妥中因苯基丙二酰脲分子中 5 位碳原子上的氢受相邻二羧基影响，酸性较本品强，能使甲基橙指示液显红色，故其水溶液以加甲基橙指示液不得显红色来控制该杂质的含量。

利用酸碱性的不同，可以通过改变提取方式、分离药物及杂质后，再进行检查。例如盐酸吗啡中"其他生物碱"的检查。"其他生物碱"指吗啡提取过程中可能带入的可待因、蒂巴因、罂粟碱、那可汀等。这些物质具有一定碱性，而吗啡系两性化合物，采用在强碱性的条件下，以氯仿提取吗啡供试品，蒸去有机溶剂，称重，可检出盐酸吗啡中"其他生物碱"的量。

2. 氧化还原性的差异

利用药物和杂质的氧化性或还原性的不同来进行杂质检查。如检查氯化钠中的碘化物，于供试品中加入新配制的淀粉混合液 [内含硫酸溶液（0.025mol·L^{-1}）及亚硝酸钠试液] 湿润，置日光下观察，若含碘化物，则被亚硝酸钠氧化析出碘而遇淀粉显蓝色。规定 5min 内不得显蓝色痕迹，以控制碘化物的限量。

3. 杂质与一定试剂反应产生沉淀

利用药物中存在的杂质能与一定试剂发生沉淀反应而检查杂质的方法。该方法简单、快速，在药物的质量控制中应用实例较多。这类方法大多利用反应的检测限来控制杂质的量。如检查氯化钠中的钡盐，即利用 Ba^{2+} 与稀硫酸作用生成不溶性硫酸钡白色沉淀进行检查，规定不产生浑浊为合格。

4. 杂质与一定试剂反应产生颜色

这一方法是利用杂质与一定的试剂反应产生有颜色的物质来检查杂质。根据限量要求，可规定一定反应条件下不得产生某种有颜色的物质，或与杂质对照品在相同条件下呈现的颜色进行目视比色，也可用分光光度法测定反应液的吸光度。由于显色反应很多，因此这类方法应用也很广泛。如检查盐酸吗啡中的罂粟碱，取本品一定量加水溶解后，加稀盐酸及三氯化铁试液，不得显红色。

5. 杂质与一定试剂反应产生气体

《中国药典》中利用与一定试剂反应产生气体来检查的药物中的杂质有砷、硫、碳酸盐、氨或铵盐、氰化物等。例如药物中如含硫化物，利用其在酸性条件下放出硫化氢气体，与醋酸铅试纸作用，形成棕黑色硫斑，与一定量标准硫化钠溶液在相同条件下所显标准硫斑比较，来确定硫化物限量。又如药物中所含氨或铵盐，可在碱性条件下加热释放出氨，用石蕊试纸检视，或加碱性碘化汞钾试液显色，与一定量标准氯化铵溶液用同法处理后比较。药物中也可引入微量氰化物杂质，由于氰化物剧毒，应严格控制其限量，《中国药典》（2015 年版）采用改进普鲁士蓝法和气体扩散三硝基苯酚锂法检查。

6. 药物经有机破坏后检查杂质

某些具有环状结构的有机药物在生产中可能引入磷、硫、卤素及硒等杂质，这些杂质均可与有机分子的碳原子以共价键结合而不能直接检出，需经有机破坏，使待测杂质游离出来方可检出；有的药物在检查条件下不能溶解，干扰检查，也需进行破坏处理。目前，各国药典收载的有机破坏方法大多是氧瓶燃烧法。该法系将供试品置于充满氧气的燃烧瓶中进行燃烧，待燃烧产物吸入吸收液后，再采用适宜的分析方法来检查或测定卤素、硫、硒等元素的含量。该法快速简便、破坏完全，尤其适用于微量样品的分析。测定方法详见第三章。

参 考 文 献

[1]　中国药品生物制品检定所. 中国药品检验标准操作规范. 北京；中国医药科技出版社，2010.
[2]　刘文英主编. 药物分析. 第6版. 北京；人民卫生出版社，2007.
[3]　国家药典委员会编. 中华人民共和国药典（2015年版）. 北京；中国医药科技出版社，2015.
[4]　[日] 山本勇麓等. 分析化学（日），1972，21（8）：379.
[5]　曾北危. 环境分析化学. 长沙；湖南人民出版社，1974.
[6]　安登魁. 药物分析. 第3版. 北京；人民卫生出版社，1992.
[7]　许真玉. 药品审评过程中残留溶剂检查常见问题分析. 中国药科大学学报，2009，40（5）：471-473.
[8]　覃志高等.《中国药典》中易炭化物检查法若干问题的讨论. 中国药品标准，2008，9（6）：413-415.
[9]　庞青云. 注射用头孢曲松钠溶液颜色与相关杂质的研究. 中国药品标准，2009，10（2）：101-105.
[10]　张启明等. 现有国家药品标准中复方制剂杂质控制的现状和思考. 中国药品标准，2009，10（4）：258-261.

习　　题

一、选择题

1. 含锑药物的砷盐检查方法为（　　）。
A. 古蔡氏法　　　B. 碘量法　　　C. 白田道夫法　　　D. Ag(DDC)法　　　E. 契列夫法

2. 药物中杂质的限量是指（　　）。
A. 杂质是否存在　　　　　B. 杂质的合适含量　　　　　C. 杂质的最低量
D. 杂质的检查量　　　　　E. 杂质的最大允许量

3. 一般杂质检查包括（　　）。
A. 氯化物检查　　　B. 硫酸盐检查　　　C. 重金属检查　　　D. 砷盐检查　　　E. 铁盐检查

4. 干燥失重检查法有（　　）。
A. 常压恒温干燥法　　　　　B. 干燥剂干燥法　　　　　C. 减压干燥法
D. 摩尔法　　　　　E. 白田道夫法

二、简答题

1. 尼可刹米中氯化物的检查，是取本品5.0g，依法检查，如发生浑浊，与标准氯化钠溶液7ml制成的对照液比较，不得更浓，试计算其限度。

2. 维生素 B_1 中重金属的检查，是取本品1g，加水25ml溶解后，依法检查，含重金属不得超过 $10\mu g$，试计算应取标准铅溶液多少毫升。

第三章

药物定量分析与分析方法的效能指标

第一节　定量分析样品的前处理方法

　　药检工作中经常会遇到一些含卤素或含金属的有机药物，由于其所含金属或卤素在药物分子结构中结合的牢固程度不同，需要采用不同的方法对这些有机药物进行适当的处理，才能进行定量分析。

　　处理方法因金属或卤素在分子中结合的牢固程度而异。对于有机卤素类药物，虽然卤素原子均直接与碳原子相连，但与碳原子结合的牢固程度取决于卤素在有机药物中的位置。若卤素原子和脂肪碳链相连接，则结合不牢固；若卤素原子与芳环相连接，则结合较为牢固。而含金属元素的有机药物，如果金属原子不直接与碳原子相连，如一些有机酸及酚的金属盐或配位化合物，通常也称为含金属的有机药物，其分子结构中的金属原子结合不够牢固，在水溶液中即可离解出金属离子，当有机结构部分不干扰分析时，可在溶液中直接进行其金属的鉴别或含量测定；如果金属原子直接与碳原子以共价键相连接，如卡巴肿等，这类药物通常称为有机金属药物，由于共价键结合比较牢固，金属原子在溶液中一般不能离解成离子状态，所以应该根据共价键的牢固程度，选择适当的方法，将金属转变为适于分析的状态，如无机的金属盐或金属离子，再进行金属的鉴别或含量测定。

　　由此可见，在分析含金属或卤素的有机药物之前，需要做适当的处理。这些药物的分析方法可分为两大类：不经有机破坏的分析方法、经有机破坏的分析方法。

一、不经有机破坏的分析方法

1. 直接测定法

　　凡金属原子不直接与碳原子相连的含金属药物或某些 C—M（金属原子直接与碳原子相连）键结合不牢固的有机金属药物，在水溶液中可以离解出金属离子，因而不需要有机破坏，可直接选用适当的方法进行测定。如《中国药典》（2015 年版）收载的抗贫血药富马酸亚铁的测定。

　　本品在水中几乎不溶而能溶于热稀矿酸，同时分解释放出亚铁离子，可选用硫酸铈滴定液进行滴定，指示剂为邻二氮菲，它能与亚铁离子形成红色配位化合物，遇微过量氧化剂（硫酸铈）被氧化生成浅蓝色铁离子配位化合物指示终点。此时所生成的富马酸没有干扰。

　　《中国药典》（2015 年版）富马酸亚铁含量的测定方法为：取本品约 0.3g，精密称定，加稀硫酸 15ml，加热溶解后，放冷，加新煮沸过的冷水 50ml 与邻二氮菲指示液 2 滴，立即用硫酸铈滴定液（0.1mol·L^{-1}）滴定，并将滴定的结果用空白试验校正。1ml 硫酸铈滴定液（0.1mol·L^{-1}）相当于 16.99mg 的 $C_4H_2FeO_4$。

2. 经水解后测定法

（1）直接回流后测定法 该法适用于结构中卤素原子结合不牢固的一类含卤素的有机药物，如卤素直接和脂肪碳链相连的药物。通过将含卤素的有机药物溶于适当溶剂（如乙醇）中，加氢氧化钠溶液或硝酸银溶液后，加热回流使其水解，将有机结合的卤素经水解作用转变为无机的卤素离子，然后选用间接银量法进行测定。常用的药用辅药三氯叔丁醇，《中国药典》（2015 年版）对其进行含量测定就是将三氯叔丁醇在氢氧化钠溶液中加热回流使之分解产生氯化钠，与硝酸银生成氯化银沉淀，过量的硝酸银则用硫氰酸铵液返滴定。

测定方法 取本品约 0.1g，精密称定，加乙醇 5ml，溶解后，加 20% 氢氧化钠溶液 5ml，加热回流 15min，放冷至室温，加水 20ml 与硝酸 5ml，精密加硝酸银滴定液（0.1mol·L^{-1}）30ml，再加邻苯二甲酸二丁酯 5ml，密塞，强力振摇后，加硫酸铁铵指示液 2ml，用硫氰酸铵滴定液（0.1mol·L^{-1}）滴定，并将滴定的结果用空白试验校正。1ml 硝酸银滴定液（0.1mol·L^{-1}）相当于 6.216mg 的 $C_4H_7Cl_3O·0.5H_2O$。

（2）用硫酸水解后测定法 该法通过将含金属的有机药物与定量硫酸共沸水解，然后剩余的酸以氢氧化钠液滴定。如《中国药典》（2015 年版）收载的硬脂酸镁的含量测定方法，就是将硬脂酸镁与硫酸液共沸、水解生成硬脂酸和硫酸镁，然后返滴剩余的硫酸。

测定方法 取本品约 1g，精密称定，精密加硫酸滴定液（0.05mol·L^{-1}）50ml，煮沸至油层澄清，继续加热 10min，放冷至室温，加甲基橙指示液 1~2 滴，用氢氧化钠滴定液（0.1mol·L^{-1}）滴定。1ml 硫酸滴定液（0.05mol·L^{-1}）相当于 2.016mg 的 MgO。

3. 经氧化还原后测定法

（1）碱性还原后测定法 当卤素碘与芳环直接相连时，由于分子中碳—碘键结合较牢固，需在碱性溶液中加还原剂（如锌粉）回流，使碳—碘键断裂，形成无机碘化物后测定。如《中国药典》（2015 年版）收载的泛影酸的测定。

测定方法 取本品约 0.4g，精密称定，加氢氧化钠试液 30ml 与锌粉 1.0g，加热回流 30min，放冷，冷凝管用少量水洗涤，过滤，烧瓶与滤器用水洗涤 3 次，每次 15ml，洗液与滤液合并，加冰醋酸 5ml 与曙红钠指示液 5 滴，用硝酸银滴定液（0.1mol·L^{-1}）滴定。1ml 硝酸银滴定液（0.1mol·L^{-1}）相当于 20.46mg 的 $C_{11}H_9I_3N_2O_4$。

胆影酸、碘番酸、胆影葡胺、泛影葡胺、碘他拉酸等均可采用上法进行测定。

（2）酸性还原后测定法 碘番酸也可以在醋酸酸性条件下用锌粉还原，使碳—碘键断裂，形成无机碘化物后用银量法测定。《日本药局方》中就是采用酸性还原后进行测定。

测定方法(JP13) 取本品的干燥品约 0.4g，精密称定，加锌粉 1g 及冰醋酸 10ml 置于回流冷凝管煮沸 30min 后，用水 30ml 洗涤冷凝器，用脱脂棉过滤。烧瓶及脱脂棉用水洗 2 次，每次 20ml，合并滤液和洗液，冷却后，加四溴酚酞乙酯指示液 1ml，用硝酸银滴定液（0.1mol·L^{-1}）滴定，终点时黄色沉淀变为绿色。1ml 硝酸银滴定液（0.1mol·L^{-1}）相当于 19.031mg 的 $C_{11}H_{12}I_3NO_2$。

（3）利用药物中可游离的金属离子的氧化性测定含量

① 含锑药物 对于含五价锑的有机药物，可以利用可游离的 Sb^{5+} 的氧化性，在酸性液中氧化碘化钾，并定量析出碘后，用硫代硫酸钠标准溶液滴定。

例如《中国药典》（2015 年版）收载的葡萄糖酸锑钠的测定方法为：取本品约 0.3g，精密称定，置具塞锥形瓶中，加水 100ml、盐酸 15ml 与碘化钠试液 10ml，密塞、振摇后，在暗处静置 10min，用硫代硫酸钠滴定液（0.1mol·L^{-1}）滴定，至近终点时，加淀粉指示液，继续滴定至蓝色消失，并将滴定的结果用空白试验校正。1ml 硫代硫酸钠滴定液（0.1mol·L^{-1}）相当于 6.088mg 的 Sb。

② 含铁药物   将含铁药物加酸溶解后，便游离出 Fe^{3+}，利用 Fe^{3+} 在酸性溶液中氧化碘化钾，析出的碘可用硫代硫酸钠标准溶液滴定以测定含量。

二、经有机破坏的分析方法

有些药物如含金属的有机药物以及有机卤素药物结构中的金属原子，由于其结构牢固，采用上述方法不能够将药物分子破坏，此时必须采用有机破坏的分析方法，使有机结合状态的金属及卤素转变为可测定的无机化合物，再选用合适的分析方法进行测定。药物分析中使用的有机破坏方法有湿法破坏法、干法破坏法及氧瓶燃烧法三种方法，下面分别讨论。

（一）湿法破坏法

根据所用试剂的不同，湿法破坏法可分为以下几种。

1. 硝酸-高氯酸法

该法适用于血、尿、组织等生物样品的破坏，但对含氮杂环药物的破坏不够完全。经该法破坏分解所得的无机金属离子，一般为高价态。该法破坏能力强，反应剧烈。进行破坏时，必须注意切勿将容器中的内容物蒸干，以免发生爆炸。

2. 硝酸-硫酸法

该法适用于大多数有机物质的破坏，如染料、中间体或药物等。经该法破坏分解所得的无机金属离子均为高价态。

因碱土金属可与硫酸形成不溶性的硫酸盐，其不溶性物质将会吸附被测定的金属离子，使测定结果偏低。所以该法不适用于含碱土金属有机药物的破坏。此时，可改用硝酸-高氯酸法进行破坏。

3. 硫酸-硫酸盐法

该法常用于含砷或锑有机药物的破坏分解。经该法破坏分解所得的金属离子，多为低价态。该法所用硫酸盐多为硫酸钾。加入硫酸盐的目的，是为了提高硫酸的沸点，以使样品破坏完全。同时，也可防止硫酸在加热过程中过早地分解为三氧化硫。由于在有机物破坏时须经炭化过程，最后才得到低价态的三价砷或锑离子。所以在使用该法破坏低碳化合物时，宜添加适量的淀粉等多碳化合物，以保证在破坏过程中，金属离子都转变为低价态。

4. 其他湿法

除了以上三种试剂组合的方式之外，还有硝酸-硫酸-高氯酸法、硫酸-过氧化氢法、硫酸-高锰酸钾法等，目的都是增加所用试剂氧化剂。硫酸加氧化剂，加热，使有机物破坏分解完全，破坏后，金属在溶液中均以高价态（如砷酸）存在。

湿法破坏法所用的仪器，一般为硅玻璃或硼玻璃制成的凯氏烧瓶，所用试剂及蒸馏水均不应含有被测金属离子或干扰测定的其他金属离子。由于整个操作过程所用矿酸量数倍于样品，所以必须按相同条件进行空白试验校正，以保证分析结果的准确性，操作时应在通风橱内进行。

样品的取用量，应视被测含金属有机药物中所含金属元素的量和破坏后所用测定方法而定。一般金属元素含量在 10～100μg 范围内时，取样量为 10g；如果测定方法灵敏度较高，取样量可相应减少。对于生物样品，一般血样 10～15ml，尿样 50ml。

（二）干法破坏法

将有机物灼烧灰化以达分解的目的。该法适用于湿法不易破坏完全的有机物（如含氮杂环类有机药物）以及某些不能用酸进行破坏的有机药物，不适用于含有易挥发性金属（如汞、砷等）组分的有机药物的破坏。将适量样品置于瓷坩埚、镍坩埚或铂坩埚中，常加无水碳酸钠或轻质氧化镁等以助灰化，混合均匀后，先小火加热，使样品完全炭化，然后放入高温炉中灼烧，使其灰化完全，即可。

应用该法测定时要注意以下几个问题：①加热或灼烧时，应控制温度在 420℃以下，以防止某些被测金属化合物的挥发。②灰化完全与否，会直接影响测定结果的准确性。若要检查灰化是否完全，可将灰分放冷后，加入稍过量的稀盐酸-水（1∶3）或硝酸-水（1∶3）的混合液，振摇，注意观察溶液是否呈色或有无有机物不溶成分存在。若呈色或有不溶有机物，说明灰化不完全，可于水浴上将溶液蒸干，并用小火炭化后，再行灼烧。③经该法破坏后，所得灰分往往不易溶解，但此时切勿弃去。

（三）氧瓶燃烧法

氧瓶燃烧法（oxygen flask combustion method）是将有机药物放入充满氧气的密闭的燃烧瓶中进行燃烧，并将燃烧所产生的待测物吸收于适当的吸收液中，然后根据待测物的性质，采用适宜的分析方法进行鉴别、检查或测定含卤素有机药物或含硫、氮、硒等其他元素的有机药物。

氧瓶燃烧法是快速破坏有机物的简单方法，且不需要复杂设备，仅靠燃烧就能将有机药物中的待测元素定量分解成离子型，所以各国药典都收载该方法。

1. 燃烧瓶的选择

燃烧瓶为 500ml、1000ml 或 2000ml 磨口硬质玻璃锥形瓶，瓶塞应严密、空心、底部熔封铂丝一根（直径为 1mm），铂丝下端做成网状或螺旋状，长度约为瓶身长度的 2/3。如图 3-1（a）所示。

燃烧瓶容积大小的选择，主要取决于被燃烧分解样品量的多少。一般取样量（10～20mg）使用 500ml 燃烧瓶，加大样品量（200mg），可选用 1000ml 或 2000ml 燃烧瓶。使用

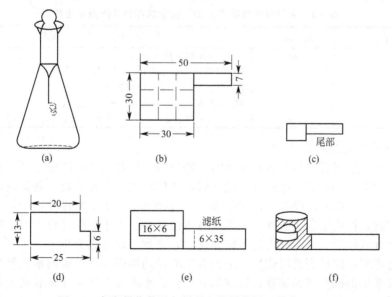

图 3-1　氧瓶燃烧装置与样品包装操作图（单位：mm）

燃烧瓶前，应检查瓶塞是否严密。

2. 称样和固定

氧瓶燃烧法可以破坏固体样品或液体样品，但两类样品在称量和固定上有所区别。称取固体样品时，应先研细样品，再按药典规定的量精密称取样品置于无灰滤纸［见图 3-1 (b)］中心，按虚线折叠后，固定于铂丝下端的网内或螺旋处，并使尾部露出［见图 3-1 (c)］；对于液体样品，则可以在用透明胶纸和无灰滤纸做成的特殊纸袋中称样。纸袋应按药典规定的方法制作。首先将透明胶纸剪成规定大小和形状［见图 3-1(d)］，中部贴一条约 16mm×6mm 的无灰滤纸条，并于其突出部分贴一条 6mm×35mm 的无灰滤纸条［见图 3-1(e)］，将胶纸对折，紧粘住底部及另一边，并使上口敞开［见图 3-1(f)］。称量时首先精密称定纸袋质量，用滴管将供试品从上口滴在无灰滤纸条上，立即捏紧粘住上口，再次精密称定含有液体样品的纸袋质量，两次质量之差即为供试品质量。然后将含有液体供试品的纸袋固定于铂丝下端的网内或螺旋处，并使尾部露出。

3. 燃烧分解操作法

在燃烧瓶内加入规定的吸收液，并将瓶口用水湿润，小心急速通入氧气约 1min（通气管口应接近液面，使瓶内空气排尽），立即用表面皿盖住瓶口，备用。点燃包有样品的滤纸包或纸袋尾部，迅速放入燃烧瓶中，按紧瓶塞，用水少量封闭瓶口，待燃烧完毕后（应无黑色碎片），充分振摇，使生成的烟雾完全吸入吸收液中，放置 15min，用少量水冲洗瓶塞及铂丝，合并洗液及吸收液。用同法另做空白试验。

4. 吸收液的选择

吸收液应根据被测物质的种类及所用分析方法来选择。吸收液可使样品经燃烧分解所产生的各种价态的卤素，定量地被吸收并使其转变为一定的便于测定的价态，以适应所选择的分析方法。《中国药典》（2015 年版）用于卤素、硫、硒等的鉴别、检查及含量测定的吸收液多数是水或水与氢氧化钠的混合液，少数是水-氢氧化钠-浓过氧化氢的混合液或硝酸溶液（1→30）。

《中国药典》（2015 年版）中采用氧瓶燃烧法破坏后测定含量的药物及所用吸收液归纳于表 3-1。

表 3-1　氧瓶燃烧法破坏后测定含量的药物及所用吸收液

药物名称	测定元素	吸　　收　　液
甲状腺片	碘	0.4% NaOH 试液 50ml
盐酸胺碘酮	碘	NaOH 试液 2ml 与水 10ml 的混合液
碘苯酯注射液	碘	NaOH 试液 2ml 与水 10ml 的混合液
磺溴酞钠	硫	浓 H_2O_2 溶液 0.5ml 与水 30ml 的混合液
磺溴酞钠	溴	0.4% NaOH 10ml、浓 H_2O_2 液 0.5ml、水 10ml 的混合液

5. 应当注意的有关问题

使用氧瓶燃烧法进行样品分析前处理时，操作前，应将燃烧瓶洗涤干净，不得残留有机溶剂，也不能用有机润滑剂涂抹瓶塞。通入燃烧瓶的氧气一定要充足，确保燃烧完全。燃烧产生的烟雾应完全被吸收液吸收，注意防爆。一般情况下，由于取样量很少，燃烧又在瞬间即可完成，因此，按规定方法操作，几乎没有爆破危险。由于燃烧过程中产生的热气可使塞子被顶动，因此点燃后，必须立即用手按紧瓶塞，直到火焰熄灭为止。

测定氟化物时，应用石英燃烧瓶。因为含氟有机药物燃烧后生成的氟化氢气体可腐蚀玻璃，同时与玻璃中的硼生成的硼氟化物（如 BF_3）在水溶液中仅部分离解成氟离子而使氟的测定结果偏低。

如碘苯酯的含量测定。

原理 碘苯酯系有机碘化物，主要为10-对碘苯基十一酸乙酯及邻、间位的碘苯基十一酸乙酯的混合物，含 $C_{19}H_{29}IO_2$ 不得少于 98%。用氧瓶燃烧法分解，转变为碘化物，继而氧化为游离的碘，并被定量地吸收于吸收液中，和氢氧化钠反应，生成碘化物与碘酸盐，加入溴-醋酸溶液，使全部转变为碘酸盐，过量的溴以甲酸及通空气去除。加入碘化钾，使与碘酸盐反应析出游离碘，用硫代硫酸钠标准溶液滴定，碘与淀粉结合所显的蓝色消失即为终点。

测定方法 取本品约 20mg，精密称定，照氧瓶燃烧法进行有机破坏，用氢氧化钠试液 2ml 与水 10ml 为吸收液，待吸收完全后，加溴-醋酸溶液（取醋酸钾 10g，加冰醋酸适量使之溶解，加溴 0.4ml，再加冰醋酸使成 100ml）10ml，密塞，振摇，放置数分钟，加甲酸约 1ml，用水洗涤瓶口，并通入空气流 3～5min 以除去剩余的溴蒸气，加碘化钾 2g，密塞，摇匀，用硫代硫酸钠滴定液（0.02mol·L^{-1}）滴定，至近终点时，加淀粉指示液，继续滴定至蓝色消失，并将滴定的结果用空白试验校正。1ml 硫代硫酸钠滴定液（0.02mol·L^{-1}）相当于 1.388mg 的 $C_{19}H_{29}IO_2$。

第二节 生物样品分析的前处理技术

在测定生物样品中药物及其代谢物时，样品的前处理是十分重要的。除了少数情况，将体液经简单处理后进行直接测定外，一般要在测定之前进行样品的前处理，即进行分离、纯化、浓集，必要时还需对待测组分进行化学衍生化，从而为测定创造良好的条件。

一、常用样品的种类、采集和贮藏

生物样品包括各种体液和组织，但实际上最常用的是比较容易得到的血液（血浆、血清、全血）、尿液、唾液。在一些特定的情况下选用乳汁、脊髓液、精液等。

选取生物样品的原则：①要能够反映出浓度与药物效应之间的关系；②易于获取；③便于样品处理，适于分析；④根据不同目的与要求进行选取。

1. 血样

血浆（plasma）和血清（serum）是最常用的生物样品。测定血中的药物浓度通常是指测定血浆或血清中的药物浓度，而不是指含有血细胞的全血中的药物浓度。一般认为，当药物在体内达到稳定状态时，血浆中药物的浓度与药物在作用点的浓度紧密相关，即血浆中的药物浓度反映了药物在体内（靶器官）的状况，因而血浆浓度可作为作用部位药物浓度的可靠指标。

供测定的血样应能代表整个血药浓度，因而应待药物在血液中分布均匀后取样。动物实验时，可直接从动脉或心脏取血。对于病人，通常采取静脉血，有时根据血药浓度和分析方法灵敏度，也可用毛细管采血。由采集的血液制取血浆或血清。

血浆的取得是在加肝素、枸橼酸、草酸盐等抗凝剂的全血经离心后分取，其量约为全血的一半。血清则是由血液中纤维蛋白元等影响下，引起血块凝结而析出，离心取用。血块凝结时往往易造成药物吸附的损失。

全血（whole blood）也应加入抗凝剂混匀，防止凝血。对大多数药物来说，血浆浓度与红细胞中的浓度成正比，所以测定全血也不能提供更多的数据，而全血的净化较血浆与血清麻烦，尤其是溶血后，血色素等可能会给测定带来影响。但是一些可与红细胞结合或药物在血浆和细胞的分配比率因不同病人而异的情况下，则宜采用全血。例如氯噻酮可与红细胞结合，其动力学行为与在血浆中不同，在血细胞中的药物浓度比血浆药物浓度大 50～100

倍；又如一些三环降压药物，对个别患者来说，在血浆和红细胞中的分配比率不是一个常数，因此宜采用全血进行测定。

血样的采取量受到一定限制，特别是间隔比较短的多次取样，患者不易配合。过去一般取 1～2ml。随着高灵敏度测定方法的建立，取量可减少到 1ml 以下。采取静脉血时，目前通行的方法是用注射器直接从静脉抽取，然后置于试管中；采用毛细管取血时，应用毛细管或特殊的微量采血管采取。采取血样时，应由从事医疗工作的医生、护士或者临床检查技师实施，药剂师等不能进行采血工作。

血样的采血时间间隔应随测定目的的不同而异。

如进行治疗药物浓度监测（therapeutic drug monitoring，TDM）时，则应在血中药物浓度达到稳态后才有意义。但每种药物的半衰期不同，因此达到稳态的时间也不同，取样时间也随之不同。

目前采用血浓的测定方法，大都测定原型药物总量。当药物与血清蛋白结合率稳定时，血药总浓度可以有效表示游离药物的浓度。但对低蛋白症或尿毒症患者，药物结合率降低，则在通常安全有效的血药总浓度中，游离型药物浓度可显著增加。

采取血样后，应及时分离血浆或血清，并最好立即进行分析。如不能立即测定时，应妥善贮存。血浆或血清样品不经蒸发、浓缩，必须置硬质玻璃试管中完全密塞后保存。短期保存时置冰箱（4℃）中，长期保存时要在冷冻橱（库）（−20℃）中冷冻保存。

要注意采血后及时分离出血浆或血清再进行贮存。若不预先分离，血凝后冰冻保存，则因冰冻有时引起细胞溶解从而妨碍血浆或血清的分离或因溶血影响药物浓度变化。

2. 唾液

唾液用作药浓监测及药物动力学研究逐渐增多，唾液中的药物浓度通常与血浆浓度相关。唾液作为样品的优点是：样品容易获得，取样是无损害性的，尤易为儿童接受。有些药物（如地高辛、苯妥英钠、茶碱等）在唾液中的浓度与血中游离的或未与蛋白结合的药浓相等。可从唾液药物浓度推断血浆中游离药物的浓度，具有实际意义，已引起大家的注意。但有些药物浓度与血浆中游离型药物浓度相比容易变动。有些与蛋白结合百分率较高的药物，在唾液中的浓度比血浆浓度低得多，需要高灵敏度的方法才能检测。对有些患者（如癫痫、昏迷）不能采集唾液样品。

唾液由腮腺、颌下腺、舌下腺和口腔黏膜内许多分散存在的小腺体分泌液混合组成，平时所说的唾液就是指此混合液。一般成人每天分泌 1～1.5ml，但个体差异大，即使是同一个人每日之内、每日之间也有变动；各腺体分泌的唾液组成也会有很大差别。对口腔黏膜给予机械的或化学的刺激时，会影响各唾液腺的分泌；视觉、听觉、嗅觉等刺激所产生的条件反射以及思维、情绪也会影响唾液腺的分泌；随年龄不同，唾液的分泌量也不同，小儿的唾液分泌量多，老年人的分泌量减少。

唾液的相对密度为 1.003～1.008；pH 值在 6.2～7.6 之间变动，分泌量增加时趋向碱性而接近血液的 pH 值；通常得到的唾液含有黏蛋白，其黏度是水的 1.9 倍。

唾液的采集应尽可能在刺激少的安静状态下进行。一般在漱口后 15min 收集。分泌量多的，可以将自然贮存于口腔内的唾液吐入试管中，1min 内约可取 1ml 的唾液。必要时也可转动舌尖，以促进唾液的分泌。采集的时间至少要 10min。采集后立即测量其除去泡沫部分的体积。放置后分为泡沫部分、透明部分及灰乳白色沉淀部分三层。分层后，以 3000r·min^{-1} 离心分离 10min，取上清液作为药物浓度测定的样品。

也可以采用物理的（如嚼石蜡块、橡胶、海绵）或化学的（如酒石酸）等方法刺激，使在短时间内得到大量的唾液。但另一方面，这样做往往使唾液中的药物浓度受到影响。特殊需要时，可以采集腮腺、颌下腺及舌下腺分泌的单一唾液。这种单一唾液的采集必须采用特殊的唾液采集器来收集。

3. 尿液

采用尿样测定药物浓度的目的与血液、唾液样品不同。尿药测定主要用于药物剂量回收研究、药物肾清除率和生物利用度等研究，以及测定代谢物类型等。体内药物清除主要是通过尿液排出，药物可以原型（母体药物）或代谢物及其缀合物形式排出。尿液药物浓度较高，收集量可以很大，但尿液浓度通常变化较大，所以宜测定一定时间内尿中药物的总量（如 8h、12h 或 24h 内的累计量），这就需要记录排出的尿液体积及尿药浓度。其次由于尿中药物浓度的改变不能直接反映血药浓度，加上尿液排出过程中，不仅包括肾小球的过滤还包括肾小管的重新吸收，这样就使得尿液与血液中药浓的相关性很不理想。受试者肾功能正常与否将影响药物的排泄，这些都对测定结果的准确性带来困难。

尿中药物大多呈缀合状态。药物经第二阶段代谢后与体内某些内源性物质如葡萄糖醛酸结合或与药物本身的某些代谢物结合，然后排入尿中。所以为了测定尿液中的药物总量，无论是直接测定还是萃取分离之前，都需要将缀合的药物游离。有些药物仅需较温和条件即可使之游离，但有的则需较剧烈的方法。有些不稳定的药物则可采用酶解方法。

采集的尿样应立即测定。若收集 24h 的尿液不能立即测定时，应加入防腐剂置冰箱中保存。常用防腐剂有：甲苯、二甲苯、氯仿、麝香草酚以及醋酸、浓盐酸等。利用甲苯等可以在尿液的表面形成薄膜，醋酸等可以改变尿液的酸碱性来抑制细菌的生长。保存时间为 24～36h，可置冰箱（4℃）中，长时间保存时，应冰冻（−20℃）。

二、生物样品分析前处理技术

生物样品的前处理涉及很多方面，但主要应考虑生物样品的种类、被测定药物的性质和测定方法三个方面的问题。

样品的分离、纯化技术应该依据生物样品的类型确定。例如，血浆或血清需除蛋白，使药物从蛋白结合物中释出；唾液样品则主要采用离心沉淀除去黏蛋白；尿液样品常采用酸或酶水解使药物从缀合物中释出，当原型药物排泄在尿中时，可简单地用水稀释一定倍数后进行测定。

根据被测定药物的结构、理化及药理性质、存在形式、浓度范围等，采取相应的前处理方法处理生物样品。药物的酸碱性（pK_a）、溶解性质涉及药物的提取手段；是否具有挥发性涉及能否采用气相色谱法测定；另外，药物在体内常产生许多代谢产物，其中一些代谢物仍具有药理活性，需要与原型药分别测定，因而也要了解药物的药理学性质和药物动力学特性。

样品处理步骤与分析方法的选择如下。

1. 去除蛋白质

在测定血样时，首先应去除蛋白质。去除蛋白质可使结合型的药物释放出来，以便测定药物的总浓度。去除蛋白质也可预防提取过程中蛋白质发泡，减少乳化的形成，以及可以保护仪器性能（如保护 HPLC 柱不被沾污），延长其使用期限。去除蛋白质的方法有以下几种。

（1）加入沉淀剂和变性试剂　通常除去蛋白质的方法是加入沉淀剂或变性试剂。它们的作用机理有的是使蛋白质脱水而沉淀（如有机溶剂、中性盐），有的是由于蛋白质形成不溶性盐而沉淀［如一些酸类（如三氯醋酸、高氯酸、磷酸、苦味酸）以及重金属离子（如汞盐、铜盐等）］。硫酸铵是经典的蛋白质沉淀剂，它能成功地与蛋白质分子竞争系统中的水分子。四种阴离子型的沉淀剂——三氯醋酸、高氯酸、钨酸、焦磷酸，它们的功能是与带电荷的蛋白质在低于等电点的 pH 时形成不溶性盐；而含锌盐及铜盐的沉淀剂，则被认为是阳离子与蛋白质分子中带负电荷的羧基，在高于蛋白质等电点时，相互反应形成不溶性盐。

（2）加入与水相混溶的有机溶剂　加入水溶性的有机溶剂，可使蛋白质的分子内及分子间的氢键发生变化而使蛋白质凝聚，使与蛋白质结合的药物释放出来。常用的水溶性有机溶剂有：乙腈、甲醇、乙醇、丙醇、丙酮、四氢呋喃等。含药物的血浆或血清与水溶性有机溶剂的体积比为 1:（1～3）时，就可以将 90% 以上的蛋白质除去。水溶性有机溶剂的种类不同时，析出的蛋白质形状亦不同；并且所得上清液的 pH 值也有所差别，如用乙腈或甲醇时，上清液 pH 为 8.5～9.5，用乙醇或丙酮时，上清液 pH 为 9～10。操作时，将水溶性有机溶剂与血浆或血清按一定比例混合后离心分离，取上清液作为样品。通常分离血浆或血清用的离心机（3000r·min^{-1}）不能将蛋白质沉淀完全，而采用超速离心机（10000r·min^{-1}）离心 1～2min 便可将析出的蛋白质完全沉淀。离心时应用超速离心机专用的具塞塑料尖底管，可使析出的蛋白质牢固地粘在管底，便于上清液的吸取。

（3）酶解法　在测定一些酸不稳定及蛋白结合牢的药物时，常需用酶解法。最常用的酶是蛋白水解酶中的枯草菌溶素。它不仅可使组织酶解，同时可使药物析出。枯草菌溶素是一种细菌性碱性蛋白分解酶，可在较宽的 pH 范围（pH 7.0～11.0）内使蛋白质的肽键降解，且在 50～60℃ 具有最大活力。

酶解法操作简便。先将待测组织加 Tris-缓冲液（pH=10.5）及酶，60℃ 培育 1h，用玻璃棉过滤，得澄清滤液，即可供药物提取用。

酶解法的优点是：可避免某些药物在酸及高温下降解；对与蛋白质结合牢的药物（如保泰松、苯妥英钠），可显著改善回收率；可用有机溶剂直接提取酶解液而无乳化现象产生，当采用 HPLC 法检测时，无需再进行过多的净化操作。酶解法的主要问题是不适用于在碱性下易水解的药物。

2. 缀合物的水解

尿中药物多数呈缀合状态。一些含羟基、羧基、氨基和巯基的药物，可与内源性物质葡萄糖醛酸形成葡萄糖醛酸苷缀合物。还有一些含酚羟基、芳胺及醇类药物与内源性物质硫酸形成硫酸酯缀合物。由于缀合物较原型药物具有较大的极性，不易被有机溶剂提取。为了测定尿液中药物的总量，无论是直接测定还是萃取分离之前，都需要将缀合物中的药物释放出来。有些药物仅需较温和条件即可使药物游离，有些则需较剧烈的方法才能使药物游离，常用酸水解或酶水解的方法。

酸水解时，可加入适量的盐酸溶液。至于酸的用量、浓度、反应时间及温度等条件，随药物的不同而异，这些条件应通过实验方法来确定。

对于遇酸及受热不稳定的药物，可以用酶水解法。常用葡萄糖醛酸苷酶或硫酸酯酶或葡萄糖醛酸苷酶与硫酸酯酶的混合酶。酶水解很少使被测药物或共存物发生降解。虽然酶水解的时间较长，以及由酶制剂带入的黏液蛋白可能导致乳化及色谱柱顶部阻塞等缺点，但此法仍被优先选用。

3. 分离、纯化与浓集

对于大多数药物而言，生物样品的分析通常由两步组成：样品的前处理（分离、纯化、浓集）和对最终提取物的仪器分析。前处理是为了除去介质中含有的大量内源性的杂质，提取出低浓度的被测药物，同时浓集药物或代谢物的浓度，使其在所用分析技术的检测范围之内；分析的专属性也有部分取决于仪器分析这一步骤，但主要仍是样品的前处理。

提取法是应用最多的分离、纯化方法。提取的目的是为了从大量共存物中分离出所需要的微量组分——药物及其代谢物，并通过溶剂的蒸发使样品得到浓集。提取法包括液-液提取法和液-固提取法。

4. 化学衍生化

分离前将药物进行化学衍生化的目的是：①使药物具有能被分离的性质；②提高分析检测的灵敏度；③增强药物的稳定性；④提高对光学异构体分离的能力等。

药物分子中含有活泼氢者均可被化学衍生化，如含有—COOH、—OH、—NH₂、—NH—、—SH 等官能团的药物都可被衍生化。

药物的化学衍生化前处理对 GC 法十分必要，衍生化可使药物分子中的极性基团，如羟基、氨基、羧基等变成无极性基团，使药物变得易于挥发，从而使 GC 的温度不必很高即可适合 GC 的分析要求。主要的衍生化反应有烷基化（alkylations）、酰化（acrylations）、硅烷化（silylations）等，其中以硅烷化用得最广泛。

当采用 HPLC 法时，其衍生化的目的是为了提高药物的检测灵敏度。一些在紫外、可见光区没有吸收或者摩尔吸收系数小的药物，可以使其衍生成对可见-紫外检测器、荧光检测器及电化学检测器等具有高灵敏度的衍生物。

第三节　分析方法的效能指标

任何一种分析测定方法，根据其使用的对象和要求，都应有相应的效能指标。分析方法必须满足一定的要求，才能保证分析结果的可靠性，才能确保药品的质量。药物分析方法效能指标测定的目的是证明采用的方法适合于相应检测要求。一般来说，常用的分析效能评价指标包括：精密度、准确度、检测限、定量限、专属性、线性与范围、重现性、耐用性等。下面分别作简要介绍。

一、精密度

精密度（precision）系指在规定的测试条件下，同一个均匀样品，经多次取样测定所得结果之间的接近程度。精密度一般用偏差、标准偏差（SD）或相对标准偏差（RSD）表示。

若对同一样品重复测定了 n 次，第 i 次的测定结果为 x_i，测定结果的平均值为 $\bar{x}$，则标准偏差的计算公式为：

$$SD = \sqrt{\frac{\sum_{i=1}^{n}(x_i - \bar{x})^2}{n-1}}$$

由于 SD 的大小与所使用的单位以及测定结果数值的大小有关，所以常常使用相对标准偏差来表示精密度。其计算公式为：

$$RSD = \frac{SD}{\bar{x}} \times 100\%$$

生物样品分析时，常用 RSD 表示精密度，并可细分为批内（或日内）精密度及批间（或日间）精密度。

（1）批内精密度（within-run precision）　是同一次测定的精密度。通常采用高、中、低三种浓度的同一样品各 7～10 份，每种浓度的样品按所拟定的分析方法操作，一次开机后，一一测定。计算每种浓度样品的 SD 值及 RSD 值。批内精密度也可视为日内精密度（with-in-day precision）。所得 RSD 应争取达到 5％以内，但不能超过 10％。

（2）批间精密度（between-run precision）　是不同次测定的精密度。通常采用高、中、低三种浓度的同一样品，每种浓度配制 7～10 份，置冰箱冷冻。自配制样品之日开始，按所拟定的分析方法操作，每天取出一份测定，计算每种浓度样品的 SD 值及 RSD 值。批间精密度也可视为日间精密度（day to day precision）。所得 RSD 应控制在 15％以内。

二、准确度

准确度（accuracy）是指测得结果与真实值接近的程度，表示分析方法测量的正确性。由于"真实值"无法准确知道，因此，通常采用回收率试验来表示。

原料药定量分析方法验证时，可用已知纯度的对照品或样品进行测定，或用本法所得结果与已知准确度的另一方法测定的结果进行比较，看是否一致。

制剂定量分析方法一般用回收率试验来验证。通常将已知量被测药物加入到处方比例的辅料中，照验证的方法进行测定，根据测定的结果计算回收率。计算公式为：

$$回收率 = \frac{测得量}{加入量} \times 100\%$$

测定制剂的含量时，采用在空白辅料中加入原料药对照品的方法做回收率试验及计算 RSD，还应做单独辅料的空白测定。每份均应自配制模拟制剂开始，要求至少测定高、中、低三个浓度，每个浓度测定三次，共提供 9 个数据进行评价。回收率的 RSD 一般应为 2％以内。

对于一些生物药物，如不能得到制剂的全部组分，常用标准添加法来计算回收率，即将已知量的被测药物加入一定量已知含量的样品中，照验证的方法进行测定，根据测定的结果计算回收率。

$$回收率 = \frac{测得量}{加入量} = \frac{测得总量}{加入量} \times 100\%$$

测定液要配制成高、中、低三种浓度，每个浓度测定 3～5 次，求出每种浓度的平均测定值 M，且 RSD 应符合要求。由于预先要准确测定样品中原含有的药物量 P，因此也应测定 3～5 次，求其平均值 P，且 RSD 应符合要求。

按上式计算出的回收率，其结果越接近 100％表明分析方法准确度越高。分析生物样品时，一般控制回收率范围应为 85％～115％（样品药浓 $\geqslant 200 \mu g \cdot L^{-1}$）及 80％～120％（样品药浓 $< 200 \mu g \cdot L^{-1}$）。

三、检测限

检测限（limit of detection，LOD）是指分析方法能够从背景信号中区分出药物时，所需样品中药物的最低浓度，无需定量测定。LOD 是一种限度检验效能指标，它既反映方法与仪器的灵敏度和噪声的大小，也表明样品经处理后空白（本底）值的高低。常用方法如下。

1. 目视法

目视法可用于非仪器分析的方法检测限的确定。即用已知浓度的测定物，试验出能被可靠地检测出的最低浓度或最低量。如在薄层色谱中，通过在薄层板上点加不同浓度的供试品溶液，相同条件下展开后，目视，以可观察的最低浓度作为检测限。

2. 信噪比法

信噪比法用于能显示基线噪声的分析方法检测限的确定。即把已知低浓度试样测出的信号与空白样品测出的结果进行比较，按信（号）噪（声）比（S/N）算出能被可靠地检测出的最低浓度或量。

检测限的确定因分析方法的类型不同而异。对仪器分析方法，一般以信噪比为 3：1 或 2：1 时相应浓度或注入仪器的量来确定检测限。

四、定量限

定量限（limit of quantitation，LOQ）是指样品中被测物能被定量测定的最低量，其测定结果应具备一定的准确度和精密度。杂质和降解物用定量测定方法分析时，应确定定量限。

定量限常用信噪比法来确定。一般用信噪比为 10：1 时相应的浓度或注入仪器的量进行确定。也可用空白信号的标准差（或噪声）乘以 10，作为定量限的估计值。

五、专属性

专属性（specificity）指在其他成分（如杂质、降解产物、辅料等）可能存在下，采用的测定方法能准确测定出被测物的特性。原料药中常含有杂质，如合成的原料、中间体、副产物以及降解产物等，制剂中则含有辅料，分析方法的专属性高，就可以排除这些干扰组分的影响，准确地测定被测组分。

考察分析方法的专属性，可以用验证的分析方法，分别测定加有干扰组分的样品和未加干扰组分的样品，并对二者的测定结果加以比较。也可用验证的方法和公认专属性强的分析方法（如色谱法），对同一样品进行分析后比较，以对验证方法的专属性进行评价。如方法不够专属，应采用多个方法予以补充。

六、线性与范围

分析方法的线性（linearity）是在给定范围内获取与样品中供试物浓度成正比关系的程度。换句话说，就是供试物浓度的变化与试验结果（或测得的响应信号）呈线性关系。

所谓线性范围（linearity range）是指利用一种方法取得精密度、准确度均符合要求的试验结果，而成线性的供试物浓度的变化范围，其最大量与最小量之间的间隔，可用 $x \sim y$ mg·L^{-1}、$x \sim y$ μg·ml^{-1} 等表示。

线性与范围（linearity and range）的确定可用作图法（响应值 Y/浓度 X）或计算回归方程（$Y=a+bX$）来研究建立。

测定样品时，所有生物药物分析方法都必须同时作标准曲线。每次作标准曲线时，方法应与分析方法考核时完全一致。标准浓度应包括一定梯度的 5~8 个浓度（非线性者如免疫分析可适当增加），每个浓度只需测定一次（免疫分析可测定两次并取均值）；标准曲线应覆盖样品可能的浓度范围，对于含量测定，一般要求浓度上限为样品最高浓度的 120%，下限为样品最低浓度的 80%（但应高于 LOQ）；目前仍广泛采用相关系数（r）表示标准曲线的线性度，并控制 $r \geq 0.9900$。对照品的 LOQ 必须包括在线性范围内。

七、耐用性

分析方法的耐用性（ruggedness）是评价其保持不受参数微小变动影响的能力，并可作为正常使用的一个可靠性指标。方法的耐用性好，意味着该方法对测定条件的要求不苛刻，测定条件在适度范围内的变化对测定的结果影响不显著。开始研究分析方法时，就应考虑其耐用性。如果测试条件要求苛刻，则应在方法中写明。

参 考 文 献

[1]　刘文英. 药物分析. 第 6 版. 北京：人民卫生出版社，2007.
[2]　安登魁. 药物分析. 第 3 版. 北京：人民卫生出版社，1992.

［3］ 南京药学院药物分析教研室. 药物分析. 南京：江苏科学技术出版社，1984.

［4］ 萧参，陈坚行. 生物药剂分析方法的认证. 中国药学杂志，1993，28（7）：425-428.

［5］ V P Shah, et al. Analytical Methods Validation：Bioavailability，Bioequivalence，and Pharmacokinetic Studyies. *J Pharm Sci*，1992，81（3）：309-312.

［6］ 杨永革. 普卢利沙星片在健康人体的药代动力学研究. 解放军药学学报，2009，25（5）：404-407.

［7］ 潘云雪等. 最新美国药典通则中残留溶剂检测. 中国药品标准，2009，10（4）：306-309.

习　题

一、选择题

1. 药物杂质检查所要求的效能指标为（　　）。

A. 准确度　　　　B. 精密度　　　　C. 专属性　　　　D. 检测限　　　　E. 耐用性

2. 评价药物分析所用测定方法的效能指标有（　　）。

A. 含量均匀度　　B. 精密度　　　　C. 准确度　　　　D. 粗放度　　　　E. 溶出度

3. 检测限的表示方法有（　　）。

A. 百分数　　　　B. ppm　　　　　C. ppb　　　　　D. μg　　　　　E. ng

4. 用信噪比法表示检测限时，信噪比一般应为（　　）。

A. 1∶1　　　　　B. 2∶1　　　　　C. 3∶1　　　　　D. 4∶1　　　　　E. 5∶1

5. 测定药物片剂的溶出度或释放度时，对所用测定方法应要求（　　）。

A. 精密度　　　　B. 定量限　　　　C. 耐用性　　　　D. 回收率　　　　E. 检测限

二、简答题

1. 药物分析方法可以如何分类？

2. 药物分析方法的选择原则需考虑哪些方面？

3. 简述准确度与精密度的定义以及它们之间的关系。

第四章

巴比妥类药物的分析

第一节　基本结构与性质

一、基本结构

巴比妥类药物为环状酰脲类镇静催眠药，其母核是巴比妥酸，基本结构通式为：

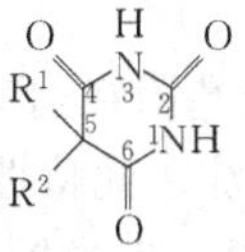

常用药物多为巴比妥酸的5,5-二取代物，亦有少数为1,5,5-三取代物或2位硫取代的硫代巴比妥。《中国药典》（2015年版）收载的本类药物有苯巴比妥及其钠盐、异戊巴比妥及其钠盐、司可巴比妥钠以及注射用硫喷妥钠。

二、特性

巴比妥类药物通常为白色结晶或者为结晶性粉末，具有一定的熔点。在空气中稳定，加热都能升华。一般微溶或极微溶于水，易溶于乙醇；其钠盐易溶于水，难溶于有机溶剂。

1. 弱酸性

巴比妥类环状结构中具有1,3-二酰亚氨基团，易互变异构形成烯醇式结构，在水溶液中可发生二次电离。因此，本类药物的水溶液显弱酸性，与强碱形成水溶性的盐类。

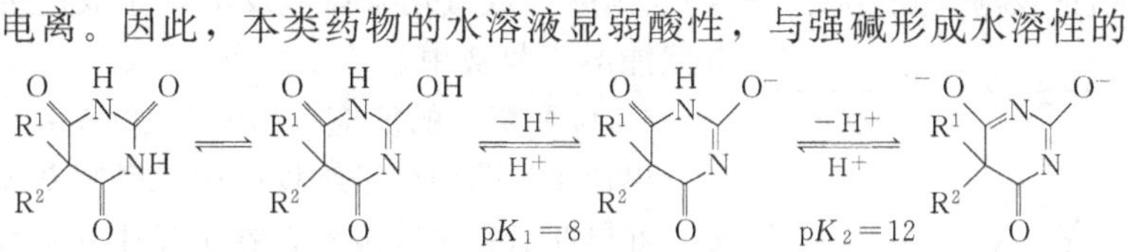

由于本类药物具有弱酸性（pK_a值为$7.3 \sim 8.4$），故可与强碱反应生成水溶性的盐类，一般为钠盐。成盐反应为：

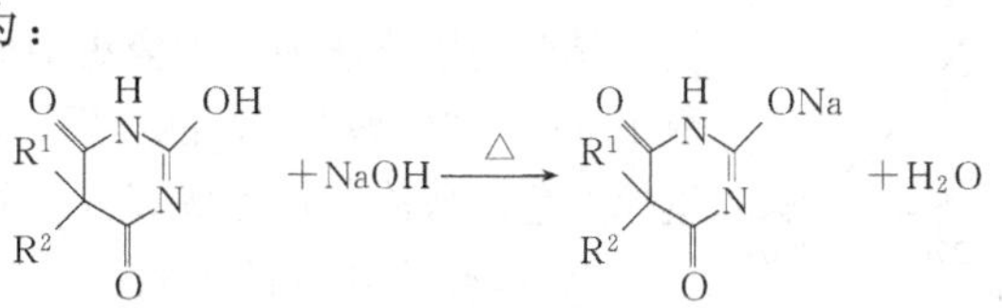

由于巴比妥盐类药物的水溶液显碱性，若加酸使成酸性后，则析出游离的巴比妥类药物呈结晶性沉淀，沉淀过滤，处理后，可供熔点测定或化学反应之用；亦可用有机溶剂将游离的巴比妥类药物提取出来，备用。

巴比妥类及其盐类药物的上述性质可用于鉴别、提取分离和含量测定。

2. 易水解

巴比妥类药物及其钠盐的六元环状结构比较稳定，遇酸、氧化剂、还原剂时，一般情况下不会破裂，但与碱共沸时则水解开环，并产生氨气。

（1）巴比妥类药物的水解　主要是酰亚氨基团的性质，与碱溶液共沸就可以水解生成氨气，生成的氨气可使红色石蕊试纸变蓝。反应式如下：

$$R^1 \underset{R^2}{\overset{O}{\bigcirc}} \quad +5NaOH \xrightarrow{\triangle} \quad \overset{R^1}{\underset{R^2}{\big|}}CHCOONa +2Na_2CO_3 +2NH_3\uparrow$$

JP（17 版）采用这一反应鉴别异戊巴比妥和巴比妥。

（2）巴比妥类药物钠盐的水解　本类药物钠盐的水溶性比较大，在吸湿的情况下也能水解。水解的速率与温度和 pH 值有关。室温和 pH 10 以下时水解较慢，pH 11 以上随着碱度的增加水解速率也随之加快。

$$R^1 \underset{R^2}{\overset{O}{\bigcirc}} \xrightarrow{H_2O} \overset{R^1}{\underset{R^2}{\big|}}\overset{COONa}{C}_{CONHCONH_2} \xrightarrow[\triangle]{H_2O} \overset{R^1}{\underset{R^2}{\big|}}CHCOONa +2NH_3\uparrow$$

3. 易与重金属离子反应

巴比妥类药物分子结构中的丙二酰脲基团在适宜的 pH 值溶液中，可与某些重金属离子，如银盐、铜盐等配位而呈色或产生有色沉淀。此特性常用于巴比妥类药物的鉴别和含量测定。

（1）与银盐的反应　在碳酸钠溶液中，生成钠盐而溶解，再与硝酸银溶液反应，首先生成可溶性的一银盐，加入过量的硝酸银溶液，则生成难溶性的二银盐白色沉淀。

（2）与铜盐的反应　巴比妥类药物在吡啶溶液中生成的烯醇式异构体与铜离子吡啶溶液反应，形成稳定的配位化合物。

巴比妥类药物呈紫堇色或紫色沉淀，含硫巴比妥类药物则呈绿色。

（3）与钴盐的反应　这一反应的现象与铜盐反应的现象相似，均生成紫堇色配位化合物。本反应要求在无水的条件下进行，所用试剂均应不含水分，以使反应灵敏，而且形成的有色产物也比较稳定，常用无水乙醇或甲醇；钴盐为醋酸钴、硝酸钴或氧化钴；碱以有机碱为好，一般采用异丙胺。

（4）与汞盐的反应　巴比妥类药物与硝酸汞或氯化汞试液反应，生成白色汞盐沉淀，此沉淀能溶于氨液中。

4. 与香草醛的反应

巴比妥类药物分子结构中丙二酰脲基团中的氢比较活泼，可与香草醛在浓硫酸存在下发生缩合反应，生成棕红色产物。BP（2015 年版）记载戊巴比妥采用此反应进行鉴别。具体鉴别方法为：于瓷盘中放入戊巴比妥 10mg 和香草醛 10mg，加硫酸 2ml，混合后，放在水浴上加热 2min，产生棕红色。放冷，加乙醇 5ml，先变为紫色后转变为蓝色。

5. 具有紫外特征吸收

5,5-二取代巴比妥类药物的紫外吸收光谱随电离级数的不同而变化。在酸性溶液中因不电离，几乎无明显的紫外吸收；在 pH=10 的碱性溶液中，发生一级电离，于 240nm 处有最大吸收；在 pH=13 的强碱性溶液中，则发生二级电离，最大吸收移至 255nm 处。如图 4-1 所示。

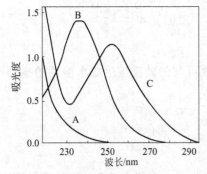

图 4-1　巴比妥类药物的紫外吸收光谱
A—H_2SO_4 溶液（$0.5mol \cdot L^{-1}$，未电离）；
B—pH=9.9 的缓冲溶液（一级电离）；
C—NaOH 溶液（$0.1mol \cdot L^{-1}$，
pH=13，二级电离）

硫代巴比妥类则不同，在酸性或碱性溶液中，均有较明显的紫外吸收，如图 4-2 所示硫喷妥的紫外吸收光谱。在酸性溶液中，两个紫外吸收峰分别在 287nm 和 238nm 处；在碱性溶液中，吸收峰移至 304nm 和 255nm（小峰）处；而在强碱性溶液中，255nm 峰消失，只有一个 304nm 处的吸收峰。

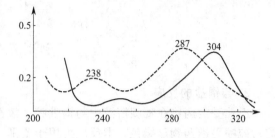

图 4-2　硫喷妥的紫外吸收光谱
—0.1mol·L^{-1} NaOH 溶液；--- 0.1mol·L^{-1} HCl 溶液

此紫外吸收特性用于注射用硫喷妥钠的含量测定。

6. 色谱行为特征

（1）薄层色谱法　在硅胶 60F$_{254}$ 上点样，以氯仿-丙酮（4：1）为展开剂，显色，在紫色背景上可观察到白色的斑点。一般采用对照品（或标准品）比较法，要求供试品斑点的 R_f 值应与对照品斑点的一致。

（2）高效液相色谱法　与对照品比较保留行为，主要是比较保留时间和相对保留时间。

7. 显微结晶

巴比妥类药物可根据其本身或与某种试剂的反应产物的特殊晶型，进行同类或不同类药物的鉴别。此法亦适用于生物样品中微量巴比妥类药物的检验。

（1）药物本身的晶形　取药物，或从酸性溶液中用有机溶剂提取，经酸化、提取、纯化后，即生成相应巴比妥类药物的特殊结晶。在显微镜下观察结晶形状，巴比妥为长方形；苯巴比妥在开始时呈球形，然后变成花瓣状的结晶。

（2）反应产物的晶形　鉴于某些巴比妥类药物可与重金属离子反应，生成具有特殊晶形的沉淀，因此可利用此特性进行鉴别。如巴比妥可与硫酸铜-吡啶试液进行反应，生成十字形紫色结晶。苯巴比妥反应后，则形成浅紫色细小不规则的或类似菱形的结晶；其他巴比妥类药物不能形成结晶，可利用这一特性来区分之。

第二节　鉴 别 试 验

巴比妥类药物的结构特征和理化特性，都可用于本类药物的鉴别试验。

一、丙二酰脲类反应

《中国药典》通则中"一般鉴别试验"项下用于丙二酰脲类的鉴别反应为银盐和铜盐反应。

1. 与银盐的反应

巴比妥类药物在碳酸钠溶液中振摇使溶解，滤液中逐滴加入硝酸银试液，即生成白色沉淀，振摇，沉淀即溶解；继续滴加过量的硝酸银试液，沉淀不再溶解。前者的白色沉淀为硝酸银溶液局部过浓导致出现局部巴比妥二银盐浑浊，但振摇后，溶液中为可溶性的一银盐，继续滴加到硝酸银过量，则产生白色难溶性的巴比妥二银盐沉淀，不再溶解。

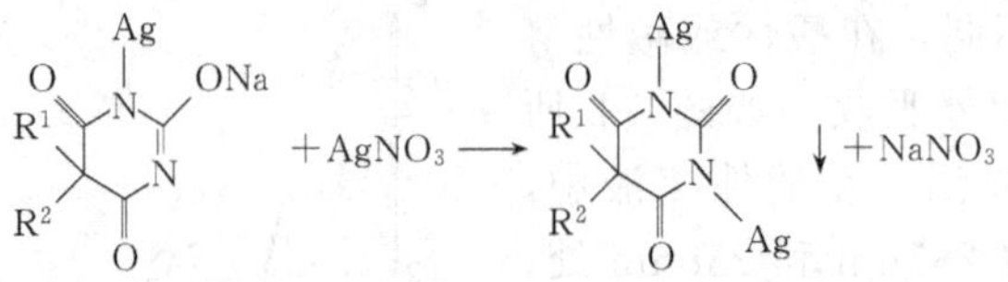

2. 与铜盐的反应

巴比妥类药物在吡啶溶液中与铜吡啶试液作用，生成配位化合物，显紫色或生成紫色沉淀；硫喷妥钠药物显绿色。本反应可用于鉴别、区别巴比妥类和硫代巴比妥类药物。

在吡啶溶液中与硫酸铜的反应式如下：

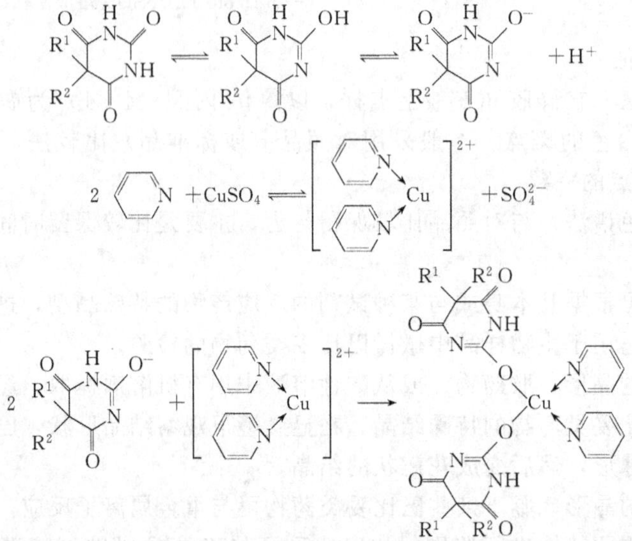

丙二酰脲类反应可用于苯巴比妥、异戊巴比妥及其钠盐和司可巴比妥钠的鉴别。

二、熔点的测定

某药品的熔点是物理常数，常用于该药品的鉴别，也反映其纯度，为评价药品质量的指标之一。

巴比妥类钠盐药物易溶于水，加酸加热煮沸后，可析出巴比妥类药物的沉淀，沉淀过滤干燥后，用测定其熔点的方法来鉴别。

1. 苯巴比妥钠的鉴别

取本品约 0.5g，加水 5ml 溶解后，加稍过量的稀盐酸，即析出白色结晶性沉淀，过滤；沉淀用水洗净，在 105℃ 干燥后，熔点应为 174～178℃，即苯巴比妥的熔点。

2. 司可巴比妥钠的鉴别

取本品 1g，加水 100ml 溶解后，加稀醋酸 5ml 强力搅拌，再加水 200ml，加热煮沸使溶解成澄清溶液（液面无油状物），放冷，静置待析出结晶，过滤，结晶在 70℃ 干燥后，熔点约为 97℃。

异戊巴比妥钠和注射用硫喷妥钠的鉴别方法均采用熔点测定法。

三、特殊取代基或元素的反应

1. 芳环取代基的反应

（1）与亚硝酸钠-硫酸的反应 苯巴比妥药物含有苯环取代基，可与亚硝酸钠-硫酸反应，生成橙黄色产物，并随即转成橙红色。此反应原理估计为苯环上的亚硝基化反应。

本反应对巴比妥酸可显紫红色，系亚硝酸作用于巴比妥酸的两个活泼氢所致。因此，本反应可用于区别苯巴比妥和其他未被芳环取代的巴比妥类药物。

（2）与甲醛-硫酸的反应　苯巴比妥与甲醛-硫酸反应，生成玫瑰红色环。反应产物结构不明。

方法为：取本品约 50mg，置试管中，加甲醛试液（可取用"甲醛溶液"）1ml，加热，煮沸，冷却，沿管壁缓缓加硫酸 0.5ml，使成两液层，置水浴中加热，接界面显玫瑰红色。

（3）硝化反应　含芳香取代基的巴比妥类药物，如取代苯巴比妥或其钠盐，与硝酸钾和硫酸共热，可发生硝化反应，生成黄色硝基化合物。

2. 不饱和烃取代基的反应

司可巴比妥钠结构中含丙烯基，可与碘、溴或高锰酸钾作用，发生加成或氧化反应，而使碘、溴或高锰酸钾褪色。

（1）与碘试液的反应　取供试品 0.1g，加水 10ml 溶解后，加碘试液 2ml，所显棕黄色应在 5min 内消失。

（2）与高锰酸钾的反应　含不饱和取代基的巴比妥类药物，具有还原性，在碱性溶液中与高锰酸钾反应，使紫色的高锰酸钾还原成棕色的二氧化锰。

3. 硫元素的反应

巴比妥类分子结构中含有硫的药物，如硫喷妥钠，可将其硫元素转变为无机硫离子，而显硫化物的反应。如硫喷妥钠在氢氧化钠试液中与铅离子反应生成白色沉淀；加热后，沉淀转变成黑色的硫化铅。此鉴别试验可用于硫代巴比妥类与巴比妥类药物的区别。

第三节　特殊杂质的检查

一、苯巴比妥中特殊杂质的检查

苯巴比妥的合成工艺如下：

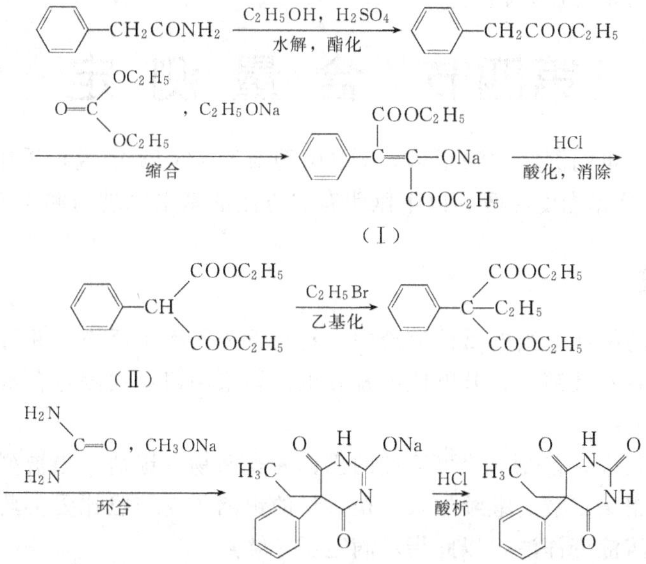

由以上合成工艺过程可见，中间体（Ⅰ）和（Ⅱ）的存在易发生副反应，从而在苯巴比

妥的检验项下需控制酸度、乙醇溶液的澄清度和中性或碱性物质。

1. 酸度

酸度的检验主要是控制副产物苯基丙二酰脲。苯基丙二酰脲是由于中间体（Ⅱ）的乙基化反应不完全，而与脲缩合生成。因其分子中5位碳原子上的氢受相邻丙羰基的影响，致使酸性比苯巴比妥强，能使甲基橙指示剂显红色。

2. 乙醇溶液的澄清度

为了严格控制苯巴比妥酸杂质量，利用其在乙醇溶液中溶解度小的性质进行检验。方法为：取本品1.0g，加乙醇5ml，加热回流3min，溶液应澄清。

3. 中性或碱性物质

这类杂质主要是中间体（Ⅰ）的副产物2-苯基丁酰脲或分解产物。利用其不溶于氢氧化钠试液而溶于醚的性质，提取后称重，测定其限量。

测定方法　取本品1.0g，置分液漏斗中，加氢氧化钠试液10ml溶解后，加水5ml与乙醚25ml，振摇1min，分取醚层，用水振摇洗涤3次，每次5ml，取醚液经干燥滤纸过滤，滤液置105℃恒重的蒸发皿中，蒸干，在105℃干燥至恒重，减失质量不得超过1.0%。

二、司可巴比妥钠中特殊杂质的检查

1. 溶液的澄清度

此项检验主要是控制水不溶性杂质，巴比妥类药物的钠盐极易溶于水，因此本品的水溶液应澄清，否则表明含有水不溶性杂质。

需注意的是，因本品的水溶液易与空气中的二氧化碳作用，而析出司可巴比妥，故进行该项目检查时，溶解样品的水应新煮沸放冷，以消除水中二氧化碳的干扰。

2. 中性或碱性物质

检验的杂质是合成过程中产生的中性或碱性副产物以及司可巴比妥钠的分解产物，如酰脲、酰胺类化合物。

这类杂质不溶于氢氧化钠试液而溶于乙醚，可于碱性条件下用乙醚提取后，称重，控制其限量。检查方法与苯巴比妥相同。

第四节　含量测定

巴比妥类药物含量的测定方法很多，《中国药典》（2015年版）采用的方法有银量法、溴量法和紫外-可见分光光度法等，以下阐明有关方法的基本原理与测定方法。

一、银量法

基于巴比妥类药物在适当的碱性溶液中，易与重金属离子反应，并可定量地形成盐的化学性质，异戊巴比妥及其钠盐、苯巴比妥及其钠盐均采用银量法测定含量，反应式见本章第二节。

银量法滴定过程中，首先形成可溶性的巴比妥类药物—银盐，当被测供试品完全形成一银盐后，随着硝酸银滴定液的继续加入，稍过量的银离子就与巴比妥类药物配位生成难溶性的二银盐沉淀，使溶液变浑浊，以此指示滴定反应终点。

《中国药典》采用在碳酸钠溶液中硝酸银直接滴定法，以所生成的沉淀30s内不消失为终点。此法操作简便，分解产物或其他一些可能存在的杂质亦无干扰，专属性强。但在接近终点时反应较慢，难于准确观察浑浊的出现；而且二银盐沉淀具有一定的溶解度，沉淀的现象要在化学计量点之后才能出现，因此测定结果偏高。《中国药典》1985 年版、1990 年版、1995 年版、2000 年版、2005 年版、2010 年版和 2015 年版均采用银-玻璃电极系统，即硝酸银电位滴定法。为了克服温度变化对测定结果的影响和改善终点的观察，曾用丙酮作为滴定介质，但甲醇更令人满意，因此《中国药典》（1985 年版）后一直沿用甲醇及 3% 无水碳酸钠溶剂系统。

测定苯巴比妥的方法如下：取本品约 0.2g，精密称定，加甲醇 40ml 使其溶解，再加新鲜配制的 3% 无水碳酸钠溶液 15ml，照电位滴定法，用硝酸银滴定液（0.1mol·L^{-1}）滴定，即得。1ml 硝酸银滴定液（0.1mol·L^{-1}）相当于 23.22mg 的 $C_{12}H_{12}N_2O_5$。测定中无水碳酸钠溶液需临用新配，久放的碳酸钠溶液可吸收空气中的二氧化碳，产生碳酸氢钠，使含量明显下降。银电极在临用前需用硝酸浸洗 1~2min，再用水淋洗干净后使用。

二、溴量法

司可巴比妥钠分子结构中含有丙烯取代基，利用双键可与溴定量地发生加成反应的特点，可采用溴量法测定原料药及其胶囊的含量。过量的溴与碘化钾作用生成碘，用硫代硫酸钠液滴定。反应式为：

$$Br_2 + 2KI \longrightarrow 2KBr + I_2$$
（剩余）
$$I_2 + 2Na_2S_2O_3 \longrightarrow 2NaI + Na_2S_4O_6$$

《中国药典》（2015 年版）测定司可巴比妥钠的方法如下：取本品约 0.1g，精密称定，置 250ml 碘瓶中，加水 10ml，振摇使溶解，精密加溴滴定液（0.05mol·L^{-1}）25ml，再加盐酸 5ml，立即密塞，并振摇 1min，在暗处放置 15min 后，注意微开瓶塞，加碘化钾试液 10ml，立即密塞，摇匀后，用硫代硫酸钠滴定液（0.1mol·L^{-1}）滴定，至近终点时，加淀粉指示剂，继续滴定至蓝色消失，并将滴定结果用空白试验校正，即得。1ml 溴滴定液（0.05mol·L^{-1}）相当于 13.01mg 的 $C_{12}H_{17}N_2NaO_3$。

三、酸碱滴定法

巴比妥类药物呈弱酸性，可作为一元酸以标准碱液直接滴定，或在非水溶液中用强碱溶液直接滴定。常用的方法如下。

1. 在水-乙醇混合溶剂中滴定

基于本类药物在水中的溶解度较小，滴定时多在醇溶液或含水的醇溶液中进行，这样可避免反应中产生的弱酸盐易于水解而影响滴定终点。常以麝香草酚酞为指示剂，滴定至淡蓝色为终点。

如异戊巴比妥的含量测定：取本品约 0.5g，精密称定，加乙醇 20ml 溶解后，加麝香草酚酞指示剂 6 滴，用氢氧化钠滴定液（0.1mol·L^{-1}）滴定，并将滴定结果用空白试验校正，即得。1ml 氢氧化钠滴定液（0.1mol·L^{-1}）相当于 22.63mg 的 $C_{11}H_{18}N_2O_3$。

2. 在胶束水溶液中滴定

表面活性剂是一种所谓"两亲"分子,即其分子是由亲水基团和亲脂基团两部分组成的。当表面活性剂在水溶液中浓度很低时,基本上呈单分子状态存在,但当超过某一浓度(临界胶束浓度)时,多余的表面活性剂分子在溶液中不再分散,而是聚集成有一定分子组成数的聚集物,称为胶束(或胶团)。

胶束具有增溶作用,水溶液中胶束的存在能使不溶或微溶于水的有机化合物的溶解度增加,并显著改变弱酸、弱碱性物质的离解,使其酸碱性增强。

本法是在有机表面活性剂的胶束水溶液中进行滴定,用指示剂或电位法指示终点。常用的有机表面活性剂有:溴化十六烷基三甲基苄铵(CTMA)和氯化四癸基二甲基苄铵(TDBA)。

采用本法测定巴比妥和苯巴比妥的结果的相对标准偏差(RSD)均小于0.3%,并优于在水-乙醇混合溶剂中的滴定方法。

3. 非水滴定法

巴比妥类药物在非水溶液中的酸性增强,用碱性标准溶液滴定时,终点较为明显,可获得比较满意的结果。测定时常用的有机溶剂有二甲基甲酰胺、甲醇、氯仿、丙酮、无水乙醇、苯、吡啶、甲醇-苯(15:85)、乙醇-氯仿(1:10)等;常用的滴定剂有甲醇钾(钠)的甲醇(或乙醇)溶液、氢氧化四丁基铵的氯苯溶液等;常用的指示剂为麝香草酚蓝等,也可用玻璃-甘汞电极系统,以电位法指示终点。

四、紫外分光光度法

巴比妥类药物在酸性介质中几乎不电离,无明显的紫外吸收。但在碱性介质中电离为具有紫外吸收特征的结构,因而可采用紫外分光光度法测定其含量。本法灵敏度高,专属性强,广泛应用于巴比妥类药物的原料及其制剂的含量测定,以及固体制剂的溶出度和含量均匀度检查,也常用于体内巴比妥类药物的检测。

1. 直接测定的紫外分光光度法

本法是将供试品溶解后,根据溶液的pH,在最大吸收波长(λ_{max})处,直接测定对照品溶液和供试品溶液的吸光度,再计算药物的含量。《中国药典》对注射用硫喷妥钠的含量测定采用本法。

具体方法如下:取"装量差异"项下的内容物,混合均匀,精密称取适量(约相当于硫喷妥钠0.25g),置500ml容量瓶中,加水稀释至刻度,摇匀,量取此溶液用0.4%氢氧化钠液定量稀释制成5mg·ml^{-1}的溶液;另取硫喷妥对照品,精密称取,加0.4%氢氧化钠溶液溶解并定量稀释制成约5mg·ml^{-1}的溶液。用1cm吸收池,于波长304nm处分别测定吸收度,以0.4%氢氧化钠溶液作空白。根据每支的平均装量计算,即得。1mg硫喷妥相当于1.091mg的$C_{11}H_{19}N_2NaO_2S$。

测定结果用下式计算:

$$供试品中硫喷妥钠的质量(mg) = \frac{A_u}{A_s} \times c_s \times 10^{-3} \times D \times 1.091$$

式中,c_s为硫喷妥对照品溶液的浓度,$\mu g \cdot ml^{-1}$;A_u为供试品溶液的吸光度;A_s为对照品溶液的吸光度;1.091为硫喷妥钠和硫喷妥的分子量比值,即1mg硫喷妥相当于1.091mg硫喷妥钠;D为稀释倍数。

2. 提取分离后的紫外分光光度法

提取分离的主要目的是消除干扰物质对测定的影响。根据巴比妥类药物具有弱酸性,在氯仿等有机溶剂中易溶，而其钠盐在水中易溶的特点，测定时取供试液适量，加酸酸化后，用氯仿提取巴比妥类药物。氯仿提取液加 pH 7.2～7.5 的缓冲溶液，振摇，分离弃去水相缓冲液层。再用 0.45mol·L^{-1}氢氧化钠溶液提取氯仿层中的巴比妥类药物，将碱提取液调节至适宜 pH，然后选择相应的吸收波长进行测定。

3. 差示紫外分光光度法

本法是利用巴比妥药物在不同 pH 值溶液中的电离级数不同，因而产生紫外吸收光谱的情况不同，以此为依据设计测定方法。该法常用于巴比妥类药物的制剂分析，也可用于体内巴比妥类药物的监测。

测定方法 取两份相等的供试溶液，分别制成两种不同的化学环境（如在其一中加酸、碱或缓冲液改变溶液的 pH，或在其一中加能与供试品发生某种化学反应的试剂），然后将两者分别稀释至同样浓度，一份置样品池中，另一份置参比池中，于适当波长处测其吸光度的差值（ΔA 值）。

如复方巴比妥散中苯巴比妥的测定：复方苯巴比妥散中的阿司匹林和水杨酸等成分在 pH 为 5.91 和 8.04 条件下的紫外吸收光谱重合，$\Delta A = 0$，而苯巴比妥在波长 240nm 处，在 pH 为 5.91 和 8.04 条件下 ΔA 的值最大，因此 ΔA 的大小只与苯巴比妥浓度成正比。这是该法用于苯巴比妥的定量依据。

参 考 文 献

[1] 刘文英. 药物分析. 第 6 版. 北京：人民卫生出版社，2007.
[2] I Sunshine. CRC Handbook of Spectrophotometric Data of Drugs. Florida：CRC Press Inc.，1981：20，126.
[3] 南京药学院. 药物分析. 北京：人民卫生出版社，1980：34.
[4] 王丽英等. RP-HPLC 测定清肺消咳颗粒中绿原酸的含量. 中国药师，2008，11（4）：432-434.
[5] 王发等. HPLC 法测定普罗碘铵注射液的含量. 药物分析杂志，2009，29（11）：1921-1923.

习 题

一、选择题

1. 巴比妥类药物与铜离子吡啶溶液反应，即显（ ）。

A. 白色沉淀 B. 紫色沉淀 C. 蓝色沉淀 D. 绿色沉淀 E. 棕色沉淀

2.《中国药典》采用的苯巴比妥的含量测定方法为（ ）。

A. 银量法 B. 碘量法 C. 亚硝酸钠滴定法 D. 溴量法 E. 铬酸钾法

3. 苯巴比妥度检查时，在苯巴比妥水溶液中加甲基橙指示剂（ ）。

A. 不得显紫色 B. 显紫色 C. 显红色 D. 不得显蓝色 E. 不得显红色

4. 决定巴比妥类药物共性的是（ ）。

A. 巴比妥酸取代基的性质 B. 巴比妥酸的环状结构 C. 巴比妥碱的环状结构

D. 巴比妥酸取代基的个数 E. 巴比妥酸取代基的位置

二、简答题

1. 丙二酰脲类药物鉴别试验包括哪些反应？主要用于哪一类药物的鉴别？

2. 苯巴比妥及其钠盐的化学鉴别方法有哪几种？

第五章

芳酸及其酯类药物的分析

　　芳酸及其酯类药物系指分子结构中含有取代苯基的一类羧酸化合物。本类药物主要包括苯甲酸类、水杨酸类（邻羟基苯甲酸类）及苯乙酸等其他芳酸类。

　　本类药物多为固体，有一定的熔点，一般溶于乙醇、乙醚等有机溶剂中，不溶于水，但其钠盐可溶于水，不溶于有机溶剂。含有游离羧基的药物均可溶于氢氧化钠溶液。

第一节　典型药物的分类与性质

一、苯甲酸类

1. 典型药物

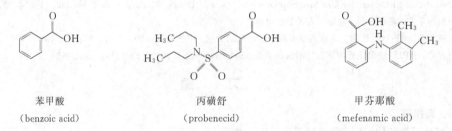

苯甲酸	丙磺舒	甲芬那酸
（benzoic acid）	（probenecid）	（mefenamic acid）

2. 主要性质

　　本类药物因分子结构中羧基直接与苯环相连，因此具有较强的酸性，可用于含量测定。如《中国药典》（2015 年版）以中性乙醇为溶剂，用氢氧化钠直接滴定法测定苯甲酸、甲芬那酸及其片剂、胶囊剂的含量。亦可利用游离苯甲酸与钠盐在有机溶剂和水中溶解度的不同，采用双相滴定法，以盐酸为滴定剂测定苯甲酸钠的含量。

　　本类药物结构中的苯环及其取代基，具有特征的紫外和红外吸收光谱，可用于鉴别和含量测定。如《中国药典》（2015 年版）收载红外和紫外-可见分光光度法用于苯甲酸、苯甲酸钠、丙磺舒与甲芬那酸的鉴别；并采用紫外-可见分光光度法测定丙磺舒片剂的含量及丙磺舒片剂与甲芬那酸片剂、胶囊剂的溶出度。

　　苯甲酸溶解后以氢氧化钠溶液调节成的中性溶液与三氯化铁试剂反应，可生成赭色沉淀；含硫的丙磺舒受热可分解成亚硫酸盐等，均可用于本类药物的鉴别。

二、水杨酸类

1. 典型药物

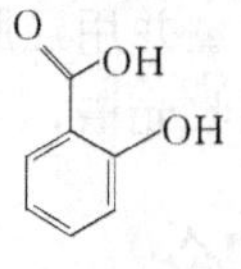

水杨酸
（salicylic acid）

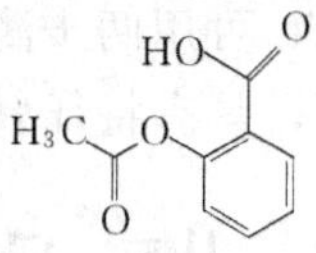

阿司匹林
（aspirin）

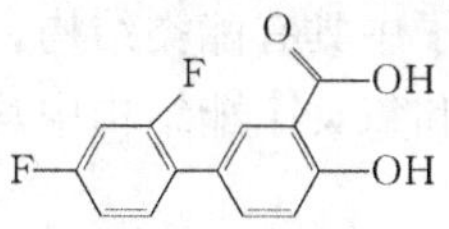

二氟尼柳
（diflunisal）

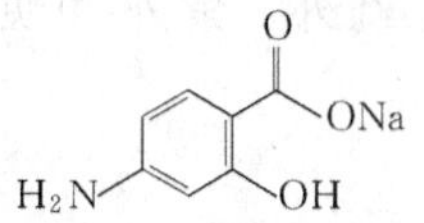

对氨基水杨酸钠
（aminosalicylate sodium）

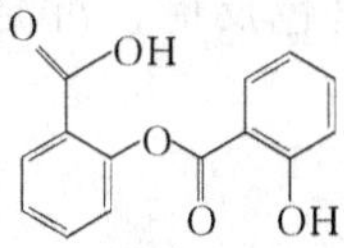

双水杨酯
（salsalate）

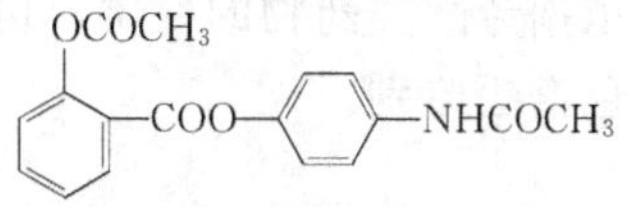

贝诺酯
（benorilate）

2. 主要性质

本类药物的基本结构为邻羟基苯甲酸。由于羧基邻位的羟基取代，能与羧基形成分子内氢键，增强羧基中氧氢键的极性，使其酸性增强。因此水杨酸的酸性（$pK_a=2.95$）比苯甲酸（$pK_a=4.26$）强。邻位羟基如被酯化，则酸性下降，如阿司匹林（乙酰水杨酸）的酸性较水杨酸弱，但仍比苯甲酸的酸性强。由于本类药物具有较强的酸性，因此均可采用酸碱滴定法测定含量。如《中国药典》（2015年版）以中性乙醇为溶剂，用氢氧化钠滴定液测定水杨酸、阿司匹林、二氟尼柳和双水杨酯及其片剂的含量。阿司匹林片剂（包括肠溶片）因为加有酒石酸或枸橼酸作稳定剂，可消耗氢氧化钠，导致滴定结果偏高，所以阿司匹林片剂（包括肠溶片）的含量采用两步滴定法。

对氨基水杨酸钠结构中含有游离芳伯氨基，可采用亚硝酸钠滴定法测定含量。

贝诺酯无游离羧基，但其取代苯环在紫外区有特征吸收，可用于含量测定；其结构中有乙酰化的芳伯氨基，经酸水解后可显芳香第一胺（即芳香伯胺）的鉴别反应。

由于邻位的羟基取代，使本类药物在弱酸性溶液中可与三价铁离子生成紫色配位化合物，该反应可作为本类药物的特征鉴别反应；亦可用于水杨酸酯类药物中游离水杨酸的检查。

由于水杨酸酯类结构易于水解，生成游离水杨酸，游离水杨酸类受热易脱羧降解生成酚类，因此在生产和贮藏过程中均易引入各种降解产物。故本类药物及其制剂应检查游离水杨酸与酚类杂质，如《中国药典》（2015年版）收载的阿司匹林、贝诺酯、双水杨酯及其片剂均规定检查游离水杨酸；水杨酸、对氨基水杨酸钠和贝诺酯分别检查苯酚、间氨基酚和对氨基酚。

三、其他芳酸类

1. 典型药物

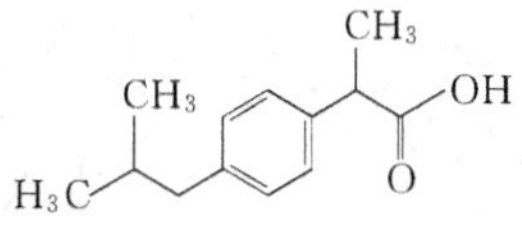

布洛芬
（ibuprofen）

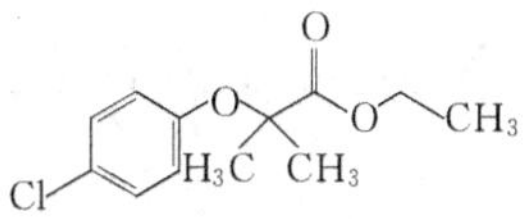

氯贝丁酯
（clofibrate）

2. 主要性质

布洛芬为苯乙酸衍生物，与苯甲酸及水杨酸类比较，酸性相对较弱，但溶于中性乙醇后，仍可用氢氧化钠滴定液直接滴定。氯贝丁酯为苯氧基丙酸酯衍生物，为油状液体，遇光不稳定；分子中具有酯类结构，易水解，可用两步滴定法测定含量并用羟肟酸铁反应鉴别。

布洛芬和氯贝丁酯结构中均含苯环，具有特征紫外和红外吸收光谱，可用于鉴别。

第二节　鉴 别 试 验

依据芳酸类药物的性质，可采用显色反应、沉淀反应，以及红外、紫外-可见分光光度法和色谱法鉴别。

一、与铁盐的反应

（1）水杨酸及其盐类在中性或弱酸性条件下，可与三氯化铁试液反应，生成紫色配位化合物。反应式为：

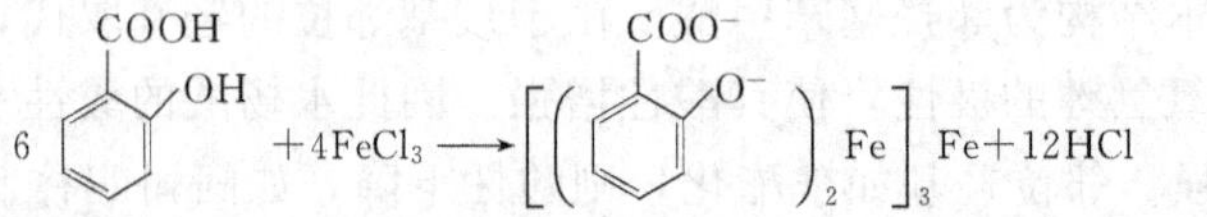

该反应适宜的 pH 值为 4～6，在强酸性溶液中此配位化合物可分解。本反应极为灵敏，适宜在稀溶液中进行；如果取样量较大，反应产生的颜色过深，可加水稀释后观察。

阿司匹林加水煮沸使其水解后与三氯化铁试液反应，呈紫堇色；二氟尼柳加乙醇溶解后与三氯化铁试液反应，呈深紫色；对氨基水杨酸钠加稀盐酸呈酸性后与三氯化铁试液反应，呈紫红色；双水杨酯的稀溶液与三氯化铁试液反应，呈紫色；贝诺酯加氢氧化钠试液煮沸水解后，加盐酸呈微酸性后与三氯化铁试液反应，呈紫堇色。

（2）苯甲酸盐的中性或碱性溶液，与三氯化铁试液可生成碱式苯甲酸铁盐的赭色沉淀。反应式为：

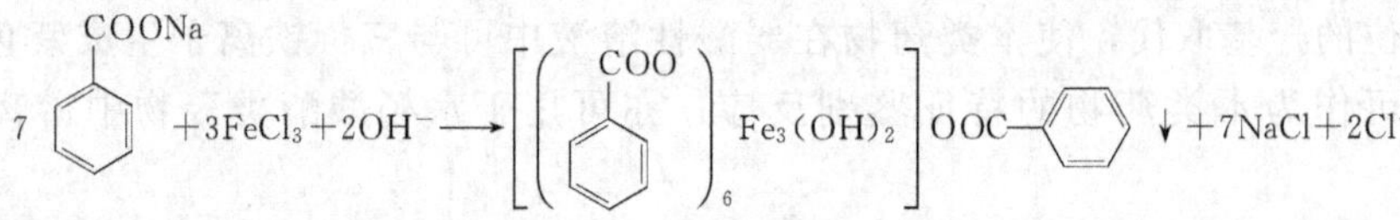

（3）丙磺舒加少量氢氧化钠试液生成钠盐溶解后（pH 为 5.0～6.0），与三氯化铁试液反应，生成米黄色沉淀，产物的结构式为：

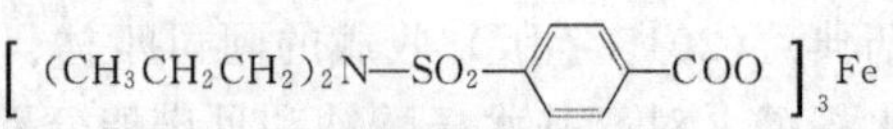

$$\left[(CH_3CH_2CH_2)_2N\!-\!SO_2\!-\!\!\bigcirc\!\!-\!COO \right]_3 Fe$$

（4）布洛芬的无水乙醇溶液，加入高氯酸羟胺的无水乙醇试液及 N,N′-双环己基羧二亚胺（DDC）的无水乙醇溶液，混合，在温水中加热 20min，冷却后加高氯酸铁的无水乙醇溶液，呈紫色［见 JP（17 版）］。

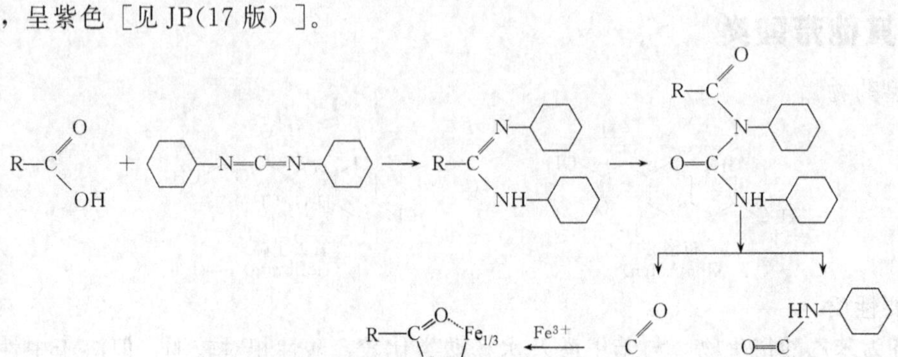

(5) 氯贝丁酯的乙醚溶液数滴，加盐酸羟胺的乙醇饱和溶液与氢氧化钾的乙醇饱和溶液各 2～3 滴，水浴加热约 2min，冷却，加稀盐酸使呈酸性，加 1％ 三氯化铁溶液 1～2 滴，显紫色。其反应产物为羟肟酸铁配位化合物。该反应多用于羧酸及其酯类的鉴别。反应式为：

$$Cl-\langle\rangle-O-\underset{\underset{CH_3}{|}}{\overset{\overset{CH_3}{|}}{C}}-COOC_2H_5 + NH_2OH \cdot HCl + 2KOH \longrightarrow Cl-\langle\rangle-O-\underset{\underset{CH_3}{|}}{\overset{\overset{CH_3}{|}}{C}}-\overset{O}{\overset{||}{C}}-NHOK + C_2H_5OH + KCl + H_2O$$

$$Cl-\langle\rangle-O-\underset{\underset{CH_3}{|}}{\overset{\overset{CH_3}{|}}{C}}-\overset{O}{\overset{||}{C}}-NHOK + Fe^{3+} \longrightarrow Cl-\langle\rangle-O-\underset{\underset{CH_3}{|}}{\overset{\overset{CH_3}{|}}{C}}-\overset{C}{\underset{HN-O}{\overset{||}{\underset{|}{}}}}\overset{O}{\underset{}{}}Fe_{1/3}$$

二、重氮化-偶合反应

贝诺酯具有潜在的芳伯氨基，加酸水解后产生游离芳伯氨基结构，在酸性溶液中，与亚硝酸钠试液进行重氮化反应，生成重氮盐，再与碱性 β-萘酚偶合生成橙红色沉淀。该反应机理将在第六章芳香胺类药物的分析中详细讲解。

三、氧化反应

甲芬那酸的硫酸溶液，加热后显黄色，并有绿色荧光；与重铬酸钾试液反应，呈深蓝色，随即变为棕绿色。

四、水解反应

(1) 阿司匹林与碳酸钠试液加热水解，得水杨酸钠及醋酸钠，加过量稀硫酸酸化后，生成白色水杨酸沉淀，并产生醋酸的臭气；分离的沉淀物可溶于醋酸铵试液中，于 100～105℃ 干燥后，熔点为 156～161℃。

(2) 双水杨酯与氢氧化钠试液煮沸，水解生成水杨酸盐，对水杨酸盐的鉴别反应呈阳性。

五、分解产物的反应

(1) 苯甲酸盐可产生苯甲酸，苯甲酸受热后可升华，此性质可用于鉴别。如苯甲酸钠置于干燥试管中，加少量硫酸，加热（不炭化），试管壁上可观察到白色升华物。

(2) 含硫的药物可分解后鉴别。如丙磺舒高温加热时，可产生二氧化硫的特殊臭味；与氢氧化钠共熔融，可分解生成亚硫酸钠，经硝酸氧化成硫酸盐，显硫酸盐反应。

六、紫外分光光度法

《中国药典》（2015 年版）采用紫外-可见分光光度法鉴别本类药物的具体方法如下。

1. 丙磺舒

取本品，加含有盐酸的乙醇［取盐酸溶液（9→1000）2ml，加乙醇制成100ml］制成含 $20\mu g \cdot ml^{-1}$ 的溶液，在波长 225nm 与 249nm 处有最大吸收，在波长 249nm 处的吸光度约为 0.67。

2. 布洛芬

取本品，加 0.4％氢氧化钠溶液制成含 0.25mg·ml^{-1}的溶液，在波长265nm与273nm处有最大吸收，在波长245nm与271nm处有最小吸收，在波长259nm处有一肩峰。

3. 贝诺酯

取本品适量，精密称定，加无水乙醇溶解并定量稀释制成约含 7.5μg·ml^{-1}的溶液，在波长240nm处有最大吸收；在波长240nm处测定吸光度，按干燥品计算，吸收系数（$E_{1cm}^{1\%}$）为730～760。

4. 甲芬那酸

取本品，加 1mol·L^{-1}盐酸溶液-甲醇（1∶99）混合液，制成含 20μg·ml^{-1}的溶液，在波长279nm与350nm处有最大吸收，其吸光度分别为 0.69～0.74 与 0.56～0.60。

5. 氯贝丁酯

取本品，用无水乙醇制成含 0.10mg·ml^{-1}的溶液（1）与含 10μg·ml^{-1}的溶液（2），溶液（2）在波长226nm处有最大吸收，溶液（1）在波长280nm与288nm处有最大吸收。

6. 二氟尼柳

取本品，加 0.1mol·L^{-1}的盐酸乙醇溶液溶解并稀释制成含 20μg·ml^{-1}的溶液，在波长251nm与315nm处有最大吸收，吸光度比值应为 4.2～4.6。

七、红外分光光度法

红外吸收光谱为分子光谱，由于其由分子转动、振动能级的跃迁而产生，亦称为转-振光谱。与紫外光谱比较，红外吸收光谱更具特征性，因而被各国药典广泛用于化学药物的鉴别。《中国药典》（2015 年版）采用红外分光光度法鉴别苯甲酸、丙磺舒、甲芬那酸、水杨酸、阿司匹林、二氟尼柳、对氨基水杨酸钠、贝诺酯以及布洛芬和氯贝丁酯。

苯甲酸的红外吸收图谱（见图 5-1）显示的主要特征吸收与解析如下：

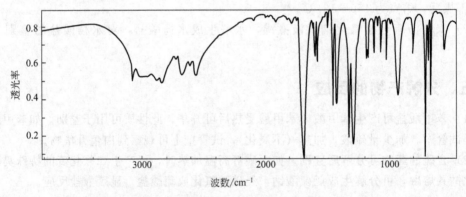

图 5-1　苯甲酸的红外吸收图谱（溴化钾压片）

峰位/cm^{-1}	归属
3200～2500	ν_{O-H}（羧酸羟基）
1683	$\nu_{C=O}$（羧酸羰基）
1600，1581，1454，1419	$\nu_{C=C}$（苯环）
705，667	δ_{Ar-H}（单取代苯环）

水杨酸的红外吸收图谱（见图 5-2）显示的主要特征吸收与解析如下：

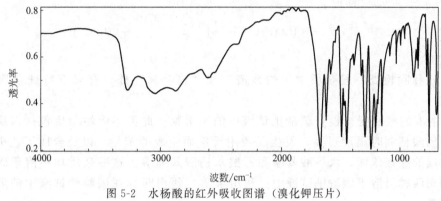

图 5-2　水杨酸的红外吸收图谱（溴化钾压片）

峰位/cm^{-1}	归属
3300～2300	ν_{O-H}（羧基及羟基）
1660	$\nu_{C=O}$（羧酸羰基）
1610，1570，1480，1440	$\nu_{C=C}$（苯环）
775	δ_{Ar-H}（邻位取代苯环）

八、薄层色谱法

药物制剂中由于有大量的辅料存在，常对原料药所采用的某些鉴别方法产生一定的干扰，可采用色谱法分离后进行鉴别。薄层色谱法（TLC）设备简单，操作方便，故较为常用。《中国药典》（2015 年版）采用 TLC 法鉴别二氟尼柳胶囊，具体鉴别方法如下：

取本品的内容物适量（约相当于二氟尼柳 50mg），加甲醇 5ml，振摇使二氟尼柳溶解，过滤，滤液作为供试品溶液；另称取二氟尼柳对照品适量，用甲醇溶解制成约含 10mg·ml^{-1} 的溶液，作为对照品溶液。吸取上述两种溶液各 5μl，分别点于同一硅胶 GF$_{254}$ 薄层板上，以正己烷-二氧六环-冰醋酸（85∶10∶5）为展开剂，展开，晾干，置紫外光灯（254nm）下检视，供试品溶液所显主斑点的颜色与位置应与对照品溶液的主斑点相同。

九、高效液相色谱法

当"含量测定"项下采用高效液相色谱法（HPLC）时，可直接使用"含量测定"项下记录的色谱图进行鉴别。《中国药典》（2015 年版）鉴别阿司匹林肠溶胶囊与泡腾片的方法如下：

在"含量测定"项下记录的色谱图中，供试品溶液主峰的保留时间应与对照品溶液主峰的保留时间一致。

第三节　特殊杂质的检查

一、阿司匹林中特殊杂质的检查

1. 合成工艺

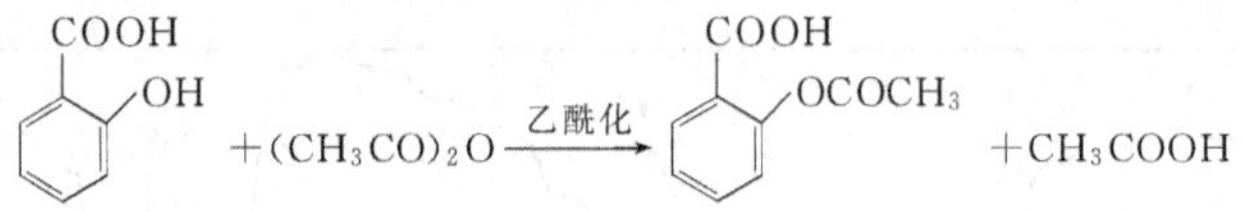

2. 检查

阿司匹林除检查一般杂质"炽灼残渣"和"重金属"外，有以下特殊杂质的检查项目。

(1) 溶液的澄清度　检查碳酸钠试液中的不溶物。此类不溶性杂质包括未反应的酚类，或水杨酸精制时温度过高，发生脱羧副反应而生成的苯酚，以及合成工艺中由其他副反应生成的醋酸苯酯、水杨酸苯酯和乙酰水杨酸苯酯等。这些杂质均不溶于碳酸钠试液，而阿司匹林可溶于碳酸钠试液中。利用杂质与阿司匹林在碳酸钠试液中的溶解性差异控制限量。

具体方法　取本品 0.50g，加温热至约 45℃的碳酸钠试液 10ml 溶解后，溶液应澄清。

(2) 水杨酸　生产过程和贮藏过程中均可能引入杂质水杨酸，由于水杨酸分子中的酚羟基在空气中容易被氧化生成一系列对人体有害的醌式结构的有色杂质，因此在所有能引入水杨酸杂质的药物及制剂中，游离水杨酸都是必须检查的项目。

《中国药典》(2015 年版) 采用比色法和高效液相色谱法检查游离水杨酸。其中阿司匹林片和阿司匹林肠溶片均采用比色法检查游离水杨酸，而阿司匹林肠溶胶囊、泡腾片以及栓剂均采用高效液相色谱法检查游离水杨酸。

比色法检查的原理是利用水杨酸可在弱酸性溶液中与高铁盐反应呈紫堇色，而阿司匹林结构中无游离酚羟基，不发生该反应，因而对杂质的检出无干扰。通过与一定量水杨酸对照液生成的色泽比较，从而控制游离水杨酸的限量。该方法灵敏，可检出 $1\mu g$ 的水杨酸。

检查方法　取本品 0.10g，加乙醇 1ml 溶解后，加冷水适量使成 50ml，立即加新制的稀硫酸铁铵溶液 [取盐酸溶液 (9→100) 1ml，加硫酸铁铵指示液 2ml 后，再加水适量使成 100ml] 1ml，摇匀；30s 内如显色，与对照液 (精密称取水杨酸 0.1g，加水溶解后，加冰醋酸 1ml，摇匀，再加水使成 1000ml，摇匀，精密量取 1ml，加乙醇 1ml、水 48ml 与上述新制的稀硫酸铁铵溶液 1ml，摇匀) 比较，不得更深 (0.1%)。

高效液相色谱法检查游离水杨酸的检查方法如下。

色谱条件与系统适用性试验　用十八烷基硅烷键合硅胶为填充剂；以乙腈-四氢呋喃-冰醋酸-水 (20:5:5:70) 为流动相；检测波长为 303nm。理论板数按水杨酸峰计算不低于 5000，阿司匹林主峰与水杨酸主峰分离度应符合要求。

供试品溶液的制备　取本品约 100mg，精密称定，置 10ml 容量瓶中，加 1% 冰醋酸甲醇溶液适量，振摇使其溶解，并稀释至刻度，摇匀，即得 (临用前新配)。

对照品溶液的制备　取水杨酸对照品约 10mg，精密称定，置 100ml 容量瓶中，加 1% 冰醋酸甲醇溶液适量使其溶解，并稀释至刻度，摇匀；精密量取 5ml，置 50ml 容量瓶中，用 1% 冰醋酸甲醇溶液稀释至刻度，摇匀，即得。

测定方法　立即精密量取供试品溶液、对照品溶液各 $10\mu l$，分别注入液相色谱仪，记录色谱图。供试品溶液色谱图中如显水杨酸色谱峰，按外标法以峰面积计算供试品中水杨酸含量，含水杨酸不得超过 0.1%。

(3) 易炭化物　检查易被炭化的低分子有机杂质。

检查方法　取本品 0.5g，依法检查，与对照液 (取比色用氯化钴液 0.25ml、比色用重铬酸钾液 0.25ml、比色用硫酸铜液 0.40ml，加水使成 5ml) 比较，不得更深。

二、对氨基水杨酸钠中特殊杂质的检查

1. 合成工艺与间氨基酚的产生

对氨基水杨酸钠的合成工艺有很多，其中以间氨基酚为原料的生产工艺最为常见，因此在成品中可能含有未反应完全的原料。另外，对氨基水杨酸钠不稳定，在潮湿的环境中，暴露于日光或受热时容易脱羧生成间氨基酚。间氨基酚在体内可致癌，因此对氨基水杨酸钠中需要对间氨基酚这一特殊杂质进行检查。

2. 高效液相色谱法

避光操作，临用新制。取本品适量，精密称定，加流动相溶解并定量稀释制成每 1ml 中约含 1mg 的溶液，作为供试品溶液；精密量取供试品溶液适量，用流动相稀释制成每 1ml 中含 1μg 的溶液，作为对照溶液；另取间氨基酚对照品适量，精密称定，加流动相溶解并定量稀释制成每 1ml 中含 1μg 的溶液，作为对照品溶液。用十八烷基硅烷键合硅胶为填充剂；以乙腈-10％四丁基氢氧化铵溶液－0.05mol·L^{-1}磷酸二氢钠（100∶2∶900）为流动相；检测波长为 220nm。分别取间氨基酚、5-氨基水杨酸（美沙拉嗪）和对氨基水杨酸钠对照品各适量，加流动相溶解制成每 1ml 中含间氨基酚和 5-氨基水杨酸各 5μg、对氨基水杨酸钠 10μg 的混合溶液作为系统适用性溶液，取系统适用性溶液 20μl，注入液相色谱仪，记录色谱图，出峰顺序依次为间氨基酚、5-氨基水杨酸与对氨基水杨酸钠，相邻各色谱峰之间的分离度均应符合要求。精密量取供试品溶液、对照溶液与对照品溶液各 20μl，分别注入液相色谱仪，记录色谱图至主成分峰保留时间的 3.5 倍。供试品溶液的色谱图中如有与对照品溶液主峰保留时间一致的峰，按外标法以峰面积计算，不得过 0.1％，其他单个杂质峰面积不得大于对照溶液主峰面积（0.1％），各杂质峰面积的和不得大于对照溶液主峰面积的 5 倍（0.5％）。供试品溶液色谱图中任何小于对照溶液主峰面积 0.1 倍（0.01％）的峰忽略不计。

《美国药典》USP（39 版）采用离子对高效液相色谱法检查间氨基酚的限量。在此方法中，选用氢氧化四丁基铵为离子对试剂，同时采用磷酸盐缓冲体系，检测波长为 254nm。

反相离子对色谱法是指在采用反相分配色谱分离可能离解生成有机离子的有机化合物时，在流动相或者样品中加入与有机离子带相反电荷的有机物，使其与待分析的有机离子形成离子对然后进行分析，从而调整色谱保留行为，提高样品保留值和色谱峰的对称性。

其选用规则为：①样品中有羧基、磺酸基时，选用的离子对试剂为带正电的有机铵盐，流动相一般为甲醇-水；②除加入离子对试剂外，一般还需加入缓冲液如磷酸盐，以控制流动相的 pH 值，从而使酸性官能团充分离解；③样品中含氨基或其他阳离子时，选用烷基磺酸盐或硫酸盐为离子对试剂；④样品中同时含有氨基、羧基等不同性质的基团时，则规则①、②、③均可运用。

三、二氟尼柳中特殊杂质的检查

1. 合成工艺

二氟尼柳的合成路线有很多，主要有：①以 2,4-二氟苯甲酰氯为起始原料，经氟代、氢化、偶合等步骤合成；②以间苯二胺盐酸盐为起始原料，经重氮化、氟代、偶合等反应合成；③以 2,4-二硝基氯苯为起始原料，有两条合成路线，经过一系列反应合成；④以 2,4-

二氟苯胺为起始原料，经偶合、乙酰化、氧化、水解、羧化得到二氟尼柳；⑤以对硝基苯胺为原料，经过偶合、氟代、还原等步骤合成；⑥以 2,4-二氟苯胺重氮盐为起始原料，经偶合、氢化等步骤反应得到。以路线④为例，合成路线如下：

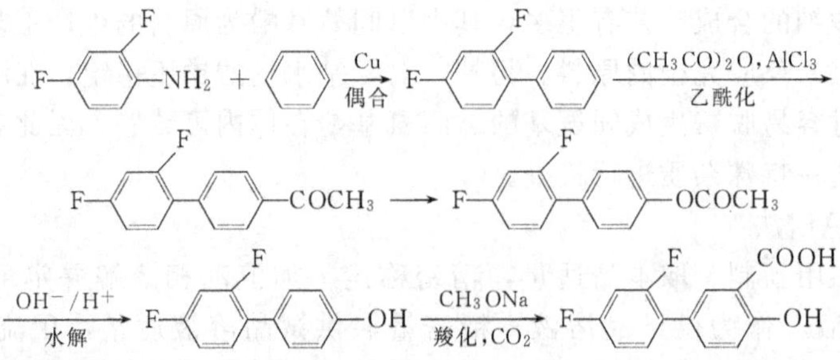

2. 有关物质的检查

由于二氟尼柳有多条合成路线，因此可能存在多种合成中间体及副产物，且结构与性质相差较大，单一的检测方法难以完全检出有关物质。因此《中国药典》（2015 年版）采用 TLC（正相）和反相 HPLC 法，以自身对照法检查有关物质 A 和 B。方法如下。

有关物质 A　取本品，加甲醇溶解并稀释制成约含 $10mg \cdot ml^{-1}$ 的溶液，作为供试品溶液；精密量取适量，加甲醇定量稀释制成约含 $50\mu g \cdot ml^{-1}$ 的溶液，作为对照溶液。照薄层色谱法试验，吸取上述两种溶液各 $5\mu l$，分别点于同一硅胶 GF_{254} 薄层板上，以正己烷-二氧六环-冰醋酸（85：10：5）为展开剂，展开，晾干，置紫外光灯（254nm）下检视，供试品溶液如显杂质斑点，与对照溶液的主斑点比较，不得更深。

有关物质 B　取"有关物质 A"项下的供试品溶液与对照溶液，照高效液相色谱法测定。用十八烷基硅烷键合硅胶为填充剂；以水-甲醇-乙腈-冰醋酸（55：23：30：2）为流动相；检测波长为 254nm。理论板数按二氟尼柳峰计算不低于 2000。精密量取有关物质 A 项下的对照溶液与供试品溶液各分别注入液相色谱仪，记录色谱图至主成分峰保留时间的 3 倍。供试品溶液色谱图中如有杂质峰，各杂质峰面积的和不得大于对照溶液主峰面积（0.5%）。

四、甲芬那酸中特殊杂质的检查

1. 合成工艺

甲芬那酸主要以邻氯苯甲酸和 2,3-二甲基苯胺为原料，在铜的催化下缩合而成。

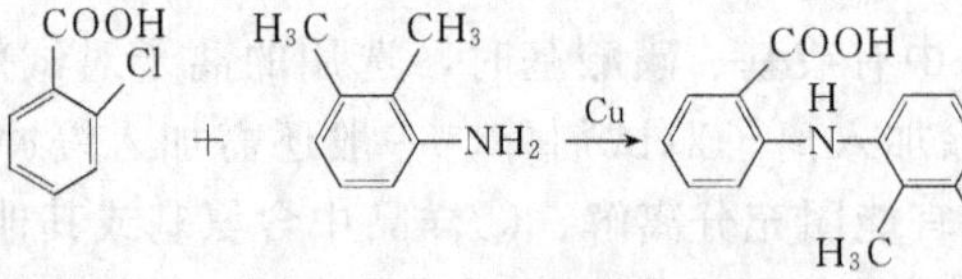

2. 检查

（1）铜的检查　由于合成工艺中使用铜作催化剂，因此《中国药典》（2015 年版）规定检查铜。

检查方法　取本品 1.0g，置石英坩埚中，加硫酸湿润，炽灼至灰化完全后，残渣用 $0.1mol \cdot L^{-1}$ 硝酸溶液溶解并定量转移至 25ml 容量瓶中，稀释至刻度，摇匀，作为供试品溶液；精密量取标准铜溶液（精密称取硫酸铜 0.393g，置 1000ml 容量瓶中，加 $0.1mol \cdot L^{-1}$ 硝酸溶液溶解并稀释至刻度，摇匀，精密量取 10ml，置 100ml 容量瓶中，加 $0.1mol \cdot L^{-1}$ 硝酸溶液稀释至刻度，摇匀）1.0ml，置 25ml 容量瓶中，加 $0.1mol \cdot L^{-1}$ 硝酸溶液稀释至刻度，摇匀，作为对照品溶液。取上述两种溶液，照原子吸收分光光度法，在波长324.8nm处分别测定。供试品溶液的吸光度不得大于对照品溶液的吸光度（0.001%）。

（2）有关物质的检查　《中国药典》（2015年版）采用高效液相色谱法测定。

测定方法　取本品适量，用流动相制成含1mg·ml^{-1}的供试品溶液；精密量取适量，用流动相稀释制成含5μg·ml^{-1}的对照品溶液。照含量测定项下的色谱条件，用十八烷基硅烷键合硅胶为填充剂；以0.05mol·L^{-1}磷酸二氢铵溶液（用氨试液调节pH值至5.0)-乙腈-四氢呋喃（40∶46∶14）为流动相；检测波长为254nm。理论板数按甲芬那酸峰计算不低于5000。取对照溶液10μl注入液相色谱仪，调节检测灵敏度，使主成分色谱峰的峰高约为满量程的15%；再精密量取供试品溶液与对照品溶液各10μl，分别注入液相色谱仪，记录色谱图至主成分峰保留时间的2.5倍。供试品溶液的色谱图中如有杂质峰，单个杂质峰面积不得大于对照品溶液主峰面积的1/5，各杂质峰面积的和不得大于对照品溶液主峰面积。

五、氯贝丁酯中特殊杂质的检查

1. 合成工艺

氯贝丁酯的合成工艺是以对氯酚为起始原料，生产过程中的主要中间体为对氯苯氧异丁酸。合成工艺如下：

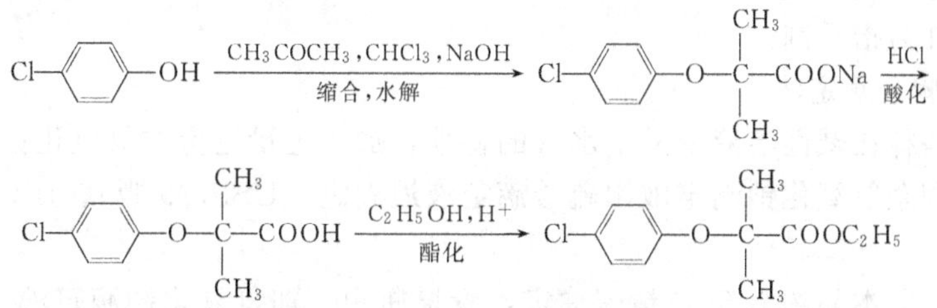

对氯酚为氯贝丁酯合成的原料，同时，氯贝丁酯分解亦可能产生对氯酚，由于对氯酚的毒性很大，因此各国药典均检查对氯酚。

2. 对氯酚的检查

《中国药典》（2015年版）采用气相色谱法检查对氯酚。方法如下：

取本品10.0g，加氢氧化钠试液20ml，振摇提取，分取下层液，用水5ml振摇洗涤后，留作挥发性物质检查用。上述水洗液并入碱性提取液中，用三氯甲烷振摇洗涤2次，每次5ml，弃去三氯甲烷液，加稀盐酸使成酸性，用三氯甲烷提取2次，每次5ml，合并三氯甲烷提取液，并加三氯甲烷稀释成10ml，作为供试品溶液；另取0.0025%对氯酚的三氯甲烷溶液作为对照品溶液。照气相色谱法，用2m玻璃色谱柱，以甲基硅橡胶（SE-30）为固定液，涂布浓度为5%，在柱温160℃测定。含对氯酚不得过0.0025%。

3. 挥发性杂质的检查

《中国药典》（2015年版）采用气相色谱法检查挥发性杂质。

照气相色谱法，用检查对氯酚的色谱条件。取对氯酚项下经碱液洗涤后的本品适量，经无水硫酸钠干燥，作为供试品；称取适量，用三氯甲烷稀释制成约含10mg·ml^{-1}的溶液作为预试溶液，取预试溶液适量注入气相色谱仪，调节检测灵敏度或进样量使仪器适合测定；取供试品溶液注入气相色谱仪，记录色谱图至主成分峰保留时间的2倍。供试品溶液色谱图中如有杂质峰，各杂质峰面积的和不得大于总峰面积的0.5%。

第四节　含量测定

一、酸碱滴定法

1. 直接滴定法

本类药物的游离羧基有较强酸性，因此可用碱滴定液直接滴定。

《中国药典》（2015 年版）采用直接滴定法对苯甲酸、丙磺舒、水杨酸、二氟尼柳、双水杨酯、布洛芬和阿司匹林原料药的含量进行测定。此处以阿司匹林的含量测定为例。

测定方法　取本品约 0.4g，精密称定，加中性乙醇（对酚酞指示液显中性）20ml 溶解后，加酚酞指示液 3 滴，用氢氧化钠滴定液（0.1mol·L^{-1}）滴定。1ml 氢氧化钠滴定液（0.1mol·L^{-1}）相当于 18.02mg 的 $C_9H_8O_4$。

滴定应该在不断振摇下快速进行，否则会因碱局部浓度过大引起阿司匹林水解，温度控制在 0~40℃之间为宜。

本法缺乏专属性，易受水杨酸及醋酸的干扰，因此不宜用于水杨酸含量较高样品的测定。

二氟尼柳在甲醇中溶解度较大，因此应以甲醇-水为溶剂、酚磺酞（酚红）为指示剂，用氢氧化钠滴定液滴定，滴定结果用空白试验校正；测定甲芬那酸含量时采用无水中性乙醇为溶剂，以酚红为指示剂。

2. 水解后剩余滴定法

利用阿司匹林在碱性溶液中易于水解的特性，加入定量过量的氢氧化钠滴定液，加热使其酯键水解，剩余氢氧化钠滴定液用硫酸滴定液返滴定。USP(39 版)、JP(17 版)均采用该法测定。

测定方法　取本品约 1.5g，精密称定，置烧瓶中，加氢氧化钠滴定液（0.5mol·L^{-1}）50.0ml，混合，缓缓煮沸 10min，加酚酞指示液，用硫酸滴定液（0.25mol·L^{-1}）滴定，并将滴定结果用空白试验校正。1ml 氢氧化钠滴定液（0.5mol·L^{-1}）相当于 45.04mg 的 $C_9H_8O_4$。

碱液在受热时易吸收二氧化碳，用酸返滴定时，酸滴定液的消耗将减少，使得测定结果偏高，故需在相同条件下用空白试验校正。

阿司匹林与氢氧化钠反应的摩尔比为 1：2，则氢氧化钠滴定液（0.5mol·L^{-1}）相对于阿司匹林的滴定度为：

$$T = 0.5 \times \frac{1}{2} \times 180.16 = 45.04 \ (\text{mg·ml}^{-1})$$

$$\text{阿司匹林的含量} = \frac{(V_0 - V)FT}{m} \times 100\%$$

式中，V_0 为空白试验时消耗硫酸滴定液的体积，ml；V 为样品测定时消耗硫酸滴定液的体积，ml；m 为阿司匹林样品的称取量，g；F 为硫酸滴定液的浓度校正因素；T 为氢氧化钠滴定液的滴定度，mg·ml^{-1}。

3. 两步滴定法

（1）阿司匹林片含量测定　因为片剂中除加入了少量的酒石酸或枸橼酸作稳定剂外，制剂工艺中又有可能产生水杨酸与醋酸。因此不能直接采用氢氧化钠滴定法或水解后剩余滴定法测定，而需要首先中和供试品中共存的各种酸（同时中和了阿司匹林的游离羧基），然后再照"水解后剩余滴定法"测定。因本法分两步进行，所以称为"两步滴定法"，操作如下。

测定方法 取本品 10 片，研细，用中性乙醇 70ml 分数次研磨，并移入 100ml 容量瓶中，充分振摇，再用水适量洗涤研钵数次，洗液合并于 100ml 容量瓶中，再用水稀释至刻度，摇匀，过滤。精密量取滤液 10ml（相当于阿司匹林 0.3g），置锥形瓶中，加中性乙醇（对酚酞指示液显中性）20ml，振摇，使阿司匹林溶解，加酚酞指示液 3 滴，滴加氢氧化钠滴定液（0.1mol·L^{-1}）至溶液显粉红色。再精密加氢氧化钠滴定液（0.1mol·L^{-1}）40ml，置水浴上加热 15min 并时时振摇，迅速放冷至室温，用硫酸滴定液（0.05mol·L^{-1}）滴定，并将滴定的结果用空白试验校正。1ml 氢氧化钠滴定液（0.1mol·L^{-1}）相当于 18.02mg 的 $C_9H_8O_4$。

水解步骤中，阿司匹林与氢氧化钠反应的摩尔比为 1：1，故氢氧化钠滴定液的滴定度为：

$$T = 0.5 \times 1/2 \times 180.16 = 45.04 \ (mg \cdot ml^{-1})$$

$$阿司匹林的含量 = \frac{(V_0 - V)FT\overline{m}}{m \times 标示量} \times 100\%$$

式中，V_0 为空白试验时消耗硫酸滴定液的体积，ml；V 为样品测定时消耗硫酸滴定液的体积，ml；m 为阿司匹林样品的称取量，g；F 为硫酸滴定液的浓度校正因素；T 为氢氧化钠滴定液的滴定度；$\overline{m}$ 为供试品的平均片重，g；标示量为片剂"规格"项下的标示值。

阿司匹林肠溶片的含量测定亦采用两步滴定法测定。

（2）氯贝丁酯含量测定 氯贝丁酯具有酯结构，可采用加碱水解后剩余滴定法测定其含量；但在合成过程中易引入酸性杂质，从而使测定结果偏高。因此，为消除供试品中共存酸性杂质的干扰，采用两步滴定法测定。

测定方法 取本品 2g，精密称定，置锥形瓶中，加中性乙醇（对酚酞指示液显中性）10ml 与酚酞指示液数滴，滴加氢氧化钠滴定液（0.1mol·L^{-1}）至显粉红色，再精密加氢氧化钠滴定液（0.5mol·L^{-1}）20ml，加热回流 1h 至油珠完全消失，放冷，用新煮沸过的冷水洗涤冷凝管，洗液并入锥形瓶中，加酚酞指示液数滴，用盐酸滴定液（0.5mol·L^{-1}）滴定，并将滴定的结果用空白试验校正。1ml 氢氧化钠滴定液（0.5mol·L^{-1}）相当于 121.4mg 的 $C_{12}H_{15}ClO_3$。

二、亚硝酸钠滴定法

对氨基水杨酸钠具有芳伯氨基，用盐酸酸化后可与亚硝酸钠定量发生重氮化反应，生成重氮盐。因此可以用亚硝酸钠滴定法，以永停法指示终点，测定对氨基水杨酸钠及其制剂的含量。

有关亚硝酸钠滴定法将在第六章详细讨论。

三、双相滴定法

苯甲酸钠为芳酸碱金属盐，易溶于水，其水溶液呈碱性，可用酸碱滴定液滴定。但在滴定过程中析出的游离苯甲酸微溶于水，使溶液浑浊，且由于其具有一定的酸性，可形成一定的缓冲体系而使滴定终点 pH 突跃不够明显，干扰滴定终点的准确判断。因此，利用苯甲酸能溶于有机溶剂的性质，在水相中加入与水不相混溶的有机溶剂，将滴定过程中产生的苯甲酸不断萃取入有机溶剂中，降低苯甲酸在水相中的量，使滴定反应完全，终点易于判断。

测定方法 取本品约 1.5g，精密称定，置分液漏斗中，加水 25ml、乙醚 50ml 与甲基橙指示液 2 滴，用盐酸滴定液（0.5mol·L⁻¹）滴定，随滴随振摇，至水层显橙红色；分取水层，置具塞锥形瓶中，乙醚层用水 5ml 洗涤，洗液并入锥形瓶中，加乙醚 20ml，继续用盐酸滴定液（0.5mol·L⁻¹）滴定，随滴随振摇，至水层显持续的橙红色。1ml 盐酸滴定液（0.5mol·L⁻¹）相当于 72.06mg 的 $C_7H_5NaO_2$。

四、紫外分光光度法

1. 直接紫外分光光度法

本类药物由于结构中含有苯环，在紫外区有特征吸收。如贝诺酯在乙醇溶液中，在波长 240nm 处有最大吸收，可用于含量测定。贝诺酯的测定方法如下。

取本品适量，精密称定，加无水乙醇溶解并定量稀释制成约含 7.5μg·ml⁻¹ 的溶液，照紫外-可见分光光度法，在波长 240nm 处测定吸光度；另取贝诺酯对照品，精密称定，同法测定，计算，即得。

$$贝诺酯的含量 = \frac{c_x D}{m} \times 100\% = \frac{c_R A_x D}{A_R m} \times 100\%$$

式中，c_x 和 c_R 为供试品溶液和对照品溶液的浓度；A_x 和 A_R 分别为供试品溶液和对照品溶液的吸光度；m 为供试品的称取量；D 为供试品溶液的稀释体积，需根据其具体制备过程计算。

贝诺酯片剂亦采用紫外-可见分光光度法测定，以吸收系数法计算含量。方法如下。

取本品 10 片，精密称定，研细，精密称取适量（约相当于贝诺酯 15mg），置 100ml 容量瓶中，加无水乙醇适量，振摇，微温，使贝诺酯溶解后，放冷，加无水乙醇稀释至刻度，摇匀，过滤，精密量取续滤液 5ml，置 100ml 容量瓶中，加无水乙醇稀释至刻度，摇匀，照紫外-可见分光光度法，在波长 240nm 处测定吸光度，按 $C_{17}H_{15}NO_5$ 的吸收系数（$E_{1cm}^{1\%}$）为 745 计算，即得。

$$贝诺酯的含量 = \frac{c_x D \bar{m}}{m \times 标示量} \times 100\% = \frac{A_x D \bar{m}}{E_{1cm}^{1\%} \times 100 \times m \times 标示量} \times 100\%$$

式中，$\bar{m}$ 为供试品的平均片重，g；其他符号意义同上。

2. 离子交换-紫外分光光度法

氯贝丁酯在波长 226nm 处有最大吸收，可用紫外-可见分光光度法测定含量。但对氯酚等有关杂质亦有吸收，对测定有干扰。鉴于对氯酚、对氯苯氧异丁酸等显酸性，可发生离解的性质，USP（39 版）采用阴离子交换色谱分离后，再用紫外-可见分光光度法测定含量。方法如下。

（1）阴离子交换树脂的预处理 在烧杯中加入氢氧化钠溶液（1mol·L⁻¹）75ml 和强碱性聚苯乙烯-二乙烯苯型阴离子交换树脂（50～100 目）约 3g，放置约 15min（偶尔搅拌）。用水洗涤树脂，直至洗液对石蕊试纸显中性，最后用甲醇洗涤 3 次，每次 50ml，备用。

（2）离子交换柱的制备 在离子交换柱管（1cm×15cm）下端填塞适量玻璃棉，用甲醇湿法装入足够量的离子交换树脂，使柱床高度为 6～8cm。

（3）标准溶液的制备 取氯贝丁酯对照品适量，精密称定，用甲醇逐步定量稀释成含 20μg·ml⁻¹ 的溶液，即得。

(4) 供试溶液的制备　取氯贝丁酯（供试品）约 200mg，精密称定，置 100ml 容量瓶中，加入甲醇至刻度，混匀；精密量取 10ml，移入离子交换柱，将洗脱液收集于 100ml 容量瓶中，再用甲醇 25ml 冲洗柱子，洗脱液收集于同一容量瓶中，并用甲醇稀释至刻度，混匀。精密量取该溶液 5.0ml，置 50ml 容量瓶中，用甲醇稀释至刻度，混匀，即得。

(5) 测定方法　取标准溶液和供试溶液，分置 1cm 吸收池中，以甲醇为空白，在最大吸收波长 226nm 处同时测定吸光度，用下式计算供试品中 $C_{12}H_{15}ClO_3$ 的含量：

$$氯贝丁酯的含量 = 10c(A_U/A_S)$$

式中，c 为标准溶液中氯贝丁酯对照品的浓度；A_U 和 A_S 分别为供试溶液和标准溶液的吸光度。

3. 柱分配色谱-紫外分光光度法

USP（39 版）采用柱分配色谱-紫外分光光度法测定阿司匹林胶囊中阿司匹林和水杨酸的含量。

(1) 水杨酸的限量测定

① 色谱柱的制备　于玻璃管（长度为 150～400mm，内径为 10～30mm）的下端塞入少量玻璃棉，装入两层填充剂，下层为硅藻土 1g 和磷酸液（5mol·L^{-1}）0.5ml 的混合物，上层为硅藻土 3g 和新制三氯化铁-尿素［取尿素 60g，搅拌下（不得加热助溶）溶于三氯化铁溶液（6→10）8ml 和 0.05mol·L^{-1} 盐酸溶液 42ml 的混合液中，必要时用 6mol·L^{-1} 盐酸溶液调节 pH 值至 3.2］2ml 的混合物。

② 标准溶液的制备　取水杨酸（预先置硅胶干燥器中干燥 3h）适量，精密称定，置 100ml 容量瓶中，加入三氯甲烷稀释至刻度，混匀；取 10.0ml，置另一 100ml 容量瓶中，加入三氯甲烷稀释至刻度，混匀；取 10.0ml，置含甲醇 10ml、盐酸 2 滴和冰醋酸乙醚溶液（1→10）10ml 的 50ml 容量瓶中，用三氯甲烷稀释至刻度，混匀。

③ 供试溶液的制备　取胶囊内容物适量（相当于阿司匹林 100mg），精密称定，加入三氯甲烷 10ml，搅拌 3min 后，转移至色谱柱填充剂上，并用三氯甲烷数毫升洗净容器后，一并转移至柱内。用三氯甲烷洗涤柱头，弃去洗脱液，再用冰醋酸-水饱和乙醚溶液（1→10）10ml 洗脱水杨酸，收集洗脱液于已经盛有甲醇 10ml 与盐酸 2 滴的 50ml 容量瓶中，继续用三氯甲烷 30ml 洗脱，并用三氯甲烷稀释至刻度。

④ 测定方法　在最大吸收波长 306nm 处，用 1cm 吸收池，以制备标准溶液的混合溶剂为空白，同时分别测定标准溶液和供试溶液的吸光度，供试溶液的吸光度不得超过标准溶液的吸光度（按阿司匹林标示量计算，水杨酸的限量为 0.75%）。

⑤ 注意事项　水杨酸与三氯化铁-尿素试液生成紫色水杨酸铁配位化合物，保留于硅藻土色谱柱上，用三氯甲烷洗脱阿司匹林时，高浓度尿素使配位化合物移动较慢，谱带较窄。若紫色环谱带扩散，则应重新装填色谱柱。

以冰醋酸的乙醚溶液洗脱时，紫色配位化合物离解，水杨酸游离出来，继而被三氯甲烷洗脱。

洗脱时，若有三氯化铁被洗下，则使洗脱液带黄色，影响测定结果，故在色谱柱下层加入伴有磷酸的硅藻土，使之与 Fe^{3+} 生成不溶于洗脱液的磷酸铁而避免干扰。

(2) 阿司匹林的含量测定

① 色谱柱的制备　填充剂为硅藻土 3g 和新制碳酸氢钠液（1→12）2ml 的混合物。

② 标准溶液的制备　取阿司匹林对照品，以冰醋酸的三氯甲烷溶液（1→100）为溶剂，制成含 $50\mu g \cdot ml^{-1}$ 的溶液。

③ 供试溶液的制备　取胶囊 20 粒，倾出内容物，精密称定，研细，混匀；取细粉适量（相当于阿司匹林 50mg）精密称定，置 50ml 容量瓶中，加入盐酸甲醇溶液（1→50）1ml，以三氯甲烷稀释至刻度，混匀。精密量取 5ml，移置色谱柱填充剂上，用三氯甲烷 5ml 和 25ml 相继洗涤，弃去洗液，用冰醋酸三氯甲烷溶液（1→10）10ml 洗脱后，再用冰醋酸三氯甲烷溶液（1→100）85ml 洗脱，洗脱液收集于 100ml 容量瓶中，并用后者溶剂稀释至刻度，混匀。

④ 测定方法　立即于最大吸收波长 280nm 处，用 1cm 吸收池，以三氯甲烷为空白，测定标准溶液和供试溶液的吸光度。胶囊内容物中阿司匹林的含量＝$c(A_U/A_S)$，单位为 mg。式中，c 为标准溶液中阿司匹林对照品的浓度；A_U 和 A_S 分别为供试溶液和标准溶液的吸光度。

在硅藻土-碳酸氢钠色谱柱中，阿司匹林及水杨酸成钠盐保留于柱上，先用三氯甲烷洗脱出中性和碱性杂质，再用醋酸酸化，使阿司匹林游离，以三氯甲烷洗脱后测定含量。

五、高效液相色谱法

药物制剂中的杂质、辅料等常常对主成分的含量测定构成干扰。高效液相色谱法是一种在线分离检测技术，在检测时能通过预处理或色谱柱对药物制剂中的主成分分离后检测，避免了其他杂质和辅料的干扰，因此被广泛应用于药物制剂的含量测定。《中国药典》（2015 年版）采用高效液相色谱法检测阿司匹林肠溶胶囊、泡腾片、栓剂，布洛芬缓释胶囊、口服溶液、滴剂、糖浆剂等的含量。

以《中国药典》（2015 年版）测定布洛芬缓释胶囊为例。

色谱条件与系统适用性试验　用十八烷基硅烷键合硅胶为填充剂；以醋酸钠缓冲液（取醋酸钠 6.13g，加水 750ml，振摇使溶解，用冰醋酸调节 pH 值至 2.5）-乙腈（40：60）为流动相；检测波长为 263nm。理论板数按布洛芬峰计算不低于 2500。

测定方法　取装量差异项下的内容物，混合均匀，精密称取适量（约相当于布洛芬 0.1g），置 200ml 容量瓶中，加甲醇 100ml，振摇 30min，加水稀释至刻度，摇匀，过滤，取续滤液 20μl 注入液相色谱仪，记录色谱图；另取布洛芬对照品适量，精密称定，同法测定。按外标法以峰面积计算，即得。

$$布洛芬的含量 = \frac{c_x A_x / A_R \, \bar{m}}{m \times 标示量} \times 100\%$$

式中，c_x 为对照品溶液的浓度，mg·ml^{-1}；A_x 和 A_R 分别为供试品溶液和对照品溶液中布洛芬的峰面积；m 为布洛芬样品的称取量，g；$\bar{m}$ 为供试品的平均片重，g；标示量为胶囊"规格"项下的标示值。

第五节　体内药物分析

一、血浆中阿司匹林和水杨酸的 LC-MS/MS 定量测定法

经临床验证，低剂量口服阿司匹林（ASA）可抑制血小板过度凝集，预防缺血性脑血管病，而阿司匹林口服时剂量小，且容易水解，因此可以采用 LC-MS/MS 方法灵敏地进行测定。

（1）色谱条件　选用 Waters 公司 Atlantisd C$_{18}$ 色谱柱（4.6mm×100mm，5μm）；流

动相由 40％含 0.05％甲酸的乙腈和 60％ 10mmol·L^{-1}甲酸铵 （pH＝3.5）组成；流速为 1.5ml·min^{-1} （分流比为 1∶9）；柱温为 40℃；进样量为 10μl。每一个样品分析用时为 3.5min。

（2）质谱条件 采用电喷雾 （ESI） 离子源，在负离子电离模式下选用多反应监测 （MRM） 的质谱扫描方式进行测定，阿司匹林 （ASA）、水杨酸 （SA） 和 4-ABS （内标） 的母/子离子对的质荷比分别为 178.9/136.8，136.9/92.8 和 162.9/118.9，见图 5-3～图 5-5。

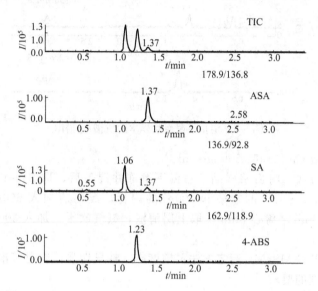

图 5-3 5μg·ml^{-1} ASA、SA、4-ABS 标准品的质谱-色谱图

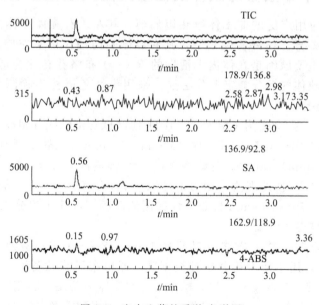

图 5-4 空白血浆的质谱-色谱图

（3）标准工作曲线溶液的配制 以含氟化钠 5mg·ml^{-1}的人空白血浆为基质，配制标准工作曲线溶液，质量浓度分别为 25ng·ml^{-1}、50ng·ml^{-1}、100ng·ml^{-1}、250ng·ml^{-1}、500ng·ml^{-1}、1000ng·ml^{-1}、4000ng·ml^{-1}和 10000ng·ml^{-1}，以及质控样品，浓度为

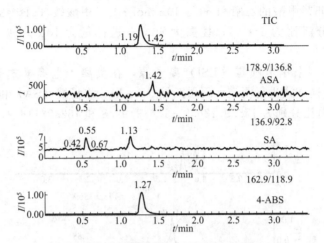

图 5-5 定量下限血浆样本的质谱-色谱图

$75ng \cdot ml^{-1}$、$750ng \cdot ml^{-1}$ 和 $7500ng \cdot ml^{-1}$。

（4）样品处理方法　将血浆样品于室温下解冻并混匀后，取 $200\mu l$ 加入 1.5ml 离心管中，再加入 $50\mu l$ $1mol \cdot L^{-1}$ 的盐酸和 $200\mu l$ 的内标，混匀后加入 $600\mu l$ 乙酸乙酯，振荡 1min，以 $13000r \cdot min^{-1}$ 离心 5min。取上层清液，氮气吹干，加入 $300\mu l$ 流动相复溶，进样 $10\mu l$。

结果表明，HPLC-MS/MS 测定方法灵敏度高、特异性强，满足了准确测定人血浆中阿司匹林和水杨酸浓度的要求。

二、人血浆中布洛芬对映体的柱切换高效液相色谱测定法

布洛芬是一类应用广泛的非甾体解热镇痛药，其左、右旋体在体内的药理活性及代谢过程存在显著的差异。体外实验表明，其右旋体的药理作用是左旋体的 160 倍，但在体内仅为 1.4 倍，主要原因是在体内无活性的 R-（－）-布洛芬转化为活性的 S-（＋）-布洛芬，因此布洛芬对映体的拆分测定十分必要。采用手性色谱柱来检测手性异构体是一种非常有效的分析方法。

（1）色谱条件　手性柱为 Chiralcel OJ-H 柱（Daicel Chemicals，250mm×4.6mm，$5\mu m$）；非手性柱为 UltimateTM SiO2 柱（50mm×4.6mm，$5\mu m$）；手性柱前接一根氰基预柱（Phenomenex，4mm×3mm）。流动相为正己烷-异丙醇-三氟醋酸（96.5∶3.5∶0.1），流速为 $0.5ml \cdot min^{-1}$；预处理流动相为正己烷-异丙醇（99.5∶1），流速为 $1ml \cdot min^{-1}$；利用柱切换技术在 1.70～4.09min 将非手性柱用流动相正冲流出组分进入手性柱；紫外检测波长为 230nm；柱温为室温。

（2）贮备液的配制　称取布洛芬对照品 10mg、S-（＋）-布洛芬对照品 5mg，各置于 10ml 棕色容量瓶中，用甲醇溶解并定容至刻度，即得布洛芬贮备液（$1000mg \cdot L^{-1}$）和 S-（＋）-布洛芬贮备液（$500mg \cdot L^{-1}$），贮存于 $-30℃$ 冰箱备用。临用时分别用色谱纯甲醇分别稀释为标准系列工作液。称取对溴苯甲酸 5mg，用甲醇溶解并定容于 25ml 容量瓶中，即得内标贮备液（$200mg \cdot L^{-1}$），贮存于 $-30℃$ 冰箱备用。临用时用色谱纯甲醇稀释成内标工作液（$5.0mg \cdot L^{-1}$）。

（3）样品预处理　取布洛芬消旋体或 S-（＋）-布洛芬样品或血浆 0.2ml，加入 $5mg \cdot L^{-1}$ 0.05ml，漩涡混匀，再加入 0.2ml $0.1mol \cdot L^{-1}$ 醋酸钠溶液（pH＝3.7），漩涡混匀后加入

3ml 正己烷-异丙醇（95：5）萃取液，漩涡萃取 7min，低温离心 7min（3000r·min⁻¹），转移上层有机相于另一尖底玻璃试管中，置 50℃ 水浴中通空气流挥干，残留物溶于 0.1ml 流动相，漩涡混匀 1min，分装入全自动进样器，进样 $40\mu l$，进行定量分析，分别测定布洛芬消旋体和 S-(+)-布洛芬的浓度。所得色谱图见图 5-6。

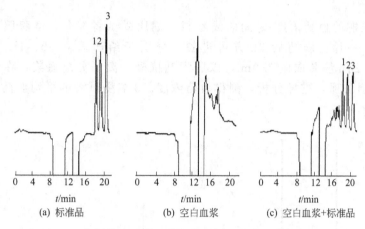

图 5-6　柱切换法测定血浆中布洛芬对映体浓度的色谱图
1—R-(−)-布洛芬（RIBU）；2—S-(+)-布洛芬（SIBU）；3—内标

布洛芬对映体标准工作曲线回归方程：$y = 0.31135x − 0.01652$（$r = 0.9999$）

S-(+)-布洛芬标准工作曲线回归方程：$y = 0.31608x − 0.04401$（$r = 0.9999$）

实验结果显示，柱切换 HPLC 法测定人血浆中布洛芬对映体浓度，血浆用量少，重现性好，准确度高，血样预处理操作简便易行。

三、血浆中二氟尼柳的固相萃取-反相 HPLC 测定法

采用固相萃取方法，以大孔网格树脂小柱净化样本，用快速、灵敏的反相 HPLC 法测定人血浆中二氟尼柳的浓度，并可对单剂量经口给药后的二氟尼柳药代动力学进行初步研究。

（1）色谱条件　色谱柱为 Spherisorb C_{18}（$5\mu m$，$250mm \times 4.6mm$）；流动相为甲醇-水-冰醋酸（66：30：4）；流速为 110ml·min⁻¹；检测波长为 250nm。

（2）血浆样本的制备　用甲醇 2ml、水 5ml 依次通过小柱进行活化，再用 pH=1.5 的磷酸盐缓冲液 5ml 通过小柱，依次加入血浆 1ml、内标甲醇溶液（$2\mu g \cdot ml^{-1}$）0.2ml，然后用 pH=1.5 的磷酸盐缓冲液 5ml 冲洗，继用甲醇-冰醋酸（99：1）溶液 5ml 洗脱，收集洗脱液，于 60℃ 水浴吹氮气挥干溶剂，残渣以甲醇 0.5ml 溶解，取 $20\mu l$ 进样分析。分析结果如图 5-7 所示。

（3）标准工作曲线的制备　取健康人空白血浆多份，分别加入不同体积的二氟尼柳对照品溶液，制成含二氟尼柳 $0.5\mu g \cdot ml^{-1}$、$1\mu g \cdot ml^{-1}$、$5\mu g \cdot ml^{-1}$、$10\mu g \cdot ml^{-1}$、$50\mu g \cdot ml^{-1}$、$100\mu g \cdot ml^{-1}$ 的血浆，在规定色谱条件下，按照"样本制备"项进样分析。以药物浓度与内标浓度之比（c_i/c_s）为横坐标（X），药物与内标峰面积之比（A_i/A_s）为纵坐标（Y）进行回归分析。回归方程为 $Y = 5.489 \times 10^{-2} + 1.750X$，$r = 0.9949$（$n = 6$）。线性范围为 $0.5 \sim 100\mu g \cdot ml^{-1}$；最低检出限为 $0.02\mu g \cdot ml^{-1}$（$S/N = 6$）。

（4）萃取回收率　分别配制浓度为 $0.5\mu g \cdot ml^{-1}$、$10\mu g \cdot ml^{-1}$、$100\mu g \cdot ml^{-1}$ 的血浆，

在规定色谱条件下，按照"样本制备"项，其中不加内标，待挥干溶剂后，以内标甲醇溶液（$0.8\mu g \cdot ml^{-1}$）0.5ml 溶解残渣，进样分析，得药物与内标峰面积比 R'。另配制相应浓度为 $1\mu g \cdot ml^{-1}$、$20\mu g \cdot ml^{-1}$、$200\mu g \cdot ml^{-1}$ 的对照品溶液，其中内标浓度为 $0.8\mu g \cdot ml^{-1}$，进样分析，得药物与内标的峰面积比 R，按 R'/R 计算回收率。平均萃取回收率为 91.65%，RSD 为 6.88%。

（5）二氟尼柳的血药浓度-时间曲线绘制　健康受试者 3 名，空腹服用二氟尼柳片（每片 300mg）一片，服药后 2h 方可进餐。分别于给药后 0.5h、1h、2h、3h、4h、6h、8h、12h、24h 静脉取血 3.0ml，以肝素钠抗凝，离心分离血浆，在规定色谱条件下，按照样本制备项，进样分析，测得血药浓度。3 名受试者的平均血药浓度经时曲线见图 5-8。

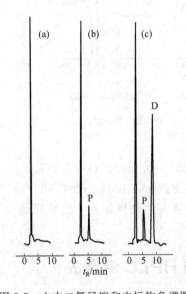

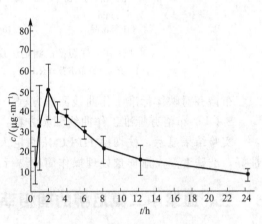

图 5-7　血中二氟尼柳和内标物色谱图

（a）空白血浆；（b）空白血浆＋内标；

（c）服药后血浆样本＋内标

D—二氟尼柳（$t_R=7.90$min）；

P—对羟基联苯（内标）

（$t_R=5.28$min）

图 5-8　二氟尼柳经口 300mg
剂量的血药浓度-时间曲线

结果表明，采用固相萃取方法进行样本处理后建立的 HPLC 法，方法简便，彻底避免了乳化，并有利于进一步的自动化检测。

参 考 文 献

[1] 国家药典委员会编. 中华人民共和国药典（2015 年版）. 北京：中国医药科技出版社，2015.

[2] 刘文英. 药物分析. 第 6 版. 北京：人民卫生出版社，2007.

[3] 曾苏. 药物分析学. 第 2 版. 北京：高等教育出版社，2014.

[4] 安登魁. 现代药物分析选论. 北京：中国医药科技出版社，2000.

[5] 朱景申. 药物分析. 北京：中国医药科技出版社，2003.

[6] 曾经泽. 生物药物分析. 第 2 版. 北京：北京医科大学中国协和医科大学联合出版社，1998.

[7] 孟繁浩等. 非甾体抗炎药二氟尼柳的合成. 精细化工，2002，19（5）：252-255.

[8] 向瑾等. 柱切换高效液相色谱法测定人血浆中布洛芬对映体浓度. 分析化学，2008，36（3）：311-314.

[9] 高立勤等. 固相萃取-反相 HPLC 法测定血浆中二氟尼柳的浓度. 药学学报，1998，33（4）：286-289.

习 题

一、选择题

1.《中国药典》(2015 年版) 采用双相滴定法测定苯甲酸钠的含量,其所用的溶剂体系为 ( )。

A. 水-乙醇   B. 水-冰醋酸   C. 水-氯仿   D. 水-乙醚   E. 水-丙酮

2. 鉴别水杨酸及其盐类,最常用的试液是 ( )。

A. 碘化钾   B. 碘化汞钾   C. 三氯化铁   D. 硫酸亚铁   E. 亚铁氰化钾

3. 双相滴定法可适用的药物为 ( )。

A. 阿司匹林   B. 对乙酰氨基酚   C. 水杨酸   D. 苯甲酸   E. 苯甲酸钠

4. 水杨酸与三氯化铁试液生成紫堇色产物的反应,要求溶液 pH 值是 ( )。

A. 10.0   B. 2.0   C. 7~8   D. 4~6   E. 2.0±0.1

5. 在中性条件下,可与三氯化铁试液反应,生成赭色沉淀的药物是 ( )。

A. 水杨酸钠   B. 对氨基水杨酸钠   C. 乙酰水杨酸   D. 苯甲酸钠   E. 扑热息痛

二、简答题

1. 芳酸及其酯类的主要理化性质有哪些?

2. 哪些鉴别试验能鉴别水杨酸类药物?

3. 对氨基水杨酸钠中的特殊杂质是什么?如何检查?

4. 氯贝丁酯中的特殊杂质是什么?如何检查?

5. 芳酸类药物的含量测定主要有哪些方法?

6. 简述双相滴定法的基本原理。

7. 阿司匹林片为何要用两步滴定法进行滴定?

8. 分别指出阿司匹林原料药、阿司匹林肠溶胶囊和阿司匹林片中阿司匹林的含量测定方法,并说明原因。

第六章

芳香胺类药物的分析

芳香胺类药物临床使用的种类较多，国内外药典收载的品种也较多。本章重点介绍芳胺类药物中的对氨基苯甲酸酯类和芳酰胺类、芳烃胺类药物中的苯乙胺类和芳氧丙醇胺类药物的分析方法及有关药物的质量控制方法。

第一节 芳胺类药物的分析

芳胺类药物的基本结构有两类：一类为芳伯氨基未被取代，而在芳环对位有取代的对氨基苯甲酸酯类，典型药物有苯佐卡因、盐酸普鲁卡因和盐酸丁卡因等局部麻醉药；另一类则为芳伯氨基被酰化，并在芳环对位有取代的酰胺类药物，典型药物有对乙酰氨基酚、盐酸利多卡因、盐酸布比卡因和醋氨苯砜（抗麻风药）等。

一、对氨基苯甲酸酯类药物的结构与性质

1. 结构

（1）基本结构　本类药物分子中都具有对氨基苯甲酸酯的母体，结构通式如下：

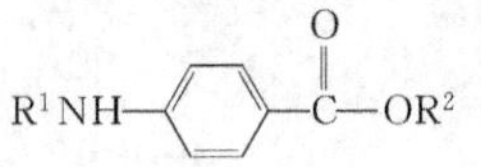

$$R^1NH\!-\!\!\!\!\bigcirc\!\!\!\!-\!\!\overset{\displaystyle O}{\overset{\displaystyle \|}{C}}\!-OR^2$$

（2）典型药物的结构　本类药物主要包括苯佐卡因（benzocaine）、盐酸普鲁卡因（procaine hydrochloride）、盐酸氯普鲁卡因（chloroprocaine hydrochloride）和盐酸丁卡因（tetracaine hydrochloride）等局部麻醉药。化学结构如下：

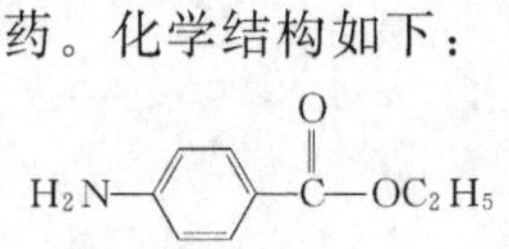

$$H_2N\!-\!\!\!\!\bigcirc\!\!\!\!-\!\!\overset{\displaystyle O}{\overset{\displaystyle \|}{C}}\!-OC_2H_5$$
苯佐卡因

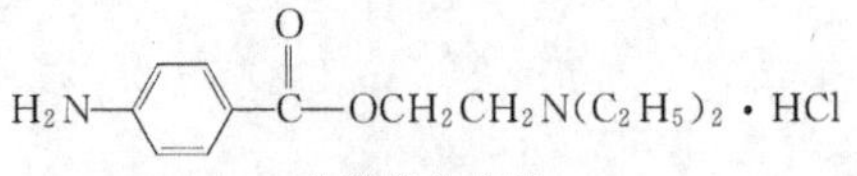

$$H_2N\!-\!\!\!\!\bigcirc\!\!\!\!-\!\!\overset{\displaystyle O}{\overset{\displaystyle \|}{C}}\!-OCH_2CH_2N(C_2H_5)_2 \cdot HCl$$
盐酸普鲁卡因

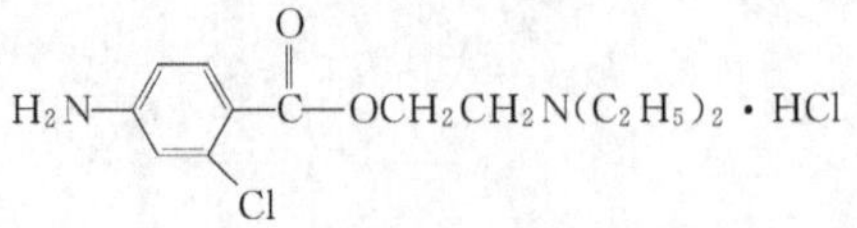

$$H_2N\!-\!\!\!\!\underset{\displaystyle Cl}{\bigcirc}\!\!\!\!-\!\!\overset{\displaystyle O}{\overset{\displaystyle \|}{C}}\!-OCH_2CH_2N(C_2H_5)_2 \cdot HCl$$
盐酸氯普鲁卡因

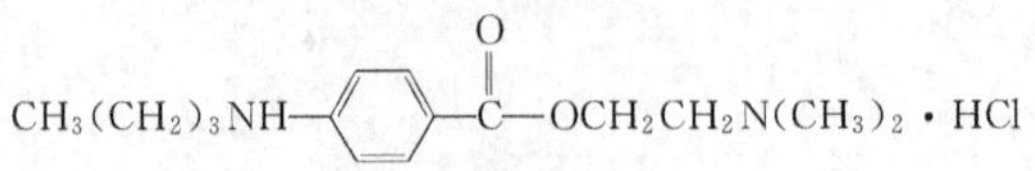

$$CH_3(CH_2)_3NH\!-\!\!\!\!\bigcirc\!\!\!\!-\!\!\overset{\displaystyle O}{\overset{\displaystyle \|}{C}}\!-OCH_2CH_2N(CH_3)_2 \cdot HCl$$
盐酸丁卡因

由于盐酸普鲁卡因胺（procainamide hydrochloride，抗心律失常药）的化学结构与盐酸

普鲁卡因的不同之处仅在酯键改为酰胺键，化学性质与本类药物很相似，故也在此一并列入讨论。其化学结构如下：

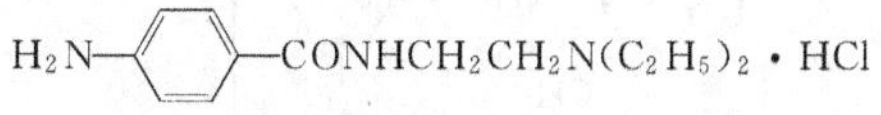

$$H_2N-\bigcirc-CONHCH_2CH_2N(C_2H_5)_2 \cdot HCl$$

盐酸普鲁卡因胺

2. 主要性质

（1）性状　本类药物游离碱多为油状液体或低熔点固体，难溶于水，可溶于有机溶剂。其盐酸盐均系白色结晶性粉末，具有一定的熔点，易溶于水和乙醇，难溶于有机溶剂。

（2）芳伯氨基特性　本类药物的结构中具有芳伯氨基（除盐酸丁卡因外），故能发生重氮化-偶合反应；可与芳醛缩合，生成希夫碱（Schiff bases）；对日光或空气中的氧较敏感，易氧化变色等。

（3）水解性　因分子结构中含有酯键（或酰胺键），故易发生水解。尤其是药物受光、热或碱性条件的影响，其水解速率加快。苯佐卡因、盐酸普鲁卡因的水解产物为对氨基苯甲酸（PABA），盐酸氯普鲁卡因的水解产物为4-氨基-2-氯苯甲酸，盐酸丁卡因的水解产物为对丁氨基苯甲酸（BABA）。

（4）弱碱性　除苯佐卡因外，本类药物分子结构中脂烃胺侧链为叔胺氮原子，故具有弱碱性，能与生物碱沉淀剂发生沉淀反应。因其碱性较弱，在水溶液中不能用标准酸滴定液直接滴定，只能在非水溶剂体系中滴定。

二、芳酰胺类药物的结构与性质

1. 结构

（1）基本结构　本类药物均系苯胺的酰基衍生物，其结构共性是具有芳酰氨基，基本结构通式为：

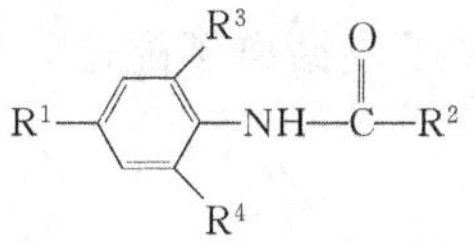

$$R^1-\bigcirc\overset{R^3}{\underset{R^4}{}}-NH-\overset{O}{\overset{\|}{C}}-R^2$$

（2）典型药物的结构　本类药物包括对乙酰氨基酚（paracetamol）等解热镇痛药，盐酸利多卡因（lidocaine hydrochloride）、盐酸布比卡因（bupivacaine hydrochloride）等局部麻醉药，抗麻风药醋氨苯砜（acedapsone）和抗心律失常药盐酸妥卡尼（tocainide hydrochloride）等。典型药物结构为：

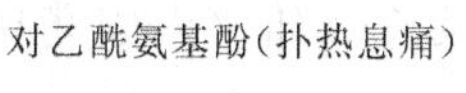

$$HO-\bigcirc-NHCOCH_3$$

对乙酰氨基酚（扑热息痛）

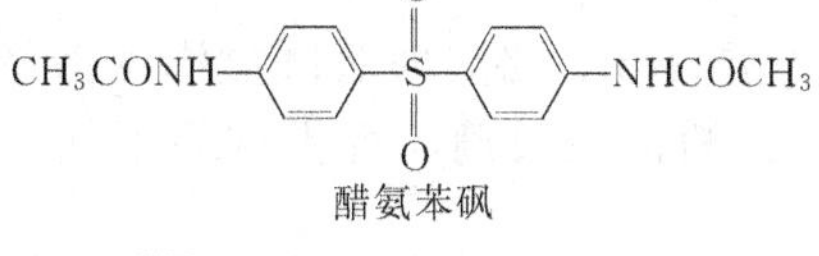

$$CH_3CONH-\bigcirc-\overset{O}{\underset{O}{\overset{\|}{S}}}-\bigcirc-NHCOCH_3$$

醋氨苯砜

$$\bigcirc\overset{CH_3}{\underset{CH_3}{}}-NHCOCH_2N(C_2H_5)_2 \cdot HCl \cdot H_2O$$

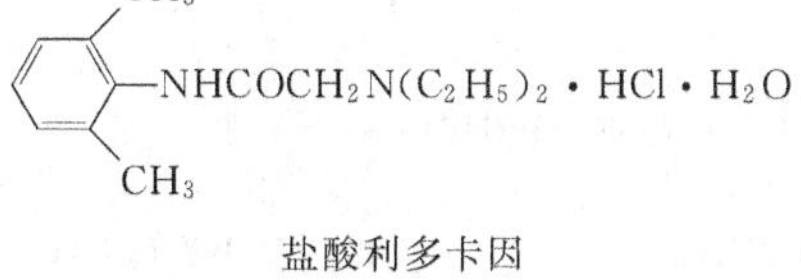

盐酸利多卡因

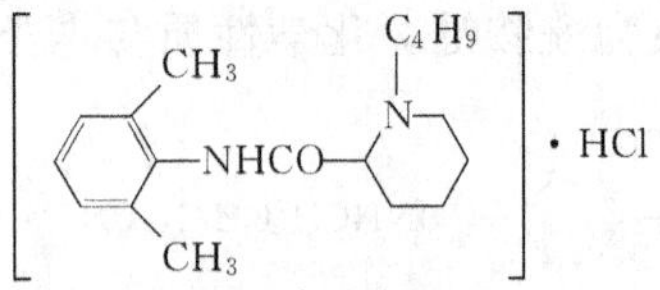

盐酸布比卡因

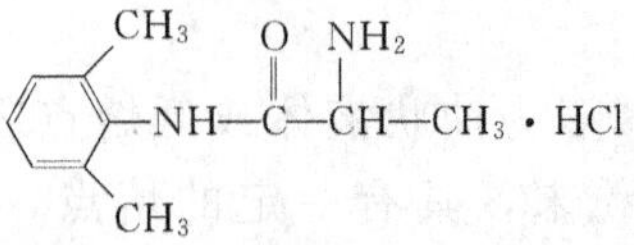

盐酸妥卡尼

2. 性质

（1）性状　本类药物多为白色结晶或结晶性粉末。其游离体在水中溶解度低，其盐酸盐可溶于水、乙醇。

（2）水解后显芳伯氨基特性　本类药物的分子结构中均含有芳酰氨基，在酸性溶液中易水解为芳伯氨基化合物，并显芳伯氨基特性反应。其水解反应的速率，对乙酰氨基酚相对比较快；盐酸利多卡因、盐酸布比卡因等在酰氨基邻位存在两个甲基，由于空间位阻影响，较难水解，故其盐的水溶液比较稳定。

（3）水解产物易酯化　对乙酰氨基酚和醋氨苯砜水解后产生醋酸，可在硫酸介质中与乙醇反应，产生醋酸乙酯的香味。

（4）酚羟基特性　对乙酰氨基酚具有酚羟基，与三氯化铁发生呈色反应，可与分子结构中无酚羟基的本类药物区别。

（5）弱碱性　本类药物利多卡因、布比卡因等的脂烃胺侧链有叔胺氮原子，显碱性，可以成盐；盐酸利多卡因、盐酸布比卡因和盐酸妥卡尼能与生物碱沉淀剂发生沉淀反应，其中与三硝基苯酚试液反应生成的沉淀具有一定的熔点。对乙酰氨基酚和醋氨苯砜不具有此侧链，亦无此类反应，可以区别。

（6）与重金属离子发生沉淀反应　盐酸利多卡因、盐酸布比卡因和盐酸妥卡尼分子结构中酰氨基上的氮可在水溶液中与铜离子或钴离子配位，生成有色的配位化合物沉淀。此沉淀可溶于三氯甲烷等有机溶剂后呈色。

三、鉴别试验

1. 重氮化-偶合反应

分子结构中具有芳伯氨基或潜在芳伯氨基的药物，均可发生重氮化反应，生成的重氮盐可与碱性 β-萘酚偶合生成有色的偶氮染料。

（1）苯佐卡因、盐酸普鲁卡因、盐酸氯普鲁卡因和盐酸普鲁卡因胺具有芳伯氨基，在盐酸溶液中，可直接进行重氮化-偶合反应。如《中国药典》（2015 年版）中对苯佐卡因和盐酸普鲁卡因的鉴别方法如下。

取供试品约 50mg，加稀盐酸 1ml，必要时缓缓煮沸使溶解，放冷，加 $0.1mol \cdot L^{-1}$ 亚硝酸钠溶液数滴，滴加碱性 β-萘酚试液数滴，视供试品不同，生成橙黄到猩红色沉淀。反应式为：

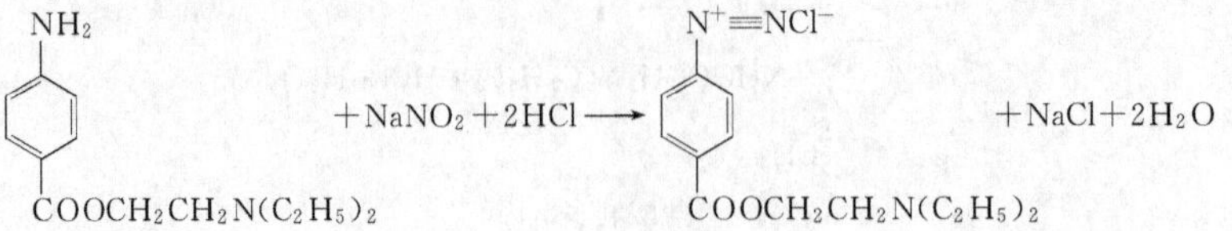

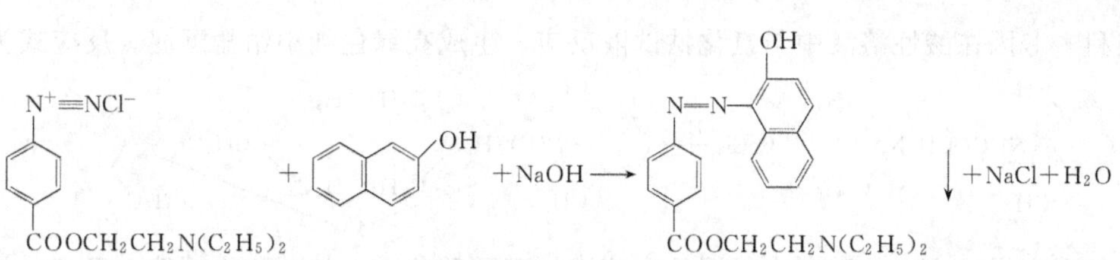

（2）盐酸丁卡因分子结构中不具有芳伯氨基，不发生重氮化-偶合反应，但其分子结构中的芳香仲胺在酸性溶液中与亚硝酸钠反应，生成乳白色的 N-亚硝基化合物沉淀，可与具有芳伯氨基的同类药物区别。反应式为：

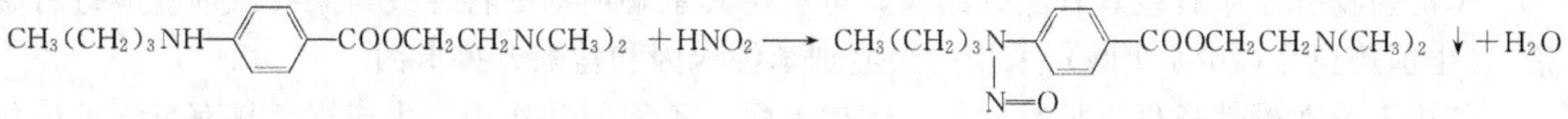

（3）对乙酰氨基酚和醋氨苯砜具有潜在芳伯氨基，在盐酸或硫酸中加热水解后，也可与亚硝酸钠进行重氮化反应。如《中国药典》（2015 年版）中对乙酰氨基酚的鉴别方法如下。

取本品约 0.1g，加稀盐酸 5ml，置水浴中加热 40min，放冷。取 0.5ml，滴加亚硝酸钠试液 5 滴，摇匀，用水 3ml 稀释后，加碱性 β-萘酚试液 2ml，振摇，即显红色。反应式为：

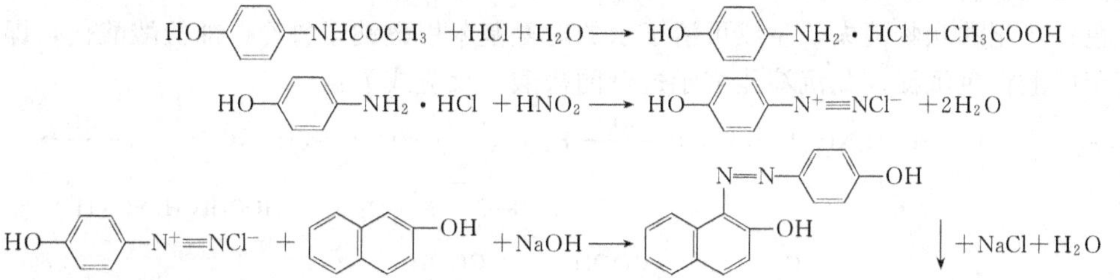

2. 与三氯化铁反应

对乙酰氨基酚分子结构中具有酚羟基，可直接与三氯化铁试液反应显蓝紫色。反应式为：

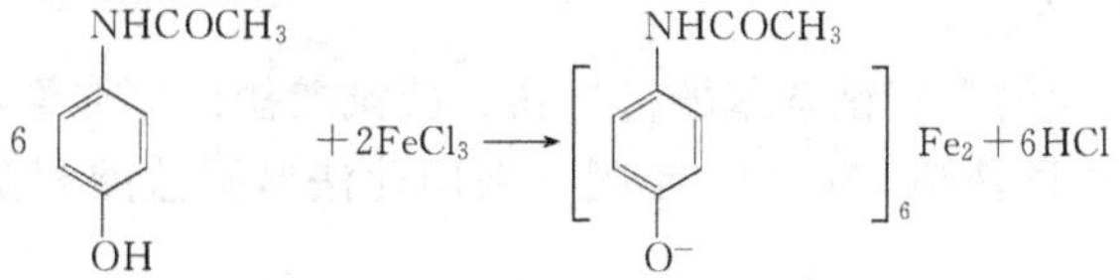

3. 与重金属离子反应

（1）与铜离子和钴离子反应　分子结构中具有芳酰胺的盐酸利多卡因，在碳酸钠试液中与硫酸铜反应生成蓝紫色配位化合物，此有色物转溶三氯甲烷中显黄色。苯佐卡因、盐酸普鲁卡因、盐酸氯普鲁卡因和盐酸丁卡因等，在同样条件下不发生此反应。反应式为：

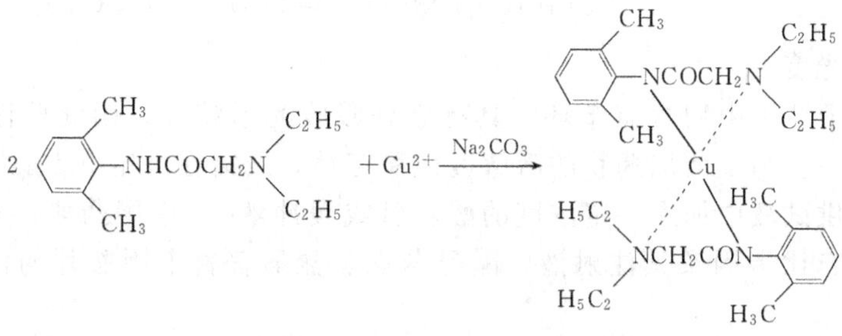

盐酸利多卡因在酸性溶液中与氯化钴试液反应，生成亮绿色细小钴盐沉淀。反应式为：

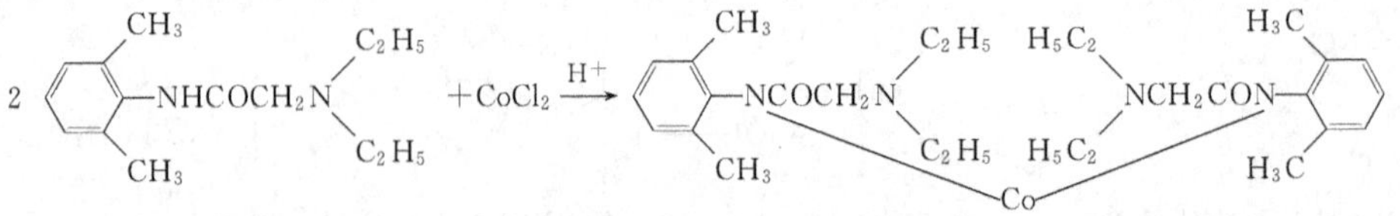

（2）与汞离子反应　盐酸利多卡因的水溶液加硝酸酸化后，加硝酸汞试液，煮沸，显黄色；对氨基苯甲酸酯类药物显红色或橙黄色，可以与之区别。

4. 水解产物的反应

本类药物分子中有些具有酯键结构，可利用其水解产物的特性或与某些试剂反应进行鉴别。《中国药典》（2015 年版）采用此法鉴别苯佐卡因和盐酸普鲁卡因。

苯佐卡因在碱性条件下加热水解，产生乙醇，乙醇与碘作用，生成黄色具有臭气的碘仿沉淀。反应式为：

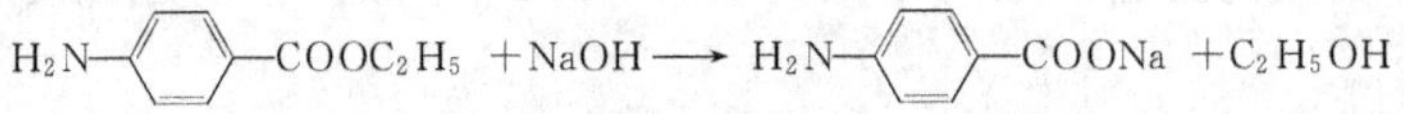

$$C_2H_5OH + 4I_2 + 6NaOH \longrightarrow CHI_3 \downarrow + 5NaI + HCOONa + 5H_2O$$

盐酸普鲁卡因具有对氨基苯甲酸酯的结构，遇氢氧化钠试液即生成游离普鲁卡因白色沉淀，加热变为油状物。继续加热则水解，产生挥发性二乙氨基乙醇，能使湿润的红色石蕊试纸变为蓝色；热至油状物消失，生成可溶于水的对氨基苯甲酸钠，放冷，加盐酸酸化，即析出对氨基苯甲酸白色沉淀。此沉淀能溶于过量的盐酸。反应式为：

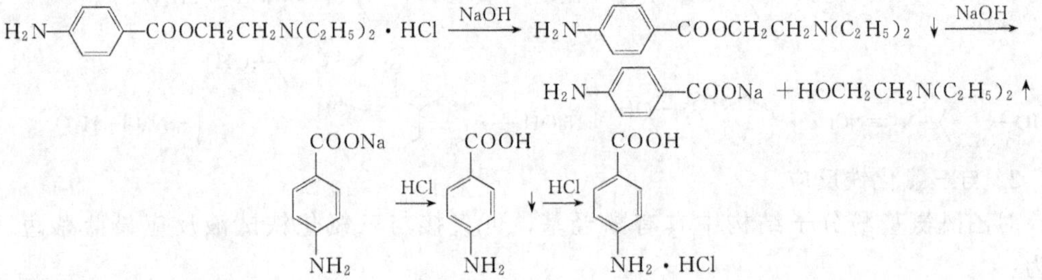

5. 制备衍生物测定熔点

本类药物常见的衍生物有三硝基苯酚衍生物、硫氰酸盐衍生物等，其衍生物具有一定的熔点，可用于鉴别。《中国药典》（2015 年版）采用此法鉴别盐酸利多卡因、盐酸布比卡因和盐酸丁卡因。

硫氰酸盐衍生物　以盐酸丁卡因的鉴别为例。

测定方法　取本品约 0.1g，加 5%醋酸钠溶液 10ml 溶解后，加 25%硫氰酸铵溶液 1ml，即析出白色结晶；过滤，结晶用水洗涤，在 80℃干燥后，熔点约为 131℃。

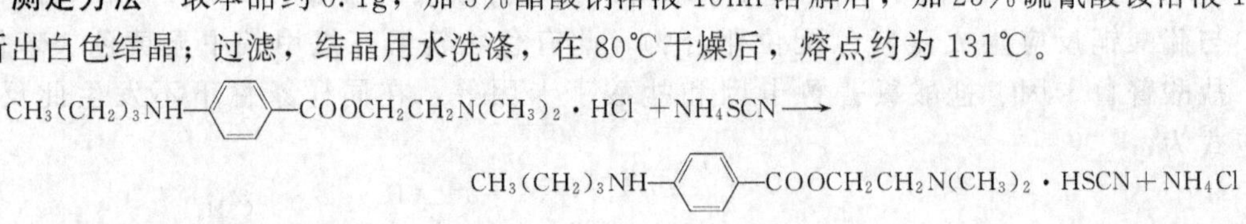

6. 紫外分光光度法

本类药物分子结构中均含有苯环，具有紫外吸收光谱特征，因此此法是本类药物常用的鉴别方法之一。为了增加药物的溶解度或稳定性，或需在一定 pH 条件下产生相应的特征吸收，常在供试液中加入一定浓度的酸、碱或缓冲液。《中国药典》（2015 年版）采用此法鉴别盐酸布比卡因及其注射液、醋氨苯砜、盐酸普鲁卡因胺片与注射液，其鉴别方法见表 6-1。

表 6-1 紫外分光光度法鉴别的芳胺类药物

药　　物	溶剂	质量浓度/($\mu g \cdot ml^{-1}$)	λ_{max}/nm	备　　注
盐酸布比卡因（注射液）	盐酸溶液	400	263	0.53～0.58
			271	0.43～0.48
醋氨苯砜	无水乙醇	5	256 与 284	有最大吸收
盐酸普鲁卡因胺片（注射液）	水	5	280	有最大吸收

7. 红外分光光度法

红外吸收光谱具有特征性强、专属性好的特点。该法特别适用于化学结构相互之间差别较小的药物的鉴别与区别。因为这些药物采用其他理化方法难以进行区别，而用红外吸收光谱法就比较容易。《中国药典》（2015 年版）对本类药物的鉴别，几乎都用到红外吸收光谱法。如盐酸普鲁卡因的红外吸收图谱见图 6-1，规定供试品的红外吸收光谱与对照图谱一致。

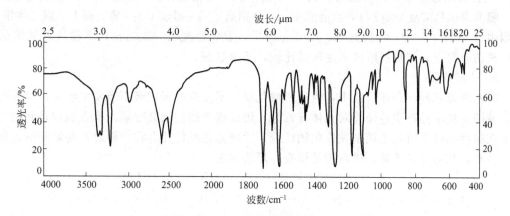

图 6-1 盐酸普鲁卡因的红外吸收图谱（氯化钾压片）

峰位/cm^{-1}	归属
3315，3200	ν_{NH_2}（伯胺）
2585	ν_{N^+-H}（氨基）
1692	$\nu_{C=O}$（酯羰基）
1645	δ_{N-H}（氨基）
1604，1520	ν_{C-C}（苯环）
1271，1170，1115	ν_{C-O}（酯基）

四、特殊杂质的检查

（一）对乙酰氨基酚中特殊杂质的检查

对乙酰氨基酚的原料药可以对硝基氯苯为原料，水解后制得对硝基酚，经还原生成对氨基酚，再经乙酰化后制得；也可以苯为原料，经亚硝化及还原反应制得对氨基酚。

$$H_2N-\!\!\!\bigcirc\!\!\!-OH \xrightarrow[\text{乙酰化}]{CH_3COOH} CH_3CONH-\!\!\!\bigcirc\!\!\!-OH$$

对乙酰氨基酚在生产过程中除可能引入一般杂质外，还可能引入特殊杂质。因此，《中国药典》（2015 年版）规定对乙酰氨基酚除了检查酸度、氯化物、硫化物、炽灼残渣和重金属等一般杂质外，还需检查以下项目。

1. 乙醇溶液的澄清度与颜色

对乙酰氨基酚原料药的生产工艺中使用铁粉作为还原剂，因此铁粉可能带入成品中，致使乙醇溶液产生浑浊。中间体对氨基酚的有色氧化产物，在乙醇中显橙红色或棕色。

检查方法　取本品 1.0g，加乙醇 10ml 溶解后，溶液应澄清无色；如显浑浊，与 1 号浊度标准液比较，不得更浓；如显色，与棕红色 2 号或橙红色 2 号标准液比较，不得更深。

2. 有关物质

由于对乙酰氨基酚的生产工艺路线较多，不同生产工艺路线所带入的杂质可能有所不同，这些杂质主要包括中间体、副产物及分解产物。如对氨基酚、对氯苯乙酰胺、邻乙酰基对乙酰氨基酚、偶氮苯、氧化偶氮苯、苯醌和醌亚胺等。《中国药典》在本品"有关物质"项下检查，以对氯苯乙酰胺为对照品，采用薄层色谱法进行限度检查。

检查方法　取本品的细粉 1.0g，置具塞离心管或试管中，加乙醚 5ml，立即密塞，振摇 30min，离心或放置澄清，取上清液作为供试品溶液；另取含对氯苯乙酰胺 1.0mg·ml^{-1} 的乙醇溶液适量，用乙醚稀释成含 50μg·ml^{-1} 的溶液作为对照溶液。照薄层色谱法试验，吸取供试品溶液 200μl 与对照溶液 40μl，分别点于同一硅胶 GF$_{254}$ 薄层板上。以三氯甲烷-丙酮-甲苯（13:5:2）为展开剂，展开，晾干，置紫外光灯（254nm）下检视，供试品溶液如显杂质斑点，与对照溶液的主斑点比较，不得更深。

3. 对氨基酚

对乙酰氨基酚在合成过程中，由于乙酰化反应不完全或因贮藏不当发生水解，均可引入对氨基酚，使本品产生色泽并对人体有毒性，因此应严格控制其限量。检查原理是利用对氨基酚在碱性条件下可与亚硝基铁氰化钠反应，生成蓝色配位化合物，而对乙酰氨基酚无此反应的特点，与对照品比较，进行限量检查。反应式为：

$$Na_2[Fe(NO)(CN)_5]+H_2O \longrightarrow Na_2[Fe(CN)_5 \cdot H_2O]+NO$$

$$Na_2[Fe(CN)_5 \cdot H_2O]+ H_2N-\!\!\!\!\!\bigcirc\!\!\!\!\!-OH \longrightarrow Na_2[Fe(CN)_5 \cdot H_2N-\!\!\!\!\!\bigcirc\!\!\!\!\!-OH]+H_2O$$

蓝色

检查方法　取本品 1.0g，加甲醇溶液（1→2）20ml 溶解后，加碱性亚硝基铁氰化钠试液 1ml，摇匀，放置 30min。如显色，与对乙酰氨基酚对照品 1.0g 加对氨基酚 50μg 用同一方法制成的对照液（对乙酰氨基酚不稳定，应临用现配）比较，不得更深（0.005%）。

对于对乙酰氨基酚制剂中对氨基酚的检查，由于药物制剂除含主药外，还含有附加剂，而附加剂有时会干扰主药的测定，因此在检测方法上多数与原料药不同。《中国药典》（2015 年版）收载的对乙酰氨基酚咀嚼片、泡腾片、颗粒、滴剂中对氨基酚的检查，均采用高效液相色谱法进行限度检查。

（二）盐酸普鲁卡因注射液中对氨基苯甲酸的检查

盐酸普鲁卡因分子结构中有酯键，易发生水解反应。其注射液制备过程中受灭菌温度、时间、溶液 pH 值、贮藏时间以及光线和金属离子等因素的影响，可发生水解反应，生成对氨基苯甲酸和二乙氨基乙醇。

$$H_2N-\!\!\!\!\!\bigcirc\!\!\!\!\!-COOCH_2CH_2N(C_2H_5)_2 + H_2O \longrightarrow H_2N-\!\!\!\!\!\bigcirc\!\!\!\!\!-COOH + HOCH_2CH_2N(C_2H_5)_2$$

其中对氨基苯甲酸随贮藏时间的延长或高温加热，可进一步脱羧转化为苯胺，而苯胺又可被氧化为有色物，使注射液变黄，疗效下降，毒性增加。因此，《中国药典》（2015 年版）规定，本品应采用薄层色谱法检查水解产物对氨基苯甲酸，其限度不得超过 1.2%。

$$H_2N-\!\!\!\!\!\bigcirc\!\!\!\!\!-COOH \xrightarrow{-CO_2} H_2N-\!\!\!\!\!\bigcirc\!\!\!\!\!- \xrightarrow{[O]} O=\!\!\!\!\!\bigcirc\!\!\!\!\!=O$$

检查方法　精密量取本品适量，用水定量稀释制成每 1ml 中约含盐酸普鲁卡因 0.2mg 的溶液，作为供试品溶液；精密量取 1ml，置 100ml 量瓶中，用水稀释至刻度，摇匀，作为对照溶液;取对氨基苯甲酸对照品适量,精密称定,加水溶解并定量稀释制成每1ml中约含 $2.4\mu g$ 的溶液,作为对照品溶液;取供试品溶液1ml与对照品溶液9ml混合均匀,作为系统适用性溶液。照盐酸普鲁卡因对氨基苯甲酸项下的方法,精密量取对照品溶液、对照溶液与供试品溶液各 $10\mu l$,分别注入液相色谱仪,记录色谱图至主成分峰保留时间的4倍。供试品溶液色谱图中如有与对氨基苯甲酸峰保留时间一致的色谱峰,按外标法以峰面积计算,不得过盐酸普鲁卡因标示量的 1.2%,其他杂质峰面积的和不得大于对照溶液的主峰面积(1.0%)。

五、含量测定

(一)亚硝酸钠滴定法

本类药物分子结构中具有芳伯氨基或水解后具有芳伯氨基,在酸性溶液中可与亚硝酸钠反应,可用亚硝酸钠滴定法测定含量。《中国药典》(2015年版)收载的直接用本法测定其含量的药物有苯佐卡因、盐酸普鲁卡因及其注射液、盐酸普鲁卡因胺及其片剂与注射液;经水解后可用本法测定其含量的药物有醋氨苯砜及其注射液。

1. 原理

分子结构中具有芳伯氨基或水解后生成芳伯氨基的药物在酸性溶液中与亚硝酸钠定量发生重氮化反应,生成重氮盐。反应式为:

$$Ar-NHCOR + H_2O \xrightarrow[\triangle]{H^+} Ar-NH_2 + RCOOH$$

$$Ar-NH_2 + NaNO_2 + 2HCl \longrightarrow Ar-N^+\equiv NCl^- + NaCl + 2H_2O$$

2. 测定的主要条件

重氮化反应的速率受多种因素的影响,亚硝酸钠滴定液及反应生成的重氮盐也不够稳定,因此在测定中应注意以下主要条件。

(1) 加入适量溴化钾加快反应速率 在盐酸存在下,重氮化的反应历程如下:

$$NaNO_2 + HCl \longrightarrow HNO_2 + NaCl$$

$$HNO_2 + HCl \longrightarrow NOCl + H_2O$$

$$Ar-NH_2 \xrightarrow[慢]{NO^+Cl^-} Ar-NH-NO \xrightarrow{快} Ar-N=N-OH \xrightarrow{快} Ar-N^+\equiv NCl^-$$

第一步反应速率较慢,后两步反应速率较快,所以整个反应的速率取决于第一步。而第一步反应的快慢与含芳伯氨基化合物中芳伯氨基的游离程度有密切关系。如芳伯氨基的碱性较弱,则在一定强度酸性溶液中成盐的比例较小,即游离芳伯氨基多,重氮化反应速率就快;反之,则游离芳伯氨基较少,重氮化反应速率就慢。所以,在测定中一般向供试溶液中加入适量溴化钾,使重氮化反应速率加快。

溴化钾与盐酸作用产生溴化氢,后者与亚硝酸作用生成NOBr:

$$HNO_2 + HBr \longrightarrow NOBr + H_2AO \qquad\qquad (Ⅰ)$$

若供试溶液中仅有盐酸,则生成NOCl:

$$HNO_2 + HCl \longrightarrow NOCl + H_2O \qquad\qquad (Ⅱ)$$

由于式(Ⅰ)的平衡常数比式(Ⅱ)的约大300倍,即生成的NOBr量大得多,也就是在供试液中 NO^+ 的浓度大得多,从而加速了重氮化反应的进行。

(2) 加过量盐酸加速反应 胺类药物的盐酸盐较其硫酸盐的溶解度大,反应速率也较快,所以多采用盐酸。按照重氮化反应的计量关系式,1mol的芳伯胺需与2mol的盐酸作用，实际测定时盐酸的用量要大得多，尤其是某些在酸中较难溶解的药物，往往要多加一些。加过量的盐酸有利于：①重氮化反应速率加快；②重氮盐在酸性溶液中稳定；③防止生成偶氮氨基化合物，从而影响测定结果。

$$Ar—N^+\equiv NCl^- + Ar—NH_2 \rightleftharpoons Ar—N=N—NH—Ar + HCl$$

加大酸度，反应向左进行，故可防止偶氮氨基化合物的生成。若酸度过大，又可阻碍芳伯氨基的游离，反而影响重氮化反应速率。在浓度过高的盐酸中还可使亚硝酸分解。所以，加入盐酸的量一般按芳胺类药物与酸的摩尔比为1：（2.5～6）的关系加入。

（3）反应温度　通常情况下，温度高，重氮化反应的速率快，但温度过高，可使亚硝酸逸失，并使重氮盐分解：

$$Ar—N^+\equiv NCl^- + H_2O \rightleftharpoons Ar—OH + N_2\uparrow + HCl$$

一般温度每升高10℃，重氮化反应速率加快2.5倍，但同时重氮盐分解的速率亦相应地加速2倍；所以滴定一般在低温下进行。由于低温时反应太慢，经试验，可在室温（10～30℃）下进行。

（4）滴定速度　重氮化反应为分子反应，反应速率相对较慢，故滴定速度不宜过快。为了避免滴定过程中亚硝酸挥发和分解，滴定时宜将滴定管尖端插入液面下约2/3处，一次将大部分亚硝酸钠滴定液在搅拌条件下迅速加入，使其尽快反应。然后将滴定管尖端提出液面，用少量水淋洗尖端，再缓缓滴定。尤其是在近终点时，因尚未反应的芳伯氨基药物的浓度极稀，须在最后一滴加入后，搅拌1～5min，再确定终点是否真正到达。这样可以缩短滴定时间，也不影响结果。

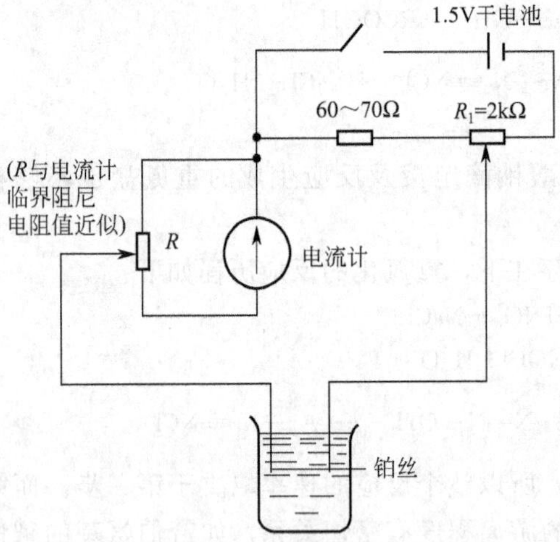

3. 指示终点的方法

亚硝酸钠滴定法终点指示的方法有电位法、永停滴定法、外指示剂法和内指示剂法等。《中国药典》（2015年版）收载的芳胺类药物亚硝酸钠滴定法均采用永停滴定法指示终点。

永停滴定法的装置见图6-2，也叫自动永停滴定仪，电流计灵敏度为10^{-9}A/格，电极应为铂-铂电极系统。此装置用于亚硝酸钠滴定法指示终点时，先将电极插入供试品的盐酸溶液中，调节R_1使加在电极上的电压约为50mV。用亚硝酸钠滴定剂滴定，终点前，溶液中无亚硝酸，线路无电流通过，电流计指针指零；终点时溶液中有微量亚硝酸存在，电极上即起氧化还原反应：

图6-2　永停滴定仪装置

阳极　　　$NO + H_2O \longrightarrow HNO_2 + H^+ + e$

阴极　　　$HNO_2 + H^+ + e \longrightarrow NO + H_2O$

此时电路中即有电流通过，电流计指针突然偏转，并不再回复，即为滴定终点。永停法装置简单，方法准确，缺点是电极易钝化，若发现此情况可用浓硝酸（滴加1～2滴三氯化铁试液）温热活化。

（二）非水溶液滴定法

本类药物中盐酸丁卡因、盐酸利多卡因和盐酸布比卡因等，因其分子结构均含有弱碱性氮原子，故可采用非水溶液滴定法测定其含量。《中国药典》（2015年版）收载这些药物的测定条件见表6-2。

表 6-2　非水滴定法测定芳胺类药物的主要测定条件

药物	取样量/g	溶剂及数量	醋酸汞试液	指示剂	终点颜色
盐酸利多卡因	0.2	冰醋酸 10ml	5ml	结晶紫	绿色
盐酸丁卡因	0.2	冰醋酸 25ml，醋酐 10ml	5ml	结晶紫	蓝色
盐酸布比卡因	0.2	冰醋酸 20ml	5ml	萘酚苯甲醇	绿色

测定时，将供试品溶解在冰醋酸中，用高氯酸（0.1mol·L^{-1}）滴定至终点。由于本类药物均为盐酸盐，故滴定前应加入醋酸汞溶液，生成氯化汞以消除氢卤酸的干扰。

在滴定盐酸丁卡因时，因其在冰醋酸中显较弱的碱性，因此加入适量醋酐。醋酐离解生成的醋酐乙酰氧离子比醋酸合质子的酸性还强，有利于丁卡因碱性的增强，使滴定突跃敏锐。

$$2(CH_3CO)_2O \longrightarrow (CH_3CO)_3O^+ + CH_3COO^-$$

（三）分光光度法

对乙酰氨基酚在 0.4%氢氧化钠溶液中，于 257nm 波长处有最大吸收，其紫外吸收光谱特征，可用于其原料及其制剂的含量测定。该法较亚硝酸钠滴定法灵敏度高，操作简单，因此被各国药典所收载。《中国药典》（2015 年版）采用百分吸收系数法，测定对乙酰氨基酚原料、片剂、注射液、栓剂及胶囊剂的含量。

1. 对乙酰氨基酚的测定

取本品约 40mg，精密称定，置 250ml 容量瓶中，加 0.4%氢氧化钠溶液 50ml 溶解后，加水至刻度，摇匀，精密量取 5ml，置 100ml 容量瓶中，加 0.4%氢氧化钠溶液 10ml，加水至刻度，摇匀，照紫外-可见分光光度法，在波长 257nm 处测定吸光度，按 $C_8H_9NO_2$ 的吸收系数（$E_{1cm}^{1\%}$）为 715 计算，即得。本品按干燥品计算，含 $C_8H_9NO_2$ 应为 98.0%～102.0%。计算式为：

$$对乙酰氨基酚的含量 = \frac{\dfrac{A}{E_{1cm}^{1\%}} \times \dfrac{1}{100} \times VD}{m} \times 100\%$$

式中，A 为供试品溶液的吸光度；V 为供试品溶液稀释前的初始体积，ml；D 为稀释倍数；m 为供试品的取样量。

2. 对乙酰氨基酚片的溶出度测定

由于对乙酰氨基酚在水中的溶解度较小，《中国药典》（2015 年版）规定对其片剂要进行溶出度的检查。测定方法为：取本品，照溶出度测定法，以稀盐酸 24ml 加水至 1000ml 为溶出介质，转速为 100r·min^{-1}，依法操作，经 30min，取溶液滤过，精密量取续滤液适量，用 0.04%氢氧化钠溶液稀释成每 1ml 中含对乙酰氨基酚 5～10μg 的溶液。照紫外-可见分光光度法，在波长 257nm 处测定吸光度，按 $C_8H_9NO_2$ 的吸收系数（$E_{1cm}^{1\%}$）为 715 计算每片的溶出量。限度为标示量的 80%，应符合规定。

（四）高效液相色谱法

高效液相色谱法是一种具有高分离能力、高灵敏度的测定方法，不但可用于一些药物及其制剂的常规分析，而且还广泛应用于药物的临床药浓监测和体内药物动力学研究。如对乙酰氨基酚泡腾片的含量测定即采用高效液相色谱法。

（1）色谱条件与系统适用性试验　用十八烷基硅烷键合硅胶为填充剂；磷酸盐缓冲液（pH=4.5）[取磷酸二氢钠二水合物 15.04g、磷酸氢二钠 0.0627g，加水溶解并稀释至 1000ml，调节 pH 至 4.5]-甲醇（80：20）为流动相；检测波长为 254nm。理论板数按对乙酰氨基酚峰计算不低于 5000，对乙酰氨基酚峰与对氨基酚峰的分离度应符合要求。

（2）测定方法　取本品 10 片，精密称定，研细，精密称取适量（约相当于对乙酰氨基酚 25mg），置 50ml 容量瓶中，加流动相稀释至刻度，摇匀，过滤，精密量取续滤液 10ml，置 50ml 容量瓶中，用流动相稀释至刻度，摇匀，作为供试品溶液，精密量取供试品溶液 $10\mu l$，注入液相色谱仪，记录色谱图；另取对乙酰氨基酚对照品适量，精密称定，加流动相溶解并定量稀释制成 $0.1mg \cdot ml^{-1}$ 的溶液，同法测定。按外标法以峰面积计算，即得。

第二节　苯乙胺类药物的分析

一、结构与性质

1. 结构

本类药物为拟肾上腺素类药物，基本结构为苯乙胺，多数在苯环上有 1～2 个酚羟基取代（除盐酸克伦特罗外）。其中肾上腺素、盐酸异丙肾上腺素、重酒石酸去甲肾上腺素、盐酸多巴胺和硫酸特布他林分子结构中苯环的 3,4-位上都有 2 个相邻的酚羟基，与儿茶酚类似，都属于儿茶酚胺类药物。本类药物的基本结构为：

$$R^1—CH—CH—NH—R^2 \cdot HX$$
$$\underset{R^4}{\qquad} \underset{R^3}{\qquad}$$

《中国药典》（2015 年版）收载的本类药物有 17 种，典型药物的结构见表 6-3。

表 6-3　苯乙胺类典型药物

药　物　名　称	R^1	R^2	R^3	R^4	HX
肾上腺素(adrenaline)	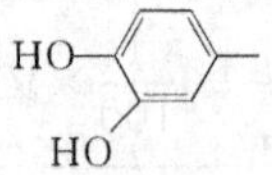 HO— HO—	—CH₃	—H	—OH	—
重酒石酸去甲肾上腺素(noradrenaline bitartrate)	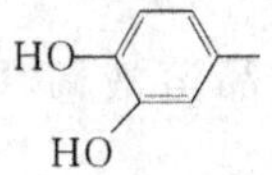 HO— HO—	—H	—H	—OH	CH(OH)COOH | CH(OH)COOH
盐酸去氧肾上腺素(phenylephirne hydrochloride)	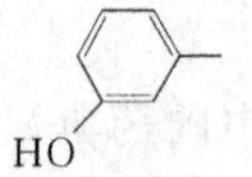 HO—	—CH₃	—H	—OH	HCl
盐酸异丙肾上腺素(isoprenaline hydrochloride)	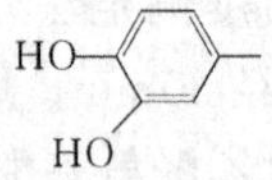 HO— HO—	—CH(CH₃)₂	—H	—OH	HCl
盐酸多巴胺(dopamine hydrochloride)	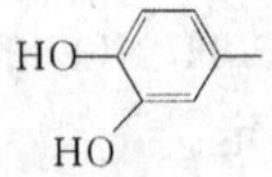 HO— HO—	—H	—H	—H	HCl
硫酸特布他林(terbutaline sulfate)	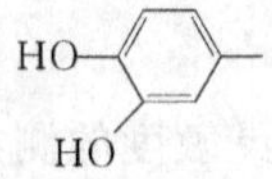 HO— HO—	—C(CH₃)₃	—H	—OH	H₂SO₄
盐酸甲氧明(methoxamine hydrochloride)	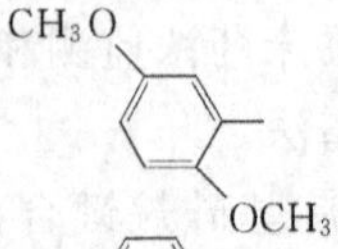 CH₃O— OCH₃	—H	—CH₃	—OH	HCl
盐酸氯丙那林(clorprenaline hydrochloride)	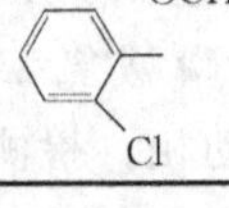 Cl	—CH(CH₃)₂	—H	—OH	HCl

续表

药物名称	R¹	R²	R³	R⁴	HX
盐酸克伦特罗（clenbuterol hydrochloride）	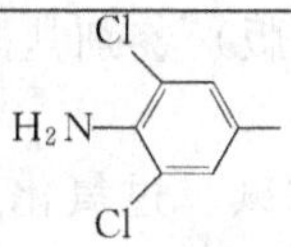 （2,6-二氯-4-H₂N-苯基）	$-C(CH_3)_3$	$-H$	$-OH$	HCl
硫酸沙丁胺醇（salbutamol sulfate）	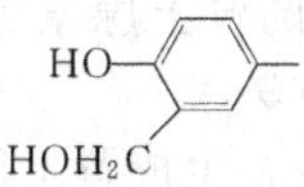 （HO-,HOH₂C-取代苯基）	$-C(CH_3)_3$	$-H$	$-OH$	H_2SO_4
重酒石酸间羟胺（metaraminol bitartrate）	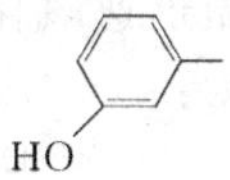 （HO-取代苯基）	$-H$	$-CH_3$	$-OH$	CH(OH)COOH⏐CH(OH)COOH
盐酸麻黄碱（ephedrine hydrochloride）	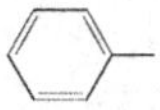 （苯基）	$-CH_3$	$-CH_3$	$-OH$	HCl
盐酸伪麻黄碱（pseudoephedrine hydrochloride）	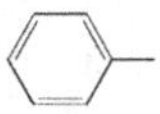 （苯基）	$-CH_3$	$-CH_3$	$-OH$	HCl

2. 性质

(1) 溶解性　多数本类药物其游离体难溶于水，易溶于有机溶剂，其盐可溶于水。

(2) 弱碱性　本类药物分子结构中具有烃氨基侧链，故显弱碱性。可采用非水溶液滴定法测定含量。

(3) 酚羟基特性　本类药物某些分子结构中具有邻苯二酚（或酚羟基）结构，可与三氯化铁或重金属离子配位呈色，露置空气中或遇光、热易氧化，色泽变深，在碱性溶液中更易变色；酚羟基邻对位上的氢易被溴取代，可用溴量法测定含量。

(4) 光学活性　多数本类药物分子结构中具有手性碳原子，故具有旋光性，可利用此特性进行药物分析。

此外，本类药物分子结构中的其他基团，如盐酸克伦特罗的芳伯氨基、重酒石酸去甲肾上腺素的氨基醇、重酒石酸间羟胺的脂肪伯氨基，都各具特性，均可供分析用。还可利用其紫外吸收与红外吸收光谱进行定性或定量分析。

二、鉴别试验

1. 与三氯化铁反应

本类药物分子结构中若含酚羟基，可与 Fe^{3+} 配位显色，加入碱性溶液，随即被铁离子氧化而显紫色或紫红色等，见表6-4。

表6-4　苯乙胺类药物三氯化铁和甲醛-硫酸反应显色

药物	三氯化铁	甲醛-硫酸
肾上腺素	在盐酸溶液(9→1000)中显翠绿色,加氨试液显紫色→紫红色	红色
重酒石酸去甲肾上腺素	翠绿色,加碳酸氢钠试液显蓝色→红色	淡红色
盐酸去氧肾上腺素	紫色	玫瑰红色→红橙色→深棕色
盐酸异丙肾上腺素	深绿色,滴加新制的5%碳酸氢钠溶液,显蓝色→红色	棕色→暗紫色
盐酸多巴胺	墨绿色,滴加1%氨溶液,显紫红色	
硫酸沙丁胺醇	紫色,加碳酸氢钠试液,显橙黄色浑浊	
盐酸甲氧明		紫色→棕色→绿色

2. 与甲醛-硫酸反应

本类药物如肾上腺素、盐酸去氧肾上腺素等可与甲醛在硫酸中反应，形成具有醌式结构的有色化合物，见表6-4。《中国药典》（2015年版）鉴别盐酸甲氧明即用此法。

3. 氧化反应

本类药物分子结构中多数具有酚羟基，易被碘、过氧化氢、铁氰化钾等氧化剂氧化而呈现不同的颜色。《中国药典》（2015年版）收载的肾上腺素、盐酸异丙肾上腺素和重酒石酸去甲肾上腺素选择氧化反应作为一种定性鉴别方法。

肾上腺素在酸性条件下，被过氧化氢氧化后，生成肾上腺素红显血红色，放置可变为棕色多聚体；盐酸异丙肾上腺素在偏酸性条件下被碘迅速氧化，生成异丙肾上腺素红，加硫代硫酸钠使碘的棕色消退，溶液显淡红色。反应式为：

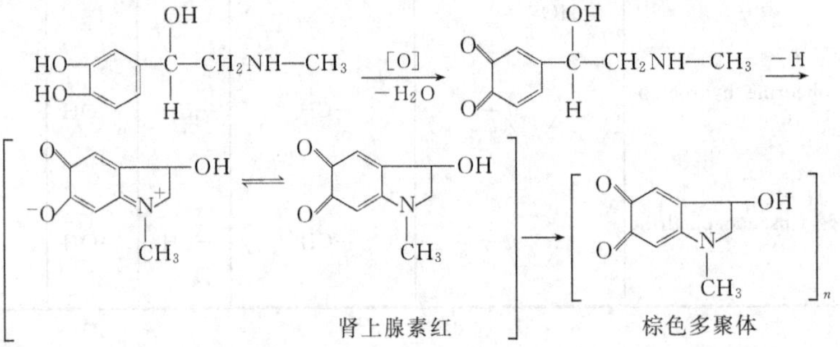

重酒石酸去甲肾上腺素在酸性条件下比较稳定，几乎不被碘氧化。为了与肾上腺素和盐酸异丙肾上腺素相区别，本品加酒石酸氢钾饱和溶液（pH=3.56）溶解，加碘试液放置5min后，加硫代硫酸钠试液，溶液为无色或仅显微红色或淡紫色（去甲肾上腺素红）。肾上腺素和盐酸异丙肾上腺素在此实验条件下，可被氧化产生明显的红棕色或紫色。而在pH=6.5的缓冲液条件下，三种药物均可被碘氧化产生红色。

4. 与亚硝基铁氰化钠反应

重酒石酸间羟胺分子中具有脂肪伯氨基，《中国药典》（2015年版）采用脂肪族伯胺的专属反应——亚硝基铁氰化钠反应进行鉴别。取本品5mg，加水0.5ml使溶解，加亚硝基铁氰化钠试液2滴、丙酮2滴与碳酸氢钠0.2g，在60℃的水浴中加热1min，即显红紫色。注意：试验中所用的丙酮必须不含甲醛。

5. 双缩脲反应

本类药物盐酸去氧肾上腺素、盐酸麻黄碱和盐酸伪麻黄碱等药物分子结构中，芳环侧链具有氨基醇结构，可显双缩脲特征反应。《中国药典》收载盐酸去氧肾上腺素和盐酸麻黄碱的鉴别之一即为双缩脲反应。盐酸去氧肾上腺素的鉴别方法：取本品10mg，加水1ml溶解后，加硫酸铜试液1滴与氢氧化钠试液1ml，摇匀，即显紫色；加乙醚1ml，振摇，乙醚层应不显色。

6. 紫外分光光度法与红外分光光度法

《中国药典》（2015年版）收载的利用紫外吸收光谱进行鉴别的苯乙胺类药物见表6-5。

表6-5   用紫外吸收光谱鉴别的苯乙胺类药物

药物	溶剂	质量浓度/(mg·ml^{-1})	λ_{max}/nm	吸光度/A
重酒石酸间羟胺	水	0.1	272	最大吸收
盐酸异丙肾上腺素	水	0.05	280	0.5
盐酸多巴胺	0.5%硫酸	0.03	280	最大吸收
硫酸沙丁胺醇	水	0.08	276	最大吸收

药 物	溶 剂	质量浓度/(mg·ml^{-1})	λ_{max}/nm	吸光度/A
硫酸特布他林	0.1mol·L^{-1}盐酸	0.1	276	最大吸收
盐酸苯乙双胍	水	0.01	234	0.6
盐酸克伦特罗	0.1mol·L^{-1}盐酸	0.03	243,295	最大吸收
盐酸多巴酚丁胺	盐酸溶液(9→1000)	0.04	220,278	最大吸收

苯乙胺类药物均可采用红外吸收光谱进行鉴别。《中国药典》（2015 年版）收载的大多数苯乙胺类药物均采用红外吸收光谱法作为鉴别方法之一。

三、特殊杂质的检查

1. 酮体的检查

肾上腺素、重酒石酸去甲肾上腺素、盐酸去氧肾上腺素、盐酸异丙肾上腺素和盐酸甲氧明等均需检查酮体。这些药物在生产中均由其酮体氢化还原制得，若氢化不完全，易引入酮体杂质，所以《中国药典》（2015 年版）规定检查酮体。其检查方法为紫外-可见分光光度法，检查条件和要求见表 6-6。

表 6-6　紫外-可见分光光度法检查酮体的条件和要求

药 物	检查的杂质	溶 剂	样品浓度/(mg·ml^{-1})	检测波长/nm	吸光度
肾上腺素	酮体	HCl(9→2000)	2.0	310	≤0.05
重酒石酸去甲肾上腺素	酮体	水	2.0	310	≤0.05
盐酸去氧肾上腺素	酮体	水	2.0	310	≤0.20
盐酸异丙肾上腺素	酮体	水	2.0	310	≤0.15
盐酸甲氧明	酮胺	水	1.5	347	≤0.06

2. 有关物质的检查

盐酸去氧肾上腺素、硫酸特布他林和硫酸沙丁胺醇均需进行有关物质检查，其检查方法采用紫外-可见分光光度法、高效液相色谱法。如硫酸特布他林中有关物质的检查。

检查方法　取本品，加流动相溶解并稀释制成每 1ml 中约含 1mg 的溶液，作为供试品溶液；精密量取 1ml，置 100ml 容量瓶中，加流动相稀释至刻度，摇匀，作为对照溶液。取硫酸沙丁胺醇对照品和硫酸特布他林对照品适量，加流动相溶解并稀释制成每 1ml 中各含 10μg 的溶液，作为系统适用性试验溶液。照高效液相色谱法（通则 0512），用十八烷基硅烷键合硅胶为填充剂，以甲醇-缓冲液（取己烷磺酸钠 4.23g 与甲酸铵 3.15g，加水溶解并稀释至 900ml，用 10%磷酸溶液调节 pH 值至 3.0，加水稀释至 1000ml）（23:77）为流动相，检测波长为 276nm。取系统适用性试验溶液 20μl 注入液相色谱仪，记录色谱图，特布他林峰与沙丁胺醇峰间的分离度应不小于 2.0，理论板数按特布他林峰计算应不低于 3500。取对照溶液 20μl 注入液相色谱仪，调节检测灵敏度，使主成分色谱峰的峰高为满量程的 10%～25%。精密量取供试品溶液与对照溶液各 20μl，分别注入液相色谱仪，记录色谱图至主成分峰保留时间的 4 倍。供试品溶液的色谱图中如显杂质峰，各杂质峰的峰面积之和不得大于对照溶液主峰面积的 1/2（0.5%）。

四、含量测定

本类药物的原料药含量测定多采用非水溶液滴定法，也有的用溴量法、亚硝酸钠法和提取酸碱滴定法等；其制剂的测定多采用紫外分光光度法和高效液相色谱法，还有的采用比色法、提取酸碱滴定法和氮测定法等。

（一）非水溶液滴定法

采用非水溶液滴定法测定原料药含量的有肾上腺素、盐酸异丙肾上腺素、重酒石酸去甲肾上腺素、盐酸多巴胺、硫酸特布他林、硫酸沙丁胺醇、盐酸甲氧明等。

利用此类药物分子结构中的芳伯氨基或侧链烃氨基的弱碱性，以冰醋酸为溶剂，加入醋酸汞试液以消除氢卤酸的干扰，用高氯酸滴定液（0.1mol·L^{-1}）滴定，多以结晶紫指示液指示终点。硫酸特布他林和盐酸克仑特罗等由于相应的游离碱碱性较弱，终点突跃不明显，用指示剂指示终点，难以判断，故有些采用电位法指示终点。一些典型苯乙胺类药物非水溶液滴定法测定的主要条件见表 6-7。

表 6-7　非水溶液滴定法测定苯乙胺类药物的主要条件

药　　物	取样量/g	冰醋酸量/ml	醋酸汞试液量/ml	指示终点	终点颜色
肾上腺素	0.15	10		结晶紫	蓝绿色
重酒石酸去甲肾上腺素	0.2	10		结晶紫	蓝绿色
盐酸异丙肾上腺素	0.15	30	5	结晶紫	蓝色
盐酸多巴胺	0.15	25	5	结晶紫	蓝绿色
硫酸特布他林	0.3	30	加乙腈 30	电位法	
硫酸沙丁胺醇	0.4	10	加醋酐 15	结晶紫	蓝绿色
盐酸甲氧明	0.2	10	5	萘酚苯甲醇	黄绿色
盐酸氯丙那林	0.15	20	3	结晶紫	蓝绿色
盐酸麻黄碱	0.15	10	4	结晶紫	翠绿色
盐酸伪麻黄碱	0.3	10	6	结晶紫	蓝绿色

如果测定药物碱性较弱，终点不够明显，也可加入醋酐，以提高其碱性，使终点突跃明显。如硫酸沙丁胺醇的测定。

测定方法　取本品约 0.4g，精密称定，加冰醋酸 10ml，微热使溶解，放冷，加醋酐 15ml 和结晶紫指示液 1 滴，用高氯酸滴定液（0.1mol·L^{-1}）滴定至溶液显蓝绿色，并将滴定结果用空白试验校正。1ml 高氯酸滴定液（0.1mol·L^{-1}）相当于 57.67mg 的 $(C_{13}H_{21}NO_3)_2 \cdot H_2SO_4$。

有机碱的硫酸盐，只能滴定至 HSO_4^-。加入醋酐应防止氨基被乙酰化，乙酰化物碱性很弱，如伯氨基的乙酰化物，以结晶紫为指示剂时不能被滴定，用电位滴定法尚可测定，但突跃很小，这样就会使滴定结果偏低；仲氨基的乙酰化物，以指示剂法和电位滴定法都不能被滴定。但在低温时可防止乙酰化，所以加冰醋酸溶解样品后，应在放冷的条件下再加醋酐。

（二）溴量法

盐酸去氧肾上腺素和重酒石酸间羟胺原料药采用溴量法测定含量。其分子中的苯酚结构，在酸性溶液中酚羟基的邻、对位活泼氢能与过量的溴定量地发生溴代反应，再以碘量法测定剩余的溴，根据消耗的硫代硫酸钠滴定液的量，即可计算供试品的含量。如盐酸去氧肾上腺素的含量测定：

$$Br_2 + 2KI \longrightarrow 2KBr + I_2$$
$$I_2 + 2Na_2S_2O_3 \longrightarrow 2NaI + Na_2S_4O_6$$

测定方法 取本品约 0.1g，精密称定，置碘瓶中，加水 20ml 使溶解，精密加溴滴定液（0.05mol·L^{-1}）50ml，再加盐酸 5ml，立即密塞，放置 15min 并时时振摇，注意微开瓶塞，加碘化钾试液 10ml，立即密塞，振摇后，用硫代硫酸钠滴定液（0.1mol·L^{-1}）滴定，至近终点时，加淀粉指示液，继续滴定至蓝色消失，并将滴定的结果用空白试验校正。1ml 溴滴定液（0.05mol·L^{-1}）相当于 3.395mg 的 $C_9H_{13}NO_2 \cdot HCl$。

（三）提取酸碱滴定法

一些碱性较强（pK 6～9）的本类药物的盐类，经碱化、有机溶剂提取后，可直接用酸碱滴定法测定含量。

1. 基本原理与方法

依据本类药物的盐酸盐或硫酸盐可溶于水，而药物本身为游离碱不溶于水，可溶于有机溶剂的一般通性进行测定。

常用的测定方法是，将供试品溶于水或矿酸溶液中，加入适量的碱性试剂使药物游离后，用适当的有机溶剂提取。有机相用水洗，除去混存的碱性试剂和水溶性杂质再用无水硫酸钠或西黄蓍胶脱水，过滤，然后按下述方法之一进行测定。

（1）直接滴定法 将供试品中的有机溶剂蒸干，于残渣中加适量中性乙醇溶解，然后用标准酸滴定液直接滴定。本法适用于碱性较弱的药物的测定。

（2）剩余滴定法 将供试品溶液蒸干，于残渣中加过量的酸滴定液使溶解，再用碱滴定液滴定剩余的酸。对于易挥发和易分解的药物，应在蒸至近干时加入酸滴定液使碱性药物成盐，再继续加热除尽残余的有机溶剂，放冷后依法滴定。

（3）提取剩余滴定法 不蒸去供试品中的有机溶剂，加入定量过量的酸滴定液提取药物，有机层再用水振摇提取，合并酸和水提取液，再用碱滴定液返滴定。但有些药物的盐酸盐可溶于氯仿，使结果偏低，所以遇此情况应选用硫酸滴定液或改用其他提取溶剂。

2. 测定条件的选择

（1）碱化试剂的选择 所选碱化试剂的碱性一般应大于药物的碱性。常用的碱化试剂有：氨水、碳酸氢钠、氢氧化钠、氢氧化钙和氧化镁等。但有些药物不宜用强碱作碱化试剂，如含酚羟基结构的药物，可与强碱形成酚性盐而溶于水，难于被有机溶剂提取；含酯结构的药物，遇强碱易水解；含脂肪性共存药物，遇强碱发生乳化，提取不完全。

（2）提取溶剂的选择 提取溶剂应是对药物具有极大的溶解度而对其他物质不溶或几乎不溶，且与水不相混溶的沸点低、易挥发的有机溶剂。常用的提取溶剂为三氯甲烷和乙醚。应注意：当使用三氯甲烷时，一般将三氯甲烷提取液蒸发至少量或近干，即加入滴定液，再继续加热使三氯甲烷除尽，防止测定结果偏低；乙醚的应用不如三氯甲烷广泛，这是由于溶于乙醚的药物较少，且乙醚熔点低、易挥发、易燃、在水中溶解度较大。为使药物提取完全，提取次数应在 4 次以上，有机溶剂的用量，第一次至少应为水溶液体积的一半，以后各次均为第一次的一半左右。

（3）指示剂的选择 直接滴定法终点时呈酸性，宜选择在酸性范围变色的指示剂。如水溶液中 pK 为 6～7 的药物，可选用甲基红（pH 4.2～6.3）指示剂；pK 为 7～8 的药物，可选用溴酚蓝（pH 3.0～4.6）指示剂。剩余滴定法，终点时近中性或碱性，可选择变色范围在近中性至弱碱性的指示剂。

3. 应用实例

《中国药典》收载硫酸苯丙胺的含量测定方法为：取本品 15 片（10mg 规格）或 25 片（5mg 规格），精密称定，研细，精密称定适量（相当于硫酸苯丙胺 50mg），置分液漏斗中，加水 30ml 与稀硫酸 1ml，放置 2h，并时时振摇，过滤，滤渣用水洗涤，合并洗液与滤液，置水浴蒸发至约 20ml，放冷至室温，加氯化钠使饱和，用乙醚振摇提取 6 次，第一次 30ml，以后每次 15ml，合并乙醚液，用水 10ml 洗涤，洗液再用乙醚 10ml 振摇提取，合并前后两次得到的乙醚液，精密加硫酸滴定液（0.01mol·L^{-1}）20ml 振摇后，在温水浴上蒸去乙醚，放冷至室温，加甲基红指示液 2 滴，用氢氧化钠滴定液（0.02mol·L^{-1}）滴定。1ml 硫酸滴定液（0.01mol·L^{-1}）相当于 3.685mg 的 $C_{18}H_{26}N_2 \cdot H_2SO_4$。

（四）高效液相色谱法

《中国药典》（2015 年版）记载盐酸肾上腺素注射液，重酒石酸去甲肾上腺素注射液，硫酸沙丁胺醇片、缓释片与缓释胶囊，盐酸氨溴索口服溶液、片剂、胶囊与缓释胶囊等的含量测定方法均采用高效液相色谱法。例如硫酸沙丁胺醇片的测定。

色谱条件与系统适用性试验 用十八烷基硅烷键合硅胶为填充剂；磷酸二氢钠溶液［取磷酸二氢钠（$NaH_2PO_4 \cdot 2H_2O$）11.04g，加水溶解并稀释至 1000ml，用磷酸调节 pH 至 3.10±0.05］-甲醇（85：15）为流动相；检测波长为 276nm。理论板数按硫酸沙丁胺醇计算不低于 3000。

测定方法 取本品 20 片，精密称定，研细，精密称取适量（约相当于硫酸沙丁胺醇 4mg），置 50ml 容量瓶中，用流动相适量，振摇使硫酸沙丁胺醇溶解，用流动相稀释至刻度，摇匀，过滤，精密量取续滤液 20μl 注入液相色谱仪，记录色谱图。另取硫酸沙丁胺醇对照品适量，精密称定，加流动相制成约含 96μg·ml^{-1} 的溶液，同法测定。按外标法以峰面积计算，并将结果与 0.8299 相乘，即得。

第三节　芳氧丙醇胺类药物的分析

本类药物又叫洛尔类药物，是新近发展很快的一类用于心脑血管病的药物，因其分子结构中具有芳氧丙醇胺的基本骨架，故归入芳胺类药物讨论。代表药物有氧烯洛尔（oxprenolol，俗称烯丙氧心胺、心得平）、盐酸普萘洛尔（propranolol hydrochloride）、盐酸卡替洛尔（carteolol hydrochloride）、阿替洛尔（atenolol）和酒石酸美托洛尔（metoprolol tartrate）等。

一、结构与性质

1. 基本结构与药物结构

芳氧丙醇胺

芳氧丙醇胺的结构中插入一个亚甲氧基，其构象与苯乙胺类相似。代表药物有：

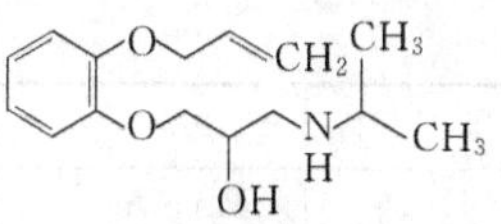

氧烯洛尔 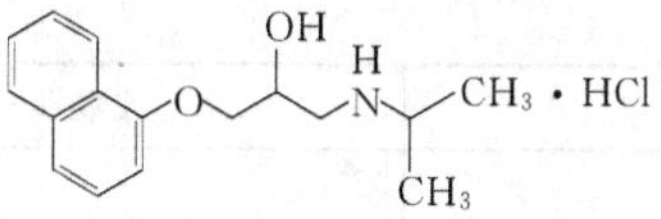　　　　　　　　盐酸普萘洛尔

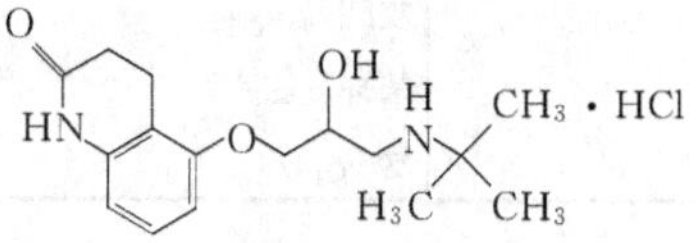

盐酸卡替洛尔 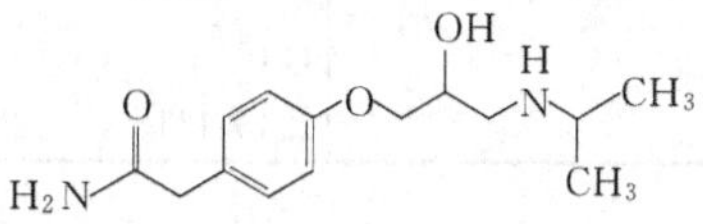　　　　　　阿替洛尔

2. 主要性质

(1) 弱碱性　本类药物侧链脂烃胺具有弱碱性，可用非水溶液滴定法测定含量。

(2) 紫外吸收和红外吸收特征　本类药物分子结构中具有苯环、羟基、氨基。

二、鉴别试验

1. 化学鉴别反应

(1) 盐酸卡替洛尔的鉴别反应　取本品约 0.1mg，加水 5ml 使溶解，加硫氰酸铬铵试液 5 滴，即生成淡红色沉淀。

(2) 氧烯洛尔的鉴别反应　取本品约 0.1g，加乙醇 2ml 溶解后，滴加 $0.1mol \cdot L^{-1}$ 高锰酸钾溶液 1ml，振摇数分钟，高锰酸钾颜色消退，并产生棕色沉淀。

2. 紫外吸收特征

本类药物在紫外光区均有吸收，部分药物的紫外吸收特征见表 6-8。

表 6-8　部分洛尔类药物的紫外吸收特征

药　　物	溶　　剂	$\rho/(\mu g \cdot ml^{-1})$	λ_{max}/nm
氧烯洛尔	乙醇	40	275
盐酸普萘洛尔	甲醇	20	290、306、319
	硫酸溶液($0.05mol \cdot L^{-1}$)		288.5、305、319.5
	水		217、293
盐酸卡替洛尔	水	8	215、252
阿替洛尔	无水乙醇	10	227、276、283
	盐酸溶液($0.1mol \cdot L^{-1}$)		224、273、279~281

3. 红外吸收光谱法

本类药物的红外吸收光谱特征见表 6-9。

表 6-9　部分洛尔类药物的红外吸收光谱特征

药　　物	波数/cm^{-1}	归　　属
盐酸普萘洛尔	3320、3280、3260	羟基 ν_{O-H}
	3000、2300	仲胺盐 ν_{N^+-H}
	1580、1508、1450	苯环 ν_{C-C}
	1268、1108	醚及醇 ν_{C-O}
	800、775	取代苯 ν_{C-H}
阿替洛尔	3360、3180	羟胺与酰胺 $\nu_{O-H,N-H}$
	1640	酰胺 ν_{C-O}
	1615、1586、1518	苯环 ν_{C-C}
	1240	醚 ν_{C-O}

续表

药　物	波数/cm^{-1}	归　属
酒石酸美托洛尔	3310	羟基 ν_{O-H}
	3000~2400	仲胺盐 ν_{N^+-H}
	1605、1395	羧酸盐 $\nu_{CO_2^-}$
	1510	苯环 $\nu_{C=C}$
	1245、1113	醚 ν_{C-O}

三、特殊杂质的检查

1. 游离萘酚的检查

盐酸普萘洛尔是以 α-萘酚为合成原料，因此游离萘酚可能引入成品中。其检查原理是利用重氮盐与 α-萘酚生成偶氮染料。反应式为：

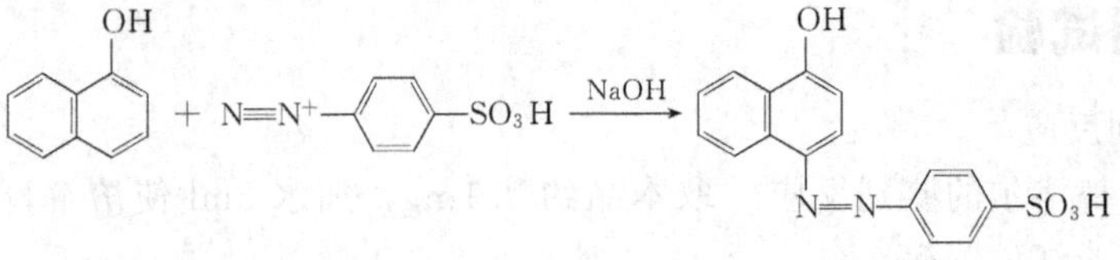

检查方法　取本品 20mg，加乙醇与 10％氢氧化钠溶液各 2ml，振摇使溶解，加重氮苯磺酸试液 1ml，摇匀，放置 3min；如显色，与 α-萘酚的乙醇溶液（1ml 中含 α-萘酚 20μg）0.30ml 用同一方法制成的对照液比较，不得更深（0.03％）。

2. 盐酸卡替洛尔中有关物质的检查

本品中有关物质的检查，采用薄层色谱法的高低浓度对比法进行。

检查方法　取本品 0.20g，加甲醇 10ml 使溶解，作为供试品溶液；精密量取 2ml，置 100ml 容量瓶中，用甲醇稀释至刻度，摇匀，精密量取 1ml，置 10ml 容量瓶中，用甲醇稀释至刻度，摇匀，作为对照品溶液。吸取上述两种溶液各 10μl，分别点于同一硅胶 GF$_{254}$ 薄层板上，以氯仿-甲醇-浓氨溶液（50：20：1）为展开剂，展开后，晾干，置紫外灯（254nm）下检视。供试品溶液如显杂质斑点，与对照品溶液的主斑点比较，不得更深（1％）。

四、含量测定

氧烯洛尔和盐酸卡替洛尔原料药可用非水溶液滴定法，制剂（片剂、滴眼膏等）可用容量法或分光光度法进行定量分析。

1. 盐酸卡替洛尔原料药含量测定方法

取本品约 0.5g，精密称定，加冰醋酸 30ml，在水浴上加热溶解，放冷，加醋酐 70ml，照电位法，用高氯酸滴定液（0.1mol·L^{-1}）滴定，并将滴定的结果用空白试验校正。1ml 高氯酸滴定液（0.1mol·L^{-1}）相当于 32.88mg 的 $C_{16}H_{24}N_2O_3 \cdot HCl$。

2. 盐酸卡替洛尔滴眼膏含量测定方法

精密量取本品适量，用水定量稀释成约含盐酸卡替洛尔 16μg·ml^{-1} 的溶液，照紫外分光光度法，在波长 252nm 处测定吸光度；另取盐酸卡替洛尔对照品适量，精密称定，加水溶解，定量稀释制成约含盐酸卡替洛尔 16μg·ml^{-1} 的溶液，同法测定，计算，即得。

本类药物的一些品种被"国际奥委会医务条例禁用物质种类与禁用方法（2000-9-16）"列入运动员使用受到一定限制的药物名单中，故参加国际比赛的运动员使用本类药物应谨慎，同时也表明应重视本类药物的体内药物浓度的分析监测。

参 考 文 献

[1] 国家药典委员会编. 中华人民共和国药典（2015 年版）. 北京：中国医药科技出版社，2015.

[2] 刘文英. 药物分析. 第 7 版. 北京：人民卫生出版社，2007.

[3] 曾苏. 药物分析学. 第 2 版. 北京：高等教育出版社，2014.

[4] 安登魁. 现代药物分析选论. 北京：中国医药科技出版社，2000.

[5] 朱景申. 药物分析. 北京：中国医药科技出版社，2003.

[6] 曾经泽. 生物药物分析. 第 2 版. 北京：北京医科大学中国协和医科大学联合出版社，1998.

习　　题

一、选择题

1.《中国药典》中含芳伯氨基的药品大多采用下列哪种方法进行含量测定？（　　）

A. 氧化还原电位滴定法　　　　B. 非水溶液滴定法　　　　C. 用永停法指示终点的重氮化滴定法

D. 用电位法指示终点的银量法　　E. 用硫化银薄膜电极指示终点的银量法

2. 非那西丁含量测定：精密称取本品 0.3630g，加稀盐酸回流 1h 后，放冷，用亚硝酸钠滴定液（0.1010mol·L^{-1}）滴定，消耗 20.00ml。1ml 亚硝酸钠滴定液（0.1mol·L^{-1}）相当于 17.92mg 的 $C_{10}H_{13}NO_2$，计算非那西丁的含量为（　　）。

A. 95.6%　　　　B. 96.6%　　　　C. 97.6%　　　　D. 98.6%　　　　E. 99.7%

3.《中国药典》所收载的亚硝酸钠滴定法中指示终点的方法为（　　）。

A. 电位法　　　B. 永停法　　　C. 外指示剂法　　　D. 不可逆指示剂法　　E. 电导法

4. 亚硝酸钠滴定法中，加 KBr 的作用是（　　）。

A. 添加 Br$^-$　　B. 生成 NO$^+$·Br$^-$　C. 生成 HBr　　D. 生成 Br$_2$　　E. 抑制反应进行

5. 下列哪个药物不能用亚硝钠法进行测定？（　　）

A. 盐酸丁卡因　　　　　B. 盐酸普鲁卡因　　　C. 苯佐卡因

D. 盐酸普鲁卡因胺　　　E. 对乙酰氨基酚

6. 永停法采用的电极是（　　）。

A. 玻璃电极-甘汞电极　　　B. 两根铂电极　　　C. 铂电极-甘汞电极

D. 玻璃电极-铂电极　　　　E. 银电极-甘汞电极

7. 在重氮化反应中，加溴化钾的作用是（　　）。

A. 抗氧剂　　　　　　　B. 稳定剂　　　　　C. 离子强度剂

D. 加速重氮化反应　　　E. 终点辅助剂

8. 盐酸丁卡因在酸性溶液中与亚硝酸钠作用生成（　　）。

A. 重氮盐　　　　　　　B. N-亚硝基化合物　C. 亚硝基苯化合物

D. 偶氮氨基化合物　　　E. 偶氮染料

9. 重氮化法测定对乙酰氨基酚含量时须在盐酸酸性溶液中进行，以下哪个说法是错误的？（　　）

A. 可加速反应进行　　　　　　　　　B. 胺类的盐酸盐溶解度较大

C. 形成的重氮盐化合物稳定　　　　　D. 防止偶氮氨基化合物的生成

E. 使与芳伯氨基成盐，加速反应进行

10. 盐酸普鲁卡因注射液中对氨基苯甲酸（PABA）的检查：取本品，加乙醇制成 2.5mg·ml^{-1} 的溶液，作为供试液；另取 PABA 对照品，加乙醇制成 60μg·ml^{-1} 的溶液，作为对照液。取供试液 10μl 和对照液 5μl，分别点于同一薄层板上，展开，用对二甲氨基苯甲醛溶液显色，供试液所显杂质斑点颜色，不得比对照液所显斑点更深。PABA 的限量是多少？（　　）

A. 0.12%　　　　B. 2.4%　　　　C. 1.2%　　　　D. 0.24%　　　　E. 0.012%

11. 对乙酰氨基酚中对氨基酚的检查：取对乙酰氨基酚1.0g，加甲醇100ml溶解后，取此溶液25ml，加碱性亚硝基铁氰化钠试液1ml，摇匀，放置30min，如显色，与对乙酰氨基酚对照品1.0g加对氨基酚50μg，用同一方法制成的对照液比较，不得更深，计算对氨基酚的限量。（　　　）

A. 0.005%　　　B. 0.2%　　　C. 0.05%　　　D. 0.02%　　　E. 0.5%

12. 药物分子中具有下列哪一基团才能在酸性溶液中直接用亚硝酸钠液滴定？（　　　）

A. 芳伯氨基　　　B. 硝基　　　C. 芳酰氨基　　　D. 酚羟基　　　E. 三甲氨基

13. 溴量法测定盐酸去氧肾上腺素，1mol盐酸去氧肾上腺素相当于（　　　）mol溴。

A. 3　　　　B. 2　　　　C. 3/2　　　　D. 6　　　　E. 1/3

二、简答题

1. 试述重氮化反应原理及影响重氮化反应的主要因素。

2. 用亚硝酸钠法测定芳胺类药物时，为什么要加溴化钾？解析其作用原理。

3. 亚硝酸钠滴定法为什么要加过量盐酸？

4. 试述永停滴定法指示终点的原理。

5. 具有怎样结构的药物有重氮化-偶合反应？

6. 如何用化学方法区别普鲁卡因和丁卡因？

7. 苯乙胺类药物具有怎样的结构和理化性质？

8. 对乙酰氨基酚中对氨基酚是如何产生的？《中国药典》采用什么方法检查？

9. 盐酸丁卡因和盐酸利多卡因的含量测定为什么不用亚硝酸钠法？

10. 怎样检查肾上腺素中的酮体杂质？

11. 有三瓶药物，它们是对乙酰氨基酚、肾上腺素和盐酸普鲁卡因，因标签掉了，请区别之。

12. 试述溴量法测定盐酸去氧肾上腺素的原理和含量计算。

第七章

杂环类药物的分析

  杂环化合物系碳环中夹杂非碳原子的环状有机化合物。非碳原子即为杂原子，一般是指氧、氮、硫。从广义上讲，杂环化合物种类繁多，在自然界也分布很广，包括具有生理活性的各类生物碱、抗生素、维生素等；在化学合成药物中也占有举足轻重的地位。

  杂环类药物（heterocyclic drugs）根据其所含杂原子的种类与数目、所在环的元数和环数不同，可以分为诸多类别，常见的有：吡啶类、喹啉类、托烷类、吩噻嗪类、苯并二氮杂䓬类、呋喃类、吡唑酮类、嘧啶类及哌啶类等。而各类杂环药物根据环上取代基的类型、位置、数目不同，衍生出众多的同系物。

  本章以应用比较广泛的前五类杂环类药物（吡啶类、喹啉类、托烷类、吩噻嗪类、苯并二氮杂䓬类）为例，选择几个典型药物予以重点介绍。

第一节　吡啶类药物

  吡啶类药物是指其分子结构中均含有氮原子不饱和六元单环（吡啶环）的这样一类杂环类药物。此处以典型的代表药物异烟肼（isoniazid）、异烟腙（ftivazide）、尼可刹米（nik-ethamide）和硝苯地平（nifedipine）为例，就其结构与化学性质、鉴别试验、杂质检查等问题进行介绍。

一、基本结构与化学性质

1. 结构

（1）基本结构　本类药物分子中都具有 β 位或 γ 位被羧基衍生物取代的吡啶环，结构通式如下：

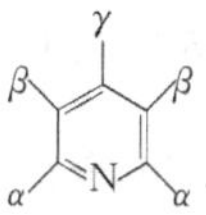

吡啶环

（2）典型药物的结构　本类药物主要包括异烟肼、异烟腙、尼可刹米和硝苯地平等。化学结构如下：

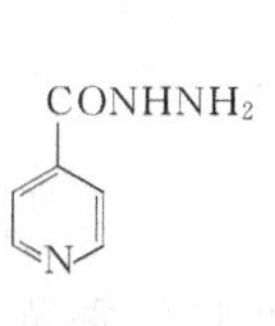

异烟肼 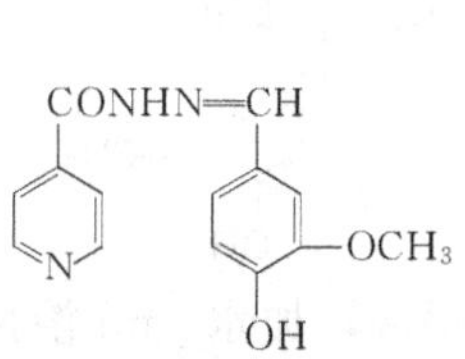　　　　　　　　　　异烟腙

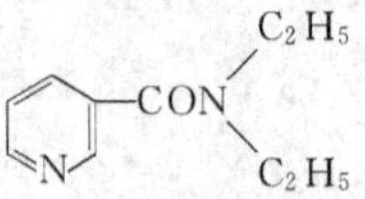

尼可刹米 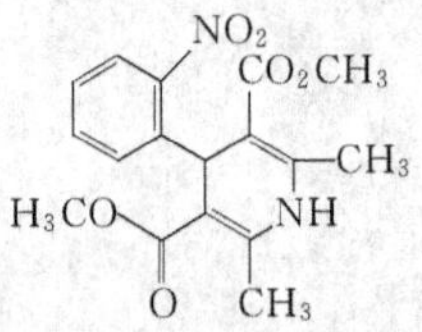　　　　　　　　　　　硝苯地平

2. 主要化学性质

（1）还原性　异烟肼结构中吡啶环 γ 位被酰肼取代，酰肼基具有较强的还原性，可与不同氧化剂发生氧化还原反应，也可与某些含羰基化合物发生缩合反应。

（2）吡啶环的特性　由于本类药物分子结构中均含有 β 位或 γ 位被羧基衍生物取代的吡啶环，故本类药物可发生开环反应。例如，异烟肼和异烟腙的吡啶环 γ 位被羧基衍生物取代；尼可刹米的吡啶环 β 位被羧基衍生物取代；硝苯地平结构中吡啶环的 β 位、β' 位被甲酸甲酯取代。

（3）弱碱性　本类药物吡啶环上的氮原子为弱碱性氮原子，水中的 pK_b 值为 8.8，可以和某些重金属离子形成沉淀。尼可刹米分子结构中，除了吡啶环上的氮原子外，吡啶环 β 位上被酰氨基取代。虽然酰氨基的化学性质并不活泼，但在碱性条件下可水解并释放出具有碱性的二乙胺，可用以鉴别或凯氏定氮直接蒸馏测定。

此外，各种药物具有不同的取代基团，因而具有不同的性质。

二、鉴别试验

1. 酰肼基团的反应

（1）还原反应（银镜反应）　异烟肼与氨制硝酸银反应，生成可溶于稀硝酸的白色异烟酸银沉淀，进而生成氮气和金属银，在管壁上产生银镜，而异烟肼被氧化成异烟酸铵。《中国药典》（2015 年版）采用此法鉴别异烟肼。反应式为：

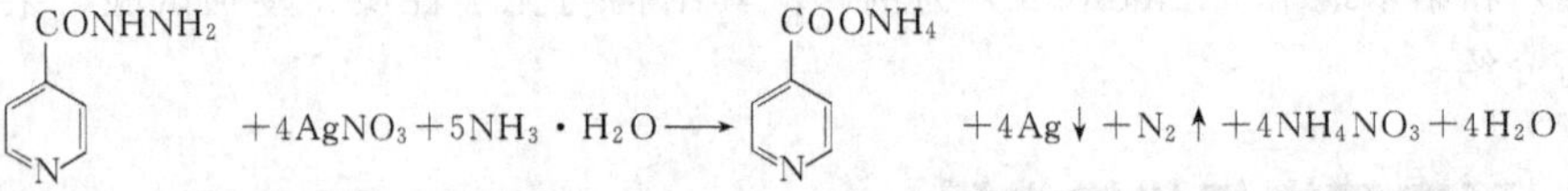

鉴别方法　取本品约 10mg，置试管中，加水 2ml 溶解后，加氨制硝酸银试液 1ml，即产生气泡与黑色浑浊，并在试管壁上生成银镜。

此外，异烟肼与亚硒酸作用，可将本品还原成硒的红色沉淀。反应式如下：

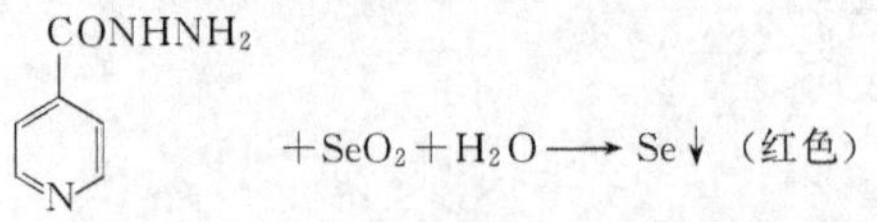

（2）缩合反应（香草醛反应）　异烟肼的酰肼基与香草醛反应，缩合形成黄色的异烟腙，异烟腙有固定熔点，可进行鉴别。《中国药典》（2015 年版）采用此法鉴别异烟肼。鉴别反应如下：

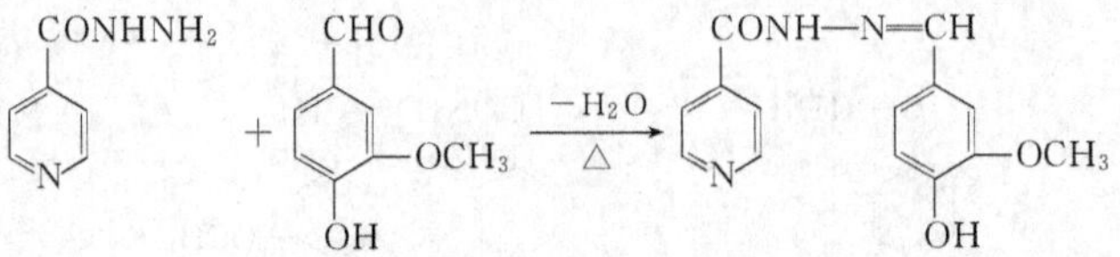

鉴别方法　取本品约 0.1g，加水 5ml 溶解后，加 10% 香草醛的乙醇溶液 1ml，摇匀，微热，放冷，即析出黄色结晶，过滤，用稀乙醇重结晶，在 105℃ 干燥后，测定熔点，其熔

点为 228~231℃，熔融的同时分解。

2. 吡啶环的开环反应

本反应适用于吡啶环的 α、α′位为无取代基，而 β 位或 γ 位被羧基衍生物取代的异烟肼和尼可刹米。

（1）戊烯二醛反应（Köning 反应）　溴化氰作用于吡啶环，使环上的氮原子从 3 价变为 5 价，吡啶环发生水解反应生成戊烯二醛，戊烯二醛再进一步与苯胺缩合，反应生成黄色至黄棕色戊烯二醛衍生物。《中国药典》（2015 年版）采用此法鉴别尼可刹米。鉴别反应如下：

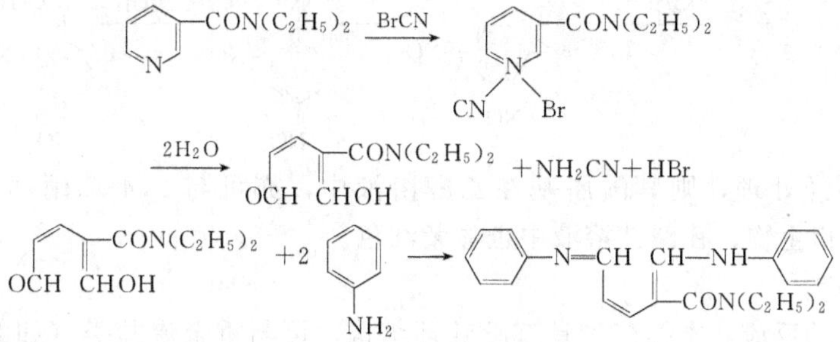

鉴别方法　取本品 1 滴，加水 50ml，摇匀，分取 2ml，加溴化氰试液 2ml 与 2.5% 苯胺溶液 3ml，摇匀，溶液渐显黄色。

在 BP 中，本法用于异烟肼的鉴别时，应先用高锰酸钾或溴水将其氧化为异烟酸，再与溴化氰作用，然后与芳伯胺缩合生成有色的戊烯二醛衍生物。鉴别反应如下：

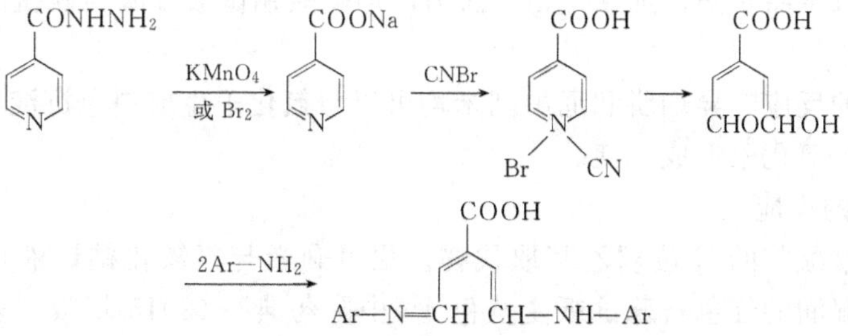

（2）二硝基氯苯反应　在无水条件下将吡啶及其衍生物与 2,4-二硝基氯苯混合共热至熔融，待冷却后，加醇制氢氧化钾溶解，溶液呈紫红色。《中国药典》（2015 年版）采用此法鉴别异烟腙。鉴别反应如下：

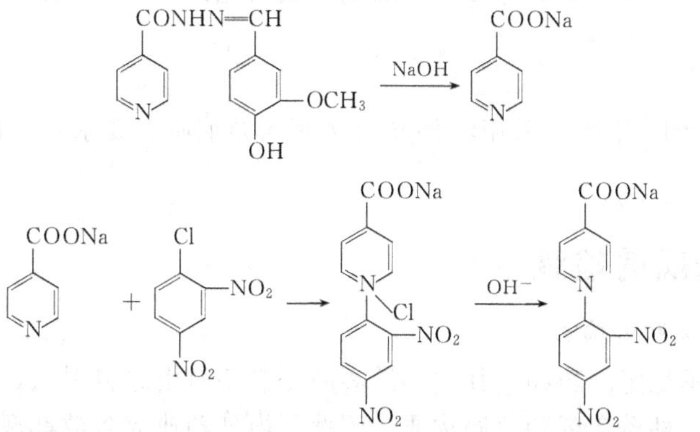

鉴别方法　取本品约 50mg，加 2,4-二硝基氯苯 50mg 与乙醇 3ml，置水浴中煮沸 2~3min，加 10% 氢氧化钠溶液 2 滴，静置后，即显鲜明的红色。

采用本法鉴别异烟肼、尼可刹米时，需要将酰肼氧化成羧基或将酰胺水解为羧基后进行鉴别。

BP 中异烟肼注射液的鉴别方法为：取本品适量（约相当于异烟肼 25mg），加乙醇 5ml，加硼砂 0.1g 和 5%的 2,4-二硝基氯苯乙醇溶液 5ml，蒸干，继续加热 10min 后，残渣加甲醇 10ml 处理后，溶液呈紫红色。其鉴别反应如下：

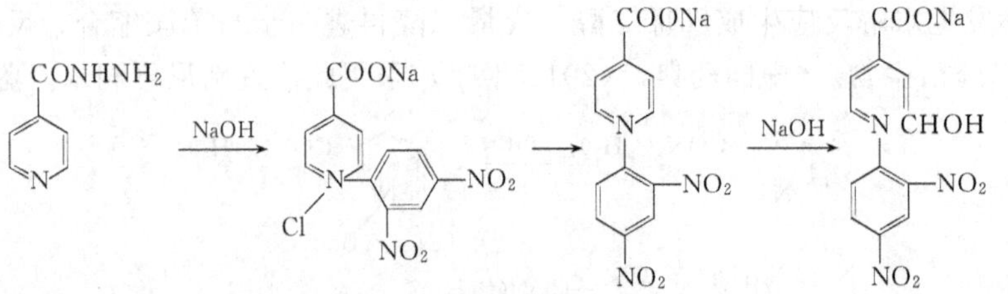

若异烟肼不经处理，则其酰肼基在乙醇溶液中，亦可与 2,4-二硝基氯苯反应，生成 2,4-二硝基苯肼衍生物，在碱性溶液中也显紫红色。

3. 沉淀反应

（1）与铜盐的反应　本类药物具有吡啶环结构，可与重金属盐类（如氯化汞、硫酸铜、碘化铋钾）及苦味酸等试剂形成沉淀。如尼可刹米可与硫酸铜及硫氰酸铵反应生成草绿色配位化合物沉淀。《中国药典》（2015 年版）采用此法鉴别尼可刹米。鉴别反应如下：

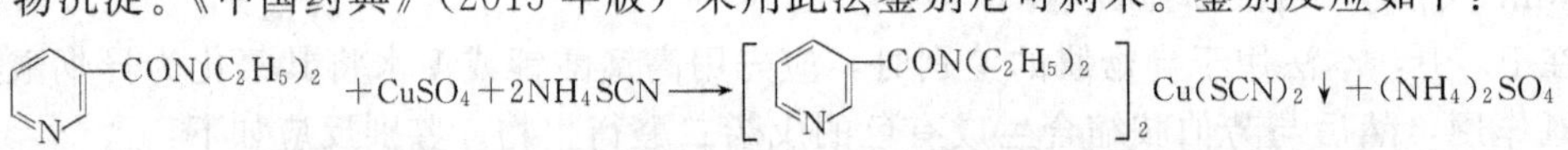

鉴别方法　取本品 2 滴，加水 1ml，摇匀，加硫酸铜试液 2 滴与硫氰酸铵试液 3 滴，即生成草绿色沉淀。

（2）与汞盐的反应　异烟肼和尼可刹米均可以与氯化汞生成白色沉淀；硝苯地平的乙醇或丙酮溶液也可与氯化汞形成沉淀。

4. 分解产物的反应

尼可刹米是烟酰胺的 N 位双乙基取代物。尼可刹米与氢氧化钠试液加热，即有二乙胺臭味逸出，能使湿润的红色石蕊试纸变蓝色。《中国药典》（2015 年版）采用此法鉴别尼可刹米。

鉴别方法　取本品 10 滴，加氢氧化钠试液 3ml，加热，即产生二乙胺的臭气，能使湿润的红色石蕊试纸变蓝色。

此外，异烟肼、尼可刹米等与无水碳酸钠或氢氧化钙共热，可发生脱羧降解，并有吡啶臭味溢出。

5. 红外光谱法

《中国药典》（2015 年版）采用红外光谱法鉴别异烟肼。要求本品的红外吸收光谱与对照的图谱一致。

三、有关物质的检查

1. 异烟肼中游离肼的检查

异烟肼是一种不稳定的药物，其中的游离肼是制备时由原料引入，或贮存过程中降解而产生的。而肼又是一种诱变剂和致癌物质，因此国内外药典大多数都规定了异烟肼原料药及其制剂中游离肼的限量检查。常用的方法有薄层色谱法、比浊法和差示分光光度法。

（1）薄层色谱法　《中国药典》（2015 年版）对异烟肼原料和注射用异烟肼中的游离肼

检查，均采用薄层色谱法。

薄层色谱法杂质对照品法 取本品适量，加水制成含异烟肼 50mg·ml⁻¹ 的溶液，作为供试品溶液。另取硫酸肼加水制成含硫酸肼 0.2mg·ml⁻¹（相当于游离肼 50μg）的溶液，作为对照溶液。吸取供试品溶液 10μl 与对照溶液 2μl 分别点于同一硅胶薄层板（用羧甲基纤维素钠溶液制备）上，以异丙醇-丙酮（3∶2）为展开剂，展开后，晾干，喷对二甲氨基苯甲醛试液（用乙醇配制的），15min 后检视，在供试品主斑点前方与硫酸肼斑点相应的位置上，不得显黄色斑点。

异烟肼斑点呈棕橙色的清晰斑点，R_f 值约为 0.21；游离肼斑点呈鲜黄色，R_f 值约为 0.30。本法检出肼的灵敏度为 0.1μg，控制的限量为 0.02%。

（2）比浊法 JP（17 版）采用比浊法检查异烟肼中的游离肼。

检查方法 取异烟肼 0.1g，加水 5ml 使之溶解，加水杨酸乙醇液 0.1ml 迅速振摇混合，放置 5min 内溶液不浑浊。

（3）差示分光光度法 差示分光光度法即以供试品作为参比，供试品和参比液经不同的处理，这种处理使干扰组分的吸光度没有变化，而使待测组分的吸光度有变化，变化的差值与浓度成正比。

游离肼与对二甲氨基苯甲醛反应，生成的黄色缩合物于波长 456nm 处有最大吸收（见图 7-1）；异烟肼与对二甲氨基苯甲醛反应，生成的缩合物于波长 456nm 处无吸收（见图 7-2）。游离肼与 3% 丙酮反应，得到无色的二甲基甲酮连氮（自然无吸收）。

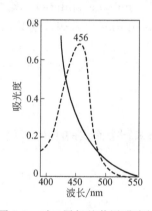

图 7-1 对二甲氨基苯甲醛连氮
（3.125μmol·L⁻¹，虚线）与异烟肼的
对二甲氨基亚苄基衍生物（3.65mmol·L⁻¹，
实线）的可见光区吸收光谱图

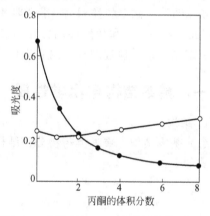

图 7-2 在波长 456nm 处不同量的丙酮对
肼的有色缩合物（0.1μg·ml⁻¹，●线）
与异烟肼的有色缩合物
（500μg·ml⁻¹，○线）的作用

测定方法如下。

① 对照品溶液的制备与测定 精密称取硫酸肼 0.2031g（相当于游离肼 50mg），用水稀释并定容至 250.0ml；精密量取 5ml，用水稀释并定容至 1000.0ml，制成 1μg·ml⁻¹ 的肼标准液。

取 50ml 容量瓶 2 个，各加肼标准液 5ml。其中一个加对二甲氨基苯甲醛试液（取对二甲氨基苯甲醛 20g，加相对密度为 1.18 的盐酸 172.5ml，用水稀释至 1000.0ml，即可）20ml，用水稀释至 50ml，强力振摇 10s，加入一个 4cm 的比色皿，放置 2min，以对二甲氨基苯甲醛试液的水稀释液（20→50）为参比，在波长 456nm 处测定吸光度；于另一个容量瓶中加入丙酮 1.5ml，并按同法操作，以含有 3% 丙酮的对二甲氨基苯甲醛试液为参比在波长 456nm 处测定吸光度。然后计算两溶液的吸光度差值 ΔA_{456nm}。

② 供试品溶液的制备与测定　用水制成 2mg·ml^{-1} 的异烟肼水溶液，片剂要用盐酸溶解过滤。分成两份，按上述对照品溶液的测定方法，求差值，根据两差值，求肼的含量。

2. 尼可刹米中有关物质的检查

尼可刹米中的有关物质主要是合成的副产物乙基烟酰胺。《中国药典》（2015 年版）采用薄层色谱法高低浓度对照法进行检查。

检查方法　取本品，加甲醇，配成 40mg·ml^{-1} 的溶液，作为供试品溶液，再稀释成 0.4mg·ml^{-1} 和 0.04mg·ml^{-1} 的溶液，分别作为对照液（1）和（2）。分别取上述溶液 $10\mu l$，点于硅胶 GF$_{254}$ 薄层板上，展开，晾干后，置 254nm 紫外灯下检视，供试品溶液中的杂质斑点允许有 1 个点超过对照品溶液（2），但不能超过对照品溶液（1）的斑点。其余杂质斑点不得超过对照品溶液（2）的主斑点。

3. 硝苯地平中有关物质的检查

硝苯地平遇光极不稳定，内部可发生光化学歧化作用，降解为硝苯吡啶衍生物及亚硝基吡啶衍生物。《中国药典》（2015 年版）采用 HPLC 法进行检查。

第二节　喹啉类药物

喹啉类药物分子结构中含有吡啶与苯稠合而成的喹啉杂环，环上杂原子的反应性能基本与吡啶相同。现以本类最常用的典型药物硫酸奎宁（quinine sulfate）、硫酸奎尼丁（quinidine sulfate）和盐酸环丙沙星（ciprofloxacin hydrochloride）为例，就其结构与化学性质、鉴别、杂质检查的有关内容进行介绍。

一、基本结构与化学性质

1. 结构

（1）基本结构　喹啉类药物分子结构中都含有吡啶与苯稠合而成的喹啉杂环。喹啉环的结构式如下：

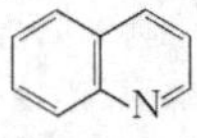

喹啉

（2）典型药物的结构　本类药物主要包括硫酸奎宁、硫酸奎尼丁和盐酸环丙沙星等，化学结构如下：

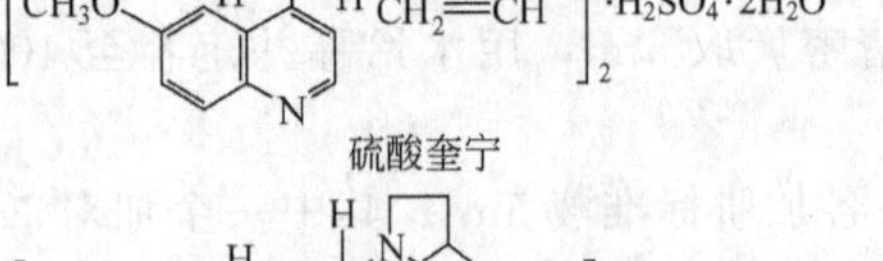

硫酸奎宁

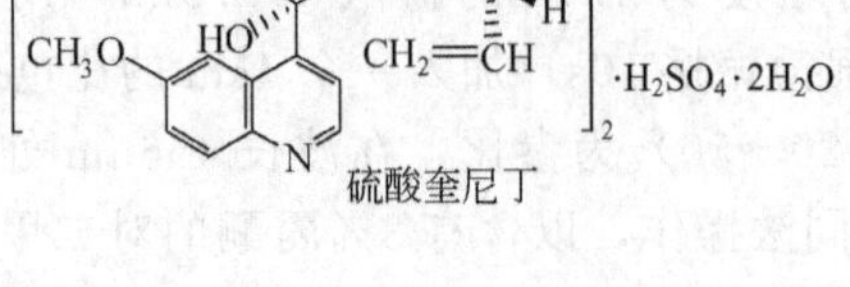

硫酸奎尼丁

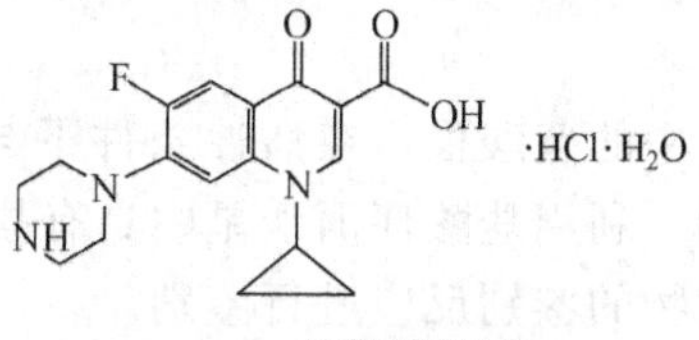

盐酸环丙沙星

2. 化学性质

(1) 碱性　喹啉环上的 N 具有碱性，与强酸形成稳定的盐。其中环丙沙星与盐酸成盐；奎宁和奎尼丁均与二元酸成盐，其结构中喹核碱含脂环氮，碱性强，可与硫酸成盐，而喹啉环系芳环氮，碱性较弱，不能与硫酸成盐。

奎宁和奎尼丁的分子式完全相同，但喹核碱部分立体结构不同，因此其旋光性、碱性和溶解性能也不同。奎宁为左旋体，碱性大于奎尼丁。

(2) 旋光性　硫酸奎宁为左旋体，其比旋度为 $-237°\sim-244°$；硫酸奎尼丁为右旋体，其比旋度为 $+275°\sim+290°$；而盐酸环丙沙星无旋光性。

(3) 荧光特性　硫酸奎宁和硫酸奎尼丁在稀硫酸溶液中均显蓝色荧光，而盐酸环丙沙星则无荧光。

二、鉴别试验

1. 绿奎宁反应

奎宁和奎尼丁互为异构体，结构中均有 6 位含氧喹啉衍生物，可以发生绿奎宁（thalleioquin）反应。以 6-羟基喹啉为例，经氯化反应，再以氨水处理，生成绿色的二醌基吲胺的铵盐，即为绿奎宁反应的基本机制。

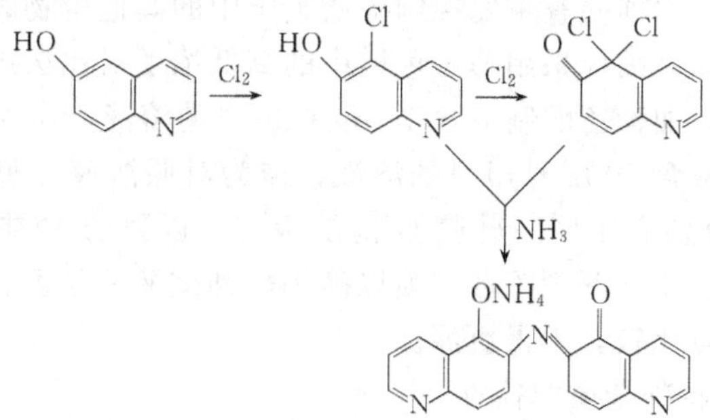

硫酸奎宁和硫酸奎尼丁的绿奎宁反应机制同上，取其水溶液，加溴试液 2～3 滴和氨试液 1ml，即显翠绿色；加酸成中性变成蓝色；酸性则呈紫红色。翠绿色产物可转溶于醇、氯仿中而不溶于醚。因此《中国药典》（2015 年版）采用此反应鉴别硫酸奎宁。

鉴别方法　取本品约 20mg，加水 20ml 溶解后，分取溶液 5ml，加溴试液 3 滴与氨试液 1ml，即显翠绿色。

2. 光谱特征

(1) 紫外吸收光谱特征　《中国药典》（2015 年版）采用本法鉴别盐酸环丙沙星。

鉴别方法　取本品，加 $0.1\text{mol}\cdot\text{L}^{-1}$ 盐酸溶液制成含 $8\mu\text{g}\cdot\text{ml}^{-1}$ 的溶液，照分光光度法测定，在 277nm 与波长 315nm 处有最大吸收。

(2) 荧光光谱特征　利用硫酸奎宁和硫酸奎尼丁在稀硫酸溶液中均显蓝色荧光，而盐酸环丙沙星则无荧光的特性，来鉴别或区别本类药物。

(3) 红外光谱特征　硫酸奎宁和盐酸环丙沙星在《中国药典》中均采用红外光谱法进行

鉴别，而硫酸奎尼丁未采用此法。

3. 无机酸盐

利用硫酸奎宁和硫酸奎尼丁中的硫酸根，在酸性条件下与氯化钡反应生成白色的沉淀，即显硫酸盐的鉴别反应进行鉴别；利用盐酸环丙沙星中具有盐酸根，在酸性条件下与硝酸银反应生成白色的沉淀，即显氯化物的鉴别反应进行鉴别。

三、特殊杂质的检查

1. 硫酸奎宁中特殊杂质的检查

根据硫酸奎宁的合成工艺，产品中的特殊杂质主要是合成中产生的中间体以及副反应产物，通过检查酸度、氯仿-乙醇中不溶物和其他金鸡纳碱等加以控制。

（1）酸度　本项检查主要控制药物中的酸性杂质。

检查方法　取本品约 20mg，加水 20ml 溶解后，用酸度计进行测定，pH 值应为 5.7～6.6。

（2）氯仿-乙醇中不溶物　本项检查主要控制药物在制备过程中引入的醇中不溶性杂质或无机盐类等。

检查方法　取本品，加氯仿-无水乙醇（2∶1）混合液 15ml，在 50℃加热 10min 后，用已称定质量的垂熔坩埚（垂熔玻璃滤器）过滤，滤渣用上述混合液分 5 次洗涤，每次 10ml，在 105℃干燥至恒重，遗留残渣不得超过 2mg。

垂熔玻璃滤器系以硬质玻璃烧结成具有一定孔径的滤板，再粘连不规格的漏斗、滤球而成。按滤板孔径大小分为 1～6 号（C_1～C_6）六种规格。一般 1～2 号滤除大颗粒的沉淀，3～4 号滤除细沉淀物，5～6 号可滤除细菌。应用时在板上面盖 1～2 层纸，以减压抽滤即可。

（3）其他金鸡纳碱　本项检查主要控制硫酸奎宁中的其他生物碱，因其化学结构不十分明确、没有合适的对照品，因此采用薄层色谱中的高低浓度对比法进行检查。

检查方法　取本品，加稀乙醇制成含 10mg·ml^{-1} 的溶液，作为供试品溶液；精密称取适量，加稀乙醇稀释制成含 50μg·ml^{-1} 的溶液，作为对照溶液。照薄层色谱法试验，吸取上述两种溶液各 5μl，分别点于同一硅胶 G 薄层板上，以氯仿-丙酮-二乙胺（5∶4∶1.25）为展开剂，展开后，微热使展开剂挥散，喷以碘铂酸钾试液使显色。供试品溶液如显杂质斑点，与对照溶液的主斑点比较，不得更深。

2. 盐酸环丙沙星中特殊杂质的检查

盐酸环丙沙星在生产和贮藏过程中引入的特殊杂质，通过酸度、溶液的澄清度与颜色、有关物质等项目的检查进行控制。

（1）酸度　本项检查主要控制盐酸环丙沙星在生产和贮藏过程中可能引入的酸性杂质。

检查方法　取本品，加水制成含 25mg·ml^{-1} 的溶液，用酸度计进行测定，pH 值应为 3.0～4.5。

（2）溶液的澄清度与颜色　本项检查主要控制盐酸环丙沙星在生产和贮藏过程中可能引入的水中不溶性物质和有色杂质。

检查方法　取本品 0.1g，加水 10ml 溶解后，溶液应澄清；如显色，与黄色或黄绿色 4 号标准比色液比较，不得更深。

（3）有关物质　本项检查主要控制盐酸环丙沙星在生产和贮藏过程中可能引入的结构不清的有关杂质，采用 HPLC 法中的归一化法检查。

色谱条件与系统适用性试验 用十八烷基硅烷键合硅胶为填充剂；以 $0.025 \text{mol} \cdot \text{L}^{-1}$ 磷酸溶液-乙腈（87：13）用三乙胺调节 pH＝3.0 ± 0.1 为流动相；检测波长为 278nm；理论板数按盐酸环丙沙星峰计算应不低于 2000；盐酸环丙沙星峰与相邻杂质峰的分离度应符合规定。

测定方法 取本品适量，加水制成含 $0.4 \text{mg} \cdot \text{ml}^{-1}$ 的溶液，取 $20 \mu l$ 注入液相色谱仪，调节检测灵敏度和记录仪衰减，使主成分的峰高为记录仪满量程的 2～4 倍，记录时间应为主成分峰保留时间的 2 倍。按面积归一化法计算，杂质总量不得超过 1.5%。

第三节 托烷类药物

托烷类药物大多数是由莨菪烷衍生的氨基醇与不同的有机酸缩合成酯的生物碱，常见的有颠茄生物碱和古柯生物碱，根据其结构特征均属于杂环类药物。现以最常用的典型药物硫酸阿托品（atropine sulfate）和氢溴酸东莨菪碱（scopolamine hydrobromide）为例，就其结构与化学性质、鉴别、杂质检查的有关内容进行介绍。

一、基本结构与化学性质

1. 结构

莨菪烷衍生的氨基醇和不同有机酸缩合成酯的生物碱，如硫酸阿托品、氢溴酸东莨菪碱，其结构式如下：

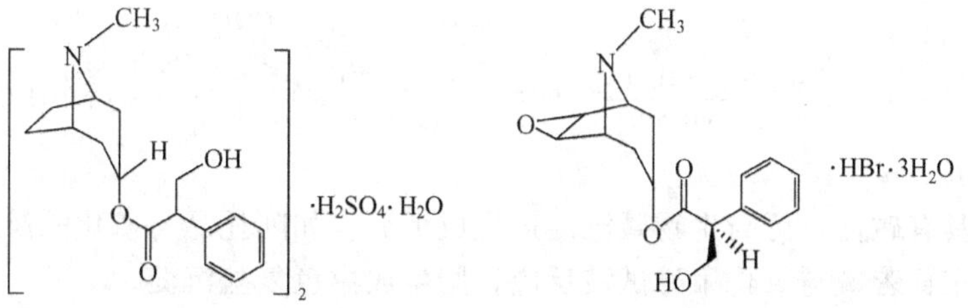

硫酸阿托品　　　　　　　　　氢溴酸东莨菪碱

2. 化学性质

（1）水解性 本类药物具有酯的结构，易水解。如阿托品水解后生成莨菪醇与莨菪酸。反应式为：

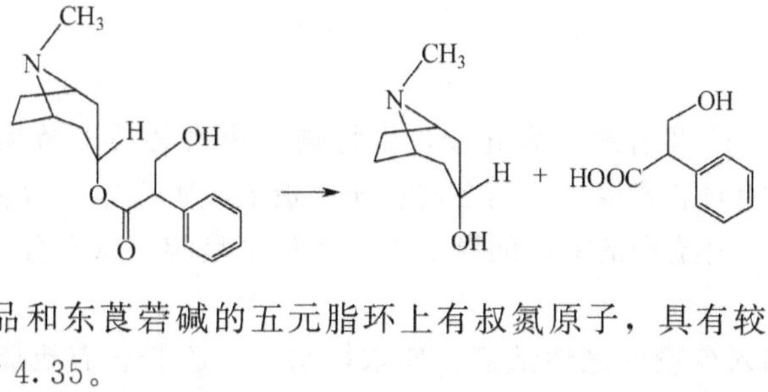

（2）碱性 阿托品和东莨菪碱的五元脂环上有叔氮原子，具有较强的碱性，易与酸成盐，如阿托品 pK_{b1} 为 4.35。

（3）旋光性 阿托品和东莨菪碱均具有不对称碳原子而呈左旋体，比旋度为 $-24°\sim -27°$。阿托品为莨菪碱的消旋体。

二、鉴别试验

1. 托烷生物碱的一般鉴别试验（Vitaili 反应）

该反应为莨菪酸的特征反应；阿托品、东莨菪碱、山莨菪碱等托烷类生物碱均为酯类生物碱，水解后生成莨菪酸；经发烟硝酸加热处理，转变为三硝基衍生物，遇醇制氢氧化钾，则转成有色的醌型产物，开始呈深紫色。以阿托品为例，其反应式为：

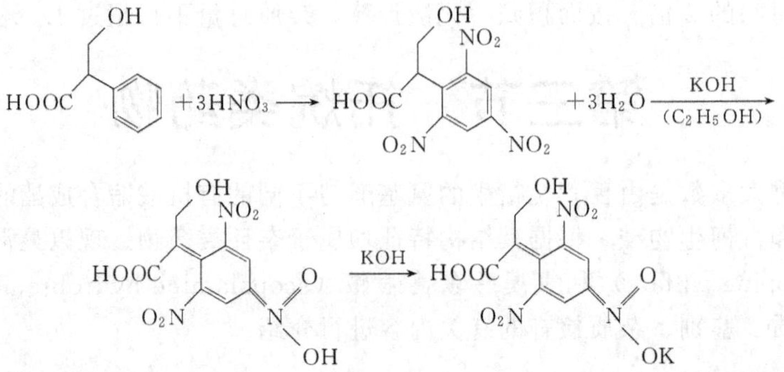

阿托品的鉴别方法　取本品约 10mg，加发烟硝酸 5 滴，置水浴上蒸干，得黄色的残渣，放冷，加乙醇 2～3 滴湿润，加固体氢氧化钾一小粒，即显深紫色。

2. 氧化反应

本类药物水解后生成的莨菪酸，可与硫酸和重铬酸钾在加热的条件下，发生氧化反应，生成苯甲醛，同时有类似苦杏仁的臭味。反应式为：

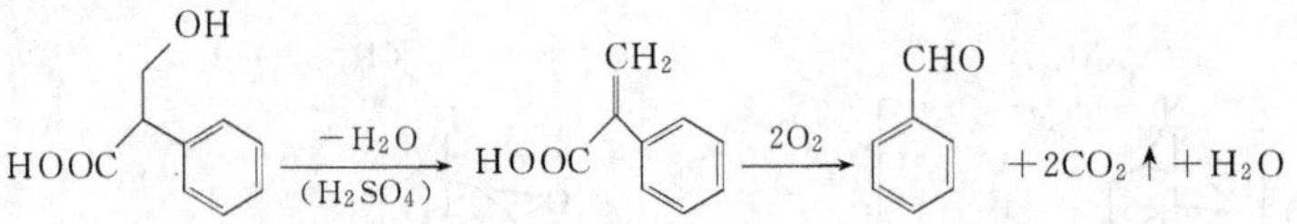

3. 沉淀反应

本类药物具有碱性，可与生物碱沉淀剂生成沉淀。如阿托品与氯化汞醇试液反应，生成黄色沉淀，而东莨菪碱与氯化汞醇试液反应，则生成白色复盐沉淀。

4. 硫酸盐与溴化物的反应

硫酸阿托品的水溶液，加氯化钡试液，即生成白色沉淀，沉淀在盐酸或硝酸中均不溶解；加醋酸铅试液，也生成白色沉淀，但沉淀在醋酸铵或氢氧化钠试液中溶解。氢溴酸东莨菪碱的水溶液，加硝酸银试液，即生成淡黄色凝乳沉淀，沉淀能在氨试液中微溶，但在硝酸中几乎不溶；滴加氯试液，溴就会游离，加氯仿振摇，氯仿层呈黄色或红棕色。

5. 色谱法

目前常用的薄层色谱吸附剂多为硅胶，生物碱类药物必须以游离碱的形式才能顺利迁移，即展开。若是以盐的形式存在，则在硅胶薄层板上吸附太牢，致使色斑严重拖尾。这是含氮生物碱药物色谱分离鉴别的关键问题，为使生物碱呈游离状态分离鉴别，常采用以下两种方法：

① 在展开剂中加入少量的碱性试剂，如浓氨水、二乙胺、有机脂烃胺类，以便中和与碱结合的酸和硅胶的弱酸性，使生物碱游离。

② 硅胶薄层板用碱处理，即取硅胶适量，加入一定量的氢氧化钠溶液搅拌均匀，铺制成碱性薄层板。

三、氢溴酸东莨菪碱中特殊杂质的检查

氢溴酸东莨菪碱是从茄科植物莨菪、白曼陀罗、颠茄等提取得到的莨菪碱的氢溴酸盐。我国是从茄科植物白曼陀罗的干燥品（洋金花）中提取东莨菪碱，然后制成氢溴酸盐。根据其制备工艺，本品在生产和贮藏过程中可能引入的特殊杂质，通过酸度、其他生物碱和易氧化物检查进行控制。

（1）酸度　东莨菪碱碱性很弱，对石蕊试纸几乎不显碱性反应。氢溴酸东莨菪碱为强酸弱碱形成的盐，其5%水溶液的pH值为4.0～5.5，通过控制pH来控制本品中的酸性杂质。

检查方法　取本品0.10g，加水2ml溶解后，分成两等份：一份中加氨试液2～3滴，不得发生浑浊；另一份中加氢氧化钾试液数滴，只许发生瞬即消失的类白色浑浊。

（2）其他生物碱　本品的水溶液加入氨试液不得发生浑浊。当有其他生物碱，如阿扑阿托品、颠茄碱存在时，则发生浑浊；本品水溶液加入氢氧化钾试液，则有东莨菪碱析出显浑浊。因东莨菪碱在碱性条件下水解，生成异东莨菪碱醇和莨菪酸，前者在水中易溶；后者生成碱式盐在水中也能溶解，故可使瞬即发生的浑浊消失。

（3）易氧化物　主要是检查本品在生产过程中可能引入的杂质阿扑阿托品及其他含有不饱和双键的有机物质，可使高锰酸钾溶液褪色。

检查方法　取本品0.15g，加水5ml溶解后，在15～20℃加高锰酸钾滴定液（0.02mol·L^{-1}）0.05ml，10min内红色不得完全消失。

第四节　吩噻嗪类药物

吩噻嗪类药物是一类抗精神病药物，其结构中均具有硫氮杂蒽母核。现以最常用的典型药物盐酸异丙嗪（promethazine hydrochloride）、盐酸氯丙嗪（chlorpromazine hydrochloride）、癸氟奋乃静（fluphenazine decanoate）和奋乃静（perphenazine）为例，就其结构与化学性质、鉴别、杂质检查的有关内容进行介绍。

一、基本结构与化学性质

1．结构

（1）基本结构　吩噻嗪药物为苯并噻嗪的衍生物，其分子结构中均具有共同的硫氮杂蒽母核，其结构通式如下：

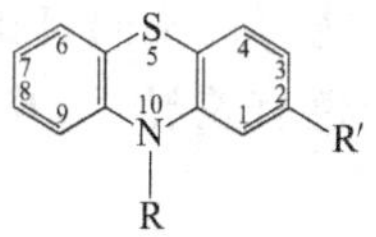

（2）典型药物的结构　本类药物结构上的差异，主要表现在母核2位上的R'取代基和N10位上的R取代基的不同。R'基团通常为—H、—Cl、—CF_3、—$COCH_3$、—SCH_2CH_3等，R基团则为具有2～3个碳链的二甲或二乙氨基，或为含氮杂环如哌嗪和哌啶的衍生物等。典型药物主要包括盐酸异丙嗪、盐酸氯丙嗪、癸氟奋乃静和奋乃静等，具体结构如下：

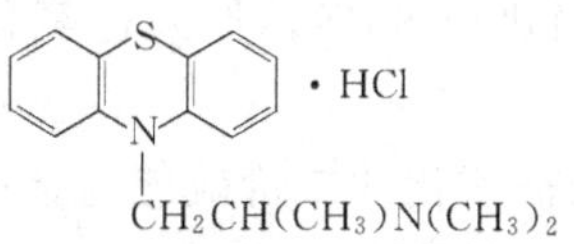

盐酸异丙嗪

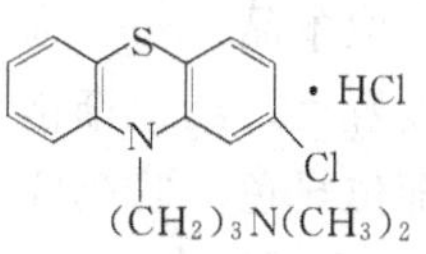

盐酸氯丙嗪

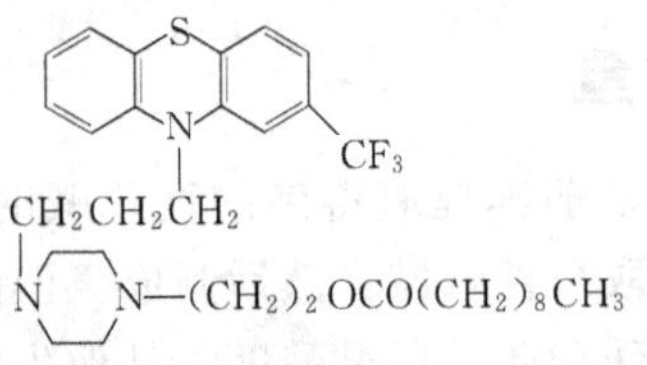

癸氟奋乃静 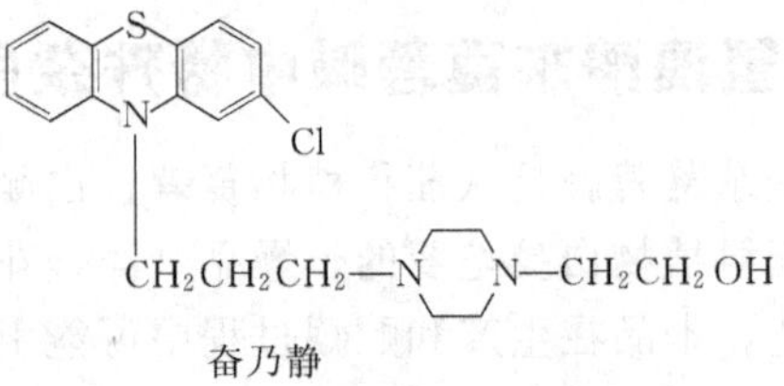　　　　　　　　　　　　　　　奋乃静

2. 化学性质

（1）具有紫外和红外吸收光谱特征　本类药物的紫外特征吸收，主要由母核三环的 π 系统所产生。一般具有三个峰值，即在 $204\sim209nm$（205nm 附近）、$250\sim265nm$（254nm 附近）和 $300\sim325nm$（300nm 附近），最强峰多在 $250\sim265nm$（ε 为 $2.5\times10^{-4}\sim3\times10^{-4}$）。本类药物母核中 S 为二价，易氧化，其氧化产物为亚砜和砜，它们具有四个吸收峰，与未氧化的吩噻嗪类母核的吸收峰不同。

（2）易氧化呈色　本类药物硫氮杂蒽母核中的二价硫易氧化，其母核易被不同的氧化剂氧化成亚砜、砜等不同的产物，随取代基的不同，呈现不同的颜色。

（3）与金属离子配位呈色　未被氧化的二价硫能与金属钯离子形成有色配位化合物，其氧化产物亚砜、砜则无此反应，因此可用于鉴别和含量测定，具有专属性。

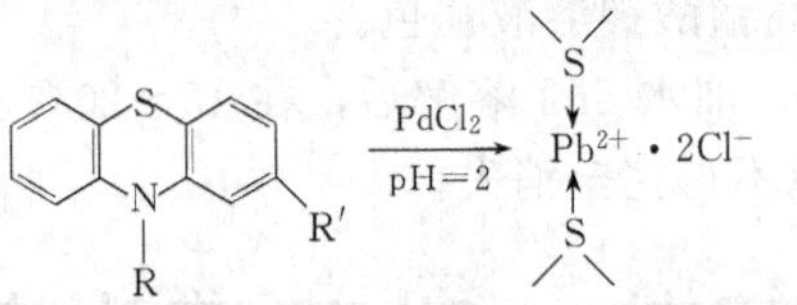

二、鉴别试验

1. 紫外特征吸收和红外吸收光谱

奋乃静在 258nm 处有紫外吸收峰，可以采用紫外法进行鉴别。《中国药典》（2015 年版）采用此法鉴别奋乃静。

鉴别方法　取本品，用甲醇制成每 1ml 中含 $10\mu g$ 的溶液，照紫外-可见分光光度法（通则 0401）测定，在 258nm 与 313nm 的波长处有最大吸收，在 313nm 与 258nm 处的吸光度比值应为 $0.120\sim0.128$。

此外，《中国药典》（2015 年版）采用红外光谱法鉴别奋乃静。本品的红外吸收图谱应与对照的图谱一致。

2. 显色反应

（1）氧化剂氧化显色　吩噻嗪类药物可被不同氧化剂如硫酸、硝酸、过氧化氢氧化而显色。由于取代基不同，各种药物所显颜色有差异。《中国药典》（2015 年版）采用此法鉴别盐酸异丙嗪、盐酸氯丙嗪和奋乃静。

盐酸异丙嗪的鉴别：①取本品 5mg，加硫酸 5ml 溶解后，溶液显樱桃红色；放置后，色渐变深。②取本品约 0.1g，加水 3ml 溶解后，加硝酸 1ml，即生成红色沉淀；加热，沉淀即溶解，溶液由红色转变为橙黄色。

盐酸氯丙嗪的鉴别：取本品 10mg，加 1ml 溶解后，加硝酸 5 滴，即显红色，渐变黄色。

奋乃静的鉴别：取本品 5mg，加盐酸与水各 1ml，加热至 80℃，加入过氧化氢溶液数滴，即显深红色；放置后，红色渐褪去。

（2）与钯离子配位显色　吩噻嗪类药物分子结构中未被氧化的二价硫能与金属钯离子配位形成有色配合物。《中国药典》（2015 年版）采用此法鉴别癸氟奋乃静。

鉴别方法 取本品约 50mg，加甲醇 2ml 溶解后，加 0.1%氯化钯溶液 3ml，即有沉淀生成，并显红色，再加过量的氯化钯溶液，颜色变深。

3. 分解产物的反应

癸氟奋乃静的鉴别方法 取本品 15～20mg，加碳酸钠与碳酸钾各约 0.1g，混匀，在 600℃炽灼 15～20min，放冷，加水 2ml 使溶解，加盐酸溶液（1→2）酸化，过滤，滤液加茜素锆试液 0.5ml，应显黄色。

三、特殊杂质的检查

1. 盐酸异丙嗪的杂质来源与检查

在盐酸异丙嗪的合成过程中，反应产生的中间体Ⅱ（1-二甲氨基-2-氯丙烷）在碱性条件下，形成季铵离子中间体，由于亲核性进攻，从而转位形成 2-二甲氨基碳正离子，水解后得到 2-二甲氨基-1-丙醇，再与吩噻嗪母核缩合后，主要生成异丙嗪；发生副反应，则生成异丙美沙嗪。此异构体的盐酸盐和吩噻嗪母体在丙酮中溶解度大，合成过程中多留在母液中，即使经丙酮精制也不易除去，均被带入成品药中。另外，异丙嗪不太稳定，易氧化，贮藏过程中可能分解。

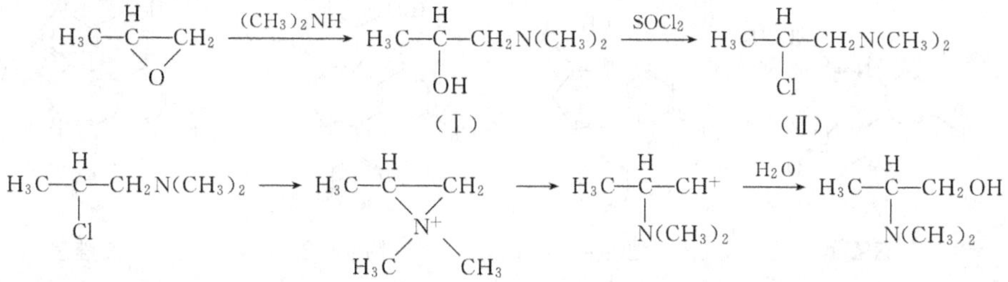

检查方法 避光操作。取本品，加 0.1mol·L^{-1}盐酸溶液配制成每 1ml 约含 0.2mg 的溶液，作为供试品溶液，精密量取 1ml，置 100ml 容量瓶中，加 0.1mol·L^{-1}盐酸溶液稀释至刻度，摇匀，作为对照溶液。照高效液相色谱法（通则 0512）测定，以十八烷基硅烷键合硅胶为填充剂；以水（用冰醋酸调 pH 值至 2.3）-甲醇（55：45）为流动相；检测波长为 254nm。理论板数按盐酸异丙嗪峰计算应不低于 3000，盐酸异丙嗪峰与相对保留时间 1.1～1.2 的杂质峰的分离度应不小于 2.0。取对照溶液 20μl 注入液相色谱仪，调节检测灵敏度，使主成分色谱峰的峰高约为满量程的 10%～20%，再精密量取供试品溶液与对照溶液各 20μl，分别注入液相色谱仪，记录色谱图至主成分色谱峰保留时间的 3 倍。

2. 盐酸氯丙嗪有关物质的检查

盐酸氯丙嗪有关物质的检查主要是控制合成的原料氯吩噻嗪和间氯二苯胺等。采用薄层色谱法的高低浓度对比法检查。

检查方法 取本品，加甲醇制成 10mg·ml^{-1}的溶液，作为供试品溶液，再稀释成 0.1mg·ml^{-1}溶液，作为对照溶液。分别取上述两种溶液 10μl，点于硅胶 GF$_{254}$薄层板，以环己烷-丙酮-二乙胺（80：10：10）为展开剂展开，晾干后，置紫外灯下检视。供试品溶液中的杂质斑点与对照溶液的主斑点相比，不得更深（1.0%）。

第五节 苯并二氮杂䓬类药物

苯并二氮杂䓬类药物为含氮杂原子、六元环和七元环并合而成的有机化合物，其中

1,4-苯并二氮杂䓬类药物是目前临床应用最广泛的抗焦虑、抗惊厥药。现以最常用的典型药物氯氮䓬（chlordiazepoxide）、地西泮（diazepam）、阿普唑仑（alprazolam）和三唑仑（triazolam）为例，就其结构与化学性质、鉴别、杂质检查的有关内容进行介绍。

一、基本结构与化学性质

1. 结构

（1）**基本结构** 苯并二氮杂䓬类药物为含氮杂原子、六元环和七元环并合而成的有机化合物，其分子结构中均具有苯并二氮杂䓬母核，其结构通式如下：

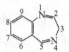

苯并二氮杂䓬

（2）**典型药物的结构** 本类药物主要包括氯氮䓬、地西泮、阿普唑仑和三唑仑等，具体结构如下：

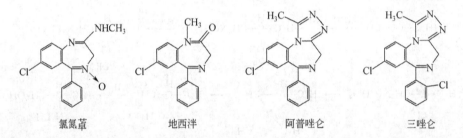

氯氮䓬   地西泮   阿普唑仑   三唑仑

2. 化学性质

（1）**弱碱性** 苯并二氮杂䓬母核上的氮原子具有碱性，可以与某些有机沉淀剂反应产生沉淀，还可以用非水溶液滴定法测定含量。本类药物多为游离碱，不溶于水，而溶于甲醇、乙醇和氯仿中。

（2）**水解性** 本类药物结构中的二氮杂䓬环一般比较稳定，但在酸性溶液中可水解，形成相应的二苯甲酮衍生物（氯氮䓬水解生成芳伯氨基；地西泮水解生成芳仲氨基和甘氨酸）。

（3）**紫外吸收** 本类药物结构中的二氮杂䓬环具有较大的共轭体系，故有紫外吸收；本类药物溶解于不同 pH 介质中，以不同的离子状态存在，从而影响其紫外吸收性质。

二、鉴别试验

1. 化学鉴别

（1）**沉淀反应** 氯氮䓬或阿普唑仑的盐酸溶液遇碘化铋钾呈色，《中国药典》（2015 年版）采用此反应鉴别氯氮䓬。

鉴别方法 取本品约 10mg，加盐酸溶液（9→1000）10ml 溶解后，加碘化铋钾试液 1滴，即生成橙红色沉淀。

阿普唑仑的溶液遇硅钨酸生成白色沉淀，《中国药典》（2015 年版）采用此反应鉴别阿普唑仑。

鉴别方法 取本品约 5mg，加盐酸溶液（9→1000）2ml 溶解后，分为两份：一份加硅钨酸试液 1 滴,即生成白色沉淀;另一份加碘化铋钾试液 1 滴,即生成橙红色沉淀。

(2) 水解后重氮化-偶合反应　氯氮䓬加盐酸溶液加热煮沸水解后,放冷,加亚硝酸钠和碱性 β-萘酚试液,生成橙红色沉淀,而放置后颜色变暗。《中国药典》(2015 年版)采用此反应鉴别氯氮䓬。其鉴别反应式如下:

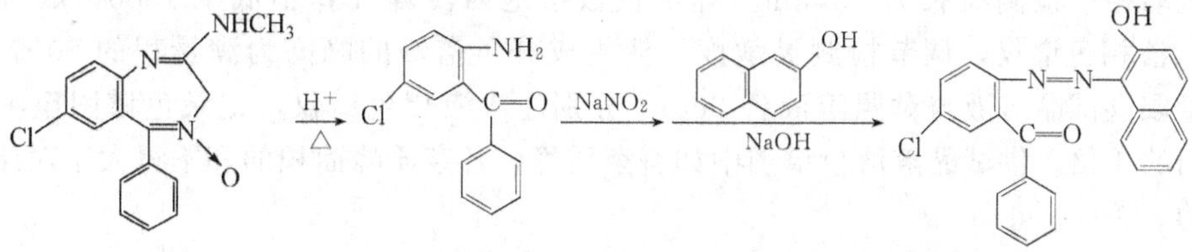

鉴别方法　取本品约 10mg,加盐酸溶液 (1→2) 15ml,缓缓煮沸 15min,放冷,加亚硝酸钠和碱性 β-萘酚。溶液显芳香伯胺类的鉴别反应,生成橙红色沉淀。

奥沙西泮加盐酸溶液加热煮沸水解后,水解产物可有此反应;而地西泮水解后则无此反应。

(3) 硫酸-荧光反应　苯并二氮杂䓬类药物溶于硫酸在紫外光 (365nm) 下显不同的颜色,如地西泮呈黄绿色,氯氮䓬为黄色,艾司唑仑显亮绿色,硝西泮为淡蓝色。若在稀硫酸中,其荧光颜色略有差异:地西泮呈黄色,氯氮䓬显紫色。

地西泮的鉴别方法　取本品约 10mg,加硫酸 3ml,振摇使溶解,在紫外灯 (365nm) 下检视,显黄绿色荧光。

(4) 分解产物的反应

地西泮(或三唑仑)的鉴别方法　取本品 20mg,用氧瓶燃烧法进行有机破坏,以 5% 氢氧化钠溶液 5ml 为吸收液,燃烧完全后,用稀硝酸酸化,并缓缓煮沸 2min,溶液显氯化物的鉴别反应。

2. 紫外和红外吸收光谱

由于本类药物均含有较大共轭体系,因此常利用紫外最大吸收波长以及最大吸收波长处的吸光度或吸光度比值进行鉴别。另外,红外吸收光谱已用于大多数苯并二氮杂䓬类药物的指纹鉴别。

3. 薄层色谱法

本类药物的研究发展快,品种不断增多,薄层色谱法比较适合其鉴别。

(1) 直接使用薄层色谱法　常用的 5 种苯并二氮杂䓬类药物,用稀硫酸喷雾,紫外灯下检视荧光。

(2) 酸水解产物的薄层色谱法　此类药物有的经酸水解可产生二苯甲酮衍生物,有的不产生,可用以鉴别。

二苯甲酮衍生物对照品的制备　取本类药物 25mg,溶于盐酸,置沸水中 1h,用氢氧化钠调 pH＝10,氯仿提取,水洗,用无水硫酸钠干燥,蒸去溶剂。

薄层色谱法鉴别　此类药物溶于甲醇,点样,加点硫酸液。盖上玻璃烘(水解)。滴加氨水,空气吹干。紫外光检测。

三、有关物质的检查

1. 地西泮中有关物质的检查

地西泮在合成过程中,N1 甲基化不完全时,可产生去甲基安定,分解则可产生 2-甲氨基-5-氯二苯酮。国内外药典均规定检查以上杂质。

检查方法 取本品，加甲醇制成每1ml中含地西泮0.45mg的溶液作为供试品溶液；精密量取供试品溶液1ml，置100ml容量瓶中，用甲醇稀释至刻度，摇匀，作为对照溶液。照高效液相色谱法（通则0512）测定。用十八烷基硅烷键合硅胶为填充剂；以甲醇-水（70：30）为流动相；检测波长为254nm。理论板数按地西泮峰计算不低于1500。取对照溶液20μl注入液相色谱仪，调节检测灵敏度，使主成分色谱峰的峰高为满量程的20%～25%；再精密量取供试品溶液与对照溶液各20μl，分别注入液相色谱仪，记录色谱图至主成分峰保留时间的4倍。供试品溶液色谱图中如有杂质峰，各杂质峰面积的和不得大于对照溶液主峰面积的3/10。

以上方法用于原料药和片剂中有关物质的检查。

2. 氯氮䓬中有关物质的检查

USP用薄层色谱法检查氯氮䓬中的有关物质，并规定分解产物2-氨基-5-氯-二苯甲酮（简称氨基物，Ⅱ）含量不得超过0.01%，中间体氧化物7-氯-1,3-二氢-5-苯基-2H-1,4-苯并二氮杂䓬-2-酮-4-氧化物（简称氧化物，Ⅲ）含量不得超过0.1%。

检查方法 取本品50.0mg，加丙酮2.5ml，振摇，取上层清液50μl，与氨基物对照品溶液（10μg/ml）、氧化物对照品溶液（100μg/ml）各10μl，分别点于同一硅胶薄层板上，以乙酸乙酯为展开剂，喷以硫酸液并于105℃加热15min后，喷以亚硝酸钠溶液、氨基磺酸铵溶液及N-(1-萘基)-乙二胺盐溶液。供试品溶液所显任一斑点及其颜色不得比对照品溶液所显斑点更大、色泽更深。

第六节 含 量 测 定

一、非水溶液滴定法

非水溶液滴定法是国内外药典采用较多的含量测定方法，特别是对弱碱类药物及其盐的含量测定。弱碱及其盐在水溶液中用标准酸液直接进行滴定没有明显的滴定突跃，滴定终点难于掌握。若采用非水酸性溶剂作为滴定介质，则可显著提高弱碱性药物的相对碱度，使滴定突跃增大，滴定反应顺利完成。

1. 基本原理

除少数药物以游离碱的形式供分析外，绝大多数为盐类（盐酸盐与硫酸盐）。这些盐类的滴定过程，实际上是一个置换滴定，即强酸滴定液置换出与游离碱结合的较弱的酸。反应原理可用下列通式表示：

$$BH^+ \cdot A^- + HClO_4 \rightleftharpoons BH^+ \cdot ClO_4^- + HA$$

由于被置换出来的HA的酸性强弱不同，因此对滴定反应的影响也不同。当HA酸性较强时，反应不能定量完成，必须采取措施除去或降低反应产生的HA的酸性，使反应顺利完成。因此，必须根据不同情况采用相应的测定条件。

2. 一般方法

除另有规定外，精密称取供试品适量[约消耗高氯酸滴定液（0.1mol·L⁻¹）8ml]，加冰醋酸10～30ml使溶解（必要时可温热，放冷），加各品种项下规定的指示液1～2滴（以电位滴定法指示终点），用高氯酸滴定液（0.1mol·L⁻¹）滴定。终点颜色应以电位滴定的突跃点为准，并将滴定的结果用空白试验校正。

3. 应用示例

《中国药典》（2015 年版）采用非水溶液滴定法测定尼可刹米、硫酸阿托品、盐酸氯丙嗪和地西泮的含量。

（1）尼可刹米的含量测定 取本品约 0.15g，精密称定，加冰醋酸 10ml 溶解，加结晶紫 1 滴，用高氯酸滴定液（0.1mol·L⁻¹）滴定，至溶液显蓝绿色，并将滴定的结果用空白试验校正。1ml 高氯酸滴定液（0.1mol·L⁻¹）相当于 17.82mg 的尼可刹米（$C_{10}H_{14}N_2O$）。

（2）硫酸阿托品的含量测定 取本品约 0.5g，精密称定，加冰醋酸与醋酐各 10ml 溶解后，加结晶紫指示液 1～2 滴，用高氯酸滴定液（0.1mol·L⁻¹）滴定至溶液显纯蓝色，并将滴定的结果用空白试验校正。每 1ml 高氯酸滴定液（0.1mol·L⁻¹）相当于 67.68mg 的（$C_{17}H_{23}NO_3$）$_2$·H_2SO_4。

（3）盐酸氯丙嗪的含量测定 取本品约 0.2g，精密称定，加冰醋酸 10ml 与醋酐 30ml 溶解后，照电位滴定法（通则 0701），用高氯酸滴定液（0.1mol·L⁻¹）滴定，并将滴定的结果用空白试验校正。每 1ml 高氯酸滴定液（0.1mol·L⁻¹）相当于 35.53mg 的 $C_{17}H_{19}ClN_2S$·HCl。

（4）地西泮的含量测定 取本品 0.2g，精密称定，加冰醋酸与醋酐各 10ml 溶解，加结晶紫 1 滴，用高氯酸滴定液（0.1mol·L⁻¹）滴至溶液显绿色。1ml 高氯酸滴定液（0.1mol·L⁻¹）相当于 28.47mg 的地西泮（$C_{16}H_{13}ClN_2O$）。

二、氧化还原滴定法

具有还原性的药物可以采用氧化还原滴定法进行含量测定。如铈量法、溴酸钾法、碘量法、溴量法。

硝苯地平与吩噻嗪类药物可采用铈量法进行含量测定。本法的优点在于：硫酸铈作滴定剂具有较高的氧化电位，且为一价还原；不存在对环取代基的副反应，专属性高。本法既可用于原料的测定，亦可用于片剂的测定。

1. 基本原理

由于硝苯地平与吩噻嗪类药物具有还原性，在酸性介质中可以用硫酸铈滴定液直接滴定。前者用邻二氮菲指示剂，后者不加指示剂而是利用药物自身的颜色变化指示终点。吩噻嗪类药物的含量测定过程中，滴定开始时，药物先失去一个电子形成一种红色自由离子，到终点时吩噻嗪类药物均失去两个电子，红色消失而指示终点。也可采用电位法或永停滴定法指示终点。

2. 应用示例

《中国药典》（2015 年版）采用铈量法测定硝苯地平、吩噻嗪类药物、盐酸氯丙嗪片的含量。

（1）硝苯地平的含量测定 取本品 0.4g，称定，加无水乙醇 50ml，微热溶解。加高氯酸溶液（取 70% 高氯酸 8.5ml，加水稀释至 100ml）50ml、邻二氮菲指示液 3 滴。用硫酸铈滴定至橙红色消失。1ml 硫酸铈相当于 17.32mg 的硝苯地平。

（2）吩噻嗪类药物的含量测定 取本品 0.2g，称定，加水 20ml 与稀硫酸 10ml 溶解，用硫酸铈滴定至红色消失。

（3）盐酸氯丙嗪片的含量测定 取本品 20 片，称定，研细，称取适量（相当于盐酸氯丙嗪 0.2g），加水 20ml 与稀硫酸 10ml 溶解，用硫酸铈滴定至红色消失。

三、酸性染料比色法

酸性染料比色法是在适当的 pH 介质中利用酸性染料（如磺酸酞类）与碱性药物定量结合显色，采用比色法测定其含量。酸性染料是指具有酸性基团的酸碱指示剂（如磺酸酞类），如溴酚蓝、溴麝香草酚蓝、溴甲酚绿、溴甲酚紫等。本法具有一定的专属性和准确度，样品需用量少，灵敏度高，适用于样品量少、小剂量药物及其制剂或体内碱性药物的测定。

1. 基本原理

在适当的 pH 介质中，碱性药物（B）可与氢离子结合成阳离子（BH^+），一些酸性染料在此条件下解离为阴离子（In^-），与上述阳离子定量地结合生成有色的配位化合物（$BH^+ \cdot In^-$），即离子对，$BH^+ \cdot In^-$ 可以被某些有机溶剂定量提取，使有机相呈色，剩余的酸性染料留于水相。定量分离出该显色有机提取液，脱水后，在一定波长处测定该溶液（有色离子对）的吸光度，即可求得碱性药物的含量。

$$B + H^+ \Longleftrightarrow BH^+$$

$$HIn \Longleftrightarrow H^+ + In^-$$

$$BH^+ + In^- \Longleftrightarrow (BH^+ \cdot In^-)_{水相} \Longleftrightarrow (NH^+ \cdot In^-)_{有机相}$$

如水相 pH 值过低（H^+），抑制了 HIn 离解成 In^-，使 In^- 浓度减小，影响离子对的形成；如水相 pH 值过高，使有机碱药物游离，离子对浓度也减小，此时有机相萃取的不是离子对而是有机碱本身。故所选 pH 应使有机碱全部以 BH^+ 形式存在，酸性染料大部分以 In^- 形式存在，以便于二者的定量结合。一般是以有机溶剂提取液的吸光度最大、空白值最低时的 pH 值最好。

有机相中应严防混入水分。否则，微量的水分可使有机相（如氯仿层）发生浑浊，影响比色，同时由于带入了水相中的过量染料而影响测定结果。有机溶剂中混入的水分，可以经过加入脱水剂（如无水硫酸钠）或经滤纸过滤除去。

2. 应用示例

《中国药典》（2015 年版）采用酸性染料比色法测定氢溴酸东莨菪碱片的含量。

（1）对照品溶液的制备　精密称定氢溴酸东莨菪碱片对照品 30mg，置 25ml 容量瓶中，加水溶解并稀释至刻度，摇匀。精密量取 5ml，置 100ml 容量瓶中，加水稀释至刻度，摇匀，即得。

（2）供试品溶液的制备　取本品 20 片，精密称定，研细，精密量取适量（约相当于氢溴酸东莨菪碱 3mg），置 50ml 容量瓶中，加水使氢溴酸东莨菪碱溶解并稀释至刻度，摇匀，用干燥滤纸过滤，取续滤液，即得。

（3）氢溴酸东莨菪碱片的含量测定　精密量取对照品溶液和供试品溶液各 2ml，分别置预先精密加入三氯甲烷 10ml 的分液漏斗中，各加溴甲酚绿溶液 4ml，振摇提取后，静置使分层；分取三氯甲烷液，照紫外-可见分光光度法，在波长 420nm 处分别测定吸光度，计算，并将结果乘以 1.141，即供试品中含有 $C_{17}H_{21}NO_4 \cdot HBr \cdot 3H_2O$ 的质量。

四、紫外分光光度法

本章五类药物的制剂或片剂均匀度与溶出度的测定均采用紫外分光光度法，测定原理是基于药物具有紫外特征吸收光谱，在其最大吸收波长处测定吸光度，利用吸收系数计算；或与对照品溶液同时测定，计算含量。

1. 直接分光光度法

《中国药典》（2015 年版）采用直接分光光度法测定盐酸异丙嗪片、盐酸异丙嗪注射液的含量。

（1）盐酸异丙嗪片的含量测定 取本品 10 片，除去糖衣后，精密称定，研细，精密称取适量（约相当于盐酸异丙嗪 12.5mg），置 200ml 容量瓶中，加盐酸溶液（9→1000）适量，振摇 15min 使盐酸异丙嗪溶解，再摇匀，在波长 249nm 处测定吸光度，按 $C_{17}H_{20}N_2S \cdot HCl$ 的吸收系数（$E_{1cm}^{1\%}$）为 910 计算，即得。

（2）盐酸异丙嗪注射液含量的测定 取本品 2ml，稀释并定容于 100ml 容量瓶中，用盐酸溶液（9→1000）稀释至刻度，摇匀，精密量取 10ml，置另一个 100ml 容量瓶中，用水稀释至刻度，摇匀，于 1cm 比色皿中，在波长 299nm 下测定吸光度，按 $C_{17}H_{20}N_2S \cdot HCl$ 的吸收系数（$E_{1cm}^{1\%}$）为 108 计算，即得。

盐酸氯丙嗪片剂的测定波长为 254nm，吸收系数为 915。需要指出的是，抗氧剂维生素 C 在波长 254nm 处也有明显吸收，对盐酸氯丙嗪的测定有干扰。而在另一最大吸收波长 206nm 处，抗氧剂维生素 C 无吸收。因此盐酸氯丙嗪注射液的测定波长改为 306nm，吸收系数为 115。

2. 萃取后分光光度法

盐酸氯丙嗪注射液的含量测定，除上述采用选择 299nm 波长，直接法消除处方中维生素 C 的干扰外，还可用萃取后测定法。《中国药典》（2015 年版）采用萃取后分光光度法测定盐酸氯丙嗪注射液的含量。

测定方法 取本品适量（约相当于盐酸氯丙嗪 100mg），以盐酸（0.1mol·L⁻¹）稀释至 500ml。取上述溶液 5ml，置分液漏斗中，加水 20ml，加氨水呈碱性，用乙醚振摇提取 4 次，每次 25ml。合并乙醚液，用水洗涤 2 次，每次 10ml，合并洗液，用乙醚 20ml 提取，弃去洗液。合并前后两次得到的乙醚液，分 4 次用盐酸液（0.1mol·L⁻¹）萃取，每次 25ml。合并酸液，稀释成 0.0005% 浓度的溶液。再用盐酸（0.1mol·L⁻¹）作空白，以分光光度计在波长 254nm 处进行测定，按标准吸收系数（$E_{1cm}^{1\%}$）为 915 计算供试品中盐酸氯丙嗪的量，即得。

3. 萃取-双波长分光光度法

在待测组分（a）的最大吸收波长（测定波长，λ_1）处测定待测组分和干扰组分（b）的吸光度的总和；另选一适当波长（参比波长，λ_2）测定吸光度，并使干扰组分在测定波长和参比波长处的吸光度相等，而待测组分在这两个波长处吸光度的差值足够大。

样品在两波长下吸光度差值（ΔA）为：

$$\Delta A = A_{\lambda_1}^{a+b} - A_{\lambda_2}^{a+b} = (A_{\lambda_1}^a + A_{\lambda_1}^b) - (A_{\lambda_2}^a + A_{\lambda_2}^b) \qquad (因为 A_{\lambda_1}^b = A_{\lambda_2}^b)$$

$$= A_{\lambda_1}^a - A_{\lambda_2}^a = (\varepsilon_{\lambda_1} - \varepsilon_{\lambda_2})c_a l$$

则

$$\Delta A \propto c_a$$

即吸收度差值（ΔA）仅与待测组分的浓度有关，而与干扰组分无关，干扰组分的干扰被消除。此为该法的定量依据。

《中国药典》（2015 年版）采用萃取-双波长分光光度法测定盐酸氯丙嗪注射液的含量。

测定方法 取本品适量（约相当于盐酸氯丙嗪 100mg），用盐酸稀释至 500ml，摇匀；精密量取 10ml，置 250ml 分液漏斗中，加水 20ml，用浓氨溶液碱化。用乙醚提取 4 次，每次 25ml。合并酸提取液于 250ml 容量瓶中，通入空气驱尽残留乙醚液，加盐酸液（0.1mol·L⁻¹）至刻度，摇匀，作为供试品溶液；另取盐酸氯丙嗪对照品适量，精密称定，用盐酸液（0.1mol·L⁻¹）溶解并稀释成 8μg·ml⁻¹ 的对照品溶液。以盐酸（0.1mol·L⁻¹）为空白，用分光光度计分别在波长 254nm 及 277nm 处同时测定上述供试品溶液与对照品溶液的吸光度，按下式计算：

$$盐酸氯丙嗪的含量(mg \cdot ml^{-1}) = 12.5c(A_{254} - A_{277})_U / V(A_{254} - A_{277})_S$$

式中，12.5 为稀释体积及浓度单位换算因子；c 为对照品溶液的浓度；V 为取样量，ml；U 表示供试品溶液；S 表示对照品溶液。

4. 钯离子比色法

在适当 pH 值溶液中，利用吩噻嗪类药物可与金属钯离子形成有色配合物，借以进行比色测定。

本法的优点是可选择性地用于未被氧化的吩噻嗪类药物的测定。因为 Pd^{2+} 只与未被氧化的硫配位，当硫原子已被氧化为亚砜或砜时，则不与 Pd^{2+} 配位显色。通过空白试验对照法，可选择性地消除吩噻嗪类药物中氧化物的干扰，准确测定未被氧化的吩噻嗪类药物的含量。其缺点在于样品浓度高时，配合物的溶解度较低，可能会导致配合物析出。

《中国药典》（2015 年版）采用钯离子比色法测定盐酸氯丙嗪的含量。

测定方法　取氯化钯溶液（$PdCl_2$ 50mg 溶于 50ml 盐酸中）0.5ml，加入 pH=2.0 的缓冲溶液 5ml 中，然后加入供试品 1ml（含供试品 50～150μg），再加水至 7ml，旋摇，15min 后，置 1cm 比色皿中，以试剂为空白对照，在波长 500nm 处进行测定，即得。同时以对照溶液按同法测定后，进行计算。

五、气相色谱法

气相色谱法（GC）是一种有效的分离技术，它具有分离效果好、灵敏度高、选择性好、用量少和分析速度快等特点，特别适合组分比较复杂的供试品中微量有机药物及其代谢物的分离测定。由于绝大多数药物极性大，不易气化，或对热不稳定，因此该法在药物分析中的应用不如 HPLC 法多。

六、高效液相色谱法

高效液相色谱法（HPLC）在本类药物的含量测定中应用越来越广泛，其中 80% 以上是采用反相高效液相色谱法，利用本法可十分有效地分离和测定本类药物及其分解产物。

1. 反相高效液相色谱法

反相 HPLC 法是指流动相的极性大于固定相极性的色谱方法。在本法中，常采用化学键合相作为固定相，如在硅胶表面键合十八烷基时，则形成常用的十八烷基硅烷键合硅胶（ODS）。在硅胶表面引入硅烷基形成的固定相极性很弱，而流动相多采用水-甲醇或水-乙腈等大极性系统。在反相 HPLC 中，极性大的组分在分离时先流出色谱柱，极性弱的组分后流出色谱柱，因此该法适合于共存组分极性差异大的样品的测定。

用化学键合固定相分离碱性杂环类药物时，由于在硅胶表面的硅醇基受空间位阻的影响，仅有一部分可与硅烷化试剂作用，因此这些裸露的硅醇基与碱性药物发生吸附或离子交换作用，从而使碱性药物的色谱峰产生拖尾，分离效能下降，保留时间过长，甚至不能被洗脱。通常在流动相中加入碱性试剂（扫尾剂），使流动相的 pH 位于 7～8，使碱性药物的电离受到抑制，以非电离形式存在，增加脂溶性，改善分离效能。目前常用的碱性试剂有二乙胺、三乙胺等。但应注意流动相的 pH 值不能太高，否则会造成化学键合固定相的水解。一般化学键合固定相要求流动相的 pH 范围是 2～8。

《中国药典》（2015年版）采用反相高效液相色谱法测定地西泮注射液的含量。

色谱条件与系统适用性试验 用十八烷基硅烷键合硅胶为填充剂；甲醇-水（70∶30）为流动相；检测波长为254nm。理论塔板数按地西泮峰计算应不低于1500，地西泮峰和内标物质峰的分离度大于1.5。

内标溶液的制备 取萘50mg，置25ml容量瓶中，加甲醇溶解并稀释至刻度，摇匀，即得。

地西泮注射液的含量测定 精密量取本品适量（约相当于地西泮10mg），置50ml容量瓶中，用甲醇稀释至刻度，摇匀，精密量取10μl注入液相色谱仪，记录色谱图；另取地西泮对照品约10mg，精密称定，同法测定。按外标法以峰面积计算，即得。

2. 离子对高效液相色谱法

离子对色谱法是离子对提取与色谱技术相结合的产物，可用于分析呈离解状态的药物，如有机碱类或有机酸类药物。离子对色谱法是将待测组分的反离子加入到流动相中，与呈离解状态的药物作用，生成可逆的离子对化合物。分离测定杂环类药物中的吡啶类、喹啉类等药物时，主要是采用烷基磺酸盐或其他盐类作为离子对试剂（如戊烷磺酸钠与庚烷磺酸钠）。影响离子对形成的条件有溶液的pH、反离子的种类、流动相等。流动相一般呈酸性，以利于有机碱的离解。

参 考 文 献

[1] 国家药典委员会编. 中华人民共和国药典（2015年版）. 北京：中国医药科技出版社，2015.
[2] 刘文英. 药物分析. 第7版. 北京：人民卫生出版社，2007.
[3] 于治国，陈秀洁. 药物分析. 北京：科学技术文献出版社，2006.
[4] 杭太俊. 药物分析实验与指导. 北京：中国医药科技出版社，2003.

习 题

一、选择题

1. 下列鉴别反应中，属于吡啶环开环反应的是（   ）。

A. 甲醛-硫酸反应　　　　　　　　B. 硫色素反应　　　　　　　　C. 芳伯胺反应

D. 硫酸-荧光反应　　　　　　　　E. 戊烯二醛反应

2. 下列鉴别反应中属于针对酰肼基团的鉴别反应是（   ）。

A. 硫酸-亚硝酸钠反应　　　　　　B. 甲醛-硫酸反应　　　　　　　C. 缩合反应

D. 二硝基氯苯反应　　　　　　　　E. 戊烯二醛反应

3. 关于奎宁和奎尼丁的绿奎宁反应的基本机制，以下叙述正确的是（   ）。

A. 2位含有氧的奎宁衍生物，可以发生绿奎宁反应

B. 4位含有氧的奎宁衍生物，可以发生绿奎宁反应

C. 经氯水的氯化反应，再以氨水处理，显绿色

D. 经溴水的溴化反应，再以氨水处理，显翠绿色

E. 经重水的氢化反应，再以氨水处理，显翠绿色

4. 用铈量法测定吩噻嗪类药物的含量时，常用的指示终点的方法是（   ）。

A. 以甲基橙作指示剂　　　　　　　B. 以曙红作指示剂　　　　　　C. 以荧光黄作指示剂

D. 以吩噻嗪类药物自身作指示剂　　E. 以邻二氮菲作指示剂

5. 硫酸阿托品用高氯酸标准溶液直接滴定，反应的物质的量比为（   ）。

A. 3∶1　　　　B. 1∶3　　　　C. 2∶1　　　　D. 1∶2　　　　E. 1∶1

6. 利用氯氮䓬和奥沙西泮水解产物进行的鉴别反应是（   ）。

A. 硫酸-荧光反应　　　　　　　　B. 沉淀反应　　　　　　　　　C. 芳伯胺反应

D. 水解后茚三酮反应　　　　E. 三氯化铁反应

7. 硫酸奎宁用高氯酸标准溶液直接滴定，反应的物质的量之比为（　　）。

A. 3∶1　　　B. 1∶3　　　C. 2∶1　　　D. 1∶2　　　E. 1∶4

8. 用于鉴别苯并二氮䓬类药物的反应是（　　）。

A. 甲醛-硫酸反应　　　　　B. 二硝基氯苯反应　　　　C. 遇氧化剂如硫酸等发生的氧化反应

D. 氯离子反应　　　　　　E. 硫酸-荧光反应

二、简答题

1. 吡啶环的开环反应包括哪些反应？常用于哪些药物的鉴别？

2. 简述还原反应鉴别异烟肼的原理。

3. 异烟肼中为什么要检查游离肼？国内外药品标准中常用哪些方法检查？

4. 杂环类药物的盐酸盐为什么不能直接用高氯酸滴定？

5. 简述用铈量法测定吩噻嗪类药物的基本原理。

6. 简述酸性染料比色法的基本原理。

7. 盐酸异丙嗪注射液用紫外分光光度法测定含量时为什么不在最大吸收波长 249nm 处测定，而在波长 299nm 处测定？

8. 简述地西泮和氯氮䓬酸水解产物的结构特征及其鉴别方法。

第八章
维生素类药物的分析

维生素（vitamins）是维持动物机体正常代谢功能所必需的生物活性物质，体内不能自行合成，必须从食物中摄取。维生素主要用于调节和管制新陈代谢过程，其本身虽不能直接供给能量，但为能量的转换和代谢调节所必需；一旦缺乏或吸收过量，都将破坏其在体内有效量的平衡，引起机体的病理变化。从化学结构上看，维生素类药物并非同属一类有机化合物，其中有些是醇、酯，有些是酸、胺，还有些是酚和醛类，各具不同的理化性质和生理作用。《中国药典》（2015年版）收载了维生素 A、维生素 B_1、维生素 B_2、维生素 B_6、维生素 B_{12}、维生素 C、维生素 D_2、维生素 D_3、维生素 E、维生素 K_1、叶酸、烟酸、烟酰胺等原料及制剂共 40 多个品种，按其溶解度分为脂溶性维生素和水溶性维生素两大类。其中脂溶性维生素有维生素 A、维生素 D、维生素 E、维生素 K 等，水溶性维生素有维生素 B_1、维生素 B_2、维生素 C、烟酸、泛酸和叶酸等。

本类药物的分析方法很多，依据药物的生物特性及理化性质，可采用生物法、微生物法、化学法和物理化学法进行分析，目前常用的分析方法主要是化学法或物理化学法。本章仅对维生素 A、维生素 B_1、维生素 C、维生素 D、维生素 E 的结构、理化性质、鉴别、杂质检查和含量测定等内容进行介绍。

第一节　维生素 A 的分析

维生素 A（vitamin A）包括维生素 A_1（视黄醇，retinol）、去氢维生素 A（dehydro-retinol，维生素 A_2）和去水维生素 A（anhydroretinol，维生素 A_3）等，其中维生素 A_1 活性最高，维生素 A_2 的生物活性是维生素 A_1 的 30%～40%，维生素 A_3 的生物活性是维生素 A_1 的 0.4%，故通常所说的维生素 A 系指维生素 A_1。维生素 A 是一种不饱和脂肪醇，在自然界中主要来自鲛类无毒海鱼肝脏中提取的脂肪油，通称为鱼肝油，但目前主要采用人工合成方法制取。在鱼肝油中维生素 A 多以各种酯类混合物的形式存在，其中主要为醋酸酯和棕榈酸酯。

《中国药典》收载的维生素 A 是指人工合成的维生素 A 醋酸酯结晶加精制植物油制成的油溶液，其制剂有维生素 A 胶丸、维生素 AD 胶丸和维生素 AD 滴剂三个品种。《美国药典》收载的是维生素 A 及其醋酸酯、棕榈酸酯混合物的食用油溶液。《英国药典》收载的人工合成浓缩维生素 A 油是维生素 A 醋酸酯、丙酸酯和棕榈酸酯混合物的植物油溶液。

一、结构与性质

1. 结构

维生素 A 的结构为具有一个共轭多烯醇侧链的环己烯，因而具有许多立体异构体。天然维生素 A 主要是全反式维生素 A，尚有多种其他异构体，见表 8-1。

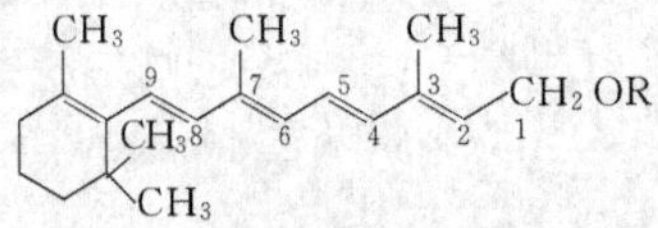

表 8-1　维生素 A 的主要成分

名　称	—R	分子式	相对分子质量	晶型及熔点
维生素 A 醇（retinol）	—H	$C_{20}H_{30}O$	286.44	黄色棱形结晶 62～64℃
维生素 A 醋酸酯 （vitamin A acetate）	—COCH₃	$C_{22}H_{32}O_2$	328.48	淡黄色棱形结晶 57～58℃
维生素 A 棕榈酸酯 （vitamin A palmitate）	—COC₁₅H₃₁	$C_{36}H_{60}O_2$	524.84	无定形或结晶 28～29℃

此外，鱼肝油中还含有维生素 A_2、维生素 A_3，其效价均低于维生素 A；鲸醇（kitol）系维生素 A 醇的二聚体，无生物活性。这些物质在波长 310～340nm 处均具有紫外吸收，并能与显色剂产生相近颜色。因此，在测定维生素 A 含量时必须考虑这些因素的干扰。

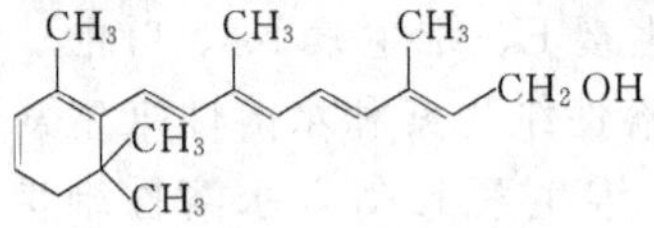

维生素 A_2 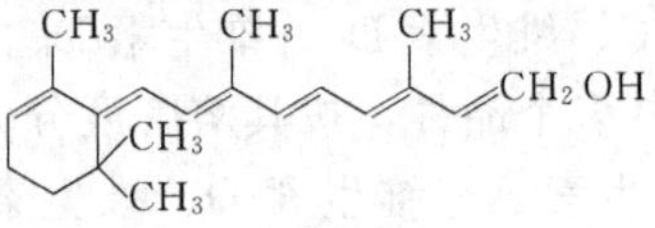　　　　　　　　　　　　　维生素 A_3

2. 性质

（1）形状　维生素 A 为淡黄色油状溶液或晶体；与三氯甲烷、乙醚、环己烷或石油醚能任意混合，在乙醇中微溶，在水中不溶。

（2）易氧化变质　维生素 A 中有多个不饱和键，性质不稳定，易被空气中氧或氧化剂氧化，易被紫外光裂解。在受热或有金属离子存在时，更易氧化变质，生成无生物活性的环氧化合物、维生素 A 醛或维生素 A 酸。维生素 A 对酸不稳定，遇 Lewis 酸或无水氯化氢乙醇液，可发生脱水反应，生成去水维生素 A。维生素 A 醋酸酯较维生素 A 稳定，因此，维生素 A 及其制剂除需密封在凉暗处保存外，还需充氮气或加入合适的抗氧剂。

（3）与三氯化锑呈色　维生素 A 在三氯甲烷中能与三氯化锑试剂作用，产生不稳定的蓝色。可以用此进行鉴别或用比色法测定含量。

（4）紫外吸收特性　维生素 A 分子中具有共轭多烯醇的侧链结构，因此，维生素 A 的环己烷或乙醇溶液在 325～328nm 范围内有最大吸收，可用于鉴别和含量测定。

二、鉴别试验

1. 三氯化锑反应（Carr-Price 反应）

维生素 A 在饱和三氯甲烷中能与三氯化锑反应，形成不稳定的蓝色碳正离子，渐变成紫红色。其机制为维生素 A 和氯化锑（Ⅲ）中存在的亲电试剂氯化高锑（Ⅴ）作用形成不稳定的蓝色碳正离子。反应式如下：

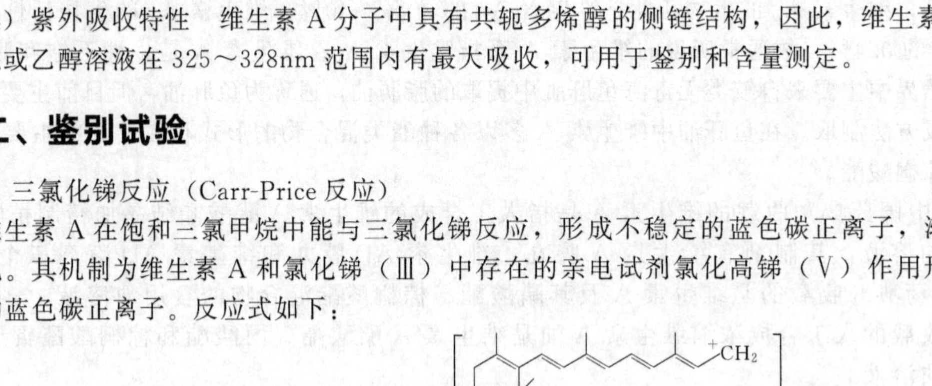

反应需在无水、无醇条件下进行。因为水可使三氯化锑水解生成氯化氧锑（SbOCl），而乙醇可与碳正离子作用，使正电荷消失。所以仪器和试剂必须干燥无水，三氯甲烷中必须无醇。

鉴别方法　取本品 1 滴，加三氯甲烷 10ml 振摇使溶解；取出 2 滴，加三氯甲烷 2ml 与 25％三氯化锑的三氯甲烷溶液 0.5ml，即显蓝色，渐变成紫红色。

2. 紫外分光光度法

鉴别方法　取约相当于 10IU 的维生素 A 供试品，加无水乙醇-盐酸（100∶1）溶液溶解，立即用紫外分光光度计在波长 300～400nm 范围内进行扫描，应在波长 326nm 处有单一的吸收峰。将此溶液置水浴上加热 30s，迅速冷却，照上法进行扫描，则应在波长 348nm、367nm 和 389nm 处有三个吸收峰，且在波长 332nm 处有较低的吸收峰或拐点。

维生素 A 分子中含有 5 个共轭双键，其无水乙醇溶液在波长 326nm 处有最大吸收峰。若在盐酸催化下加热，则发生脱水反应而生成脱水维生素 A，后者比维生素 A 多一个共轭双键，故在 340～390nm 波长间出现 3 个最大吸收峰，见图 8-1。

3. 薄层色谱法

BP（2015 年版）收载的浓缩合成品维生素 A（油剂）各种酯类药物的鉴别采用此法。

鉴别方法　取供试品和对照品适量，加环己烷（或氯仿）分别制成 1ml 中含 1.5～5IU 浓度的溶液，各取 2μl 点样于同一硅胶 G 薄层板上，不必挥散溶剂，立即用环己烷-乙醚（80∶20）为流动相展开。取出薄层板后，置空气

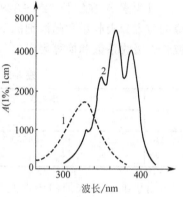

图 8-1　维生素 A 和去水维生素 A 的紫外吸收光谱图

1—维生素 A；2—去水维生素 A

中挥干，喷以三氯化锑溶液，比较供试品和对照品溶液所显蓝色斑点的位置，即可鉴别。维生素 A 醇及其醋酸酯、棕榈酸酯均显蓝绿色，其 R_f 值分别为 0.1、0.45 和 0.7。

USP（39 版）采用硅胶为吸附剂，以环己烷-乙醚（80∶20）为流动相，以维生素 A 的三氯甲烷溶液（约 1500IU·ml^{-1}）点样 0.01ml，展开 10cm，空气中挥干，以磷钼酸为显色剂显色。

三、含量测定

维生素 A 的含量测定方法有三氯化锑比色法、紫外分光光度法和高效液相色谱法，目前各国药典均采用紫外分光光度法作为维生素 A 及其制剂的法定测定方法。早期应用的三氯化锑比色法反应专属性差、显色不稳定，测定结果受水、温度影响较大，被紫外分光光度法所替代，但由于三氯化锑比色法操作简便、快速，目前仍为食品或饲料中维生素 A 含量测定的常用方法。

（一）三氯化锑比色法

利用维生素 A 与三氯化锑的无水三氯甲烷溶液作用，产生不稳定的蓝色，在波长 618～620nm 处有最大吸收，该方法采用标准工作曲线法。

测定方法　取维生素 A 对照品，制成系列浓度的三氯甲烷标准溶液，分别加入一定量的三氯化锑三氯甲烷溶液，在 5～10s 内，于波长 620nm 处测定吸光度，绘制标准曲线。按

同法测定供试品溶液的吸光度，根据标准工作曲线计算供试品含量。

测定时应注意：①本法产生的蓝色不稳定，要求操作迅速，一般规定加入三氯化锑后应在 5～10s 内测定；②反应介质需无水，否则使三氯化锑水解产生 SbOCl 而使溶液浑浊，影响比色；③温度对呈色强度的影响很大，样品测定时的温度与绘制标准工作曲线时的温度相差应在 ±1℃ 以内，否则，需重新绘制标准工作曲线；④三氯化锑比色并非维生素 A 的专属性反应，在相同条件下，某些有关物质均与三氯化锑显蓝色，干扰测定，常使测定结果偏高；⑤三氯化锑试剂有强腐蚀性，易损坏皮肤和仪器，使用时应严加注意。

（二）紫外分光光度法（三点校正法）

1. 测定原理

维生素 A 在波长 325～328nm 范围内具有最大吸收，可用于含量测定。但其最大吸收峰的位置和吸收系数随溶剂的不同而略有差异，表 8-2 为维生素 A 在不同溶剂中的最大吸收波长、吸收系数和换算因子。

表 8-2　维生素 A 在不同溶剂中的紫外吸收数据

溶剂	维生素 A 醋酸酯			维生素 A 醇		
	λ_{max}/nm	$E_{1cm}^{1\%}$	换算因子	λ_{max}/nm	$E_{1cm}^{1\%}$	换算因子
环己烷	327.5	1530	1900	326.5	1755	1900
异丙醇	325	1600	1830	325	1820	1830

由于维生素 A 原料中常混有其他杂质，且维生素 A 制剂中常含稀释用油，以致在维生素 A 的最大吸收波长处测得的吸光度并不是维生素 A 所独有。为了得到准确的测定结果，消除非维生素 A 物质的无关吸收所引起的误差，采用"三点校正法"测定，即在三个波长处测得吸光度后，在规定的条件下以校正公式进行校正，再进行计算，这样可消除无关吸收的干扰，求得维生素 A 的真实含量。

2. 三点校正法的条件

本法是在三个波长处测得吸光度，根据校正公式计算吸光度 A 校正值后，再计算含量，故称为"三点校正法"。其测定符合以下两点：

① 供试品中干扰杂质引起的吸收在波长 310～340nm 范围内几乎呈一条直线，且随波长的增大吸光度变小。

② 物质对光吸收呈加和性的原理。即在供试品溶液的吸收曲线上，各波长处的吸光度是维生素 A 与干扰杂质吸光度的代数和，因而吸收曲线也是二者吸收的叠加。

3. 波长的选择

三点波长的选择原则为：一点选择在维生素 A 的最大吸收波长处（即 λ_1）；其他两点为在 λ_1 的两侧各选一点（λ_2 和 λ_3）。

（1）第一法（等波长差法）　使 $\lambda_3 - \lambda_1 = \lambda_1 - \lambda_2$。《中国药典》规定，测定维生素 A 醋酸酯时，$\lambda_1 = 328nm$，$\lambda_2 = 316nm$，$\lambda_3 = 340nm$，$\Delta\lambda = 12nm$。

（2）第二法（等吸收比法）　使 $A_{\lambda_2} = A_{\lambda_3} = \dfrac{6}{7}A_{\lambda_1}$。《中国药典》规定，测定维生素 A 醇时，$\lambda_1 = 325nm$，$\lambda_2 = 310nm$，$\lambda_3 = 334nm$。

4. 杂质的吸收

对维生素 A 测定有影响的杂质，主要包括下列几种。

（1）维生素 A_2 和维生素 A_3　维生素 A_2 在 345～350nm 波长范围内有吸收。

（2）维生素 A 的氧化产物　包括环氧化物、维生素 A 醛和维生素 A 酸。

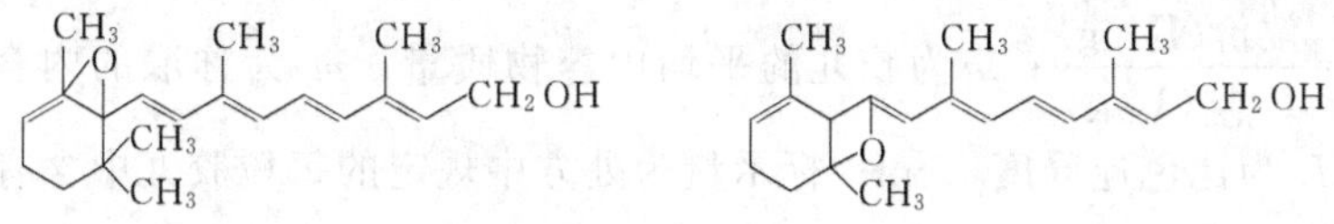

环氧化物

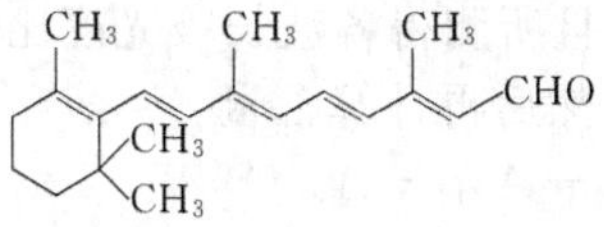

维生素 A 醛 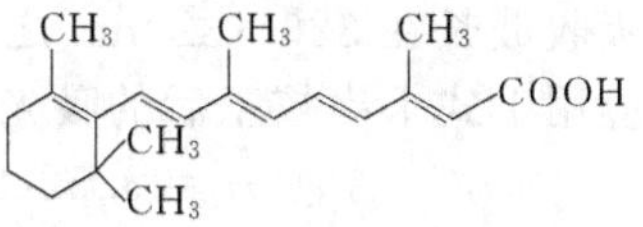   维生素 A 酸

（3）维生素 A 在光照条件下产生的无活性的聚合物——鲸醇

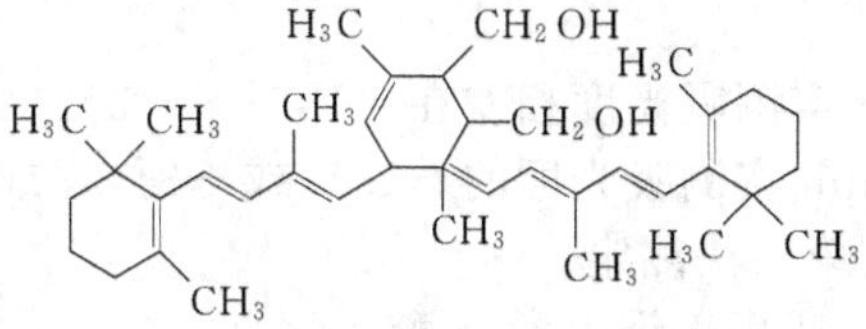

鲸醇

（4）维生素 A 的异构体和合成过程中产生的中间体等　异构体包括新维生素 A_a、新维生素 A_b、新维生素 A_c、异维生素 A_a、异维生素 A_b。

上述杂质均在波长 310～340nm 范围内有吸收，所以干扰维生素 A 的测定。因此，在测定维生素 A 的含量时，必须排除这些杂质的干扰，三点校正法即可消除这些杂质的影响。

5. 测定方法

《中国药典》（2015 年版）通则维生素 A 测定法收载有"第一法"和"第二法"两种方法。合成的维生素 A 和天然鱼肝油中的维生素 A 均为酯式维生素 A，如供试品中干扰测定的杂质较少，能符合下列第一法测定的规定时，可用溶剂溶解供试品后直接测定，否则应按第二法，经皂化提取除去干扰后测定。

（1）第一法（直接测定法）　适用于纯度高的维生素 A 醋酸酯。

① 操作方法　取供试品适量，精密称定，加环己烷制成 1ml 中含 9～15IU 的溶液。然后在波长 300nm、316nm、328nm、340nm 和 360nm 处分别测定吸光度，确定最大吸收波长（应为 328nm）。计算各波长下的吸光度与 328nm 波长下的吸光度比值，并与表 8-3 中规定的理论值比较。

表 8-3　各波长处的吸光度与 328nm 波长处的吸光度规定比值

波长/nm	规定比值(A_i/A_{328})	波长/nm	规定比值(A_i/A_{328})
300	0.555	340	0.811
316	0.907	360	0.299
328	1.000		

② 计算

a. 如果最大吸收波长在 326～329nm 之间，且所测得各波长吸光度比值不超过表 8-3 中规定值±0.02 时，可用下式计算含量：

$$1g 供试品中含维生素 A 单位数(IU/g) = E_{1cm}^{1\%} \times 1900$$

$$= \frac{A_{328实测}}{cL} \times 1900$$

制剂标示量的百分含量，按下式计算：

$$标示量(\%) = \frac{A_{328实测} \times D \times 1900 \times \bar{m}}{m \times 100 \times L \times 标示量} \times 100\%$$

式中，D 为供试品的稀释倍数；1900 为维生素 A 醋酸酯在环己烷溶液中测定的换算因子，换算因子$=\dfrac{效价(\mathrm{IU/g})}{E_{1\mathrm{cm}}^{1\%}(\lambda_{\max})}$；$\overline{m}$ 为胶丸的平均内容物质量；m 为称取的内容物质量（即供试品取用量）；L 为比色池厚度，cm；标示量为处方中规定的每粒胶丸中含有维生素 A 醋酸酯的国际单位数。

b. 如果最大吸收波长在 326～329nm 之间，且所测得各波长吸光度比值超过表 8-3 中规定值±0.02 时，应用下式求出校正后的吸光度，然后再计算含量：

$$A_{328校正}=3.52(2A_{328}-A_{316}-A_{340})$$

若校正吸光度与 328nm 实测吸光度相差$\left(即\dfrac{A_{328校正}-A_{328实测}}{A_{328实测}}\times100\%\right)$不超过±3%，则仍用 $A_{328实测}$ 计算含量；

若校正吸光度与 328nm 实测吸光度相差在 -15%～-3% 之间，则用 $A_{328校正}$ 计算含量；

若校正吸光度超过 328nm 实测吸光度的 -15% 或 +3%，或者最大吸收波长不在 326～329nm 之间，则供试品应按第二法测定。

(2) 第二法（皂化法）　适用于维生素 A 醇。

① 测定方法　精密称取一定量供试品（约相当于维生素 A 总量 500IU，质量不多于 2g），加氢氧化钾乙醇溶液后煮沸回流，得到的皂化液再经乙醚提取、洗涤、过滤、浓缩和干燥等处理，最后用异丙醇溶解残渣并稀释成 1ml 中含维生素 A 为 9～15IU 的溶液，在波长 300nm、310nm、325nm、334nm 处测定吸光度，并确定最大吸收波长。

② 计算

a. 如果最大吸收波长在 323～327nm 之间，且 A_{300}/A_{325} 的比值小于或等于 0.73，按下式计算校正吸光度，并与 $A_{325实测}$ 比较。

$$A_{325校正}=6.815A_{325}-2.555A_{310}-4.260A_{334}$$

若 $\dfrac{A_{325校正}-A_{325实测}}{A_{325实测}}\times100\%$ 的值在 ±3% 以内，仍以 $A_{325实测}$ 计算含量：

$$1\mathrm{g}\ 供试品中含维生素 A 单位数(\mathrm{IU/g})=E_{1\mathrm{cm}}^{1\%}\times1830$$

$$=\dfrac{A_{325实测}}{cL}\times1830$$

制剂标示量的百分含量为：

$$标示量(\%)=\dfrac{A_{325实测}\times D\times1830\times\overline{m}}{m\times100\times L\times标示量}\times100\%$$

若 $\dfrac{A_{325校正}-A_{325实测}}{A_{325实测}}\times100\%$ 的值在 ±3% 以外，则以 $A_{325校正}$ 计算含量。

b. 如果测得最大吸收波长不在 323～327nm 之间或 A_{300}/A_{325} 的比值大于 0.73，则表示供试品溶液中杂质含量过高，应采用色谱法将未皂化部分纯化后再进行测定。

③ 讨论与注意事项

目前各国药典采用的分光光度法大体有两种。《英国药典》一般直接用环己烷溶解后测定酯式维生素 A，如果不能达到要求（即无关吸收太多，影响测定结果的准确性），则改用皂化提取后测定。《美国药典》则不论供试品为何种情况，一律经皂化、提取后进行测定。皂化是否完全，可以加少量水于皂化瓶中，振荡后如有浑浊，表示皂化尚未完全，应继续加热。皂化时间 15min 即可，但一般为保证皂化完全，应回流 30min，此时维生素 A 亦不致破坏。为防止皂化过程中维生素 A 氧化破坏，《日本药局方》加入焦性没食子酸。

6. 应用示例

维生素 AD 胶丸中维生素 A 的测定方法如下：精密称取维生素 AD 胶丸"装量差异"项下的内容物 0.1287g（每丸内容物的平均装量为 0.07985g，标示量每丸含维生素 A 10000

单位），置 10ml 烧杯中，加环己烷溶解并定量转移至 50ml 容量瓶中，用环己烷稀释至刻度，摇匀；精密量取 2ml，置另一 50ml 容量瓶中，用环己烷稀释至刻度，摇匀。以环己烷为空白，测得最大吸收波长为 328nm，并分别于波长 300nm、316nm、328nm、340nm 和 360nm 处测得吸光度如下，计算胶丸中维生素 A 占标示量的百分含量。

波　长/nm	300	316	328	340	360
测得吸光度 A	0.374	0.592	0.664	0.553	0.228
规定比值	0.555	0.907	1.000	0.811	0.299

解：该操作为测定方法中的第一法。

① 计算各波长处的吸光度与 328nm 波长处的吸光度比值，并与规定比值比较，结果如下。

波　长	300	316	328	340	360
吸光度比值(A_i/A_{328})	0.563	0.892	1.000	0.833	0.343
规定比值	0.555	0.907	1.000	0.811	0.299
比值之差	+0.008	-0.015	0	+0.022	+0.044

其中，A_{360}/A_{328} 的比值与规定比值之差为 +0.044，超过规定的限度 ±0.02，故需计算校正吸光度。

② 计算校正吸光度，并与实测值比较。

$$A_{328校正}=3.52(2A_{328}-A_{316}-A_{340})$$
$$=3.52\times(2\times0.664-0.592-0.553)=0.644$$
$$\frac{A_{328校正}-A_{328实测}}{A_{328实测}}\times100\%=-3.0\%$$

因校正吸光度与实际值之差未超过 -3.0%，故仍以 $A_{328实测}$ 计算含量。

③ 计算胶丸中维生素 A 占标示量的百分数。

$$标示量(\%)=\frac{A_{328实测}\times D\times1900\times\bar{m}}{m\times100\times L\times标示量}\times100\%$$

$$=\frac{0.664\times\dfrac{50\times50}{2}\times1900\times0.07985}{0.1287\times100\times1\times10000}\times100\%$$

$$=97.80\%$$

（三）高效液相色谱法

采用 RP-HPLC 法（反相高效液相色谱法）测定人血清中的维生素 A，根据不同病理生理状态下人血清中维生素 A 的浓度，探索与某些疾病的关系，为临床治疗学与营养学研究提供依据。

1. 仪器与色谱条件

（1）仪器　Waters 高效液相色谱仪，配 490E 紫外检测器、U6K 进样器。

（2）色谱条件　色谱柱为 C_{18} 柱（3.9mm×30cm）；流动相为甲醇-水（96∶4）；流速为 1.2ml·min^{-1}。检测波长与 AUFS：0～8min，330nm，0.25AUFS；8min 后，292nm，0.05AUFS。内标为维生素 A 醋酸酯。

2. 分析用样品液

（1）对照品　维生素 A（all-*trans*-retinol），维生素 A 醋酸酯（all-*trans*-retinolacetate）。

（2）血清样品的制备　血清样品在采血后立即离心，置 5ml 塑料试管中，充氮、密封，于 −40℃ 保存备用。

精密量取血清 200μl，精密加入含一定浓度内标溶液的无水乙醇 200μl，振荡 30s，精密加入正己烷 500μl，离心（2500r・min^{-1}，2min），取正己烷层 100μl 进样。

第二节　维生素 B$_1$ 的分析

维生素 B$_1$（vitamin B$_1$）亦叫盐酸硫胺，广泛存在于米糠、麦麸和酵母中，此外来源于人工合成。本品参与体内糖代谢，维持正常神经传导与消化功能，临床主要用于防治脚气病，也可用于神经炎、心肌炎、食欲不振、消化不良的辅助治疗或其他原因所致的维生素 B$_1$ 缺乏的补充治疗。《中国药典》收载有维生素 B$_1$ 及其片剂和注射剂。

一、结构与性质

1. 结构

维生素 B$_1$ 是由氨基嘧啶环和噻唑环通过亚甲基连接而成的季铵类化合物，噻唑环上季铵及嘧啶环上氨基为两个碱性基团，可与酸成盐，药用品为盐酸盐。化学名称为氯化-4-甲基-3-[（2-甲基-4-氨基-5-嘧啶基）甲基]-5-（2-羟基乙基）噻唑鎓盐酸盐。化学结构如下：

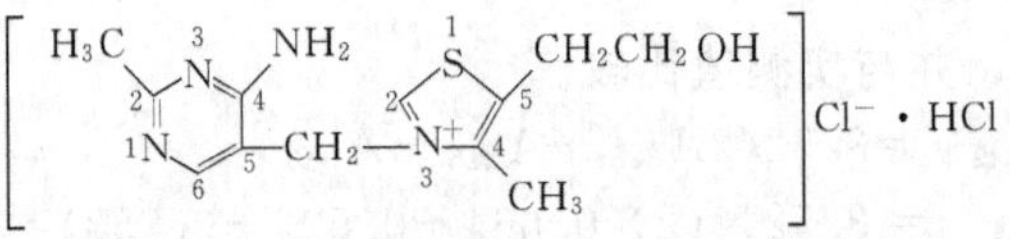

2. 性质

（1）溶解性　维生素 B$_1$ 为白色结晶或结晶性粉末，有微弱的特臭，味苦；干燥品在空气中可迅速吸收 4% 的水分。本品在水中易溶，在乙醇中微溶，在乙醚中不溶。

（2）显酸性　本品的水溶液显酸性，且在酸性溶液中较稳定。

（3）碱性中与氧化剂反应　本品分子结构中的噻唑环在碱性介质中可开环，再与嘧啶环上的氨基环合，经铁氰化钾等氧化剂氧化成具有荧光的硫色素，此反应又称硫色素反应。后者溶于正丁醇中呈蓝色荧光。

（4）紫外吸收　本品的 12.5μg・ml^{-1} 盐酸溶液（9→1000），在波长 246nm 处有最大吸光度，吸收系数（$E_{1cm}^{1\%}$）为 406～436。

（5）与生物碱沉淀试剂反应　本品分子中含有两个杂环（嘧啶环和噻唑环），故可与某些生物碱沉淀试剂（如碘化汞钾、三硝基苯酚、碘溶液和硅钨酸等）反应生成组成恒定的沉淀，可用于鉴别和含量测定。

（6）氯化物特性　维生素 B$_1$ 为盐酸盐，故本品的水溶液显氯化物的鉴别反应。

二、鉴别试验

1. 硫色素反应

维生素 B$_1$ 在碱性溶液中，可被铁氰化钾氧化生成硫色素。硫色素溶于正丁醇（或异丁醇等）中，显蓝色荧光。

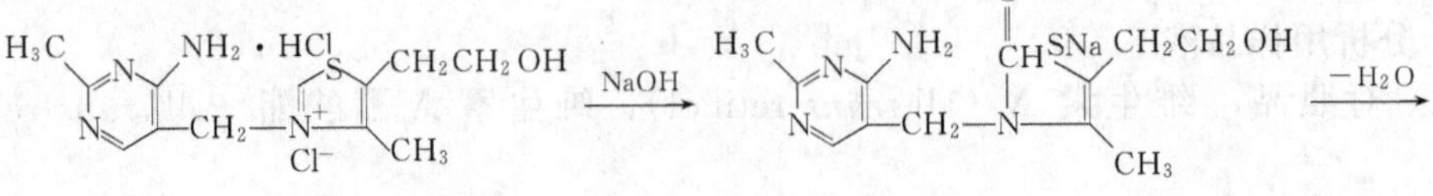

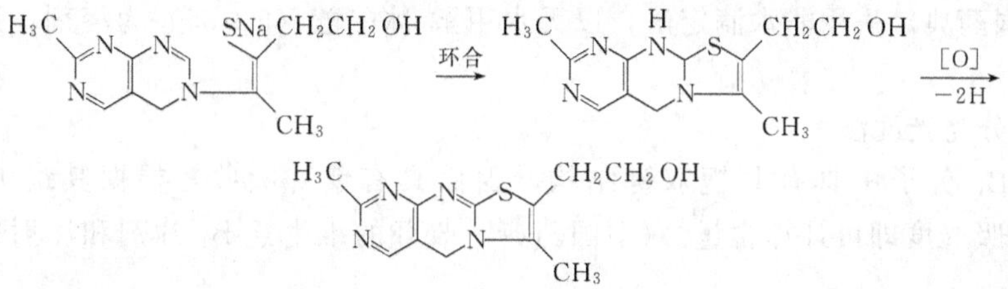

鉴别方法　取本品约 5mg，加氢氧化钠试液 2.5ml 溶解后，加铁氰化钾试液 0.5ml 与正丁醇 5ml，强力振摇 2min，放置使分层，上层醇层显强烈的蓝色荧光；加酸使呈酸性，荧光即消失；再加碱使呈碱性，荧光又重现。

硫色素反应为维生素 B_1 所特有的专属性反应，《中国药典》（2015 年版）用此法作为本品的鉴别方法。

2. 生物碱沉淀试剂反应

本品可与多种生物碱沉淀试剂反应，生成不同颜色的沉淀：

① 维生素 B_1 与碘化汞钾生成淡黄色沉淀 $[B] \cdot H_2HgI_4$。

② 维生素 B_1 与碘生成红色沉淀 $[B] \cdot HI \cdot I_2$。

③ 维生素 B_1 与硅钨酸生成白色沉淀 $[B]_2 \cdot SiO_2(OH)_2 \cdot 12WO_3 \cdot 4H_2O$。

3. 氯化物反应

本品的水溶液显氯化物的鉴别反应。

4. 硝酸铅反应

维生素 B_1 与 NaOH 共热，分解产生硫化钠，可与硝酸铅反应生成黑色沉淀，可供鉴别。

三、含量测定

维生素 B_1 及其制剂常用的含量测定方法有非水溶液滴定法、紫外分光光度法和硫色素荧光法。《中国药典》收载的维生素 B_1 原料药采用非水溶液滴定法测定含量，而片剂和注射剂采用紫外分光光度法；《美国药典》采用硫色素荧光法。

1. 非水溶液滴定法

本法简便、快速、准确。《中国药典》从 1995 年版开始，就用本法取代前几版收载的硅钨酸重量法，用于维生素 B_1 原料药的含量测定。

维生素 B_1 分子中含有两个碱性的已成盐的伯胺和季铵基团，在非水溶液中（在醋酸汞存在下），两个碱性基团均可与高氯酸作用。根据消耗高氯酸的量即可计算维生素 B_1 的含量。

测定方法　取本品约 0.12g，精密称定，加冰醋酸 20ml 微热使其溶解，放冷至室温，加醋酐 30ml，照电位滴定法（通则 0701），用高氯酸滴定液（0.1mol·L^{-1}）滴定，并将滴定的结果用空白试验校正。每 1ml 高氯酸滴定液（0.1mol·L^{-1}）相当于 16.86mg 的 $C_{12}H_{17}ClN_4OS \cdot HCl$。

讨论

① 有机碱的氢卤酸盐在用高氯酸滴定前，须加入醋酸汞溶液，以消除氢卤酸盐对非水溶液滴定法的干扰。

② 维生素 B_1 具有两个碱性基团，故与高氯酸反应的摩尔比为 1:2。维生素 B_1 的相对分子质量为 337.27，所以滴定度（T）为 16.86mg·ml^{-1}。

③《英国药典》采用非水滴定法，以无水甲醇-冰醋酸（5∶65）为溶剂，用电位法指示终点。

2. 紫外分光光度法

维生素 B_1 分子中具有共轭双键结构，因而具有紫外吸收，根据其最大吸收波长处（246nm）的吸光度即可计算含量。《中国药典》收载的维生素 B_1 片剂和注射剂均采用本法测定。

（1）维生素 B_1 片的含量测定

测定方法 取本品 20 片，精密称定，研细，精密称取适量（约相当于维生素 B_1 25mg），置 100ml 容量瓶中，加盐酸溶液（9→1000）约 70ml，振摇 15min 使维生素 B_1 溶解，加盐酸溶液（9→1000）稀释至刻度，摇匀，用干燥滤纸过滤，精密量取续滤液 5ml，置另一 100ml 容量瓶中，再加盐酸溶液（9→4000）稀释至刻度，摇匀。照紫外-可见分光光度法，在波长 246nm 处测定吸光度，按 $C_{12}H_{17}ClN_4OS \cdot HCl$ 的吸收系数（$E_{1cm}^{1\%}$）为 421 计算，即得。

计算公式为：

$$标示量（\%）=\frac{AD \times 平均片重}{E_{1cm}^{1\%} \times 100 \times m \times 标示量} \times 100\%$$

式中，A 为供试品在波长 246nm 处测得的吸光度；D 为供试品的稀释倍数；m 为称取维生素 B_1 片粉的质量。

（2）维生素 B_1 注射剂的含量测定

测定方法 精密量取本品适量（约相当于维生素 B_1 50mg），置 200ml 容量瓶中，加水稀释至刻度，摇匀，精密量取 5ml，置 100ml 容量瓶中，加盐酸溶液（9→1000）稀释至刻度，摇匀。照紫外-可见分光光度法，在波长 246nm 处测定吸光度，按 $C_{12}H_{17}ClN_4OS \cdot HCl$ 的吸收系数（$E_{1cm}^{1\%}$）为 421 计算，即得。

计算公式为：

$$标示量（\%）=\frac{AD}{E_{1cm}^{1\%} \times 100 \times V \times 标示量} \times 100\%$$

式中，A 为供试品的吸光度；D 为供试品的稀释倍数；V 为取样量。

讨论 维生素 B_1 的紫外吸收峰随溶液 pH 的变化而变化，pH＝2（0.1mol · L^{-1} HCl）时，最大吸收波长在 246nm 处，吸收系数为 421；pH＝7（磷酸盐缓冲液）时，有两个吸收峰，在 232～233nm 处吸收系数为 345，在 266nm 处吸收系数为 255。因此也可采用差示分光光度法测定其含量，消除背景和辅料的干扰。

3. 硫色素荧光法

维生素 B_1 在碱性溶液中被铁氰化钾氧化成硫色素，用异丁醇提取后，在紫外光（$\lambda_{ex}=$ 365nm）照射下呈现蓝色荧光（$\lambda_{ex}=435$nm），通过与对照品比较荧光强度，即可测得供试品含量。

硫色素反应为维生素 B_1 的专属性反应，虽非定量完成，但在一定条件下形成的硫色素与维生素 B_1 的浓度成正比，因此可用于维生素 B_1 及其制剂的含量测定。《美国药典》（39版）测定方法如下。

（1）氧化试剂的制备 取新鲜配制的 1.0% 铁氰化钾溶液 4.0ml，加 3.5mol · L^{-1} 氢氧化钠溶液制成 100ml，于 4h 内使用。

（2）对照品溶液的制备　取维生素 B_1 对照品约 25mg，精密称定，溶于 300ml 的稀醇溶液（1→5），用 3mol·L^{-1} 盐酸溶液调节至 pH＝4.0，加稀醇稀释成 1000ml，作为贮备液，避光冷藏，每月配制一次。取贮备液适量，用 0.2mol·L^{-1} 盐酸溶液逐步定量稀释至 0.2μg·ml^{-1} 的溶液。

（3）供试品溶液的制备　取供试品适量，用 0.2mol·L^{-1} 盐酸液溶解制成 100μg·ml^{-1} 的溶液（若供试品难溶，可在水浴上加热使溶解），精密量取 5ml，逐步定量稀释至 0.2μg·ml^{-1} 的溶液。

（4）测定方法　取 40ml 具塞试管 3 支或 3 支以上，各精密加入对照品溶液 5ml，于其中 2 支（或 2 支以上）试管中迅速（1～2s 内）加入氧化试剂各 3.0ml，在 30s 内再加入异丁醇 20.0ml，密塞，剧烈振摇 90s。于另 1 支试管中加 3.5mol·L^{-1} 氢氧化钠溶液 3.0ml 以代替氧化试剂，并照上述方法操作，作为空白。

另取 3 支或 3 支以上的相同试管，各精密加入供试品溶液 5ml，照上述对照品溶液管的方法，同法处理。

于上述 6 支或 6 支以上试管中，各加入无水乙醇 2ml，旋摇数分钟，待分层后，取上层澄清的异丁醇液约 10ml，置荧光计测定池内，测定其荧光强度（输入和输出的最大波长分别为 365nm 和 435nm）。

$$5ml 供试品溶液中维生素 B_1 的质量（\mu g）＝\frac{A-b}{S-d}×0.2×5$$

式中，A 和 S 分别为供试品溶液和对照品溶液测得的平均荧光读数；b 和 d 则分别为其相应的空白读数；0.2 为对照品溶液的浓度，μg·ml^{-1}；5 为测定时对照品溶液的取样体积，ml。

（5）讨论

① 本法以维生素 B_1 特有的硫色素反应为原理，故不受氧化破坏产物的干扰，测定结果较为准确。但操作繁琐，且荧光测定受干扰因素较多。

② 本法中使用的氧化剂，除铁氰化钾外，尚可用氯化汞或溴化氰。溴化氰能将维生素 B_1 完全定量地氧化为硫色素，在一定浓度范围内与荧光强度成正比。在体内药物分析中，尿素中的某些代谢产物不干扰测定，适用于临床体液分析。

第三节　维生素 C 的分析

维生素 C（vitamin C）又称 L-抗坏血酸（L-ascorbic acid），在新鲜蔬菜、水果中含量丰富。它是一种强还原剂，可促进细胞间质胶原蛋白和胶多糖合成，能增强机体抵抗力。维生素 C 在化学结构上和糖类十分相似，有四种光学异构体，其中以 L-构型右旋体的生物活性最强。《中国药典》收载有维生素 C 原料及其片剂、泡腾片、颗粒剂和注射剂。

一、结构与性质

1. 结构

维生素 C 分子结构中具有烯二醇结构和内酯环，且有两个手性碳原子（C4、C5），使维生素 C 性质极为活泼，且具有旋光性。

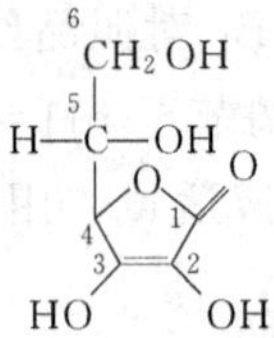

$$
\begin{array}{c}
\overset{6}{C}H_2OH \\
\overset{5}{|} \\
H-C-OH \\
\end{array}
$$

（图：维生素C结构式，标注6-CH₂OH，5位H-C-OH，4、3、2、1位内酯环，HO-、OH）

2. 性质

（1）**性状**　维生素 C 为白色结晶性粉末，无臭，味酸，久置色变黄。在水中易溶，水溶液呈酸性；在乙醇中略溶，在三氯甲烷或乙醚中不溶。

（2）**旋光性**　维生素 C 分子中有两个手性碳原子，故有四个光学异构体，其中 L-（＋）-抗坏血酸活性最强。$0.10g \cdot ml^{-1}$ 的本品水溶液的比旋度为 $+20.5° \sim +21.5°$。

（3）**酸性**　维生素 C 分子结构中的烯二醇基，尤其是 C3-OH 由于受共轭效应的影响，酸性较强（$pK_1 = 4.17$）；C2-OH 的酸性极弱（$pK_2 = 11.57$），故维生素 C 一般表现为一元酸，可与碳酸氢钠作用生成钠盐。反应式为：

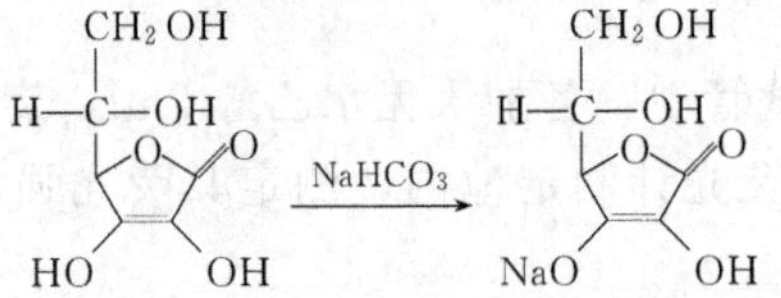

（图：维生素C + NaHCO₃ → 钠盐反应式）

（4）**还原性**　维生素 C 分子中的烯二醇基具有极强的还原性，易被氧化为二酮基而成为去氢抗坏血酸，后者加氢又可还原为抗坏血酸。在碱性溶液或强酸性溶液中能进一步水解为二酮古洛糖酸而失去活性。

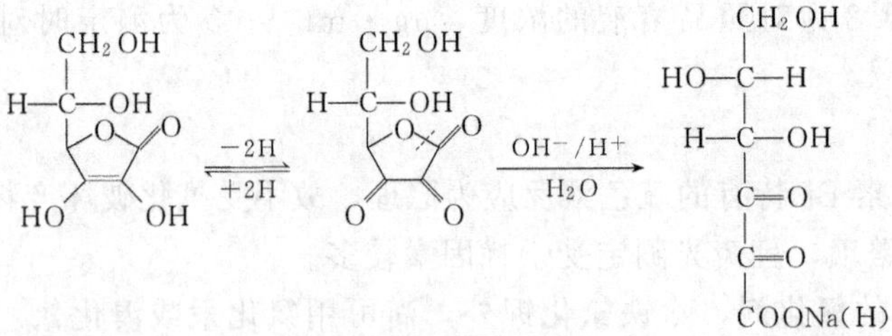

（图：L-抗坏血酸 ⇌(−2H/+2H) L-去氢抗坏血酸 →(OH⁻/H⁺, H₂O) L-二酮古洛糖酸）

L-抗坏血酸　　　L-去氢抗坏血酸　　　L-二酮古洛糖酸
（有生物活性）　　（有生物活性）　　　（无生物活性）

（5）**水解性**　维生素 C 与碳酸钠作用可生成单钠盐，不发生水解（因双键使内酯环变得较稳定）；但在强碱中，内酯环可水解，生成酮酸盐。

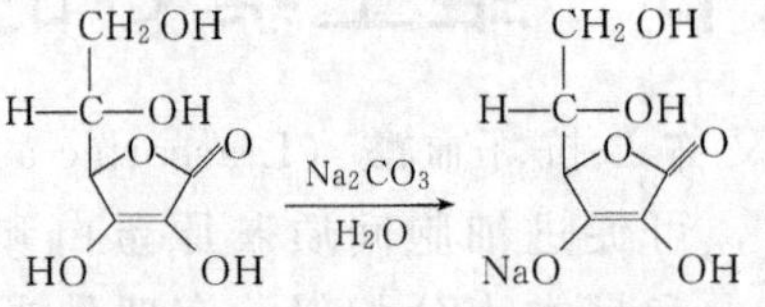

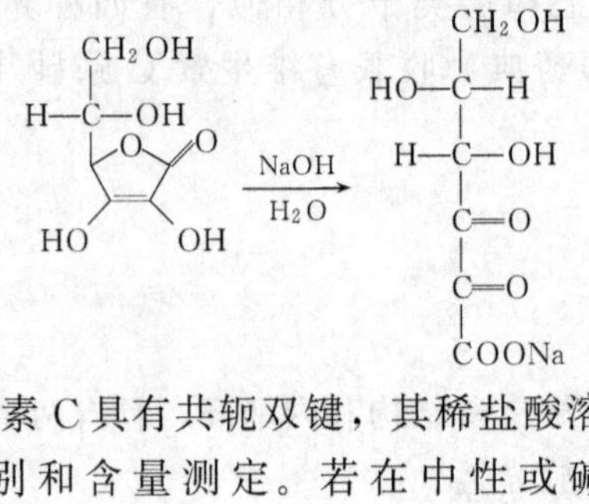

（图：维生素C +(Na₂CO₃/H₂O)→ 单钠盐；+(NaOH/H₂O)→ 酮酸盐 COONa）

（6）**紫外吸收特性**　维生素 C 具有共轭双键，其稀盐酸溶液在波长 243nm 处有最大吸收，$E_{1cm}^{1\%}$ 为 560，可用于鉴别和含量测定。若在中性或碱性条件下，则波长红移至

265nm 处。

（7）糖类的性质　维生素 C 的化学结构与糖类相似，具有糖类的性质和反应。

二、鉴别试验

1. 与硝酸银反应

维生素 C 分子结构中有烯二醇基，具有强还原性，可被硝酸银氧化为去氢抗坏血酸，同时产生黑色金属银沉淀。反应式为：

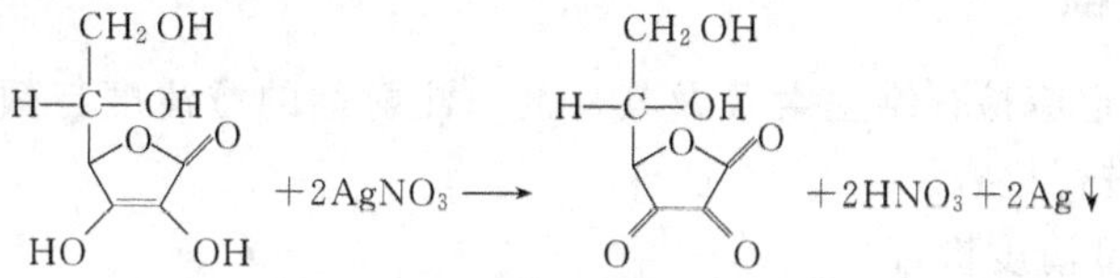

鉴别方法　取本品 0.2g，加水 10ml 溶解。取该溶液 5ml，加硝酸银试液 0.5ml，即生成金属银的黑色沉淀。

2. 与 2,6-二氯靛酚反应

2,6-二氯靛酚为一种氧化性染料，其氧化型在酸性介质中为玫瑰红色，在碱性介质中为蓝色。2,6-二氯靛酚与维生素 C 作用后，生成还原型无色的酚亚胺，反应式为：

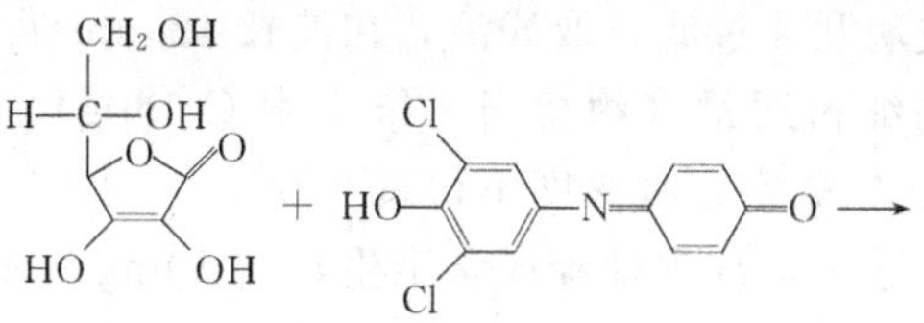

玫瑰红色

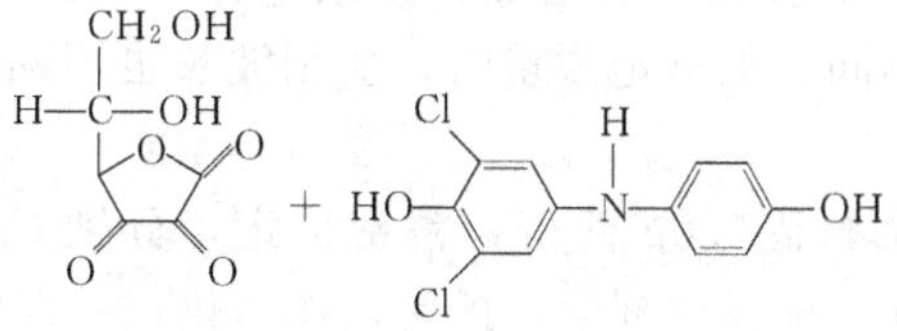

无色

鉴别方法　取本品 0.2g，加水 10ml 溶解。取该溶液 5ml，加 2,6-二氯靛酚钠试液 1～2滴，试液的颜色即消失。

3. 与其他氧化剂反应

维生素 C 还可被高锰酸钾、碱性酒石酸铜试液、磷钼酸、亚甲蓝等氧化剂氧化为去氢抗坏血酸，同时这些试剂褪色，产生沉淀或呈现颜色，反应可用于鉴别维生素 C。维生素 C 与碱性酒石酸铜试液的反应方程式如下：

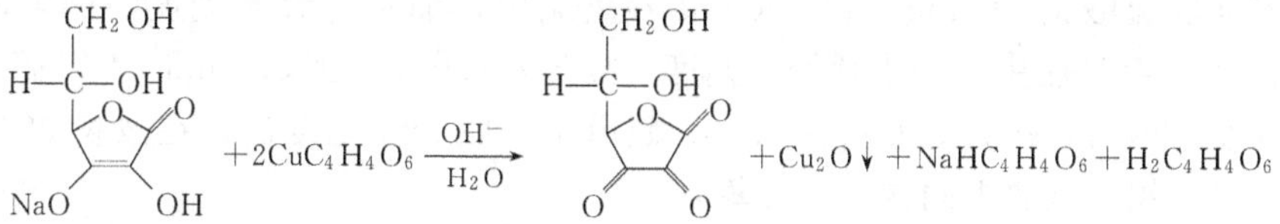

4. 糖类的反应

维生素 C 可在三氯醋酸或盐酸存在下，经水解、脱羧、生成戊糖，再失水，转化为糠醛，加入吡咯，加热至 50℃产生蓝色。

5. 紫外分光光度法

维生素 C 分子结构中有共轭双键，在 0.01mol·L^{-1} 盐酸溶液中于波长 243nm 处有唯一的最大吸收，其吸收系数 $E_{1cm}^{1\%}$ 在 545～585 之间，可根据此特征进行鉴别。

6. 红外分光光度法

利用维生素 C 分子有红外吸收，《中国药典》（2015 年版）用此法进行鉴别，要求本品的红外吸收谱图与对照谱图一致。

三、杂质检查

《中国药典》规定应检查维生素 C 及其片剂、注射剂的澄清度与颜色，另外对维生素 C 原料中铜、铁离子进行检查。

1. 溶液颜色与澄清度检查

维生素 C 及其制剂在贮存期间易变色，且颜色随贮存时间的延长而逐渐加深。这是因为维生素 C 的水溶液在 pH 高于或低于 5～6 时，受空气、光线和温度的影响，分子中的内酯环可发生水解，并进一步发生脱羧反应生成糠醛聚合呈色。为保证产品质量，须控制有色杂质的量。《中国药典》采用控制吸光度的方法来检查溶液颜色与澄清度。

（1）原料药　取维生素 C 供试品 3.0g，加水 15ml 振摇使溶解，溶液应澄清无色；如显色，将溶液经 4 号垂熔玻璃漏斗过滤，取滤液，在波长 420nm 处测定，吸光度不得过 0.03。

（2）片剂　取本品的细粉适量（约相当于维生素 C 1.0g），加水 20ml 振摇使其溶解，过滤，滤液在波长 440nm 处测定，吸光度不得过 0.07。

（3）注射剂　取本品适量，加水稀释成含维生素 C 50mg·ml^{-1} 的溶液，在波长 420nm 处测定，吸光度不得超过 0.06。

维生素 C 制剂加工过程中有色杂质增加，故限量比原料药宽一些。片剂和注射剂中所含有色杂质的吸收峰略有不同，故测定限量时，所用波长也不同。

2. 铁、铜离子的检查

（1）铁离子的检查　取本品 5.0g 两份，精密称定，分别置 25ml 容量瓶中，一份中加 0.1mol·L^{-1} 硝酸溶液溶解并稀释至刻度，摇匀，作为供试品溶液（b）；另一份中加标准铁溶液（精密称取硫酸铁铵 863mg，置 1000ml 容量瓶中，加 1mol·L^{-1} 硫酸溶液 25ml，加水稀释至刻度，摇匀；精密量取 10ml，置 100ml 容量瓶中，加水稀释至刻度，摇匀）1.0ml，加 0.1mol·L^{-1} 硝酸溶液溶解并稀释至刻度，摇匀，作为对照溶液（a）。照原子吸收分光光度法，在波长 248.3nm 处分别测定，应符合规定［若 a 和 b 溶液测得吸光度分别为 A_a 和 A_b，则要求 $A_b < (A_a - A_b)$］。

（2）铜离子的检查　取本品 2.0g 两份，精密称定，分别置 25ml 容量瓶中，一份中加 0.1mol·L^{-1} 硝酸溶液溶解并稀释至刻度，摇匀，作为供试品溶液（b）；另一份中加标准铜溶液（精密称取硫酸铜 393mg，置 1000ml 容量瓶中，加水稀释至刻度，摇匀，精密量取 10ml，置 100ml 容量瓶中，加水稀释至刻度，摇匀）1.0ml，加 0.1mol·L^{-1} 硝酸溶液溶解并稀释至刻度，摇匀，作为对照溶液（a）。照原子吸收分光光度法，在波长 324.8nm 处分别测定，应符合规定（要求同铁离子计算）。

四、含量测定

维生素 C 的含量测定大多是利用其强还原性，可被不同氧化剂定量氧化。因滴定分析法简便快速、结果准确，故被各国药典所采用，如碘量法、2,6-二氯靛酚（又称 2,6-二氯吲哚酚）法等。

1. 碘量法

维生素 C 具有强还原性，在醋酸酸性条件下，可被碘定量氧化，以淀粉为指示剂。根据消耗碘滴定液的体积，即可计算维生素 C 的含量。反应式为：

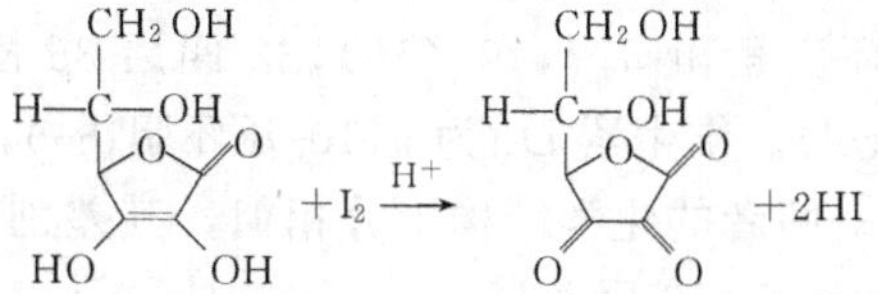

测定方法　取本品约 0.2g，精密称定，加新煮沸过的冷水 100ml 与稀醋酸 10ml 使溶解，加淀粉指示液 1ml，立即用碘滴定液（$0.05\text{mol} \cdot \text{L}^{-1}$）滴定，至溶液显蓝色并在 30s 内不褪。1ml 碘滴定液（$0.05\text{mol} \cdot \text{L}^{-1}$）相当于 8.806mg 的 $C_6H_8O_6$。

注意事项

① 在稀醋酸酸性介质中滴定维生素 C，受空气中氧的氧化速率减慢，但供试品溶于稀醋酸后仍需立即进行滴定。

② 加新煮沸过的冷水目的是为减少水中溶解的氧对测定的影响。

③ 本法对维生素制剂进行含量测定时，为消除辅料对测定的干扰，滴定前要进行必要的处理。如片剂溶解后应过滤，取续滤液测定；注射剂测定前加丙酮（或甲醛），以消除注射剂中抗氧剂亚硫酸氢钠对测定的影响。

2. 2,6-二氯靛酚滴定法

维生素 C 在酸性溶液中可定量地将玫瑰红色的 2,6-二氯靛酚还原为无色的酚亚胺。当滴定至化学计量点时，稍过量的 2,6-二氯靛酚滴定溶液就可使溶液呈玫瑰红色，即为指示终点，无需另加指示剂。维生素 C 注射剂的测定方法如下。

测定方法　精密量取本品适量（约相当于维生素 C 50mg），置 100ml 容量瓶中，加偏磷酸-醋酸试液 20ml，用水稀释至刻度，摇匀；精密量取稀释液适量（约相当于维生素 C 2mg）置 50ml 锥形瓶中，加偏磷酸-醋酸试液 5ml，用 2,6-二氯靛酚滴定液滴定至溶液显玫瑰红色，并持续 5s 不褪色；另取偏磷酸-醋酸试液 5.5ml，加水 15ml，用 2,6-二氯靛酚滴定液滴定，作空白试验校正。以消耗 2,6-二氯靛酚滴定液的浓度和体积及相应维生素 C 的滴定度计算，即可。

注意事项

① 本法并非维生素 C 的专一反应，其他还原性物质对测定也有干扰。因维生素 C 的氧化速率远比干扰物质的快，故快速滴定可减少干扰物质的影响。

② 也可用 2,6-二氯靛酚进行剩余比色测定，即在加入维生素 C 后，在很短的时间内，测定剩余染料的吸收强度，或利用醋酸乙酯或醋酸丁酯提取剩余染料后进行比色测定。

③ 由于 2,6-二氯靛酚滴定液不太稳定，贮存时易缓缓分解，故需要经常标定，贮备液不宜超过一周。

第四节　维生素 D 的分析

维生素 D（vitamin D）是一类抗佝偻病维生素的总称。其主要作用是促进机体对钙、磷的吸收，维持血浆中正常的钙及磷酸盐的浓度。目前已知的维生素 D 类物质有十多种，都是甾醇的衍生物。《中国药典》主要收载有维生素 D_2 和维生素 D_3 原料药、维生素 D_2 胶丸和注射剂、维生素 D_3 注射剂。

一、结构与性质

1. 结构

维生素 D_2 为 9,10-开环麦角甾-5,7,10 (19),22-四烯-3β-醇，又名骨化醇（calciferol）或麦角骨化醇（ergocalciferol）。维生素 D_3 为 9,10-开环胆甾-5,7,10(19)-三烯-3β-醇，又名胆骨化醇（cholecalciferol）。两者的化学结构十分相似，其差别仅是维生素 D_2 比维生素 D_3 在侧链上多一个双键，C24 上多一个甲基。

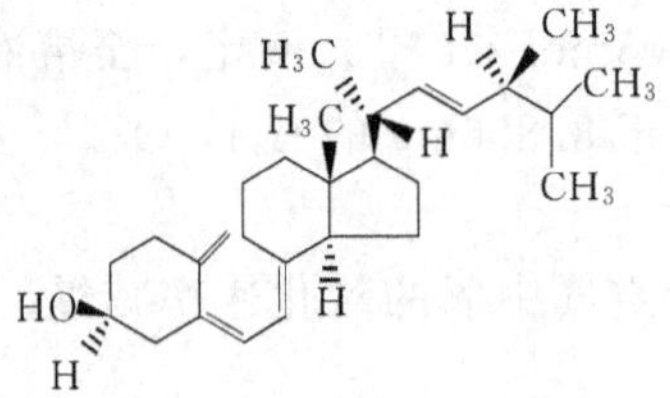

维生素 D_2 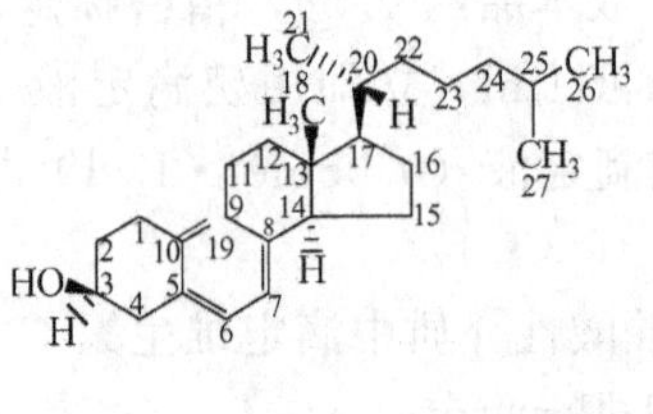　　　　　　　　　　维生素 D_3

2. 性质

（1）性状　维生素 D_2、维生素 D_3 均为无色针状结晶或白色结晶性粉末；无臭，无味；遇光或空气均易变质。

（2）溶解性　维生素 D_2 在三氯甲烷中极易溶解，在乙醇、丙酮或乙醚中易溶；维生素 D_3 在乙醇、丙酮、三氯甲烷或乙醚中极易溶解；二者均在植物油中略溶，在水中不溶。

（3）不稳定性　维生素 D_2、维生素 D_3 因含有多个烯键，所以化学性质极不稳定，遇光或空气及其他氧化剂均发生氧化而变质，使效价降低，毒性增强。本品对酸也不稳定。

（4）旋光性　因维生素 D_2 具有 6 个手性碳原子，维生素 D_3 有 5 个手性碳原子，故二者均具有旋光性。

（5）显色反应　本品的三氯甲烷溶液，均可与醋酐-硫酸发生显色反应而进行鉴别。本反应为甾醇类化合物的共有反应。

（6）紫外吸收特性　本品加无水乙醇溶解并定量稀释制成约含 $10\mu g \cdot ml^{-1}$ 的溶液，照紫外-可见分光光度法，在波长 265nm 处测定吸光度，维生素 D_2 的吸收系数（$E_{1cm}^{1\%}$）为 460～490，维生素 D_3 的吸收系数（$E_{1cm}^{1\%}$）为 465～495。

二、鉴别试验

维生素 D_2 和维生素 D_3 都是甾醇的衍生物，但在侧链上有所不同，二者可通过显色反应、测定物理常数和红外光谱来鉴别。

1. 显色反应

（1）与醋酐-浓硫酸反应　取维生素 D_2 或维生素 D_3 各约 0.5mg，加三氯甲烷 5ml 溶解后，加醋酐 0.3ml 与硫酸 0.1ml，振摇。维生素 D_2 初显黄色，渐变红色，迅即变为紫色，最后成绿色。维生素 D_3 初显黄色，渐变红色，迅即变为紫色、蓝绿色，最后变为绿色。

（2）与三氯化锑反应　取本品适量（约 1000 单位），加 1,2-二氯乙烷 1ml 溶解，加三氯化锑试液 4ml，溶液即显橙红色，逐渐变为粉红色。

（3）其他显色反应　维生素 D 与三氯化铁反应呈橙黄色，与二氯丙醇和乙酰氯试剂反应显绿色，均可用于鉴别，但专属性不强。

2. 比旋度测定

测定方法　精密称取维生素 D_2，加无水乙醇溶解并定量稀释制成约含 $40mg \cdot ml^{-1}$ 的溶液，依法测定，比旋度为 $+102.5°\sim+107.5°$；精密称取维生素 D_3，加无水乙醇溶解并定量稀释制成约含 $5mg \cdot ml^{-1}$ 的溶液，依法测定，比旋度为 $+105°\sim+112°$。二者均应于容器开启后 30min 内取样，并在溶液配制后 30min 内测定。

3. 其他鉴别方法

维生素 D_2、维生素 D_3 可用紫外吸收光谱、红外吸收光谱、薄层色谱法、HPLC 法和制备衍生物测熔点法进行鉴别。

4. 维生素 D_2、维生素 D_3 的区分反应

可利用维生素 D_2、维生素 D_3 的紫外吸收特性不同进行区分。

操作方法　取维生素 D 10mg，溶于 96％乙醇 10ml 中。取此液 0.1ml，加乙醇 1ml 和 85％硫酸 5ml。维生素 D_2 显红色，在波长 570nm 处有最大吸收；维生素 D_3 显黄色，在波长 495nm 处有最大吸收。此反应也用于维生素 D_2 和维生素 D_3 的含量测定。

三、杂质检查

《中国药典》规定维生素 D_2 原料药检查麦角甾醇，而维生素 D_3 则不作要求。

维生素 D_2 中麦角甾醇的检查　取本品 10mg，加 90％乙醇 2ml 溶解后，加洋地黄皂苷溶液（取洋地黄皂苷 20mg，加 90％乙醇 2ml，加热溶解制成）2ml，混合，放置 18h，不得发生浑浊或沉淀。

四、含量测定

《中国药典》采用高效液相色谱法测定维生素 D（包括维生素 D_2 和维生素 D_3）及其制剂、维生素 AD 制剂或鱼肝油中所含维生素 D 及前维生素 D 经折算成维生素 D 的总量，以单位表示，每单位相当于维生素 D $0.025\mu g$。

因维生素 D 对光敏感，测定应在半暗室中及避免氧化的情况下进行。

（1）维生素 D_2 含量测定　精密量取本品约 25mg，置 100ml 棕色容量瓶中，加异辛烷 80ml，避免加热，用超声处理助溶 1min 使其完全溶解，加异辛烷至刻度，摇匀，取 5ml，置 50ml 棕色容量瓶中，加异辛烷稀释至刻度，摇匀，照维生素 D 测定法（通则 0722）的色谱条件，精密量取 $100\mu l$，注入液相色谱仪，立即测定，记录色谱图；另取维生素 D_2 对照品适量，精密称定，同法测定，按外标法以峰面积计算，即得。

（2）维生素 D_3 含量测定　精密量取本品约 25mg，置 100ml 棕色容量瓶中，加异辛烷 80ml，避免加热，用超声处理助溶 1min 使完全溶解，加异辛烷至刻度，摇匀，精密量取 5ml，置 50ml 棕色容量瓶中，加异辛烷稀释至刻度，摇匀，照维生素 D 测定法（通则 0722）的色谱条件，精密量取 $100\mu l$，注入液相色谱仪，记录色谱图；另取维生素 D_3 对照品适量，精密称定，同法测定，按外标法以峰面积计算，即得。

维生素 D 的测定法分为第一法、第二法和第三法。无维生素 A 醇及其他杂质干扰的供试品可用第一法测定，否则应按第二法处理后测定；如果按第二法处理后，前维生素 D 峰仍受杂质干扰，仅有维生素 D 峰可以分离时，则应按第三法测定。各法分述如下。

1. 第一法

(1) 对照品贮备溶液的制备　根据各制剂中所含维生素 D 的成分，精密称取相应的维生素 D_2 或维生素 D_3 对照品 25mg，置 100ml 棕色容量瓶中，加异辛烷 80ml，避免加热，用超声处理 1min 使完全溶解，加异辛烷至刻度，摇匀，充氮密塞，避光，0℃以下保存。

测定维生素 D_2 时，应另取维生素 D_3 对照品 25mg，同法制成维生素 D_3 对照品贮备溶液，供系统适用性试验用。

(2) 内标溶液的制备　称取邻苯二甲酸二甲酯 25mg，置 25ml 容量瓶中，加正己烷至刻度，摇匀。

(3) 色谱条件与系统适用性试验　用硅胶为填充剂，正己烷-正戊醇（997：3）为流动相，检测波长为 254nm。

量取维生素 D_3 对照品贮备溶液 5ml，置具塞玻璃容器中，通氮后密塞，置 90℃水浴中加热 1h，取出迅速冷却，加正己烷 5ml，摇匀，置 1cm 具塞石英吸收池中，在 2 支 8W 的主波长分别为 254nm 和 365nm 的紫外光灯下，将石英吸收池斜放成 45°，并距灯管 5～6cm，照射 5min，使溶液中含有前维生素 D_3、反式维生素 D_3、维生素 D_3 和速甾醇 D_3。取此溶液注入液相色谱仪，测定维生素 D_3 的峰值，先后进样 5 次，相对标准偏差应不大于 2.0%。前维生素 D_3（与维生素 D_3 的比保留时间约为 0.5）与反式维生素 D_3（与维生素 D_3 的比保留时间约为 0.6）以及维生素 D_3 与速甾醇 D_3（与维生素 D_3 的比保留时间约为 1.1）的峰分离度均应大于 1.0。

(4) 校正因子测定　精密量取对照品贮备溶液和内标溶液各 5ml，置 50ml 容量瓶中，加正己烷至刻度，摇匀；取一定量注入液相色谱仪，计算维生素 D 的校正因子 f_1。

另精密量取对照品贮备溶液 5ml，置 50ml 容量瓶中，加入 2,6-二叔丁基对甲酚结晶 1 粒，通氮排除空气后，密塞，置 90℃水浴中加热 1.5h，取出迅速冷却至室温，精密加内标溶液 5ml，加正己烷至刻度，摇匀。取一定量注入液相色谱仪，计算前维生素 D 折算成维生素 D 的校正因子 f_2。

$$f_2 = \frac{A_s m_r - f_1 m_s A_{r1}}{A_{r2} m_s}$$

式中，A_s 为内标的峰值；m_r 为加入对照品的量；f_1 为维生素 D 的校正因子；m_s 为加入内标物的质量；A_{r1} 为维生素 D 的峰值；A_{r2} 为前维生素 D 的峰值。

(5) 含量测定　取各该制剂项下制备的供试品溶液进行测定，按下列公式计算维生素 D 及前维生素 D 折算成维生素 D 的总量（m_i）。

$$m_i = \frac{(f_1 A_{i1} + f_2 A_{i2}) m_s}{A_s}$$

式中，A_{i1} 为维生素 D 的峰值；A_{i2} 为前维生素 D 的峰值；m_s 为加入内标物的质量；A_s 为内标的峰值。

2. 第二法

(1) 皂化提取　精密称取供试品适量（相当于维生素 D 总量 600 单位以上，质量不超过 2.0g），置皂化瓶中，加乙醇 30ml、抗坏血酸 0.2g 与 50%（质量分数）氢氧化钾溶液 3ml［若供试量为 3g，则加 50%（质量分数）氢氧化钾溶液 4ml］，置水浴上加热回流 30min。冷却后，自冷凝管顶端加水 10ml 冲洗冷凝管内壁，将皂化液移至分液漏斗中，皂化瓶用水 60～100ml 分数次洗涤，洗液并入分液漏斗中，用不含过氧化物的乙醚振摇提取三次，第一次 60ml，以后每次 40ml，合并乙醚液，用水洗涤数次，每次约 100ml。洗涤时应缓缓旋动，避免乳化，直至水层遇酚酞指示液不再显红色，静置，分取乙醚提取液，加入干燥滤纸条少许振摇除去乙醚提取液中残留的水分，分液漏斗及滤纸条再用少量乙醚洗涤。洗液与提取液合并，置具塞圆底烧瓶中，在水浴上低温蒸发至约5ml，再用氮气流吹干，迅速精密加入甲醇3ml，密塞，超声处理助溶后，移入离心管中，离心，取上清液作为供试品溶液A。

（2）净化用色谱柱系统分离收集维生素D　精密量取上述供试品溶液A 500μl，注入以十八烷基硅烷键合硅胶为填充剂的液相色谱柱，以甲醇-乙腈-水（50∶50∶2）为流动相进行分离，检测波长为254nm，从记录仪上观察色谱图，要求维生素D与前维生素D为叠峰，并能与维生素A及其他干扰含量测定的杂质分开。准确收集含有维生素D及前维生素D混合物的全部流出液，置具塞圆底烧瓶中，用氮气流迅速吹干。精密加入已知内标浓度的正己烷溶液适量（不少于2ml，并使1ml中含维生素D为50～140单位，内标物与维生素D的质量比约为4∶1），密塞，超声处理助溶，即为供试品溶液B。

（3）含量测定　取供试品溶液B，按第一法进行含量测定，进样量为100～200μl。

3. 第三法

（1）供试品溶液的制备　取各该制剂项下制备的供试品溶液A，按上述第二法"净化用色谱柱系统分离收集维生素D"项下的方法处理，至"用氮气流迅速吹干"后，加入异辛烷2ml溶解，通氮排除空气后，密塞，置90℃水浴中，加热1.5h后，立即通氮在2min内吹干，迅速精密加入正己烷2ml，溶解后，即为供试品溶液C。

（2）对照品溶液的制备　精密量取对照品贮备溶液适量，加异辛烷定量稀释制成1ml中约含维生素D 50单位，精密量取2ml置具塞圆底烧瓶中，照"供试品溶液的制备"项下的方法自"通氮排除空气后"起，依法操作，得对照品溶液。

（3）含量测定　在上述第一法的色谱条件下，取对照品溶液与供试品溶液C，交替精密进样200μl，量取维生素D的峰值，按外标法计算含量。

第五节　维生素 E 的分析

维生素E（vitamin E）又称α-生育酚及其各种酯类。生育酚主要具有α-、β-、γ-和δ-等多种异构体，其中以α-异构体的生理活性最强，有天然品和合成品之分，其中天然品为右旋体（d-α），合成品为消旋体（dl-α），右旋体与消旋体效价比为1.4∶10。《中国药典》收载合成型或天然型维生素E和维生素E片剂、胶丸、粉剂与注射剂。《美国药典》收载右旋或外消旋α-生育酚及其醋酸酯和琥珀酸酯。《日本药局方》和《英国药典》收载外消旋α-生育酚醋酸酯和α-生育酚。

一、结构与性质

1. 结构

维生素E为苯并二氢吡喃醇衍生物，苯环上有一个乙酰化的酚羟基，故又称为生育酚醋酸酯。合成型为（±）-2,5,7,8-四甲基-2-(4,8,12-三甲基十三烷基)-6-苯并二氢吡喃醇醋酸酯或dl-α-生育酚醋酸酯（dl-α-tocopherol acetate）；天然型为（+）-2,5,7,8-四甲基-2-(4,8,12-三甲基十三烷基)-6-苯并二氢吡喃醇醋酸酯或d-α-生育酚醋酸酯（d-α-tocopherol acetate）。结构式如下：

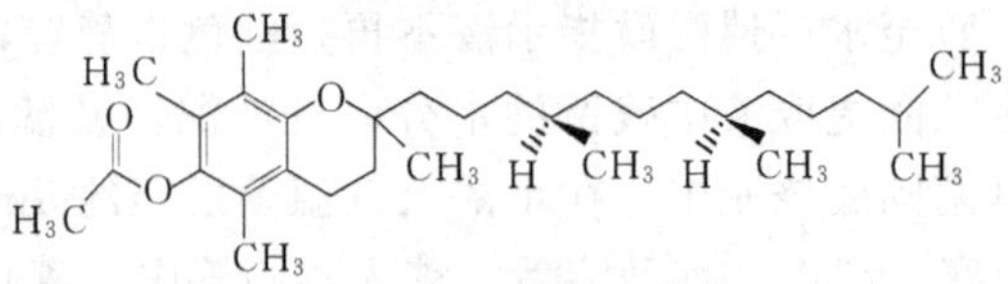

合成型

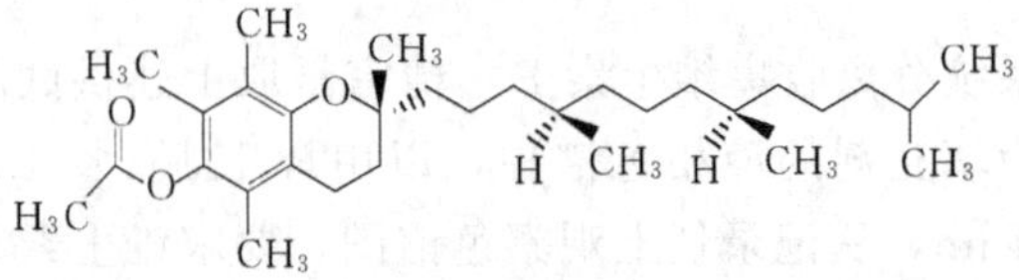

天然型

2. 性质

（1）**性状**　维生素 E 为微黄色至黄色或黄绿色澄清黏稠的液体；几乎无臭；遇光色渐深。天然型放置会固化，25℃会熔化。

（2）**溶解性**　在无水乙醇、丙酮、乙醚、植物油中易溶，在水中不溶。

（3）**水解性**　维生素 E 为醋酸酯，在酸性或碱性溶液中加热可水解生成游离生育酚，故常作为特殊杂质进行检查。

（4）**氧化性**　维生素 E 在无氧条件下对热稳定，加热 200℃ 也不破坏，但对氧十分敏感，遇光、空气可被氧化。维生素 E 的水解产物游离生育酚，在有氧或其他氧化剂存在时，则进一步氧化生成有色的醌型化合物，故应避光保存。

（5）**紫外吸收特性**　维生素 E 结构中有苯环，故有紫外吸收，其无水乙醇溶液在波长 284nm 处有最大吸收，其吸收系数（$E_{1cm}^{1\%}$）为 41.0～45.0。

二、鉴别试验

1. 硝酸反应

维生素 E 在硝酸酸性条件下，水解生成生育酚，生育酚被硝酸氧化为邻醌结构的生育红而显橙红色。反应式为：

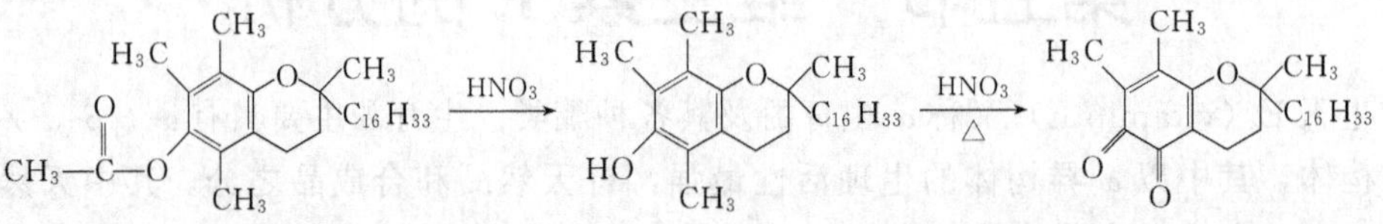

维生素 E　　　　　　　　　　　　　　　　　　生育红（橙红色）

鉴别方法　取本品约 30mg，加无水乙醇 10ml 溶解后，加硝酸 2ml，摇匀，在 75℃ 加热约 15min，溶液应显橙红色。

因此法简便、快速，呈色反应明显，故《中国药典》收载的维生素 E 原料药、片剂、注射剂和胶囊均采用本法进行鉴别。

2. 三氯化铁反应

维生素 E 在碱性条件下，水解生成游离的生育酚，生育酚经乙醚提取后，可被 $FeCl_3$ 氧化成对生育醌；同时 Fe^{3+} 被还原为 Fe^{2+}，Fe^{2+} 与 2,2'-联吡啶生成血红色的配离子。反应式为：

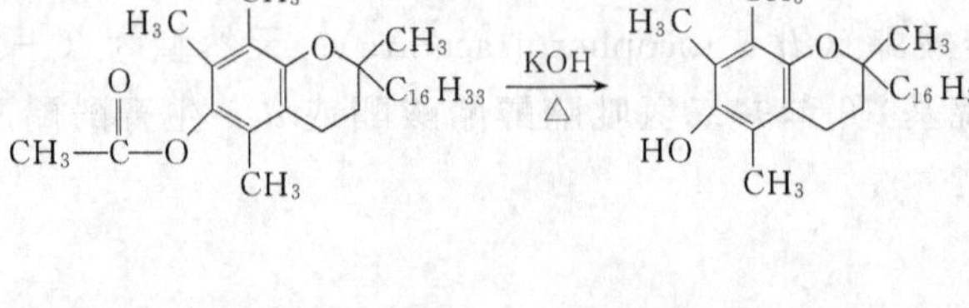

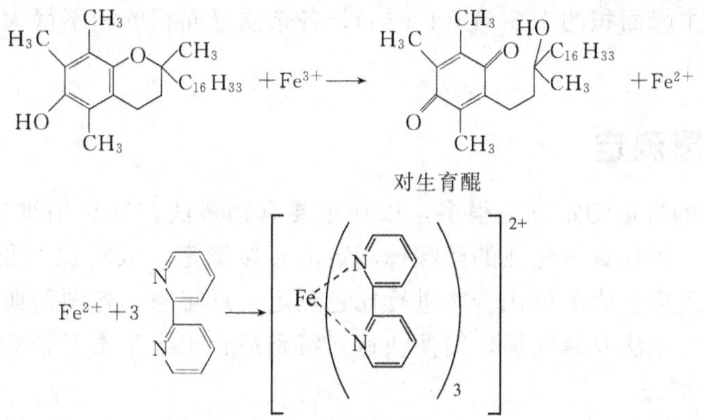

对生育醌

鉴别方法 取本品约 10mg，加乙醇制氢氧化钾试液 2ml，煮沸 5min，放冷，加水 4ml 与乙醚 10ml，振摇，静置使分层。取乙醚液 2ml，加 2,2'-联吡啶的乙醇溶液（0.5→100）数滴和三氯化铁的乙醇液（0.2→100）数滴，应显血红色。

3. 薄层色谱法

将供试品点于硅胶 G 薄层板上，以环己烷-乙醚（4:1）为展开剂，展开 10～15cm 后，取出，于空气中晾干，喷以浓硫酸，在 105℃加热 5min，α-生育酚、α-生育酚醋酸酯和 α-生育醌的 R_f 值分别为 0.5、0.7 和 0.9。

4. 紫外分光光度法

本品的 0.01% 无水乙醇液，在波长 284nm 处有最大吸收，在波长 254nm 处有最小吸收，可用于鉴别。

5. 其他方法

《中国药典》采用红外光谱法鉴别维生素 E，采用气相色谱法鉴别维生素 E 胶丸和维生素 E 粉，按"含量测定"项下的方法试验，供试品主峰的保留时间应与维生素 E 对照品峰的保留时间一致。

三、杂质检查

《中国药典》规定本品须检查酸度和游离生育酚。

1. 酸度

检查维生素 E 制备过程中引入的游离醋酸。

检查方法 取乙醇与乙醚各 15ml，置锥形瓶中，加酚酞指示液 0.5ml，滴加氢氧化钠滴定液（0.1mol·L^{-1}）至微显粉红色，加本品 1.0g，溶解后，用氢氧化钠滴定液（0.1mol·L^{-1}）滴定，不得过 0.5ml。

2. 生育酚

《中国药典》采用硫酸铈滴定法检查维生素 E 中的游离生育酚。

利用游离生育酚的还原性，取本品适量，用正己烷稀释制成每 1ml 中含维生素 E 2.5mg 的溶液，作为供试品溶液；精密量取适量，加正己烷制成每 1ml 中含维生素 E 25μg 的溶液，作为对照溶液。照含量测定项下的色谱条件，分流比为 25:1，取对照溶液 1μl 注入气相色谱仪，调节检测器灵敏度，使主成分色谱峰的峰高约为满量程的 20%～30%；再精密量取供试品溶液与对照溶液各 1μl，分别注入气相色谱仪，记录色谱图至主成分峰保留时间的 2 倍，供试品溶液的色谱图中如有杂质峰（α-生育酚对维生素 E 峰的相对保留时间约为 0.87），α-生育酚不得大于对照溶液主峰面积的 1.0 倍（1.0%），其他单个最大杂质不得大于对照溶液主峰面积的 1.5 倍（1.5%），各杂质峰面积的和不得大于对照溶液主峰面积的 2.5 倍（2.5%）。

四、含量测定

维生素 E 的含量测定方法很多，以往主要有铈量法，即利用维生素 E 水解产物游离生育酚的还原性，用具有氧化性的硫酸铈滴定液直接滴定；或将铁（Ⅲ）还原为铁（Ⅱ）后，再与不同试剂反应生成配位化合物进行比色测定。近年来，各国药典多采用气相色谱法和高效液相色谱法。该法专属性强，简便快速，特别适合于维生素 E 制剂的分析。

1. 气相色谱法

维生素 E 的沸点虽高达 350℃，但仍可不需经衍生化直接用气相色谱法测定含量。该法具有高度选择性，可分离维生素 E 及其异构体，选择性地测定维生素 E，目前该法为各国药典所采用。《中国药典》收载的维生素 E 原料及其制剂均采用本法测定，测定时均采用内标法。

（1）色谱条件与系统适用性试验　载气为氮气；以聚硅氧烷（OV-17）为固定相，涂布浓度为 2%，或以 HP-1 毛细管柱（100% 二甲基聚硅氧烷）为分析柱；柱温为 265℃；检测器为氢火焰离子化检测器。理论板数按维生素 E 峰计算应不低于 500（填充柱）或 5000（毛细管柱），维生素 E 峰与内标物质峰的分离度应符合要求。

（2）校正因子的测定　取正三十二烷适量，加正己烷溶解并稀释成 $1.0\text{mg}\cdot\text{ml}^{-1}$ 的溶液，作为内标溶液。另取维生素 E 对照品约 20mg，精密称定，置棕色具塞瓶中，精密加内标溶液 10ml，密塞，振摇使溶解，取 $1\sim3\mu l$ 注入气相色谱仪，计算校正因子。

（3）样品测定　取本品约 20mg，精密称定，置棕色具塞瓶中，精密加内标溶液 10ml，密塞，振摇使溶解。取 $1\sim3\mu l$ 注入气相色谱仪，测定，按内标法计算，即得。

维生素 E 片、维生素维 E 胶丸、维生素 E 粉和维生素 E 注射剂均采用气相色谱法测定含量。

（4）计算

$$校正因子(f) = \frac{A_s/c_s}{A_r/c_r}$$

式中，A_s 为内标物质的峰面积或峰高；A_r 为对照品的峰面积或峰高；c_s 为内标物质的浓度；c_r 为对照品的浓度。

$$含量(c_x) = f \times \frac{A_x}{A_s/c_s}$$

式中，A_x 为供试品的峰面积或峰高；c_x 为供试品的浓度；f、A_s、c_s 的意义同上。

2. 高效液相色谱法

《日本药局方》收载的维生素 E 含量测定采用此法。维生素 E 是指 $dl\text{-}\alpha\text{-}$ 生育酚，测定时采用外标法。

（1）色谱条件　色谱柱为内径 4mm、长 $15\sim30\text{cm}$ 的不锈钢柱，填充粒径 $5\sim10\mu m$ 的十八烷基硅烷键合硅胶为固定相；流动相为甲醇-水（49：1）；检测波长为 292nm。生育酚与其醋酸酯的分离度应大于 2.6，生育酚先出峰。峰高的 RSD 应小于 0.8%（$n=3$）。

（2）测定方法　取供试品维生素 E 和对照品生育酚各约 0.05g，精密称定，分别溶于无水乙醇中，并准确稀释至 50.0ml，即得供试品溶液和对照溶液。精密吸取两种溶液各 20μl，注入高效液相色谱仪，记录色谱图。

（3）计算 分别测量生育酚的峰高 H_x 和 H_r，按下式计算含量：

$$供试品中生育酚的量(m_x) = m_r \times \frac{H_x}{H_r}$$

式中，m_r 为对照品生育酚的量，mg；H_x 为供试品中生育酚的峰高；H_r 为对照品的峰高。

参 考 文 献

[1] 国家药典委员会编. 中华人民共和国药典（2015 年版）. 北京：中国医药科技出版社，2015.
[2] 刘文英. 药物分析. 第 6 版. 北京：人民卫生出版社，2007.
[3] 曾苏. 药物分析学. 第 2 版. 北京：高等教育出版社，2014.
[4] 安登魁. 现代药物分析选论. 北京：中国医药科技出版社，2000.
[5] 朱景申. 药物分析. 北京：中国医药科技出版社，2003.
[6] 曾经泽. 生物药物分析. 第 2 版. 北京：北京医科大学中国协和医科大学联合出版社，1998.

习 题

一、填空题

1. 维生素 A 与（ ）反应即显蓝色，渐变成紫红色；反应需在（ ）条件下进行。

2. 维生素 E 在酸性或碱性溶液中加热可水解生成游离（ ），当有氧或其他氧化剂存在时，则进一步被氧化成醌型化合物（ ），尤其在碱性条件下更易发生。

3. 维生素 C 分子中有（ ）结构，具有强（ ）性，易被氧化剂氧化，常用作其他制剂的（ ）剂。

4. 维生素 B_1 的噻唑环在（ ）介质中可开环，再与嘧啶环上的氨基缩合环合，然后经（ ）等氧化剂氧化生成具有荧光的（ ），加（ ）荧光消失，加（ ）荧光又显出。此反应称为（ ）反应。

二、选择题

1. 维生素 C 的鉴别反应，常采用的试剂有（ ）。

A. 碱性酒石酸铜 B. 三氯化铁 C. 碘化铋钾 D. 乙酰丙酮

2. 紫外分光光度法测定维生素 A 的方法是（ ）。

A. 三点校正分光光度法 B. 差示分光光度法

C. 比色法 D. 导数光谱法

3.《中国药典》（2015 年版）记载采用气相色谱法测定维生素 E 的含量，内标物质为（ ）。

A. 正二十二烷 B. 正二十六烷 C. 正三十烷 D. 正三十二烷

4. 既具有酸性又具有还原性的药物是（ ）。

A. 维生素 A B. 维生素 B_1 C. 维生素 C D. 维生素 E E. 维生素 D

5. 可用于维生素 A 的鉴别试验是（ ）。

A. 三氯化铁反应 B. 硫酸锑反应

C. 2,6-二氯靛酚反应 D. 三氯化锑反应

6. 下列药物的碱性溶液，加入铁氰化钾后，再加正丁醇，显蓝色荧光的是（ ）。

A. 维生素 A B. 维生素 B_1 C. 维生素 C D. 维生素 E E. 维生素 D

7. 维生素 C 注射液中抗氧剂亚硫酸氢钠对碘量法有干扰，排除干扰的掩蔽剂是（ ）。

A. 硼酸 B. 草酸 C. 甲醛 D. 酒石酸

8. 对维生素 E 鉴别试验叙述正确的是（ ）。

A. 维生素 E 在硝酸水溶液中水解，生成 α-生育红显橙红色

B. 维生素 E 在硝酸水溶液中水解，又被氧化为生育红而显橙红色

C. 维生素 E 的 0.01％无水乙醇溶液无紫外吸收

D. 维生素 E 能与 $FeCl_3$ 反应生成蓝紫色物质

9. 测定维生素 C 注射液的含量时，在操作过程中要加入丙酮，这是为了（　　）。

A. 消除注射液中抗氧剂的干扰　　　　　　B. 增加维生素 C 的溶解度

C. 使反应完全　　　　　　　　　　　　　D. 加快反应速率

10. 维生素 C 与含量测定方法的关系有（　　）。

A. 烯二醇结构具有还原性，可用碘量法定量　　B. 烯二醇结构有弱碱性

C. 无紫外吸收　　　　　　　　　　　　　　D. 有紫外吸收

11. 维生素 E 的杂质检查项目是（　　）。

A. 游离肼　　　　　　B. 生育酚　　　　　C. 游离磷酸盐　　　　D. 对氨基苯甲酸

12. 下列药物具有共轭多烯侧链的是（　　）。

A. 维生素 A　　　B. 维生素 E　　　C. 维生素 C　　　D. 维生素 B_1　　　E. 维生素 D

13. 下列药物具有还原性的是（　　）。

A. 维生素 A　　　B. 维生素 E　　　C. 维生素 C　　　D. 维生素 B_1　　　E. 维生素 D

14. 可采用紫外分光光度法测定含量的是（　　）。

A. 维生素 A　　　B. 维生素 E　　　C. 维生素 C　　　D. 维生素 B_1　　　E. 维生素 D

15. 碘量法测定维生素 C 含量时，1ml 碘滴定液（$0.1mol \cdot L^{-1}$）相当于维生素 C 的质量为（　　）。已知维生素 C 的相对分子质量为 179.13，与碘的摩尔比为 1∶2。

A. 17.613mg　　　　　　B. 8.957mg　　　　　　C. 5.871mg　　　　　　D. 4.403mg

三、简答题

1. 维生素 A 三点校正法的波长选择原则是什么？

2. 维生素 D 三种含量测定方法的适用条件是什么？

3. 简述碘量法测定维生素 C 的原理。为什么要采用酸性介质和新煮沸的蒸馏水？如何消除维生素 C 注射液中稳定剂的影响？

4. 简述硫色素反应鉴别维生素 B_1 的反应原理、反应条件和反应现象。

第九章

甾体激素类药物的分析

第一节 分类与结构

甾体激素类（steroid hormones）药物是一类分子结构中含有环戊烷并多氢菲母核（甾烷）的激素类药物，有着十分重要的生理功能，是临床上一类较为重要的药物，包括天然激素类和人工合成品及其衍生物，目前临床应用的主要是后者。甾体激素类药物按药理作用可分为肾上腺皮质激素和性激素两大类，性激素又可分为雄激素及蛋白同化激素、孕激素和雌激素等。甾体激素类药物的基本骨架及位次编号如下：

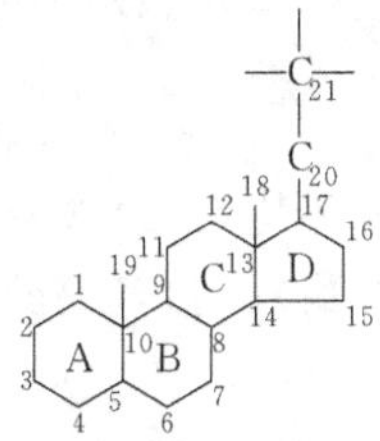

基本骨架（母核）

一、肾上腺皮质激素

肾上腺皮质激素（adrenocortical hormones）简称皮质激素，按生理作用分为糖皮质激素和盐皮质激素。盐皮质激素主要调节机体的水、盐代谢和维持电解质平衡。糖皮质激素主要与糖、脂肪、蛋白质的代谢及生长发育有关，大剂量应用时，可产生抗炎、抗毒、抗休克及抗过敏等作用，故又称为抗炎激素。这类药物有的是天然的皮质激素，有的是对天然激素进行结构改造而成的，代表性的药物有氢化可的松（hydrocortisone）、醋酸地塞米松（dexamethasone acetate）、地塞米松磷酸钠（dexamethasone sodium phosphate）和醋酸曲安奈德（triamcinolone acetonide acetate）等。

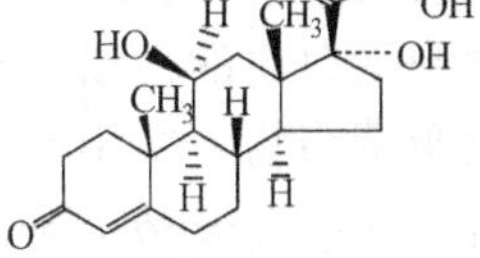

氢化可的松

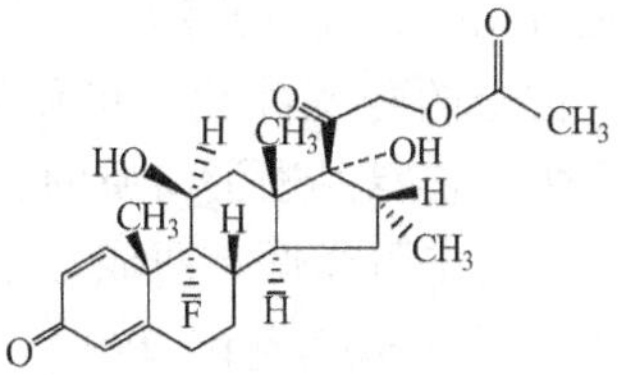

醋酸地塞米松

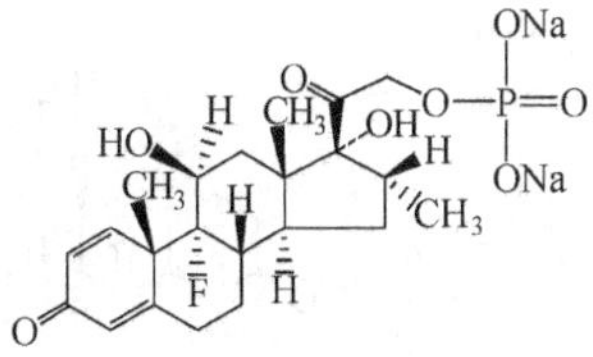

地塞米松磷酸钠

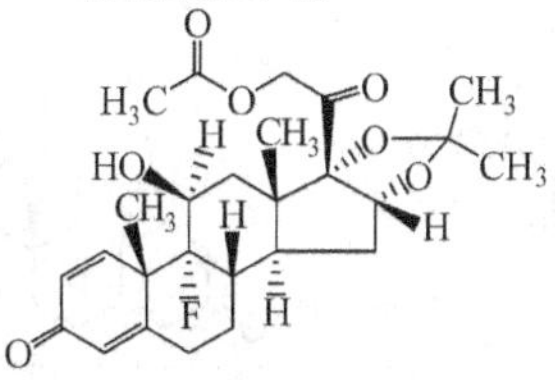

醋酸曲安奈德

　　肾上腺皮质激素结构的共同特征为：①A环均有共轭体系 Δ^4-3-酮基，在240nm附近具有紫外吸收；②C17位具有还原性的 α-醇酮基，多数药物 C17 位上还有 α-羟基，如氢化可的松、地塞米松磷酸钠；部分药物 α-醇酮基上的醇羟基与酸成酯，如地塞米松磷酸钠、醋酸曲安奈德；③一些药物 C11 位上有羟基或酮基；C1、C2 之间有双键；④6α 或 9α 位有卤素取代，如地塞米松（dexamethasone）、醋酸氟轻松（fluocinonide）等，显有机氟或氯化物反应。

二、孕激素

　　孕激素是雌性动物卵泡排卵后形成的黄体所分泌的激素。黄体酮（progesterone）是临床上应用广泛的天然的孕激素，但黄体酮口服后可被迅速破坏失效，只能注射给药。为了获得可口服并长效的孕激素，对黄体酮的结构进行了大量的改造工作，醋酸甲地孕酮（megestrol acetate）是经结构改造的孕激素药物，在 C17 上引入乙酰氧基使其具有口服的活性，在 C5 上引入双键使孕激素活性增强。黄体酮和醋酸甲地孕酮的结构如下：

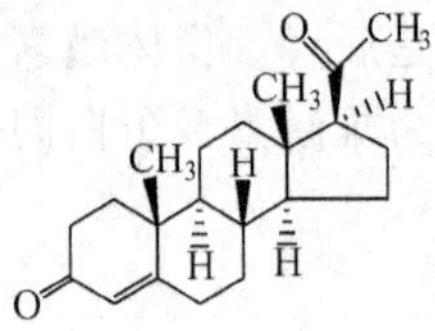

黄体酮 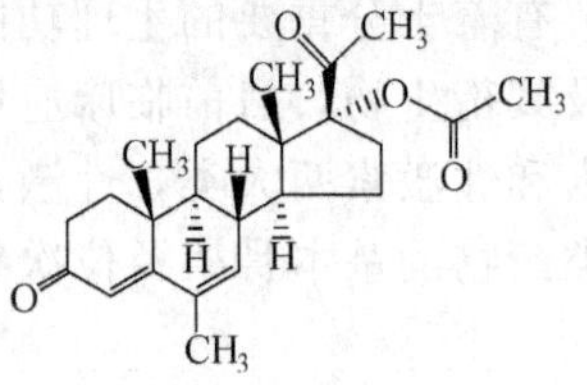　　　　　　　　　　　醋酸甲地孕酮

　　该类药物结构的共同特征为：①A 环均有 Δ^4-3-酮基；②C17 位上具有甲酮基（如黄体酮、醋酸甲地孕酮）或乙炔基（如炔诺酮）；③多数药物 C17 位上有羟基，其中部分药物的羟基被酯化（如己酸羟孕酮）。

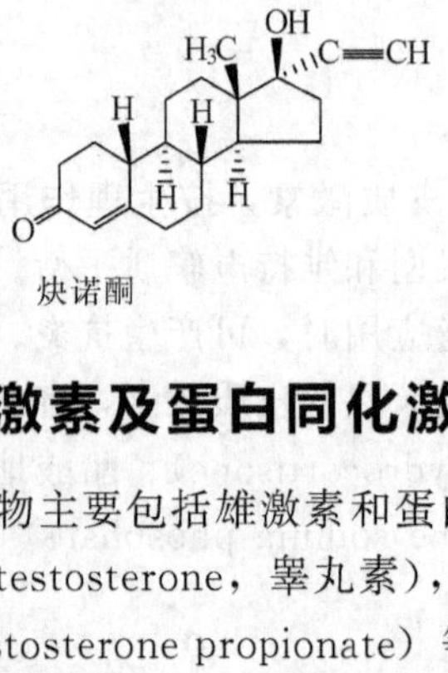

炔诺酮　　　　　　　　　　　己酸羟孕酮

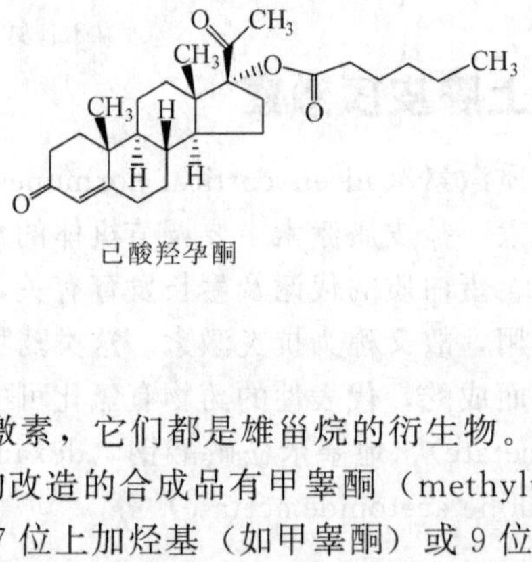

三、雄激素及蛋白同化激素

　　雄甾类药物主要包括雄激素和蛋白同化激素，它们都是雄甾烷的衍生物。天然的雄激素主要为睾酮（testosterone，睾丸素），经结构改造的合成品有甲睾酮（methyltestosterone）、丙酸睾酮（testosterone propionate）等。C17 位上加烃基（如甲睾酮）或 9 位加氟可使药物的作用更强。将 C17 位上的羟基酯化，可使吸收减缓，作用时间延长。雄激素既有雄性活性，也有蛋白同化活性，它能促进蛋白质的合成，抑制蛋白质的代谢。对其结构改造可使其蛋白同化作用增强，雄性作用降低，便成为蛋白同化激素药物。常用的蛋白同化激素药物有苯丙酸诺龙（nandrolone phenylpropionate）、司坦唑醇（stanozolol，康力龙）等。

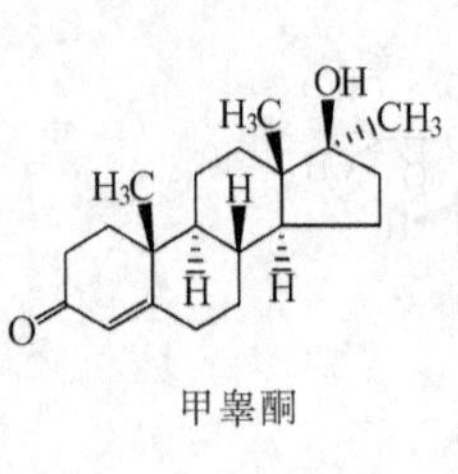

甲睾酮 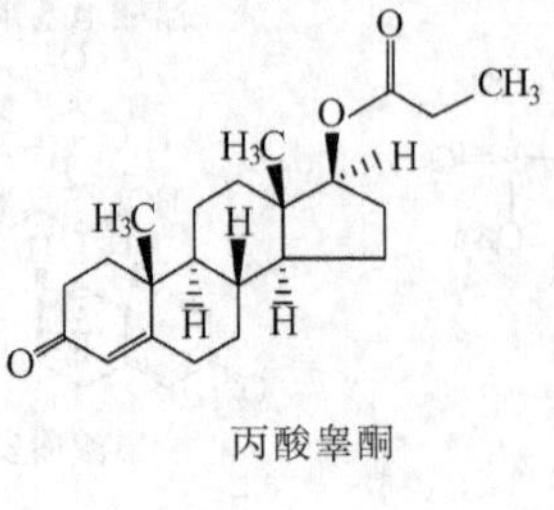　　　　　　　丙酸睾酮 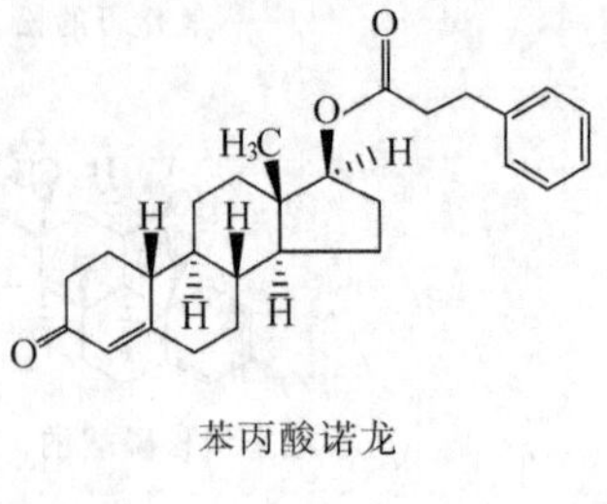　　　　　　苯丙酸诺龙

该类药物结构的共同特征为：①A 环上有 Δ^4-3-酮基，具有紫外吸收；②C17 位上有 β-羟基，部分药物的羟基被酯化。

四、雌激素

雌激素是最早被发现的甾体激素，天然雌激素有雌二醇（estradiol）、雌酚酮（estrone）及雌三醇（estriol）。对雌二醇进行结构改造，得到一系列高效和长效的雌激素类药物，如炔雌醇、戊酸雌二醇、苯甲酸雌二醇等。代表性药物的结构如下：

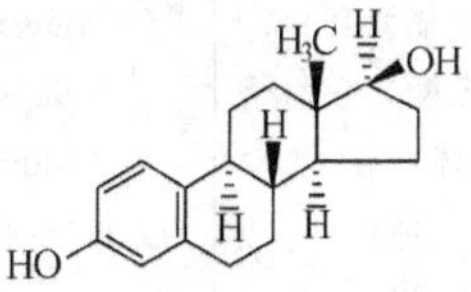

雌二醇 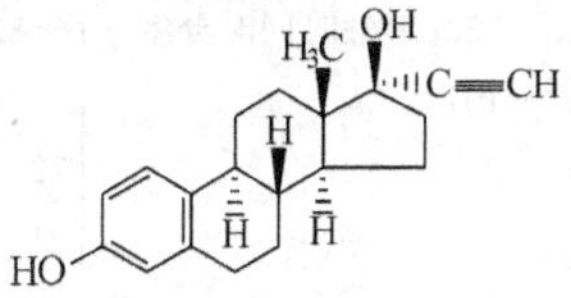　　　　　　　　　　　　炔雌醇

该类药物结构的共同特征为：①A 环为苯环，C3 位上有酚羟基，有的药物 C3 位上的酚羟基成酯（如苯甲酸雌二醇）或成醚（如炔雌醚）；②C17 位上有 β-羟基，有些药物的 C17 位上羟基形成了酯（如戊酸雌二醇）；③有的药物 C17 位上有乙炔基（如炔雌醇、炔雌醚）。

除上述甾体激素类药物外，一些口服避孕药具有类似的结构。《中国药典》收载的口服避孕药有炔诺酮、炔诺孕酮等，炔诺孕酮的结构如下：

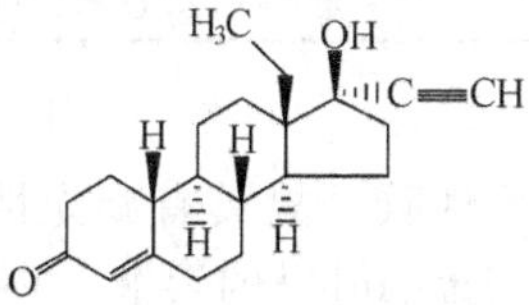

炔诺孕酮

第二节　鉴　别　试　验

本类药物多收载有药物的熔点、比旋度、吸收系数等物理常数的测定项目，用以区别不同的药物。其鉴别主要是根据甾体母核和各种官能团的特征反应进行。红外分光光度法特征性强，本类药物的原料药几乎都采用红外分光光度法进行鉴别。此外，用来鉴别本类药物的还有色谱法，如高效液相色谱法、薄层色谱法等。

一、物理常数的测定

本类药物结构相似，但其物理常数各不相同，测定药物的物理常数具有鉴别意义。在本类药物质量标准的"性状"项下，均收载有物理常数的测定项目，如熔点、比旋度、吸收系数等。

1. 熔点

熔点是药物重要的物理常数，测定熔点不仅具有鉴定的意义，还可以反映药物的纯度。在本类药物质量标准的"性状"项下，多数收载有熔点的测定项目。肾上腺素类药物的熔点大多在 200～270℃ 范围，熔融的同时分解；孕激素类药物的熔点多在 200～240℃ 范围；雌激素类药物的熔点一般在 100～200℃ 范围；雄激素类药物的熔点在 60～170℃ 范围。

测定药物的熔点，应按照《中国药典》通则中的"熔点测定法"进行。根据药物性质不同，测定方法分为三种。第一法用于测定易粉碎的固体药物，一般的固体原料药采用此法测定；第二法用于测定不易粉碎的固体药品，如脂肪、脂肪酸、石蜡、羊毛脂等；第三法用于测定凡士林或其他类似物质。在各品种项下未注明时，均采用第一法。

《中国药典》收载部分甾体激素类药物的熔点见表 9-1。

表 9-1　部分甾体激素类药物的熔点、比旋度与吸收系数

药物名称	熔点/℃	比旋度(溶剂)	吸收系数(波长、溶剂)
氢化可的松	—	+162°~+169°(无水乙醇)	435(242nm、无水乙醇)
醋酸地塞米松	223~233(熔融时同时分解)	+82°~+88°(二氧六环)	343~371(240nm、乙醇)
甲睾酮	163~167	+79°~+85°(乙醇)	540(240nm、无水乙醇)
地塞米松	254~264	72~82(二氧六环)	380~410(240nm、乙醇)
醋酸可的松	—	210~217(二氧六环)	375~405(238nm、无水乙醇)
丙酸睾酮	225~231	+84°~+90°(乙醇)	—
泼尼松	223~233(熔融时同时分解)	+167°~+175°(二氧六环)	405~435(240nm、乙醇)
醋酸泼尼松	235~242(熔融时同时分解)	+183°~+190°(二氧六环)	385(238nm、无水乙醇)
黄体酮	128~131	+186°~+198°(乙醇)	—
醋酸甲地孕酮	213~220	+9°~+12°(三氯甲烷)	630(287nm、无水乙醇)
雌二醇	175~180	+75°~+82°(二氧六环)	—
炔雌醇	180~186	−26°~−31°(吡啶)	—
炔雌醚	106~112	0°~+5°(二氧六环)	—
炔诺酮	202~208	−22°~−28°(三氯甲烷)	—

2. 比旋度

本类药物分子结构中具有多个手性碳，故具有旋光性。物质的旋光性用比旋度来表示。偏振光透过长 1dm 且含有旋光物质 1g·ml^{-1} 的溶液，在一定的波长和温度下测得的旋光度称为比旋度。《中国药典》规定，采用钠光 D 线（589.3nm）测定旋光度，除另有规定外，测定温度为 20℃，在此条件下测得的比旋度表示为 $[\alpha]_D^{20}$。在《中国药典》中，多数甾体激素药物的"性状"项下，收载有比旋度的测定项目。如氢化可的松"比旋度"项下规定：取本品，精密称定，加无水乙醇溶解并定量稀释制成约含 10mg·ml^{-1} 的溶液，依法测定，比旋度为 +162°~+169°。又如丙酸睾酮"比旋度"项下规定：取本品，精密称定，加乙醇溶解并定量稀释制成约含 10mg·ml^{-1} 的溶液，依法测定，比旋度为 +84°~+90°。

测定比旋度时，先按规定配制供试品溶液，测定旋光度，再按下式计算比旋度：

$$[\alpha]_D^{20} = \frac{100\alpha}{lc}$$

式中，α 为测得的旋光度值；l 为光路长度，即测定管的长度，dm；c 为供试品溶液的浓度，g·(100ml)$^{-1}$。

《中国药典》收载部分甾体激素类药物的比旋度见表 9-1。

3. 吸收系数

甾体激素类药物具有紫外吸收，最大吸收波长和吸收系数（$E_{1cm}^{1\%}$）可以反映药物的紫外吸收特征，具有鉴别意义。如氢化可的松"吸收系数"项下规定：取本品，精密称定，加无水乙醇溶解并定量稀释制成约含 10μg·ml^{-1} 的溶液，照紫外-可见分光光度法，在波长 242nm 处测定吸光度，吸收系数（$E_{1cm}^{1\%}$）为 422~448。又如醋酸地塞米松吸收系数项下规定：取本品，精密称定，加无水乙醇溶解并定量稀释制成约含 15μg·ml^{-1} 的溶液，照紫外-可见分光光度法，在波长 240nm 处测定吸光度，吸收系数（$E_{1cm}^{1\%}$）为 343~371。

《中国药典》收载部分甾体激素类药物的吸收系数见表 9-1。

二、化学鉴别法

（一）与强酸的呈色反应

许多甾体激素能与硫酸、盐酸、磷酸、高氯酸等强酸反应呈色，其中与硫酸的呈色反应应用广泛，是各国药典常用的鉴别方法。一些甾体激素与硫酸呈色反应的结果见表 9-2。甾体激素与硫酸的反应机理是酮基先质子化，形成碳正离子，然后与 HSO_4^- 作用呈色。

表 9-2　甾体激素与硫酸的呈色反应

药物名称	颜　　色	加水稀释后
地塞米松	淡红棕色	颜色消失
醋酸可的松	黄色或微带橙色	颜色消失，溶液澄清
氢化可的松	棕黄色至红色并显绿色荧光	黄色至橙黄色，微带绿色荧光，有少量絮状沉淀
泼尼松	橙色	黄色至蓝绿色
醋酸泼尼松	橙色	黄色渐变蓝绿色
泼尼松龙	深红色	红色消失，有灰色絮状沉淀
醋酸泼尼松龙	玫瑰红色	红色消失，有灰色絮状沉淀
地塞米松磷酸钠	黄色或红棕色	黄色絮状沉淀
炔雌醇	橙红色并显黄绿色荧光	玫瑰红色絮状沉淀
炔雌醚	橙红色并显黄绿色荧光	红色沉淀
炔孕酮	红色	紫外线灯（365nm）下显亮红色荧光
苯甲酸雌二醇	黄绿色并显蓝色荧光	淡橙色
己酸羟孕酮	微黄色	由绿色经红色至带蓝色荧光的红紫色
雌二醇	黄绿色荧光，加三氯化铁后显草绿色	红色

《中国药典》还收载有硫酸-乙醇的显色反应的鉴别法。甾体激素类药物与硫酸（或硫酸-乙醇）的呈色反应为其母核的显色反应，操作简便，不同的药物可形成不同的颜色或荧光不同从而能分别区别，反应灵敏，目前为各国药典所应用。如《中国药典》中氢化可的松的鉴别方法为：取本品约 2mg，加硫酸 2ml 使溶解，放置 5min，显棕黄色至红色，并显绿色荧光；将此溶液倾入 10ml 水中，即变成黄色至橙黄色，并微带绿色荧光，同时生成少量絮状沉淀。又如炔雌醇的鉴别方法为：取本品 2mg，加硫酸 2ml 溶解后，溶液显橙红色，在反射光线下出现黄绿色荧光；将此溶液倾入 4ml 水中，即生成玫瑰红色絮状沉淀。

（二）官能团的反应

不同的甾体激素类药物具有不同的官能团，利用官能团的反应可以区别不同的药物。甾体激素类药物的官能团及其鉴别反应主要有以下几类。

1. C17-α-醇酮基的呈色反应

皮质激素类药物 C17 位上有 α-醇酮基，α-醇酮基具有还原性，可与碱性酒石酸铜试液、氨制硝酸银试液以及四氮唑盐试液反应显色。其中四氮唑盐的反应广泛应用于皮质激素药物的分析。四氮唑盐具有氧化性，与 C17-α-醇酮基反应后被还原为有色的甲䐶而显色，此反应除用于鉴别试验外，还可用于皮质激素类药物薄层色谱的显色以及含量测定等。例如醋酸泼尼松的鉴别方法为：取供试品约 1mg，加乙醇 2ml，使溶解后，加 10％氢氧化钠溶液 2 滴与氯化三苯四氮唑试液 1ml，即显红色。

2. 酮基的呈色反应

本类药物结构中含 C3-酮基和 C20-酮基的药物可与某些羰基试剂如 2,4-二硝基苯肼、硫酸苯肼、异烟肼等反应，形成黄色的腙而用于鉴别。例如：

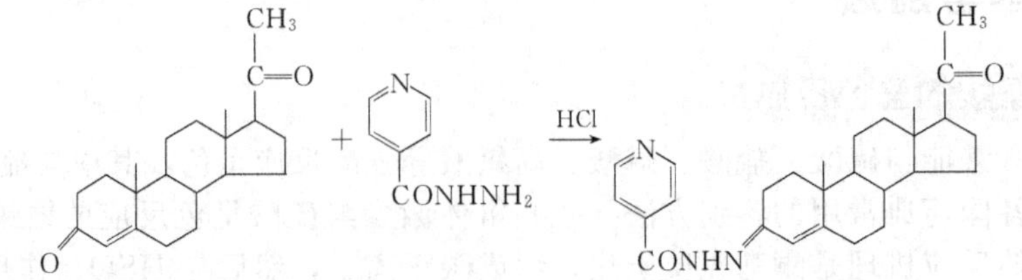

氢化可的松的鉴别方法为：取供试品约 0.1mg，加乙醇 1ml 溶解后，加新配的硫酸苯肼试液 8ml，在 70℃加热 15min，即显黄色。

3. 甲酮基的呈色反应

甾体激素类药物分子结构中含有甲酮基以及活泼亚甲基时，能与亚硝基铁氰化钠 [$Na_2Fe(CN)_5NO$]、间二硝基酚、芳香醛类反应呈色。其中含有甲酮的黄体酮可与亚硝基铁氰化钠反应，生成蓝紫色配合物，用于鉴别。

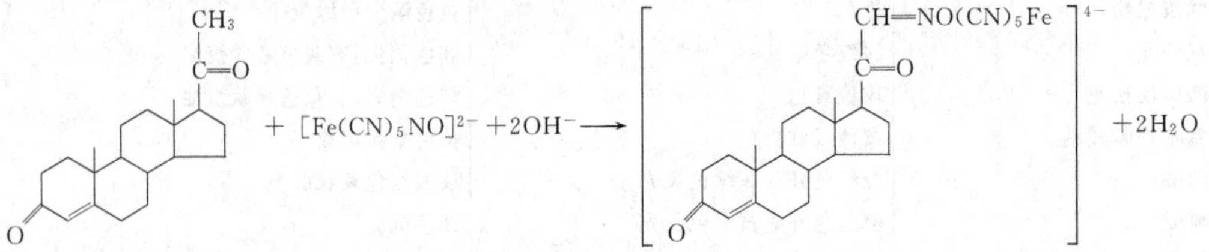

《中国药典》利用此反应鉴别黄体酮，方法为：取供试品约 5mg，加甲醇 0.2ml 溶解后，加亚硝基铁氰化钠细粉约 3mg、碳酸钠和醋酸铵各约 50mg，摇匀，放置 10～30min，显蓝紫色。与亚硝基铁氰化钠的反应是黄体酮灵敏、专属的鉴别反应，在一定反应条件下，黄体酮显蓝紫色，其他常用甾体激素均不显蓝紫色，或呈现淡橙色或不显色。

4. 酚羟基的呈色反应

雌激素 C3 位上有酚羟基，C4 位上的氢较为活泼，可与重氮苯磺酸发生偶合反应，生成红色偶氮化合物而显色。如苯甲酸雌二醇利用该显色反应进行鉴别，反应式为：

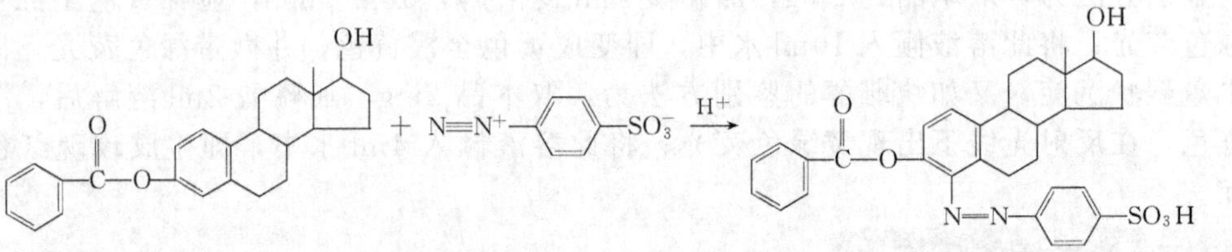

5. 炔基的沉淀反应

具有炔基的甾体激素类药物，遇硝酸银试液，即生成白色的炔银沉淀，可用于鉴别。如炔雌醇加乙醇溶解后，遇硝酸银试液即生成白色沉淀。

$$R-C\equiv CH + AgNO_3 \longrightarrow R-C\equiv CAg \downarrow + HNO_3$$

6. 卤素的反应

有的甾体激素类药物在 C6、C9 或其他位置上有氟或氯取代，鉴别时需对取代的卤原子进行确认。由于卤原子与药物是以共价键连接的，因此需先采用氧瓶燃烧法或回流水解法将有机结合的卤原子转换为无机离子后再进行鉴别。

某些含氟的有机药物如醋酸地塞米松、醋酸氟轻松，先用氧瓶燃烧法对样品进行有机破坏处理，使有机结合的氟转变成无机的 F^-，再在 pH＝4.3 的条件下与茜素氟蓝试液和硝酸亚铈试液反应，生成蓝紫色的水溶性配合物。

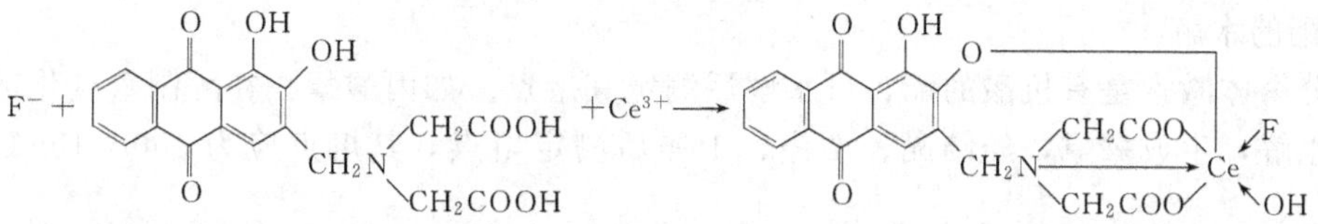

丙酸氯倍他索在侧链 C21 上有氯原子取代，结合在链烃上的氯原子通过加热可水解成为 Cl⁻，再与硝酸银反应，生成氯化银白色沉淀。

《中国药典》中丙酸氯倍他索的鉴别方法为：取本品少许，加乙醇 1ml，混合，置水浴上加热 2min，加硝酸（1→2）2ml，摇匀，加硝酸银试液数滴，即显白色沉淀。

若氯原子结合在母核的环上，一般需采用氧瓶燃烧法破坏，才能使氯原子游离下来，如丙酸倍氯米松有 9-α-氯取代，鉴别时用氧瓶燃烧法破坏处理，再按氯化物的鉴别试验进行鉴别。

三、制备衍生物测定熔点

本法是利用甾醇、甾酮类药物与一些试剂反应生成缩氨基脲、酯、肟或利用醇制碱液水解甾体酯类，测定其生成物缩氨基脲、酯、肟或水解产物的熔点进行鉴定。本法虽较繁琐费时，但专属性强，目前仍为一些国家药典所采用。

1. 缩氨基脲的生成

甾体激素类药物中的羰基可以和氨基脲发生缩合反应，生成缩氨基脲，再测定其熔点。例如苯丙酸诺龙的鉴别方法为：取本品 50mg，加甲醇 2ml 溶解后，加盐酸氨基脲试液 4ml，加热回流 30min，置水浴上浓缩，放冷，过滤；沉淀用甲醇洗涤数次，再用水洗净后，在 105℃干燥，依法测定，熔点约为 182℃，熔融的同时分解。反应式为：

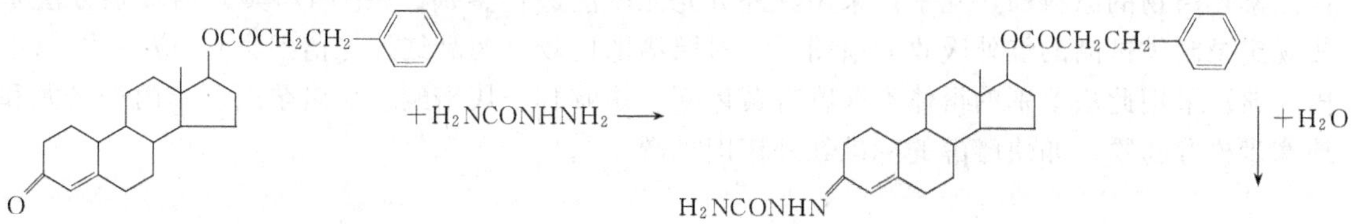

2. 酯的生成

如炔雌醇与苯甲酰氯反应，生成苯甲酸酯，生成物苯甲酸酯的熔点约为 201℃。反应式为：

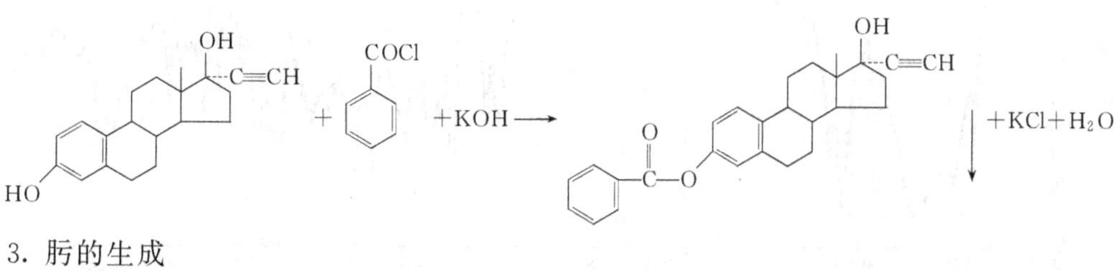

3. 肟的生成

如炔诺孕酮与盐酸羟胺醋酸钠反应生成炔诺孕酮肟，生成物炔诺孕酮肟的熔点为 195℃。反应式为：

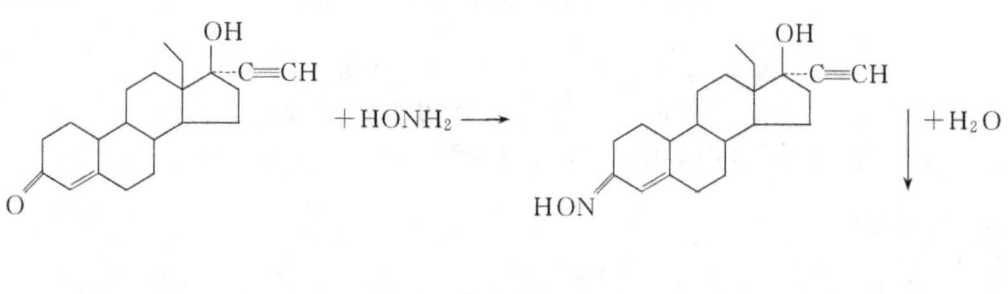

4. 酯的水解

部分甾体激素是有机酸的酯，可水解后测定其熔点。如丙酸睾酮在醇制氢氧化钾的碱性条件下水解，生成睾酮，经结晶、洗涤、干燥后测定熔点，其熔点应为 150～156℃。反应式为：

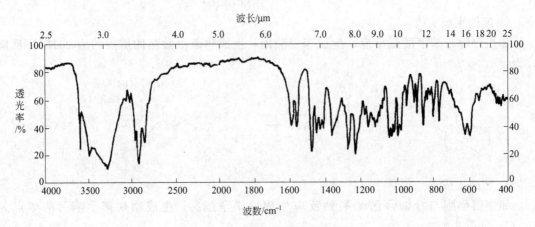

四、紫外分光光度法

甾体激素类药物结构中有 Δ^4-3-酮基、苯环或其他共轭结构，在紫外区有特征吸收，可通过测定最大吸收波长、最大吸收波长处的吸光度、吸收系数（$E_{1cm}^{1\%}$）或某两个波长处吸光度的比值对药物进行鉴别。如氢化可的松的无水乙醇溶液（$10\mu g \cdot ml^{-1}$）在波长 242nm 处有最大吸收，其吸收系数（$E_{1cm}^{1\%}$）为 422～448；丙酸倍氯米松的乙醇溶液（$20\mu g \cdot ml^{-1}$）在波长 239nm 处应有最大吸收，其吸光度应为 0.57～0.60，在波长 239nm 与 263nm 处的吸光度比值应为 2.25～2.45。

五、红外分光光度法

由于甾体激素类药物的结构复杂，有的药物之间结构上只有很小的差异，仅靠化学鉴别法难以区别。红外光谱法特征性强，为本类药物鉴别的可靠手段。目前，各国药典收载的甾体激素类药物的原料药，几乎都采用红外分光光度法进行鉴别。《中国药典》的鉴别方法是按规定录制供试品的红外吸收光谱图，与对照谱图比较（药品红外光谱图集），应一致。《中国药典》采用此法鉴别的甾体类药物有黄体酮、炔雌醇、炔诺酮、炔诺孕酮、苯丙酸诺龙和地塞米松等药物。如炔雌醇的标准红外谱图见图 9-1。

图 9-1　炔雌醇的红外吸收光谱图

峰位/cm^{-1}	归属
3300～3600	ν_{O-H}（酚羟基、C17-羟基）
1616，1590，1505	$\nu_{C=C}$（苯环）

现将甾体激素类药物分子中某些基团的特征吸收频率列于表 9-3，以供参考。

表 9-3　甾体激素类药物某些基团的特征吸收频率

振动类型	基团	位置	频率/cm^{-1}
δ_{C-H}	—C=C—H	所有位置	650~900
ν_{C-O-C}	—OCOR		1000~1200
ν_{C-O}	—C—OH(醇)	所有位置	1000~1230
	—C—OH(酚)		1200~1300
$\nu_{C=C}$			1585~1620
$\nu_{C=O}$	—C=C—C=O	六元环(Δ^4-3-酮)	1620~1684
	—OCOCH$_3$	所有位置	1735~1742
	饱和酮	—C20	1706~1710
		六元环	1705~1720
		五元环	1742~1749
ν_{C-H}	CH$_2$、CH$_3$	所有位置	2850~2970
	—C—H	六元环	3010~3040
ν_{O-H}	OH	所有位置	约 3600

六、薄层色谱法

薄层色谱法具有简便、快速、分离效能高等特点，适用于甾体激素类药物，特别是甾体激素类药物制剂的鉴别。《中国药典》中炔诺孕酮炔雌醚片、丙酸睾酮注射液、倍他米松磷酸钠、醋酸氯地孕酮、醋酸甲羟孕酮片、醋酸泼尼松片、苯丙酸诺龙注射液、戊酸雌二醇注射液、苯甲酸雌二醇注射液、复方己酸羟孕酮注射液、复方炔诺酮片、复方炔诺孕酮片、复方炔诺孕酮滴丸等甾体激素类药物及制剂均采用了薄层色谱法进行鉴别。

当进行制剂分析时，为排除干扰，需选择适当溶剂从制剂中提取主药，使主药与辅料分离后，再进行 TLC 鉴定。《中国药典》收载的部分甾体类激素药物的 TLC 鉴别方法见表 9-4。

表 9-4　《中国药典》收载的部分甾体激素类药物的 TLC 鉴别方法

药　物	样品处理	薄层板	展开剂	显色方法
苯丙酸诺龙注射剂	石油醚提取后丙酮溶解	硅胶 G	正庚烷-丙酮	硫酸-乙醇
十一酸睾酮注射剂	正己烷溶解	硅胶 G	正己烷-丙酮	2,4-二硝基苯肼
丙酸睾酮注射剂	无水乙醇提取	硅胶 GF$_{254}$	二氯甲烷-甲醇	紫外灯(254nm)
苯甲酸雌二醇注射剂	无水乙醇提取	硅胶 G	苯-乙醚-冰醋酸	硫酸-乙醇，紫外灯(365nm)
戊酸雌二醇注射液	甲醇溶解	硅胶 G	苯-乙醚-冰醋酸	硫酸-无水乙醇
己酸羟孕酮注射液	三氯甲烷溶解	硅胶 HF$_{254}$	环己烷-醋酸乙酯	紫外灯(254nm)
醋酸泼尼松眼膏	石油醚提取后三氯甲烷溶解	硅胶 G	二氯甲烷-乙醚-甲醇-水	碱性四氮唑蓝
醋酸地塞米松乳膏	无水乙醇提取	硅胶 G	三氯甲烷-丙酮	硫酸-无水乙醇

七、高效液相色谱法

许多甾体激素类药物用高效液相色谱法测定含量，可同时进行鉴别。《中国药典》中采用此法鉴别的甾体激素类药物有醋酸氟轻松、地塞米松磷酸钠、甲睾酮、丙酸睾酮、炔雌醇、炔诺孕酮等。如醋酸氟轻松的鉴别方法为：在"含量测定"项下记录的色谱图中，供试品溶液主峰的保留时间应与对照品溶液主峰的保留时间一致。

第三节   特殊杂质的检查

　　甾体激素类药物多由其他甾体化合物经结构改造而制得，因而在制备过程中可能会引入原料、中间体、异构体、降解产物以及溶剂和试剂等杂质。在甾体激素类药物的"检查"项下，除一般杂质的检查外，通常还要做"有关物质"的检查。此外，根据药物在生产和贮存过程中可能引入的杂质，有的药物还需做"游离磷酸盐"、"硒"以及"残留溶剂"的检查等。

一、有关物质的检查

　　有关物质是本类药物中存在的具有甾体结构的其他物质，可能是合成的原料、中间体、异构体、降解产物，是多数甾体激素类药物中的主要特殊杂质。由于这些杂质一般具有甾体的母核，其结构与药物的结构相似，所以各国药典普遍采用薄层色谱法和高效液相色谱法检查甾体激素类药物中的有关物质。

　　1. 薄层色谱法

　　薄层色谱法具有分离效能高、简便、快速等优点。《中国药典》利用薄层色谱法检查有关物质，一般采用主成分自身高低浓度对照法，即将供试品制成高、低两种浓度的溶液，高浓度溶液作为供试品，低浓度溶液作为对照品。利用供试品溶液谱图中杂质斑点的数目和颜色与对照品溶液谱图的主斑点进行比较，通过杂质斑点总数和各单一杂质的量进行控制。由于多数杂质是未知的，且杂质与药物结构相似，所以各国药典多采用自身稀释对照法进行检查，即用供试品溶液的稀释液作为对照，检查"有关物质"。举例如下。

　　(1) 醋酸曲安奈德中有关物质的检查　　取本品，加三氯甲烷-甲醇 (9∶1) 制成约含 3mg·ml^{-1} 的溶液，作为供试品溶液；精密量取 1ml，置 50ml 容量瓶中，加三氯甲烷-甲醇 (9∶1) 稀释至刻度，摇匀，作为对照溶液。照薄层色谱法试验，吸取上述两种溶液各 10μl，分别点于同一硅胶 G 薄层板上，以苯-无水乙醇 (9∶1) 为展开剂，展开，晾干，在 105℃ 干燥 10min，放冷，喷以碱性四氮唑蓝试液，立即检视。供试品溶液如显杂质斑点，不得多于 3 个，其颜色与对照溶液的主斑点比较，不得更深。

　　(2) 炔孕酮中有关物质的检查　　取本品，加三氯甲烷-甲醇 (3∶1) 制成约含 10mg·ml^{-1} 的溶液，作为供试品溶液；精密量取 1ml，置 200ml 容量瓶中，加三氯甲烷-甲醇 (3∶1) 稀释至刻度，作为对照溶液。吸取上述两种溶液各 10μl，分别点于同一硅胶 G 薄层板上，以三氯甲烷-甲醇 (95∶5) 为展开剂，展开后，晾干，喷以硫酸-乙醇 (2∶8) 显色，在 120℃ 加热 5min，取出，放冷，置紫外灯 (365nm) 下检视。供试品溶液如显杂质斑点，其荧光强度与对照溶液的主斑点比较，不得更深。

　　2. 高效液相色谱法

　　高效液相色谱法是甾体激素类药物有关物质的检查中应用最广泛的方法。在《中国药典》中，大部分甾体激素类药物采用高效液相色谱法测定含量，一般可在相同的条件下检查有关物质。检查的方法多为主成分自身对照法，即采用供试品溶液的稀释液作为对照，以对照溶液主峰的面积作为参比，来控制药物中杂质的量。举例如下。

　　(1) 丙酸睾酮中有关物质的检查　　取供试品适量，加甲醇溶解并稀释成 1mg·ml^{-1} 的溶液，作为供试品溶液；精密量取 1ml，置 100ml 容量瓶中，用甲醇稀释至刻度，摇匀，作为对照品溶液。照"含量测定"项下的色谱条件，取对照品溶液 10μl 注入液相色谱仪，调节检测灵敏度，使主成分色谱峰的峰高约为满量程的 20%。再精密量取供试品溶液与对照品溶液 10μl，分别注入液相色谱仪，记录色谱图至主成分色谱峰保留时间的 2 倍。供试品溶液的色谱图中如有杂质峰，单个杂质峰面积不得大于对照品溶液主峰面积的 1/2（0.5%），各杂质峰面积的和不得大于对照品溶液的主峰面积（1.0%）（供试品溶液色谱图中任何小于对照溶液主峰面积 0.02 倍的色谱峰可忽略不计）。

（2）地塞米松磷酸钠中有关物质的检查 取供试品适量，加流动相溶解并稀释制成约含 1mg·ml^{-1} 的溶液，作为供试品溶液；另取地塞米松对照品适量，精密称定，加甲醇溶解并稀释制成 1mg·ml^{-1} 的溶液，作为对照品溶液。精密量取供试品溶液与对照品溶液各 1ml，置 100ml 容量瓶中，用流动相稀释至刻度，摇匀，作为对照溶液。照"含量测定"项下的色谱条件，取对照溶液 20μl 注入液相色谱仪，调节检测灵敏度，使地塞米松磷酸钠色谱峰的峰高为满量程的 15%～20%，再精密量取供试品溶液与对照溶液各 20μl，分别注入液相色谱仪，记录色谱图至主成分峰保留时间的 2 倍。供试品溶液色谱图中如有与地塞米松保留时间一致的峰，按外标法以峰面积计算，含量不得过 0.5%；其他单个杂质峰面积不得大于对照溶液中地塞米松磷酸钠峰面积的 1/2，其他杂质峰面积的和不得大于对照溶液中地塞米松磷酸钠峰面积的 2 倍。

二、硒的检查

有的甾体激素类药物，如醋酸氟轻松、醋酸地塞米松、醋酸曲安奈德等，在生产工艺中需使用二氧化硒脱氢，在药物中可能引入杂质硒。硒对人体有毒害，所以需进行检查并严格控制其含量。《中国药典》通则收载有"硒检查法"，其检查原理是利用氧瓶燃烧破坏后，使硒以无机状态的 Se^{6+} 存在，然后用盐酸羟胺将 Se^{6+} 还原成 Se^{4+}，再于 pH=2 的条件下与 2,3-二氨基萘作用，生成 4,5-苯丙硒二唑，经环己烷提取后，在波长 378nm 处有最大吸收。通过测定供试品溶液和对照品溶液在波长 378nm 处的吸光度进行比较，规定供试品溶液的吸光度不得大于对照品溶液的吸光度。本类药物中硒的限量为 0.005%～0.01%。

例如《中国药典》收载的醋酸地塞米松中硒的检查方法如下。

（1）标准硒溶液 取已知含量的亚硒酸钠适量，加硝酸溶液（1→30）制成含硒 1.00mg·ml^{-1} 的溶液；精密量取适量，加水稀释成含硒 1μg·ml^{-1} 的溶液。

（2）硒对照溶液 精密量取标准硒溶液 5ml，置 100ml 烧杯中，加硝酸溶液（1→30）25ml 和水 10ml，摇匀，即得。

（3）供试品溶液 取醋酸地塞米松 0.10g，利用氧瓶燃烧破坏后，以硝酸溶液（1→30）25ml 为吸收液，用水 15ml 分次冲洗燃烧瓶及铂丝，洗液并入吸收液中，即得。

（4）测定 将硒对照品溶液与供试品溶液分别用氨试液调节 pH 为 2.0，转移至分液漏斗中，用水少量分次洗涤烧杯，洗液并入分液漏斗中，使成 60ml。各加盐酸羟胺溶液（1→2）1ml，摇匀，立即精密加二氨基萘试液 5ml，摇匀，在室温放置 100min。精密加环己烷 5ml，强烈振摇 2min，静置分层，取水层，在波长 378nm 处分别测定吸光度。供试品溶液的吸光度不得大于硒对照品溶液的吸光度。（0.005%）

三、残留溶剂的检查

某些甾体激素类药物在生产工艺中使用大量有机溶剂甲醇与丙酮。甲醇对人体有害，因此，《中国药典》规定做甲醇与丙酮残留量检查，其检查方法为气相色谱法。例如地塞米松磷酸钠中甲醇与丙酮的检查方法如下。

检查方法 取本品约 0.16g，精密称定，置 10ml 容量瓶中，精密加入 0.1%（体积分数）正丙醇（内标物质）溶液 2ml，加水溶解并稀释至刻度，摇匀，作为供试品溶液；另取甲醇约 7.9mg 与丙酮 79mg，精密称定，置 10ml 容量瓶中，加水稀释至刻度，精密量取

1ml，置 10ml 容量瓶中，精密加内标溶液 2ml，加水稀释至刻度，作为对照品溶液。取对照品溶液和供试品溶液，按残留溶剂测定法测定，用高分子多孔小球色谱柱（按正丙醇计算理论板数大于 700），在柱温 150℃测定，应符合规定（含丙酮不得过 5.0%，并不得出现甲醇峰）。

四、游离磷酸盐的检查

游离磷酸盐是在甾体激素类药物制备过程中，由磷酸酯化时残存的过量磷酸盐。其检查是利用磷酸盐在酸性条件下与钼酸铵 $[(NH_4)_2MoO_4]$ 反应，生成磷钼酸铵 $\{(NH_4)_3 [P(Mo_3O_{10})_4]\}$，再经 1-氨基-2-萘酚-4-磺酸溶液还原形成磷钼酸蓝（钼蓝），在波长 740nm 处有最大吸收，通过比较供试品溶液和对照品溶液的吸光度来控制药物中游离磷酸盐的量。如地塞米松磷酸钠为地塞米松 C21 位上的羟基与磷酸形成的磷酸酯二钠盐，在药物的生产和贮存过程中可能引入磷酸盐，因此，需检查其中的游离磷酸盐，检查方法如下。

检查方法　精密称取本品 20mg，置 25ml 容量瓶中，加水 15ml 使溶解；另取标准磷酸盐溶液 [精密称取经 105℃干燥 2h 的磷酸二氢钾 0.35g，置 1000ml 容量瓶中，加硫酸溶液（1→2）10ml 与水适量使溶解，并稀释至刻度，摇匀；临用时再稀释 10 倍] 4.0ml，置另一 25ml 容量瓶中，加水 11ml。各精密加钼酸铵硫酸试液 2.5ml 与 1-氨基-2-萘酚-4-磺酸溶液（取无水亚硫酸钠 5g、亚硫酸氢钠 94.3g 与 1-氨基-2-萘酚-4-磺酸 0.7g，充分混合，临用时取此混合物 1.5g 加水 10ml 使溶解，必要时过滤）1ml，加水至刻度，摇匀，在 20℃放置 30～50min，在波长 740nm 处测定吸光度。供试品溶液的吸光度不得大于对照品溶液的吸光度。

第四节　含 量 测 定

甾体激素类药物的含量测定方法很多，根据其具有的官能团和整个分子的结构特点，可采用的方法有高效液相色谱法、紫外分光光度法、比色法、荧光法和气相色谱法等。本节主要介绍高效液相色谱法、紫外分光光度法和比色法。

一、高效液相色谱法

高效液相色谱法有快速、准确、灵敏、取样量少、分离效能好和专属性强等特点，各国药典多采用反相高效液相色谱法测定，方法一般为内标法。《中国药典》收载的甾体激素类药物原料和制剂采用高效液相色谱法进行含量测定，居各种分析方法之首。如黄体酮、醋酸可的松、地塞米松磷酸钠等的含量测定。

1. 黄体酮的含量测定

色谱条件与系统适用性试验　用辛烷基硅烷键合硅胶为填充剂；以甲醇-乙腈-水（25：35：40）为流动相，调节流速使黄体酮峰的保留时间约为 12min；检测波长为 241nm。取本品 25mg，置 25ml 容量瓶中，加 0.1mol·L⁻¹氢氧化钠甲醇溶液 10ml 使溶解，置 60℃水浴中保温 4h，冷却，用 1mol·L⁻¹盐酸溶液调节至中性，用甲醇稀释至刻度，摇匀，量取 10μl 注入液相色谱仪，调节检测灵敏度，使主成分色谱峰的峰高达到满量程，色谱图中黄体酮峰与相对保留时间约为 1.1 的降解产物峰的分离度应大于 4.0。

测定方法　取本品适量，精密称定，加甲醇溶解并稀释制成每 1ml 中约含 0.2mg 的溶液；精密量取 10μl 注入液相色谱仪，记录色谱图；另取黄体酮对照品适量，同法测定。按外标法以峰面积计算，即得。

2. 醋酸可的松的含量测定

(1) 色谱条件和系统适用性试验　用十八烷基硅烷键合硅胶为填充剂；乙腈-水（36：64）为流动相；检测波长为254nm。分别取醋酸可的松对照品与醋酸氢化可的松对照品适量，用乙腈溶解并稀释制成各含 $10\mu g \cdot ml^{-1}$ 的溶液，精密量取 $20\mu l$ 注入液相色谱仪，理论板数按醋酸可的松峰计算不低于3500。

(2) 测定方法　取本品适量，精密称定，用乙腈溶解并定量稀释制成含 $0.5mg \cdot ml^{-1}$ 的溶液，精密量取 $10\mu l$ 注入液相色谱仪，记录色谱图；另取醋酸可的松对照品适量，精密称定，同法测定。按外标法以峰面积计算，即得。

3. 地塞米松磷酸钠的含量测定

(1) 色谱条件和系统适用性试验　用十八烷基硅烷键合硅胶为填充剂；以三乙胺溶液（取三乙胺 7.5ml，加水至1000ml，用磷酸调节 pH 值为 3.0 ± 0.05）-甲醇-乙腈（55：40：5）为流动相；检测波长为242nm。理论板数按地塞米松磷酸钠峰计算约为7000，地塞米松磷酸钠与地塞米松的分离度应大于4.4。

(2) 测定方法　取本品约50mg，精密称定，置50ml容量瓶中，加水溶解并稀释至刻度，精密量取 1ml，置 25ml 容量瓶中，加流动相稀释至刻度，取 $20\mu l$ 注入液相色谱仪，记录色谱图；另取地塞米松磷酸钠对照品适量，精密称定，同法测定。按外标法以峰面积计算，即得。

《中国药典》中部分甾体激素类药物含量测定的色谱条件及方法见表9-5。

表 9-5　部分甾体激素类药物含量测定的色谱条件及方法

名　称	色谱条件	方　法
曲安奈德	ODS柱，流动相为甲醇-水（525：475），240nm 检测	外标法
醋酸地塞米松	ODS柱，流动相为甲醇-水（70：30），240nm 检测	内标法，以甲睾酮为内标物
丙酸睾酮	ODS柱，流动相为甲醇-水（80：20），241nm 检测	内标法，以苯丙酸诺龙为内标物
甲睾酮	ODS柱，流动相为甲醇-水（72：28），241nm 检测	内标法，以炔诺酮为内标物
醋酸甲地孕酮	ODS柱，流动相为甲醇-水（70：30），288nm 检测	外标法
炔雌醇	ODS柱，流动相为甲醇-水（70：30），281nm 检测	内标法，以醋酸甲地孕酮为内标物
雌二醇	ODS柱，流动相为乙腈-水（55：45），205nm 检测	内标法，以对羟基苯甲酸乙酯为内标物
炔诺酮	ODS柱，流动相为甲醇-水（65：35），244nm 检测	内标法，以黄体酮为内标物
炔诺孕酮	ODS柱，流动相为乙腈-水（70：30），240nm 检测	内标法，以醋酸甲地孕酮为内标物

从表9-5可以看出，甾体激素类药物含量测定的色谱系统均为反相高效液相色谱系统；固定相一般为十八烷基硅烷键合硅胶，即 ODS 柱；流动相为甲醇-水或乙腈-水的混合溶液，由于药物的极性不同，所以不同的药物流动相中有机溶剂的比例也有所不同；测定的方法多为内标法。甾体激素类药物具有相似的结构和性质以及相似的紫外吸收光谱，所以测定时一般以不同的甾体激素类药物作为内标。

二、紫外分光光度法

甾体激素类药物分子结构中具有 Δ^4-3-酮、$\Delta^{1,4}$-3-酮或苯环等结构，在紫外光区有紫外吸收，因此可用紫外分光光度法进行含量测定。具有 Δ^4-3-酮结构的肾上腺素、雄性激素、孕激素及许多口服避孕药在 240nm 附近有最大吸收；具有苯环的雌激素，在 280nm 附近有最大吸收。这些特征吸收均可用于甾体激素类药物的含量测定。

紫外分光光度法准确、简便，曾经广泛用于甾体激素类药物的含量测定。由于紫外分光光度法专属性不够强（不能区别药物和有关物质的紫外吸收），且随着高效液相色谱法的不断普及，已逐步被高效液相色谱法所取代。但目前仍有部分药物及制剂采用紫外分光光度法测定含量。

对于甾体激素类原料药、注射液，可直接用紫外分光光度法测定含量；由于片剂的赋形剂不溶于乙醇，供试品溶液需经过滤、稀释后测定。

1. 氢化可的松片的含量测定

测定方法 取本品 20 片，精密称定，研细，精密称取适量（约相当于氢化可的松 20mg），置 100ml 容量瓶中，加无水乙醇 75ml，振摇 1h 使氢化可的松溶解，加无水乙醇稀释至刻度，摇匀，过滤，精密量取续滤液 5ml，置另一 100ml 容量瓶中，加无水乙醇稀释至刻度，摇匀，在波长 242nm 处测定吸光度。按氢化可的松（$C_{21}H_{30}O_5$）的吸收系数（$E_{1cm}^{1\%}$）为 435 计算，即得。

按吸收系数法计算本品含量的公式如下：

$$标示量(\%)=\frac{A \times 100 \times \overline{m} \times 10^3}{E_{1cm}^{1\%} \times 5 \times m \times 标示量} \times 100\%$$

式中，A 为测得的吸光度；m 为称样量，g；$\overline{m}$ 为平均片重，g/片；标示量的单位为 mg/片。

2. 炔诺酮的含量测定

测定方法 取本品，精密称定，加无水乙醇溶解并定量稀释成约含 $10\mu g \cdot ml^{-1}$ 的溶液，照分光光度法，在波长 240nm 处测定吸光度，按炔诺酮（$C_{20}H_{26}O_2$）的吸收系数（$E_{1cm}^{1\%}$）为 520 计算，即得。

3. 醋酸地塞米松片的含量均匀度检查

醋酸地塞米松片的规格为 0.75mg/片，为小剂量片剂，需检查含量均匀度。取本品 10 片，用紫外分光光度法分别测定每片的含量，再按《中国药典》含量均匀度检查法进行判别。

含量测定的方法为：取本品 1 片，置乳钵中，研细，加乙醇适量，研磨，并用乙醇 40ml 分次转移至 50ml 容量瓶中，置 50～60℃的水浴中保温 10min，并时时振摇使醋酸地塞米松溶解，放冷至室温，加乙醇稀释至刻度，摇匀，过滤，取续滤液，照紫外-可见分光光度法，在波长 240nm 处测定吸光度。按醋酸地塞米松（$C_{24}H_{31}FO_6$）的吸收系数（$E_{1cm}^{1\%}$）为 357 计算含量，应符合规定。

按以上方法测定，每片含量（mg/片）的计算公式如下：

$$每片含量=\frac{A \times 50 \times 1000}{E_{1cm}^{1\%} \times 100}$$

根据以上含量测定结果，计算每片以标示量为 100 的相对含量 X，求出其平均值 $\overline{X}$ 和标准差 S，以及标示量与均值之差 B。若 $B+1.80S \leq 15.0$，则含量均匀度符合要求；若 $B+1.80S>15.0$，则含量均匀度不符合要求；介于二者之间的，应另取 20 片进行复试。

三、比色法

（一）四氮唑比色法

四氮唑比色法是用于皮质激素药物含量测定的方法。皮质激素类药物的 C17-α-醇酮基具有还原性，在强碱性溶液中能将四氮唑盐定量还原为有色甲臜，此显色反应可用于皮质激素类药物的含量测定。

1. 四氮唑盐的种类

常用的四氮唑盐有以下两种：

（1）**氯化三苯四氮唑**　即 2,3,5-三苯基氯化四氮唑（TTC），其还原产物为不溶于水的深红色三苯甲䐗，λ_{max} 在 480～490nm，也称红四氮唑（RT）。红四氮唑显色灵敏度较低，空白吸收较小。

（2）**蓝四氮唑（BT）**　即 3,3′-二甲氧苯基-双-4,4′-(3,5-二苯基) 氯化四氮唑，其还原产物为暗蓝色的双甲䐗，λ_{max} 在 525nm 左右。蓝四氮唑显色灵敏度较高，空白吸收较大，对试剂质量要求较高。

TTC 和 BT 的结构式如下：

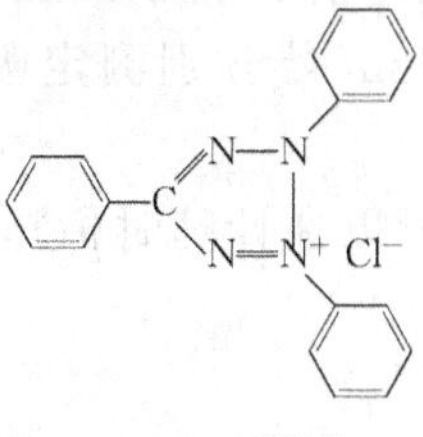

TTC 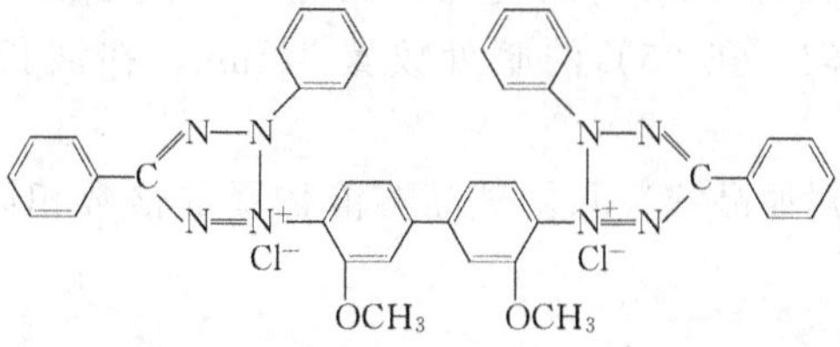　　　　　　　　　　　BT

2. 基本原理

皮质激素 C17-α-醇酮基（—CO—CH$_2$OH）具有还原性，在强碱性溶液中能将四氮唑盐定量地还原为有色甲䐗（生成的颜色随所用的试剂和条件的不同而不同），有色甲䐗在可见光区有最大吸收，且具有一定的稳定性，可用比色法测定甾体激素类药物的含量。

其反应原理主要认为在甾体激素类药物分子结构中，α-醇酮基失去 2 个电子被氧化为 20-酮-21-醛基，在碱催化下，四氮唑盐得到 2 个电子，环被打开，还原为相应的有色甲䐗，其反应的摩尔比为 1:1。

TTC 和 BT 得到 2 个电子开环，还原为有色甲䐗的反应式如下：

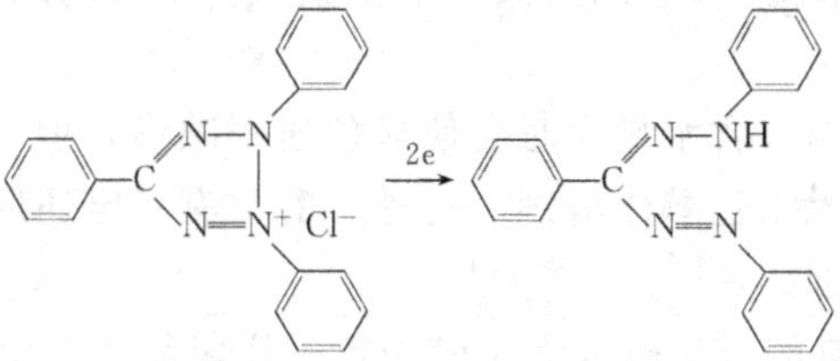

TTC

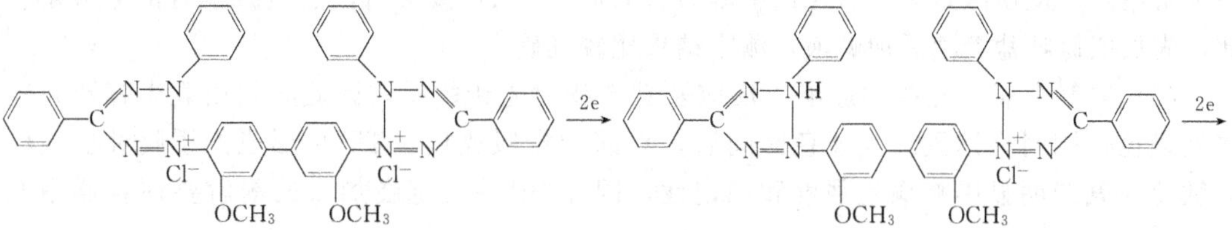

BT　　　　　　　　　　　单甲䐗（红色）

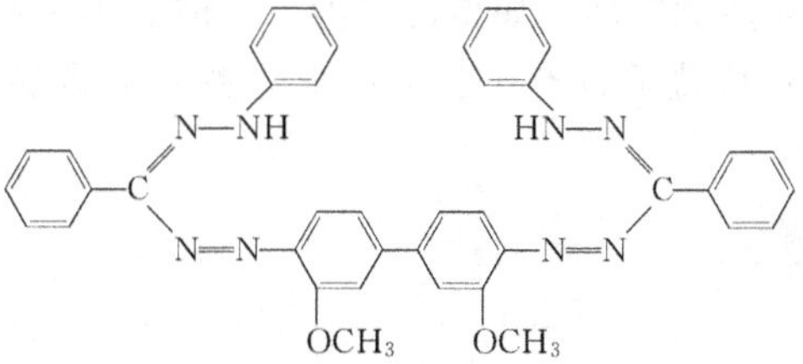

双甲䐗（蓝色）

3. 应用示例

以《中国药典》收载的醋酸泼尼松眼膏的含量测定为例，其测定方法如下。

（1）对照品溶液的制备　精密称取醋酸泼尼松对照品 25mg，置 100ml 容量瓶中，加无水乙醇适量使溶解并稀释至刻度，摇匀，即得。

（2）供试品溶液的制备　精密称取本品适量（相当于醋酸泼尼松 25mg），置烧杯中，加无水乙醇约 30ml，在水浴中加热，充分搅拌使溶解，再置冰水中冷却，滤入 100ml 容量瓶中，如此提取 3 次，滤液并入容量瓶中，用无水乙醇稀释至刻度，摇匀，即得。

（3）测定方法　精密量取对照品溶液及供试品溶液各 1ml，分别置干燥具塞试管中，各精密加无水乙醇 9 ml 与氯化三苯四氮唑试液 2ml，摇匀，各再精密加氢氧化四甲基铵试液 1ml，摇匀，在 25℃的暗处放置 40min，在波长 485nm 处分别测定吸光度，计算，即得。

本法由于对照品溶液和供试品溶液稀释的倍数相同，所以在计算时稀释的倍数可以不考虑。

4. 影响因素

本法被各国药典广泛用于皮质激素类药物特别是制剂的含量测定。测定时各种因素如药物的结构、溶剂、反应温度和时间、水分、碱的浓度、空气中的氧等，对甲臜形成的速率、显色强度和稳定性都有影响，因此，在操作中，应严格控制实验条件，才能获得准确的测定结果。

（1）药物结构的影响　一般认为，C11-酮基比 C11-羟基的甾体激素类药物反应速率快；C21-羟基酯化后其反应速率减慢；当酯化的基团为三甲基醋酸酯、磷酸酯或琥珀酸酯时，反应速率更慢。

（2）温度与时间的影响　通常显色速率随温度升高而加快。一般在室温或 30℃恒温条件下显色，结果的重现性较好，《中国药典》中多数药物本法的反应条件是在 25℃的暗处反应 40～45min。

（3）溶剂和水分的影响　含水量大时会使显色速率减慢，但含水量不超过 5%时，对结果几乎无影响，一般采用无水乙醇作溶剂。另外，醛具有一定还原性，会使吸光度增大，所以最好采用无醛乙醇作溶剂。

（4）碱的影响　在所有的有机碱或无机碱中，采用氢氧化四甲基铵能得到满意结果，故最为常用。当皮质激素和氢氧化四甲基铵长时间（24h）接触后，皮质激素有部分分解。因此，先加四氮唑盐溶液后加碱液，测定结果比较准确。

（5）空气中氧及光线的影响　反应及其产物对光皆敏感，因此必须用避光容器并置于暗处显色，同时在达到最大显色时间后，立即测定吸光度。TT′C 形成的甲臜对空气中的氧敏感，氧能明显影响颜色强度和稳定性，因此 BP 曾规定在加入试剂后要往容器中充入氮气。

（6）干扰物的影响　某些赋形剂，如聚乙二醇、丙醇、羊毛脂，对蓝四氮唑的显色反应有较显著的干扰，山梨醇和角鲨烯也有干扰。因此，测定油膏和冷霜等制剂时应先分离后测定。

（二）异烟肼比色法

1. 原理

甾体激素类药物 C3-酮基及某些其他位置上的酮基能在酸性条件下与羰基试剂异烟肼缩合生成黄色的异烟腙，在波长 420nm 附近具有最大吸收，因此可用比色法测定甾体激素类药物的含量。反应方程式如下：

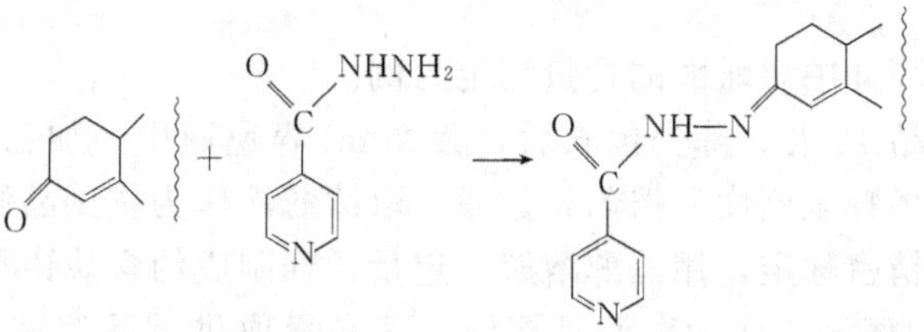

某些具有两个酮基（C3-酮基和 C20-酮基）的甾体激素可形成双腙，如黄体酮、氢化可的松等。

2. 应用示例

以《中国药典》收载的倍他米松磷酸钠的含量测定为例。

测定方法 取本品适量（约相当于倍他米松 20mg），精密称定，置 50ml 容量瓶中，加甲醇溶解并稀释至刻度，摇匀（必要时过滤），作为供试品溶液；另取倍他米松磷酸钠对照品适量（约相当于倍他米松 20mg），精密称定，置 50ml 容量瓶中，加甲醇溶解并稀释至刻度，摇匀，作为对照品溶液。精密量取供试品溶液与对照品溶液各 1ml，分别置 25ml 容量瓶中，各精密加异烟肼溶液（异烟肼 75mg、盐酸 0.1ml，加甲醇溶解并稀释至 100ml）20ml，摇匀，置 60℃水浴中保温 1h，冷却，加甲醇稀释至刻度，摇匀，照紫外-可见分光光度法，在波长 420nm 处分别测定吸光度，计算，即得。

3. 影响因素

（1）**溶剂的选择** 用无水乙醇和无水甲醇作溶剂均能得到满意的结果（异烟肼盐酸盐在其他有机溶剂中溶解度小）。试剂在甲醇中的稳定性和显色强度均比在乙醇中高，但由于甲醇对植物油的溶解度较乙醇小，所以，若样品为植物油溶液时，一般选用乙醇作溶剂。

（2）**酸的种类和浓度** 显色反应须在酸性条件进行，一般采用盐酸，当酸与异烟肼的摩尔比为 2∶1 时可获得最大的吸光度。

（3）**水分、温度、光线和氧的影响** 当反应液中含水量增高时，缩合产物异烟腙发生水解，从而使吸光度降低。温度升高，反应速率加快。在具塞玻璃容器中进行反应时，光与氧对反应的影响不大。

（4）**反应的专属性** 具有 Δ^4-3-酮的甾体激素类药物在室温下不到 1h 即可定量地完成与异烟肼的反应；其他甾酮化合物需长时间放置或加热后方可反应完全。例如 C20-酮化合物或 C17-酮化合物发生反应很慢；具有共轭双键的甾酮化合物在相当长的时间内反应仍不完全；C11-酮在上述条件不发生反应。因此，在上述条件下，本法对 Δ^4-3-酮甾体激素类药物具有一定的专属性。

（三）柯柏反应比色法

1. 原理

柯柏（Kober）反应是指雌激素与硫酸-乙醇共热，通过质子化、分子重排、去氢等作用形成共轭多烯而显色，在波长 515nm 附近有最大吸收。此反应可用于雌激素类药物的比色法测定。在反应过程中，雌激素首先与硫酸-乙醇共热被氧化生成黄色产物，然后加水或稀硫酸再加热继续氧化，最终生成红色产物。

此法测定雌激素的各种制剂时，在测定前先分离提取，然后严格控制测定时的反应条件，并扣除背景干扰即可获得满意结果。《中国药典》采用此法测定的药物有复方炔诺孕酮片和复方左炔诺孕酮片中的炔雌醇的含量。

2. 应用示例

以复方炔诺孕酮滴丸中炔雌醇的含量测定为例。

测定方法　取本品 10 丸，除去包衣后，置 20ml 容量瓶中，加乙醇约 12ml，微温使溶散后，放冷，用乙醇稀释至刻度，摇匀，过滤，取续滤液作为供试品溶液；另取炔诺孕酮与炔雌醇对照品适量，精密称定，用乙醇溶解并定量稀释制成约含炔诺孕酮 $0.15mg \cdot ml^{-1}$ 与炔雌醇 $15\mu g \cdot ml^{-1}$ 的溶液，作为对照品溶液。精密量取供试品溶液与对照品溶液各 2ml，分别置具塞锥形瓶中，于冰浴中冷却 30s 后，各精密加硫酸-乙醇（4：1）8ml（速度必须一致），随加随振摇，加完后继续冷却 30s，取出，在室温放置 20min，照紫外-可见分光光度法，在波长 530nm 处分别测定吸光度，计算，即得。

3. 影响因素

（1）该法测定雌激素类药物制剂的含量时，在比色测定前，分离提取，严格控制反应条件，并消除背景干扰，可获得满意结果。

（2）为增加显色的稳定性，提高反应速率，并消除反应中产生的荧光，可采用铁-酚试剂替代硫酸-乙醇。

铁-酚试剂又称铁-柯柏试剂，是由硫酸亚铁铵加水溶解后，加硫酸与过氧化氢，再加苯酚混合制成的。其优点是：①由于少量铁盐的加入能加速黄色产物形成的速率和强度，并加速黄色产物转变为红色产物，也能加强红色产物的稳定性；②酚的加入，可以消除反应产生的荧光，同时加速红色产物的形成。

参 考 文 献

[1]　国家药典委员会编. 中华人民共和国药典（2015 年版）. 北京：中国医药科技出版社，2015.

[2]　刘文英. 药物分析. 第 6 版. 北京：人民卫生出版社，2007.

[3]　曾苏. 药物分析学. 第 2 版. 北京：高等教育出版社，2014.

[4]　安登魁. 现代药物分析选论. 北京：中国医药科技出版社，2000.

[5]　朱景申. 药物分析. 北京：中国医药科技出版社，2003.

[6]　曾经泽. 生物药物分析. 第 2 版. 北京：北京医科大学中国协和医科大学联合出版社，1998.

习　　题

一、填空题

1. 甾体激素类药物分子结构中存在（　　　　）或（　　　　）共轭系统，在紫外光区有特征吸收。

2. 甾体激素类药物均具有（　　　　）母核。

3. Kober 反应及铁-酚试剂法适用于（　　　　）类药物的含量测定。

二、选择题

1. 四氮唑比色法可用于下列哪种药物的含量测定？（　　　）

A. 雌激素　　　B. 雄激素　　　C. 孕激素　　　D. 皮质激素

2. 用四氮唑比色法测定皮质激素类药物，是利用 C17-α-醇酮基的何种性质？（　　　）

A. 氧化性　　　B. 还原性　　　C. 水解性　　　D. 酸碱性

3. 用异烟肼比色法测定甾体激素类药物的含量时发生反应的基团是（　　　）。

A. 酚羟基　　　B. 酮基　　　C. 羧基　　　D. 芳伯氨基

4. 含炔基的甾体激素类药物遇下列哪种试液，即生成白色沉淀？（　　　）

A. HNO_3　　　B. $NaNO_3$　　　C. $AgNO_3$　　　D. HCl

5. 下列具有甲酮基结构的药物是（　　　）。

A. 雌激素　　　B. 孕激素　　　C. 肾上腺皮质激素　　　D. 雄激素

6. 甾体激素类药物中游离磷酸盐的检查采用（　　　）。

A. 薄层色谱法　　　B. 高效液相色谱法　　C. 钼蓝比色法　　　　D. 气相色谱法

7. Kober 反应是（　　　）。

A. 异丙嗪于酸性条件下与钯离子呈色

B. 阿托品与硫酸-乙醇共热呈色

C. 雌激素与硫酸-乙醇共热呈色，用水或稀硫酸稀释后加热颜色改变

D. 维生素 A 与无水三氯化锑的无醇氯仿溶液呈色

8. 孕激素在酸性溶液中可与下列哪些试剂反应呈色？（　　　）

A. 2,4-二硝基苯酚　B. 三氯化铁　　　　C. 硫酸苯肼　　　　D. 四氮唑盐

9. 属于皮质激素杂质检查项目的是（　　　）。

A. 游离肼　　　　B. 生育酚　　　　C. 游离磷酸盐　　　D. 对氨基苯甲酸

10. 异烟肼比色法可用于（　　　）的含量测定。

A. 维生素 B_1　　B. 肾上腺皮质激素　　C. 雌激素　　　　D. 苯佐卡因

11. 四氮唑比色法测定肾上腺皮质激素类药物的含量时，所选用的碱化试剂是（　　　）。

A. 氢氧化钠　　　B. 碳酸钠　　　　C. 氢氧化四甲基铵　　D. 吡啶

12. 具有酚羟基结构的药物是（　　　）。

A. 雌激素　　　　B. 孕激素　　　　C. 肾上腺皮质激素　　D. 雄激素

13. 具有 α-醇酮基结构的药物是（　　　）。

A. 雌激素　　　　B. 孕激素　　　　C. 肾上腺皮质激素　　D. 雄激素

三、简答题

1. 甾体激素类药物的母核是什么？甾体激素类药物可分为哪几类？各类具有哪些结构特点？

2. 四氮唑比色法测定皮质激素类药物的原理是什么？碱和四氮唑盐应以何种顺序加入？为什么？

3. 异烟肼比色法测定甾体激素类药物的原理是什么？一般而言，本反应对什么样的结构具有专属性？

4. 铁-酚试剂是由哪些化学成分组成的？各成分在反应中起什么作用？

5. 甾体激素类药物官能团的呈色反应有哪些？

第十章

抗生素类药物的分析

第一节 概 述

一、抗生素药物的特点

1. 定义

抗生素（antibiotics）是指在低微浓度下即可对某些生物的生命活动有特异抑制作用的化学物质的总称，是由细菌、真菌或其他微生物在生活过程中所产生的对各种病原微生物有强大的抑制或杀灭作用的一类重要药物。抗生素种类繁多，世界各国实际生产并用于医疗的抗生素有 300 余种，《中国药典》（2015 年版）收载抗生素原料药和制剂 100 余种。

2. 抗生素质量的复杂性

抗生素主要经过微生物发酵进行生物合成，少数利用化学合成或半合成制得，其结构、组成比较复杂，主要表现为：

（1）化学纯度较低 同系物多，异构体多，降解物多。

（2）活性成分易发生变异 生产工艺复杂，发酵过程不易控制，易受污染。

（3）产品稳定性差 分子结构大多不稳定，降解后疗效下降、失效或增加毒副作用。

二、抗生素药物的质量分析

抗生素药物的质量控制方法与一般化学药品一样，通过鉴别、检查、含量（效价）测定三个主要方面来判断其质量。

1. 鉴别试验

该类药物主要采用理化方法进行鉴别，包括以下方法：

（1）官能团的显色反应 如 β-内酰胺类的羟肟酸铁反应、氨基糖苷类的麦芽酚反应等。

（2）光谱法 包括紫外吸收光谱法和红外吸收光谱法。

（3）色谱法 包括高效液相色谱法和薄层色谱法。

（4）生物学法 检查抗生素的抗菌能力。

2. 检查

（1）影响产品稳定性的指标 包括晶型、水分、pH 等。

（2）控制有机和无机杂质的指标 包括澄清度与颜色、有关物质、残留溶剂、炽灼残渣、重金属等。

（3）与临床安全性密切相关的指标 包括异常毒性、热原、细菌或内毒素、降压物质、无菌等。

（4）其他指标 对多组分抗生素进行组分分析等。

3. 含量测定或效价测定

（1）微生物检定法 微生物检定法是以抗生素对微生物的杀伤或抑制程度为指标来衡量抗生素效价（potency）的一种方法。其测定方法有稀释法、比浊法、管碟琼脂扩散法。微生物检定法具有测定结果与临床效果一致、灵敏度高、干扰物质少等优点。但也存在操作繁琐、培养时间长、测定误差大等缺点。

（2）理化方法 理化方法是根据抗生素的分子结构特点，利用其特有的化学或物理化学特性及反应而进行的。理化方法的优点是准确度高、操作简便、快速，但其含量不一定代表生物效价，且存在测定方法易受杂质干扰等问题。

（3）抗生素活性表示方法 抗生素的活性以效价单位表示，即指每毫升或每毫克中含有某种抗生素的有效成分的多少，用单位（U）或微克（μg）表示。

三、抗生素的分类

根据不同的研究目的，抗生素有不同的分类方法，如以化学结构和性质而言，可分为以下几类。

（1）β-内酰胺类 主要包括青霉素类和头孢菌素类等。

（2）氨基糖苷类 包括链霉素、庆大霉素、卡那霉素、妥布霉素、丁胺卡那霉素、新霉素、核糖霉素、小诺霉素、阿斯霉素等。

（3）四环素类 包括四环素、土霉素、金霉素及强力霉素等。

（4）氯霉素类 包括氯霉素、甲砜霉素等。

（5）大环内酯类 临床常用的有红霉素、白霉素、无味红霉素、乙酰螺旋霉素、麦迪霉素、交沙霉素等。

（6）其他抗生素 例如作用于 G^+ 细菌的其他抗生素，如林可霉素、氯林可霉素、万古霉素、杆菌肽等；作用于 G^- 细菌的其他抗生素，如多黏菌素、磷霉素、卷霉素、环丝氨酸、利福平等；抗真菌抗生素，如灰黄霉素；抗肿瘤抗生素，如丝裂霉素、放线菌素 D、博莱霉素、阿霉素等；具有免疫抑制作用的抗生素，如环孢霉素。

本章主要讨论 β-内酰胺类、氨基糖苷类、四环素类抗生素的理化性质、鉴别、杂质检查、含量测定及其原理。

第二节 β-内酰胺类抗生素的分析

本类抗生素包括青霉素类和头孢菌素类，它们的分子结构中均含有 β-内酰胺环，因此统称为 β-内酰胺类抗生素。

一、化学结构与性质

1. 化学结构

青霉素类的分子结构是由母核 6-氨基青霉烷酸 [6-APA（6-aminopenicillanic acid），由 β-内酰胺环和氢化噻唑环组成的双杂环] 和侧链 RCO— 两部分结合而成的。头孢菌素类的分子结构是由母核 7-氨基头孢烷酸 [7-ACA（7-aminocephalosporanic acid），由 β-内酰胺环和二氢噻嗪环组成的双杂环] 和侧链 RCO— 两部分结合而成的。如下所示：

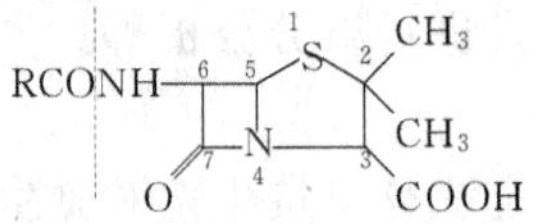

$$RCONH \overset{6\ 5}{\underset{O}{\diagdown}} \overset{S}{\underset{7}{\diagup}} \overset{1}{\underset{N}{\diagup}} \overset{2}{\underset{3}{\diagup}} \overset{CH_3}{\underset{COOH}{\diagup}}$$

青霉素类

$$RCONH \overset{7\ 6}{\underset{O}{\diagdown}} \overset{S}{\underset{8}{\diagup}} \overset{1}{\underset{5\ N}{\diagup}} \overset{2}{\underset{4}{\diagup}} CH_2R^1$$

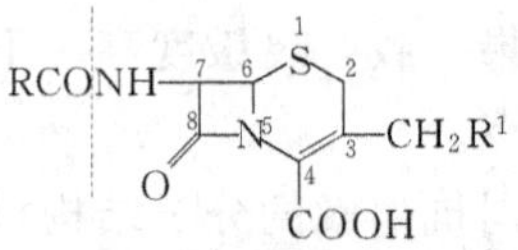

头孢菌素类

2. 性质

青霉素类和头孢菌素类结构的共同特点是具有 β-内酰胺环。

（1）酸性　青霉素类和头孢菌素类结构中有游离的羧基，具有较强的酸性，pK_a 值在 2.5~2.8 之间，能与无机碱或某些有机碱成盐，如青霉素 G 钠、青霉素 G 钾等。它们的碱金属盐易溶于水，而有机碱盐则易溶于甲醇等有机溶剂，难溶于水。

（2）旋光性　青霉素类和头孢菌素类结构中都有手性碳原子（青霉素类有 3 个手性碳原子，头孢菌素类有 2 个手性碳原子），都具有旋光性。依据这一特性可进行定性和定量分析。

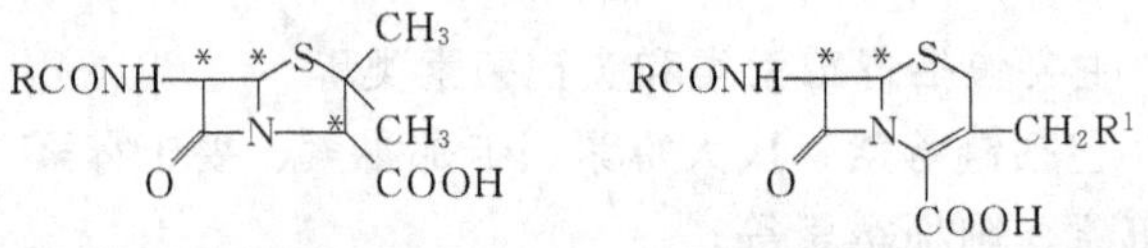

$$RCONH \overset{*\ *}{\underset{O}{\diagdown}} \overset{S}{\underset{N}{\diagup}} \overset{*}{\underset{COOH}{\diagup}} \overset{CH_3}{\underset{CH_3}{\diagup}} \qquad RCONH \overset{*\ *}{\underset{O}{\diagdown}} \overset{S}{\underset{N}{\diagup}} \overset{}{\underset{COOH}{\diagup}} CH_2R^1$$

（3）紫外吸收　青霉素类母核没有共轭系统，没有紫外吸收，但青霉素类药物在弱酸性条件下水解，可以产生具有共轭双键的青霉烯酸，青霉烯酸在紫外光区有吸收。侧链中有苯环等取代基的药物，在紫外光区也有吸收，如苄青霉素。头孢菌素类分子中有 p-π 共轭体系（ $O\!=\!\overset{|}{\underset{\cdot\cdot}{C}}\!-\!N\!-\!\overset{|}{\underset{|}{C}}\!-\!\overset{|}{\underset{|}{C}}\!-\!$ ），在波长 260nm 处有最大吸收。

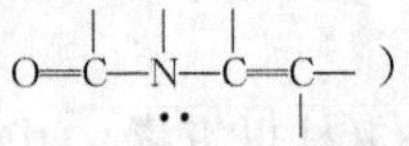

（4）β-内酰胺环的不稳定性　干燥、纯净的青霉素类抗生素稳定，而其水溶液很不稳定，不稳定的部分是 β-内酰胺环。β-内酰胺环在酸、碱、青霉素酶、某些金属离子的作用下，可发生开环或分子重排，失去抗菌作用，形成一系列降解产物。其主要降解方式和降解产物见图 10-1。

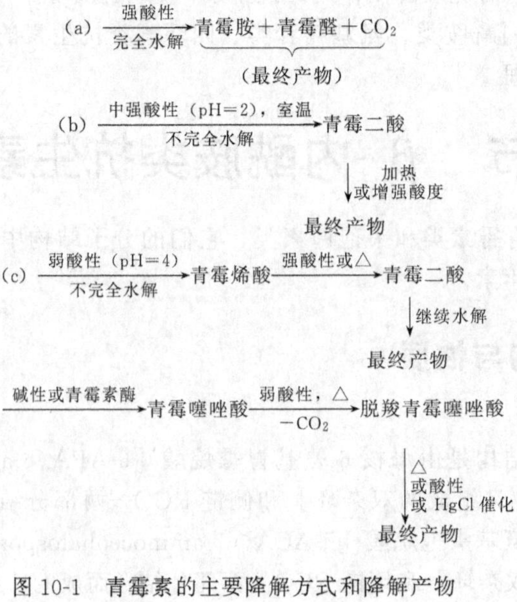

$$(a) \xrightarrow[\text{完全水解}]{\text{强酸性}} \text{青霉胺}+\text{青霉醛}+CO_2$$

（最终产物）

$$(b) \xrightarrow[\text{不完全水解}]{\text{中强酸性（pH=2），室温}} \text{青霉二酸} \xrightarrow[]{\text{加热} \atop \text{或增强酸度}} \text{最终产物}$$

$$(c) \xrightarrow[\text{不完全水解}]{\text{弱酸性（pH=4）}} \text{青霉烯酸} \xrightarrow[]{\text{强酸性或}\triangle} \text{青霉二酸} \xrightarrow[]{\text{继续水解}} \text{最终产物}$$

$$(d) \xrightarrow[]{\text{碱性或青霉素酶}} \text{青霉噻唑酸} \xrightarrow[-CO_2]{\text{弱酸性，}\triangle} \text{脱羧青霉噻唑酸} \xrightarrow[]{\triangle \atop \text{或酸性} \atop \text{或 HgCl 催化}} \text{最终产物}$$

图 10-1　青霉素的主要降解方式和降解产物

与青霉素类相比，头孢菌素类较不易发生开环反应，对青霉素酶和稀酸比较稳定。

二、鉴别试验

（一）呈色反应

1. 羟肟酸铁反应

青霉素类和头孢菌素类在碱性条件下与盐酸羟胺作用，β-内酰胺环破裂生成羟肟酸，在稀酸中遇铁离子显色。

2. 类似肽键的反应

青霉素类和头孢菌素类均具有—CONH—结构，一些取代基有 α-氨基结构，可发生茚三酮反应和双缩脲反应。如头孢拉定、头孢克洛的侧链上均有苄基，《中国药典》在进行 TLC 法鉴别检查时，均以茚三酮为显色剂。

3. 其他呈色反应

（1）与重氮苯磺酸反应　头孢哌酮结构中含有酚羟基，可与重氮苯磺酸发生偶合反应而显色。

（2）与变色酸-硫酸反应　青霉素类药物（如阿莫西林、氨苄西林等）的结构中若有活泼亚甲基（—CH$_2$—），则经硫酸加热分解生成的甲醛与变色酸反应而呈色。

（二）各种盐的反应

青霉素类和头孢菌素类药物多制成钠盐或钾盐使用，因而可利用 K^+、Na^+ 的焰色反应进行鉴别。

（三）光谱法

1. 红外光谱法

β-内酰胺环上的羰基的伸缩振动增强而向高波数方向位移（1800～1750cm^{-1}），仲酰胺的氨基和羰基的伸缩振动（3300cm^{-1}、1525cm^{-1}、1680cm^{-1}）、羧基离子的伸缩振动（1600cm^{-1}、1410cm^{-1}）是本类药物的特征峰。如中国药品红外光谱图集收载阿莫西林的红外光谱图（见图 10-2）。

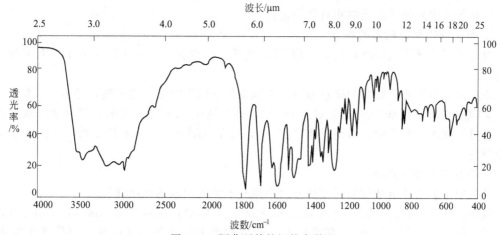

图 10-2　阿莫西林的红外光谱图

2. 紫外光谱法

通常利用最大吸收波长进行鉴别。

（四）色谱法

利用比较供试品与对照品主峰的保留时间 t_R（HPLC 法）或斑点比移值 R_f（TLC 法）是否一致进行鉴别。

三、特殊杂质的检查

本类抗生素药物中的特殊杂质主要有高分子聚合物、有关物质、异构体等，一般采用 HPLC 法控制其限量，也有采用测定杂质的吸光度来控制杂质量的。

1. 聚合物的检查

《中国药典》对头孢他啶、头孢哌酮钠、头孢噻肟钠等规定了各自聚合物的检查方法。聚合物的检查采用分子排阻色谱法。

分子排阻色谱法是根据分子大小进行分离的一种液相色谱技术，其分离原理为凝胶色谱柱的分子筛机制。色谱柱多以亲水硅胶、凝胶或经修饰的凝胶如葡聚糖凝胶 Sephadex 和聚丙烯酰胺凝胶 Sepherose 等为填充剂，这些填充剂表面分布着不同尺寸的孔径。药物分子进入色谱柱后，它们中的不同组分按其大小进入相应的孔径内，大小大于所有孔径的分子不能进入填充剂颗粒内部，在色谱过程中不被保留，最早被流动相洗脱至柱外，表现为保留时间较短；大小小于所有孔径的分子能自由进入填充剂表面的所有孔径，在柱子中滞留时间较长，表现为保留时间较长；其余分子则按分子大小依次被洗脱。

聚合物的定量方法有：

（1）主成分自身对照法　同高效液相色谱法项下规定。一般用于高分子杂质含量较低的品种。

（2）面积归一化法　同高效液相色谱法项下规定。

（3）限量法　除另有规定外，规定不得检出保留时间小于对照品保留时间的组分，一般用于混合物中高分子物质的控制。

（4）自身对照外标法　一般用于 Sephadex G-10 凝胶色谱系统中 β-内酰胺类抗生素中高分子杂质的检查。在该分离系统中，除部分寡聚物外，β-内酰胺类抗生素中高分子杂质在色谱过程中均不保留，即所有的高分子杂质表现为单一的色谱峰，以药物自身为对照品，按外标法计算药品中高分子杂质的相对百分含量。

2. 有关物质和异构体的检查

通常采用色谱法（HPLC 法、反相 TLC 法等）检查 β-内酰胺类抗生素中的有关物质和异构体。

以头孢氨苄中有关物质的检查为例。头孢氨苄是以青霉素钾为原料，经氧化、扩环、裂解得 7-氨基去乙酰氧基头孢烷酸（7-ADCA），再与侧链 α-苯甘氨酸缩合而成的。这两种原料都有可能成为主要杂质。采用反相 TLC 法，用茚三酮显色，α-苯甘氨酸和 7-ADCA 斑点显橙黄色。

3. 杂质吸光度的测定

药典中常采用测定杂质吸光度的方法来控制本类抗生素的杂质含量。

例如，将青霉素钠（钾）配成 1.80mg·ml^{-1} 的溶液，在波长 280nm 与 325nm 处的吸光度 $A \leqslant 0.10$（控制杂质量），在波长 264nm 处的吸光度 A 为 0.80～0.88（检查药物量）。

四、含量测定

本类药物多采用理化测定方法进行含量测定，《中国药典》收载的主要方法有碘量法、可见-紫外分光光度法、HPLC 法等。

1. 碘量法

青霉素类分子不消耗碘，它们在碱性条件下水解生成的降解产物青霉噻唑酸可与碘作用，根据消耗的碘量可以计算青霉素类药物的含量。

（1）原理　反应分两步进行：

① 水解反应（按化学计算量进行）；

② 氧化-还原反应（无固定的量关系，受温度、pH 值和时间等因素影响，应严格控制反应条件并采用标准品平行对照测定）。

（2）测定方法　以注射用普鲁卡因青霉素的含量测定为例。

测定方法　取"装量差异"项下的内容物，精密称取约 0.12g，置 100ml 容量瓶中，加水使溶解并稀释至刻度，摇匀，此为供试品溶液。精密量取 5ml，置碘瓶中，加 1mol·L^{-1}氢氧化钠溶液 1ml，放置 20min，再加 1mol·L^{-1}盐酸溶液 1ml 与醋酸-醋酸钠缓冲液（pH＝4.5)5ml，精密加入碘滴定液（0.01mol·L^{-1}）15ml，密塞，摇匀，在 20～25℃暗处放置 20min，用硫代硫酸钠滴定液（0.01mol·L^{-1}）滴定，至近终点时加淀粉指示液，继续滴定并强力振摇，至蓝色消失。另精密量取供试品溶液 5ml，置碘瓶中，加醋酸-醋酸钠缓冲液（pH＝4.5）5ml，精密加入碘滴定液（0.01mol·L^{-1}）15ml，密塞，摇匀，在暗处放置 20min，用硫代硫酸钠滴定液（0.01mol·L^{-1}）滴定，作为空白。同时用青霉素钠对照品同法测定作对照，算出供试品的含量。

2. 可见-紫外分光光度法

（1）酸水解法（铜盐法）　铜离子与青霉烯酸形成稳定的螯合物，在波长 320nm 处有最大吸收。

（2）硫醇汞盐法　青霉素在咪唑的催化下，与氯化汞定量地反应生成青霉烯酸硫醇汞盐，在波长 324～345nm 处有最大吸收。侧链有—NH$_2$ 时，需加醋酐先将其乙酰化后才能发生上述反应。

3. HPLC 法

HPLC 法具有快速、高效、灵敏、专属性强、重现性好等特点，在本类药物的含量测定中应用日益广泛。以氨苄西林原料药的含量测定为例。

色谱条件与系统适用性试验　用十八烷基硅烷键合硅胶为填充剂；以有关物质项下的流动相 A－流动相 B（85：15）为流动相；检测波长为 254nm。取氨苄西林对照品和头孢拉定对照品各适量，加流动相 A 溶解并稀释制成每 1ml 中约含氨苄西林 0.3mg 和头孢拉定 0.02mg 的混合溶液，取 2μl 注入液相色谱仪，记录色谱图。氨苄西林峰与头孢拉定峰间的分离度应大于 3.0。

测定方法　取本品约 50mg，精密称定，置 50ml 量瓶中，用有关物质项下的流动相 A 溶解并稀释至刻度，摇匀，作为供试品溶液，精密量取 20μl 注入液相色谱仪，记录色谱图；另取氨苄西林对照品适量，同法测定。按外标法以峰面积计算，即得。

第三节　氨基糖苷类抗生素的分析

本类抗生素的化学结构都是以氨基环醇为苷元，与氨基糖缩合而成的苷；分子结构中都含有多羟基；均为碱性抗生素。氨基糖苷类抗生素，如链霉素、庆大霉素、新霉素、双氢链霉素等，对多种革兰阳性菌和革兰阴性菌都具有显著的抗菌效果。本节重点介绍链霉素和庆大霉素这两种抗生素。

一、化学结构与性质

1. 化学结构

链霉素的结构是由链霉胍和链霉糖、N-甲基-L-葡萄糖胺结合而成的碱性苷。庆大霉素是由紫素胺和脱氧链霉胺、N-甲基-3-去氧-4-甲基戊糖胺结合而成的苷，它是由三个类似结构的 C_1、C_2、C_{1a} 组成的混合物。

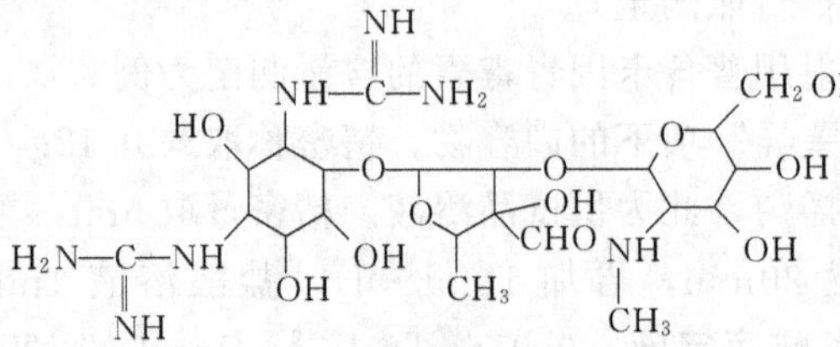

链霉素

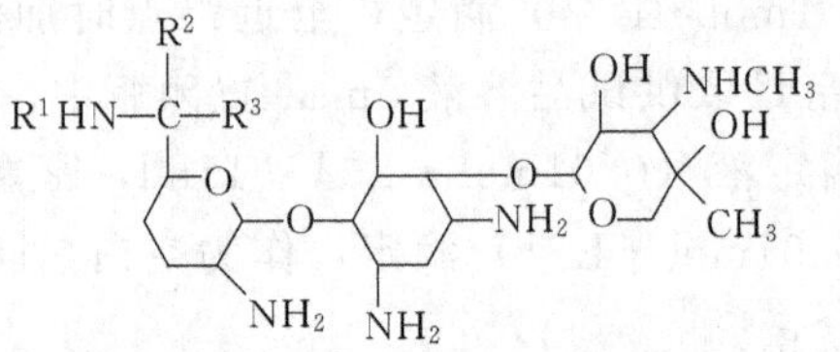

庆大霉素

C_1：$R^1=R^2=CH_3$

C_2：$R^1=CH_3$，$R^2=H$

C_{1a}：$R^1=R^2=H$，$R^3=H$

2. 性质

（1）碱性与溶解性　由于本类抗生素结构中含有多个羟基和碱性基团，同属碱性、水溶性抗生素，多与硫酸成盐。

（2）旋光性　本类药物结构中有多个氨基糖，具有旋光性。如硫酸庆大霉素的比旋度为 $+107°\sim+121°$（水）。

（3）稳定性　硫酸链霉素和硫酸庆大霉素干燥品比较稳定，硫酸链霉素水溶液在 pH 5～7.5 最稳定，硫酸庆大霉素在 pH 2～12 比较稳定。

（4）紫外吸收　链霉素的最大吸收波长为 230nm；庆大霉素由于无共轭双键，因此无紫外吸收。

二、鉴别试验

1. 茚三酮反应

本类药物具有羟基胺结构和 α-氨基，可与茚三酮缩合，生成蓝紫色化合物，以此鉴别。

鉴别方法　取庆大霉素 5mg，加水 1ml、0.1% 茚三酮的水饱和正丁醇溶液 1ml、吡啶 0.5ml，水浴中加热 5min，显紫色。

2. Molisch 试验

具有五碳糖或六碳糖结构的氨基糖苷类抗生素经酸水解后，在盐酸或硫酸作用下脱水，成糠醛（五碳糖）或羟甲基糠醛（六碳糖）。这些产物遇 α-萘酚或蒽酮呈色，以此鉴别。

3. N-甲基葡萄糖胺反应（Elson-Morgan 反应）

链霉素的水解产物 N-甲基葡萄糖胺在碱性溶液中与乙酰丙酮缩合成吡咯衍生物，与二甲氨基苯甲醛的酸性醇溶液反应，即生成红色化合物，以此鉴别。

4. 麦芽酚（Maltol）反应

链霉素在碱性溶液中，链酶糖经分子重排，消除 N-甲基葡萄糖胺及链酶胍，生成麦芽酚，麦芽酚可与铁离子在微酸性溶液中形成紫红色配位化合物，以此鉴别链霉素。

5. 坂口反应

链霉素的水溶液，加氢氧化钠试液，水解为链酶胍，与 8-羟基喹啉作用，再加次溴酸钠试液，生成橙红色化合物，以此鉴别链霉素。

6. 硫酸盐反应

本类药物多为硫酸盐，可利用硫酸盐与氯化钡试液生成白色硫酸钡沉淀进行鉴别。

7. TLC 法

《中国药典》（2015 年版）采用该法对硫酸庆大霉素进行鉴别。

鉴别方法　取本品与庆大霉素标准品，分别加水制成每 1ml 中含 2.5mg 的溶液，照薄层色谱法（通则 0502）试验，吸取上述两种溶液各 2μl，分别点于同一硅胶 G 薄层板（临用前于 105℃活化 2h）上；另取三氯甲烷-甲醇-浓氨溶液（1∶1∶1）混合振摇，放置 30min，分取下层混合液为展开剂，展开后，取出于 20～25℃晾干，置碘蒸气中显色，供试品溶液所显主斑点数、颜色与位置应与标准品溶液斑点相同。

8. 光谱法

采用红外光谱法可鉴别庆大霉素。庆大霉素无紫外吸收，而链霉素可采用紫外法鉴别，最大吸收波长为 230nm。

三、特殊杂质的检查及组分分析

以庆大霉素 C 组分的测定为例。

庆大霉素是 C 组分的复合物，不同的 C 组分活性无明显差异，但其毒副作用不同，所以需控制 C 组分的相对含量。

色谱条件与系统适用性试验　用十八烷基硅烷键合硅胶为填充剂，以水-冰醋酸-甲醇（25∶5∶70）配制的 0.02mol·L^{-1}庚烷磺酸钠溶液为流动相；检测波长为 330nm。理论塔板数按 C_2 组分峰计算，应不低于 2000。$C_{2\alpha}$ 峰和 C_2 峰的分离度应符合要求。重复进样，其相对标准偏差（RSD）应小于 2.0%。

测定方法　取本品适量，精密称定，加水制成含 0.65mg·ml^{-1}的溶液，取 4ml，置 10ml 容量瓶中，加异丙醇 2ml 与邻苯二醛试液 1.6ml，用异丙醇稀释至刻度，摇匀，置 60℃水浴中加热 15min，冷却，过滤，量取滤液 10μl 注入高效液相色谱仪，记录色谱图。另取庆大霉素标准品，同法测定。C 组分的保留时间依次为：C_1、$C_{1\alpha}$、$C_{2\alpha}$、C_2。量取 C_1、$C_{1\alpha}$、$C_{2\alpha}$、C_2 的峰高，按峰面积归一化法计算：

$$A_i\% = \frac{A_i}{A_{C_1} + A_{C_{1\alpha}} + A_{C_{2\alpha}} + A_{C_2}} \times 100\%$$

规定 C_1 应为 25%～50%，$C_{1\alpha}$ 应为 15%～40%，$C_{2\alpha} + C_2$ 应为 20%～50%。

四、含量测定

目前各国药典均采用微生物检定法测定本类药物的效价。本法系利用抗生素在琼脂培养基内的扩散作用量反应平行线原理的设计，比较标准品与供试品两者对接种的试验菌产生抑菌圈的大小，以测定供试品效价的一种方法。

第四节　四环素类抗生素的分析

一、化学结构与性质

1. 化学结构

四环素类抗生素具有十二氢化并四苯基苯结构，属于广谱抗菌药物。

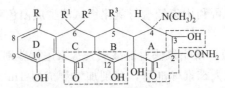

临床常用四环素类抗生素的种类及结构特征见表 10-1 及表 10-2。

表 10-1　四环素类抗生素结构的四个环

A 环	B 环　C 环	D 环
二甲氨基—N(CH₃)₂		酚羟基
酰氨基—CONH₂		
酮基与烯醇基共轭双键系统	酮基与烯醇基共轭双键系统	

表 10-2　四环素类抗生素结构中的四个取代基

药物名称	R	R¹	R²	R³
四环素	H	OH	CH₃	H
金霉素	Cl	OH	CH₃	H

2. 性质

（1）酸碱性与溶解度　本类抗生素结构中含有酚羟基、烯醇型羟基，显弱酸性，而二甲氨基又显弱碱性，故四环素类抗生素是两性化合物，与酸、碱均能成盐。

本类抗生素多含结晶水，具有吸湿性。如四环素含 6 个结晶水，占 19.6%；土霉素含 2 个结晶水，占 7.5%。加热时可失去结晶水；当含水量低于 19.6% 的四环素和低于 7.5% 的土霉素置于空气中时，会吸收水分。

游离体在水中溶解度很小，溶解度与 pH 有关。pH 4.5~7.2 时，难溶于水，pH 低于 4 或高于 8 时，可以得到高浓度的水溶液。

（2）旋光性　四环素类抗生素分子结构中具有不对称碳原子，有旋光性，可用于定性与定量分析。

（3）紫外吸收和荧光性质　四环素类抗生素分子结构中具有共轭双键系统，在紫外区有吸收，在紫外照射下可产生荧光，它们的降解产物也具有荧光。

（4）与金属离子配位　与金属离子 Ca^{2+}、Mg^{2+}、Fe^{3+}、Al^{3+} 生成有色配位化合物，并在 pH 3~7.5 时产生荧光。

（5）不稳定性

① 差向异构化　在弱酸性（pH 2.0~6.0）溶液中，A 环上的手性 C4 构型改变，发生差向异构化，形成差向四环素。影响差向化速率的因素：pH<2 或 pH>9 时，差向化速率很小。高价的无机酸或有机酸根存在或阴离子浓度增加，差向化速率增大。四环素和金霉素很易发生差向异构化，形成 4-差向四环素、4-差向金霉素，它们的抗菌性极弱或完全消失。土霉素和强力霉素由于 C5 上的羟基和二甲氨基形成氢键，不易发生差向异构化。

② 酸性降解反应　在酸性（pH<2）条件下，C 环上 C6 位的羟基易脱落，与 C_{5a} 位的氢生成水，在 C_6-C_{5a} 间形成双键。经重排使 C 环芳构化，生成脱水四环素类。

③ 碱性降解反应　在碱性条件下，C 环打开，生成无活性的具有内酯结构的异四环素；若在强碱性条件下加热，可定量地转化为异四环素。异四环素具有强烈荧光，可荧光法测定。

二、鉴别试验

1. 呈色反应

四环素类抗生素遇 H_2SO_4、$FeCl_3$ 均产生不同的颜色，据此可进行鉴别。见表 10-3。

表 10-3　四环素类抗生素的呈色反应

药物名称	H_2SO_4 反应	$FeCl_3$ 反应
四环素	深紫色	红棕色
金霉素	蓝色	深褐色
土霉素	朱红色	橙褐色
多西环素	黄色	褐色

2. 色谱法

HPLC 法、TLC 法可用于四环素类抗生素的鉴别，《中国药典》（2015 年版）均有收载。

3. 光谱法

红外光谱法、紫外光谱法也可用于四环素类抗生素的鉴别，《中国药典》（2015 年版）均有收载。

三、特殊杂质的检查

1. 有关物质的检查

降解产物及异构杂质会造成药品质量下降，引起恶心、呕吐、糖尿、蛋白尿及酸中毒，称为 Fanconi 症候群。引起毒性反应的主要物质为差向异构体、脱水物、差向脱水物质，这些物质统称为有关物质，主要有 4-差向四环素（ETC）、脱水四环素（ATC）、差向脱水四环素（EATC）、盐酸金霉素（CTC）等。

《中国药典》（2015 年版）采用 HPLC 法检查盐酸四环素的有关物质。

检查方法　取本品适量，精密称定，用 $0.01mol \cdot L^{-1}$ 盐酸溶液溶解并定量稀释制成每 1ml 中约含 0.5mg 的溶液（临用现配），作为供试品溶液；精密量取 2ml，置 100ml 容量瓶中，用 $0.01mol \cdot L^{-1}$ 盐酸溶液稀释至刻度，摇匀，作为对照溶液。照含量测定项下的色谱条件，取对照溶液 $10\mu l$ 注入液相色谱仪，调节检测灵敏度，使主成分色谱峰的峰高约为满量程的 20%，再精密量取供试品溶液与对照溶液各 $10\mu l$，分别注入液相色谱仪，记录色谱图至主成分峰保留时间的 2.5 倍，供试品溶液色谱图中如有杂质峰，按校正后的峰面积计算（盐酸四环素、土霉素、4-差向四环素、盐酸金霉素、脱水四环素和差向脱水四环素的校正因子分别为 1.0、1.0、1.42、1.39、0.48 和 0.62），土霉素、4-差向四环素、盐酸金霉素、脱水四环素、差向脱水四环素的峰面积分别不得大于对照溶液主峰面积的 1/4（0.5%）、1.5 倍（3.0%）、1/2（1.0%）、1/4（0.5%）、1/4（0.5%），其他各杂质峰峰面积的和不得大于对照溶液主峰面积的 1/2（1.0%）。

2. 杂质吸光度的检查

脱水物和差向脱水物含量越高，其吸光度越大，因此，《中国药典》（2015 年版）还规定杂质的吸光度的限量。以盐酸四环素的杂质吸光度的检查为例。

检查方法 取本品，在 $20\sim25℃$ 时加 0.8% 氢氧化钠溶液制成含 $10mg\cdot ml^{-1}$ 的溶液，照分光光度法，置 4cm 的吸收池中，在波长 530nm 处测定，自加 0.8% 氢氧化钠溶液起 5min 时，其吸光度不得过 0.12（供注射用）。

四、含量测定

本类抗生素的含量测定，各国药典均采用 HPLC 法。以盐酸四环素的含量测定为例。

色谱条件与系统适用性试验 用十八烷基硅烷键合硅胶为填充剂；醋酸铵溶液［0.15 $mol\cdot L^{-1}$ 醋酸铵溶液-0.01 $mol\cdot L^{-1}$ 乙二胺四醋酸二钠溶液-三乙胺（100:10:1），用醋酸调节 pH 值至8.5］-乙腈（83:17）为流动相；检测波长为 280nm。取 4-差向四环素、土霉素、差向脱水四环素、盐酸金霉素及脱水四环素对照品各约 3mg 与盐酸四环素对照品约 48mg，置 100ml 容量瓶中，加 0.1mol·L^{-1} 盐酸溶液 10ml 使其溶解后，用水稀释至刻度，摇匀，作为分离度试验用溶液，取 $10\mu l$ 注入液相色谱仪，记录色谱图，出峰顺序为：4-差向四环素、土霉素、差向脱水四环素、盐酸四环素、盐酸金霉素、脱水四环素，四环素的保留时间约为 14min。4-差向四环素、土霉素、差向脱水四环素、盐酸四环素、盐酸金霉素峰间的分离度均应符合要求，盐酸金霉素及脱水四环素峰间的分离度应不小于 1.0。

测定方法 取本品约 25mg，精密称定，置 50ml 容量瓶中，用 0.01mol·L^{-1} 盐酸溶液溶解并稀释至刻度，摇匀，精密量取 5ml，置 25ml 容量瓶中，加 0.01mol·L^{-1} 盐酸溶液稀释至刻度，摇匀，精密量取 $10\mu l$ 注入液相色谱仪，记录色谱图；另取盐酸四环素对照品适量，同法测定。按外标法以峰面积计算出供试品中 $C_{22}H_{24}N_2O_8\cdot HCl$ 的含量。

第五节　抗生素类药物中高分子杂质的检查

一、抗生素类药物中高分子聚合物的定义与来源

抗生素是临床中最常用的基本药物，同时也是较易发生不良反应的药物之一。临床中抗菌药物较常见的一类不良反应是药物所致的过敏反应，β-内酰胺类抗生素、氨基糖苷类等均可引发不同类型的过敏反应，但以 β-内酰胺类抗生素最为严重，特别是青霉素引发的过敏性休克对患者的危害最大。由于药物与机体蛋白结合刺激机体产生特异抗体的能力由药物本身的结构所决定，故不属于药品质量控制范畴。而通过对药品中高分子杂质的控制，可以有效地抑制速发型过敏反应第二阶段的进行，进而减少临床中过敏反应的发生率。本节以 β-内酰胺类抗生素为例，对抗生素中高分子杂质的特性、来源、分离分析方法进行介绍。

1. 定义

抗生素中的高分子杂质系药品中分子量大于药物本身的杂质的总称。与通常在化工、生化领域中所指的高分子化合物具有完全不同的概念，其分子量一般在 $1000\sim5000Da$，个别可至 10000Da 左右，远远小于化工、生化领域中所指的高分子化合物的分子量。

2. 来源

抗生素中的高分子杂质按其来源通常被分为两类：外源性杂质和内源性杂质。

外源性杂质包括蛋白、多肽、多糖等类杂质，或抗菌药和蛋白、多肽、多糖等的结合物。外源性杂质一般来源于发酵工艺，如青霉素中的青霉噻唑蛋白、青霉噻唑多肽等。其中蛋白、多肽类杂质在抗菌药过敏反应中起着重要的作用。

内源性杂质系指抗菌药物的自身聚合产物，即抗菌药寡聚物和多聚物的总称。聚合物既可来自生产过程，又可在贮存中形成，甚至在用药时也可由使用不当产生，如阿莫西林干糖

浆，当采用开水冲服时，其高分子杂质可增加 100 倍。抗菌药聚合物的免疫原性通常较弱，但作为多价半抗原，可引发速发型过敏反应。

二、高分子杂质的分类与特点

1. 高分子杂质的分类

β-内酰胺类抗生素主要包括青霉素和头孢菌素两大类，除青霉素 G 和 V 外，临床中常用的 β-内酰胺类抗生素均为半合成抗生素，故除青霉素 G 和 V 中还含有少量的青霉噻唑蛋白和青霉噻唑多肽外，其他产品中的高分子杂质主要是聚合物。

(1) 青霉噻唑蛋白和青霉噻唑多肽　青霉噻唑蛋白和青霉噻唑多肽的分子量在 2400～3500Da 左右，由青霉素的 β-内酰胺环和多肽上的伯氨基按亲核反应机理缩合而成，主要在发酵工艺中形成。高 pH 环境有利于缩合反应的进行；样品在贮藏过程中，多肽类杂质残留的自由氨基仍能和 β-内酰胺环反应，直至被饱和；反应速率与样品本身的水分含量和贮藏温度有关，青霉噻唑蛋白和青霉噻唑多肽的性质比较稳定。

(2) 青霉素聚合物　青霉素的聚合反应有两种方式：一种是一分子青霉素的母核开环，形成活性位点，与另一分子青霉素母环上的活性基团聚合，侧链上的活性基团不参与反应；另一种是一分子青霉素的母核开环，形成活性位点，与侧链上的活性基团聚合。对侧链不含氨基等活泼基团的青霉素，聚合反应只按一种方式进行；对氨苄青霉素等侧链含有氨基的青霉素，聚合反应可按两种方式进行。

(3) 头孢菌素聚合物　头孢菌素的聚合反应亦有两种方式：一种是只发生于母核的 N 型聚合反应，另一种是侧链参与的 L 型聚合反应。对于 7 位侧链中不含自由氨基的头孢菌素，如头孢噻吩、头孢呋辛、头孢哌酮等只能发生 N 型聚合反应。7 位侧链中有自由氨基的头孢菌素（如头孢氨苄、头孢拉定、头孢噻肟等），在酸性条件下，氨基主要以季铵盐的形式存在，一般只发生 N 型聚合反应；在碱性条件下，N 型和 L 型聚合反应均可以发生。N 型和 L 型聚合反应的相对强度由化合物的结构决定。如头孢曲松、头孢他啶等侧链的自由氨基应可直接与噻唑环连接，但由于共轭效应的存在使得自由氨基的亲核攻击能力大大减弱，故产品中的聚合物主要为 N 型聚合物。

2. 高分子杂质的特点

① 青霉噻唑多肽类杂质结构多样。

② 聚合物生成途径多样。

③ 以异构体存在的样品，同聚和异聚反应可同时发生。

④ 种类、数量与生产工艺密切相关。

三、高分子杂质的控制方法

高分子杂质的分析方法主要有反相液相色谱法、离子交换色谱法和凝胶色谱法。由于结构不同的高分子杂质通常具有相似的生物学特性（过敏性），因此在药品质量控制中一般只需控制药品中高分子杂质的总量而不必控制不同结构的杂质。因此，根据样品分子量差异进行分离的凝胶色谱法具有明显的优势。

凝胶色谱法（分子排阻色谱法）是根据分子大小进行分离的一种液相色谱技术。药物分子进入凝胶孔径内部，而高分子杂质则被排阻在外，在色谱过程中不被保留，最早被洗脱出来，保留时间较短，若药物被保留，保留时间较长。凝胶色谱法是按分子大小依次被洗脱。

根据 β-内酰胺类抗生素和其高分子杂质的分子量，比较了数种凝胶介质，最后选用

Sephadex G-10 作为 β-内酰胺类抗生素高分子杂质色谱分离系统的凝胶介质，Sephadex G-10 排阻分子量在 1000Da 左右。

凝胶色谱方法验证的内容主要有：系统适用性试验（理论塔板数和拖尾因子）、分离度、对照溶液的线性、对照溶液的精密度（RSD）、最低检测限与定量限、F 值的重现性、聚合物测定结果的重现性等。

β-内酰胺类抗生素的高分子杂质具有高度的不均一性和不确定性，故无法制备对照品，不能采用对照品法定量。根据 β-内酰胺类抗生素在不同离子强度的介质中具有不同表现状态的性质，采用凝胶色谱自身对照外标法定量测定 β-内酰胺类抗生素中的聚合物。此方法已经载入《中国药典》（2015 年版），用于国产 β-内酰胺类抗生素的质量控制，并已被国内外 β-内酰胺类抗生素生产厂家广泛使用。

参 考 文 献

[1] 刘文英. 药物分析. 第 6 版. 北京：人民卫生出版社，2007.
[2] 国家药典委员会编. 中华人民共和国药典（2015 年版）. 北京：中国医药科技出版社，2015.
[3] 胡昌勤. 抗菌药中高分子杂质的特性及抗菌药过敏反应. 中国药师，2006，9（3）：238-241.

习　题

一、选择题

1. 下列化合物可呈现茚三酮反应的是（　　）。

A. 四环素　　　　　B. 链霉素　　　　　C. 庆大霉素　　　　D. 头孢菌素

2. 下列反应属于链霉素特有鉴别反应的是（　　）。

A. 茚三酮反应　　B. 麦芽酚反应　　C. 坂口反应　　D. 硫酸-硝酸呈色反应

3. 下列关于庆大霉素叙述正确的是（　　）。

A. 在紫外区有吸收　　　　　　　　B. 可以发生麦芽酚反应

C. 可以发生坂口反应　　　　　　　D. 有 N-甲基葡萄糖胺反应

4. 青霉素具有下列哪类性质？（　　）

A. 含有手性碳，具有旋光性

B. 分子中的环状部分无紫外吸收，但其侧链部分有紫外吸收

C. 分子中的环状部分在 260nm 处有强紫外吸收

D. 遇硫酸-甲醛试剂有呈色反应可供鉴别

E. 具有碱性，不能与无机酸形成盐

5. 下列有关庆大霉素叙述正确的是（　　）。

A. 在紫外区无吸收　　　　　　　　B. 属于碱性、水溶性抗生素

C. 有麦芽酚反应　　　　　　　　　D. 在碱性条件下稳定，在氢氧化钠液中回流 2h，效价不变

E. 在 230nm 处有紫外吸收

6. 青霉素的鉴别反应有（　　）。

A. 红外吸收光谱　　　　　　B. 茚三酮反应　　　　C. 羟肟酸铁反应

D. 与硫酸-甲醛试剂呈色反应　　E. 三氯化铁反应

7. 青霉素的含量测定方法有（　　）。

A. 银量法　　　B. 碘量法　　　C. 汞量法　　　D. 铈量法　　　E. 溴量法

8. 青霉素的结构通性为（　　）。

A. 本类药物吸湿或溶于水后性质不稳定　　B. 本类药物溶于水后，β-内酰胺环破裂而失效

C. 各种青霉素的结构主要区别是 R 基的不同　　D. 青霉素和头孢菌素具有旋光性

E. 氨苄青霉素口服吸收好，其脂化物降低吸收率

9. 鉴别青霉素和头孢菌素可利用其多数遇（　　）有显著变化。

A. 硫酸在冷时　　　B. 硫酸加热后　　　C. 甲醛加热后　　　D. 甲醛-硫酸加热后

10. 对微生物检定法测定抗生素效价叙述正确的是（　　）。

A. 供试品用量多   B. 方法灵敏度低   C. 方法灵敏度高

D. 步骤繁多、费时   E. 简便、快速、准确

11. 碘与青霉噻唑酸的反应是在（   ）。

A. 强酸性介质中进行   B. 在强碱性介质中进行

C. pH=4.5 的缓冲液中进行   D. 中性介质中进行

12. β-内酰胺类抗生素的紫外吸收是由于结构中（   ）。

A. 6-APA   B. 6-APA 的共轭结构侧链   C. 7-ACA 及其侧链

D. β-内酰胺环   E. 氢化噻唑环

二、简答题

1. 试述 β-内酰胺类抗生素的结构特点和化学特性。

2. 简述剩余碘量法测定青霉素类药物的基本原理、最佳 pH 及温度，并写出两步计算含量公式。

3. 链霉素与庆大霉素的结构特点、鉴别方法有何异同？

4. 四环素类抗生素药物中可能存在的特殊杂质有哪些？如何检查？

5. 简述 β-内酰胺类抗生素中高分子杂质的特性、来源、分离分析方法。

第十一章

药物制剂分析

第一节 药物制剂分析的特点

药物在供临床使用时，必须制成适合于应用的形式，即药物制剂。《中国药典》制剂通则中已收载有药物制剂 30 余种，如片剂、注射剂、酊剂、栓剂等，因此药物制剂的分析是药物分析的一个重要组成部分。

制剂和原料药不同，除含主药外，往往还含有附加剂，附加剂有时会影响主药的测定。当附加剂对主药的测定有干扰时，对样品需进行一些预处理，如过滤、萃取、色谱分离等，以消除其影响，或者选择一些专属性更强的方法进行测定。制剂中药物含量的差异也很大，如片剂，有的每片含几百毫克的药物，有的则只含零点几毫克，对于药物含量低的制剂，应选择更灵敏的方法进行测定。近年来出现的药物新剂型，如脂质体、微球、骨架型制剂等，药物往往存在于一定的"载体"中，测定时需要采用适当的方法使药物完全释放出来，再进行测定。总之，在进行药物制剂的分析时，应根据剂型、附加剂的种类、药物的理化性质以及含量的多少，综合考虑，选择和设计适当的方法进行分析。

与原料药的检验一样，药物制剂的检验也主要包括鉴别、检查和含量测定三个方面。药物制剂的鉴别可以参考原料药的鉴别方法，若附加剂不干扰鉴别试验，可采用与原料药相同的方法鉴别，但当附加剂对鉴别试验有干扰时，则不能使用。例如，《中国药典》记载阿司匹林原料药的鉴别试验共有 3 个，分别是与三氯化铁的显色反应、水解反应和红外光谱法；但阿司匹林片的鉴别试验只有 2 个，即与三氯化铁的显色反应和水解反应，红外光谱法因辅料有干扰而未予采用。又如，孕激素类药物醋酸甲羟孕酮的原料药采用了红外光谱法进行鉴别，片剂由于辅料的干扰不能使用红外光谱法，而采用了薄层色谱法进行鉴别。

由于制剂是用符合要求的原料药和辅料制备而成的，因此制剂的杂质检查一般不需完全重复原料药的检查项目。一些杂质，如重金属、砷盐、炽灼残渣等，在制备制剂的过程中不会再增加，一般不需要再进行检查。制剂的杂质检查，主要是检查在制剂的制备和贮藏过程中可能产生的杂质。如盐酸普鲁卡因注射液在制备过程中可能水解产生对氨基苯甲酸，因此注射剂要求检查对氨基苯甲酸，而原料药则不需检查此项目。

制剂的检查，除需对杂质进行检查外，还需检查是否符合剂型方面的有关要求。《中国药典》制剂通则的每一种剂型项下，都规定有一些检查的项目，该类制剂均需符合这些检查项目的规定，这些检查项目称为制剂的常规检查项目。除了常规检查项目外，对某些制剂还需作一些特殊项目的检查，如对小剂量的片剂、胶囊剂等，需作含量均匀度检查；对水溶性较差的药物片剂，需作溶出度测定等。制剂方面的检查是为了保证药物制剂的稳定性、均一性和有效性。

由于药物制剂的组成比较复杂，在设计和选择含量测定方法时，应根据药物的性质、含量的多少以及辅料对测定是否有干扰来确定，重点考虑方法的专属性和灵敏度。对药物含量较低的制剂，应选择灵敏度高的方法来测定；当辅料对测定有干扰时，则应选择专属性较强的方法来测定。制剂的含量测定方法常常和原料药不一样。例如盐酸氟奋乃静为有机碱类药物，原料药采用非水溶液滴定法测定含量，片剂由于含量很低（2mg/片），采用灵敏度更高的紫外分光光度法测定含量。又如醋酸地塞米松原料药，《中国药典》采用高效液相色谱法测定含量，高效液相色谱法可以消除其他甾体的影响，准确地测定醋酸地塞米松的含量；而醋酸地塞米松软膏，由于基质易污染色谱柱，则采用了异烟肼比色法测定其含量。

在药物制剂中还有一类是复方制剂，复方制剂是含有 2 种或 2 种以上药物的制剂。复方制剂的分析，不仅要考虑附加剂的影响，还要考虑药物之间的相互影响，因此，复方制剂分析较一般的制剂更为困难。

在设计和选择药物制剂的分析方法时，应注意考察附加剂或共存的其他药物对测定是否有干扰。一般的方法是制备阴性对照品，即按处方比例取测定组分以外的成分，制成制剂，作为对照。在对测定方法进行考察时，取阴性对照品在相同条件下试验，若呈负反应，则说明附加剂或共存的药物对测定不产生干扰。

第二节 片剂和注射剂的分析

片剂和注射剂是应用最广泛的两种制剂，本节主要介绍片剂和注射剂的检查项目以及这两类制剂的含量测定。

一、常规检查项目

（一）片剂的检查项目与方法

《中国药典》制剂通则的片剂项下，规定有两项检查，即"重量差异"和"崩解时限"的检查。

1. 重量差异

重量差异（weight variation）是指按规定称量方法测得片剂每片的重量与平均片重之间的差异程度。在片剂的生产过程中，由于颗粒的均匀度、流动性以及生产设备等原因，都会引起片剂的重量产生差异，片剂片重的差异可引起各片间主药含量的差异，因此重量差异是片剂均匀性的快速、简便的检查方法，为各国药典所收载。但片重的差异不能完全反映药物含量的均匀程度。检查药物含量的均匀程度要按照"含量均匀度检查法"进行。由于含量均匀度的检查工作量较大，所需工作时间较长，因此主要用于含量较小的片剂的检查，对一般的片剂，还是通过重量差异的检查来控制。

片剂重量差异的检查方法是：取药片 20 片，精密称定总重量，计算平均片重，再分别准确称定各片的重量，计算每片片重与平均片重差异的百分率。《中国药典》对片剂重量差异限度的规定见表 11-1。

表 11-1　片剂重量差异的限度

平均片重	重量差异限度
0.30g 以下	±7.5%
0.30g 或 0.30g 以上	±5%

《中国药典》规定，20片中超出重量差异限度的不得多于2片，并不得有1片超出限度的1倍。

糖衣片的片心在包衣前应检查重量差异并符合规定，包糖衣后不再检查质量差异。薄膜衣片应在包薄膜衣后检查重量差异，并符合规定。凡规定检查含量均匀度的片剂，一般不再进行质量差异检查。

2. 崩解时限

崩解（disintegration）时限是指固体制剂在规定的介质中，以规定的方法检查全部崩解溶散或成碎粒并通过筛网所需时间的限度。检查时不溶性的包衣材料或破碎的胶囊壳除外。

片剂口服后在胃肠道中先要经过崩解，药物才能被释放、吸收。如果片剂不能崩解，药物就无法被吸收，也就起不到治疗效果。因此各国药典都把"崩解时限"作为片剂的常规检查项目之一。

《中国药典》采用升降式崩解仪测定崩解时限。升降式崩解仪的主要结构为一能升降的金属支架与下端镶有筛网的吊篮，并附有挡板，将吊篮通过上端的不锈钢轴悬挂于金属支架上，浸入1000ml烧杯中，调节吊篮位置使其下降时筛网距烧杯底部25mm，烧杯中盛有温度为（37±1）℃的水，调节水位使吊篮上升时筛网在水面下15mm处，并使支架上下移动的距离为（55±2）mm，往返频率为每分钟30～32次。

除另有规定外，取药片6片，分别置上述吊篮的玻璃管中，启动崩解仪进行检查，各片均应在15min内全部崩解。如有1片不能完全崩解，应另取6片复试，均应符合规定。

糖衣片、薄膜衣片按上述装置和方法检查，薄膜衣片可改在盐酸溶液（9→1000）中进行检查，应分别在60min和30min内全部崩解。如有1片不能崩解，应另取6片复试，均应符合规定。

肠溶衣片按上述装置与方法，先在盐酸溶液（9→1000）中检查2h，每片均不得有裂缝、崩解或软化现象；后将吊篮取出，用少量水洗涤后，每管各加入挡板一块，再按上述方法在磷酸盐缓冲液（pH=6.8）中进行检查，1h内应全部崩解。如有1片不能崩解，应另取6片复试，均应符合规定。

泡腾片的检查，取供试品1片，置250ml烧杯中，烧杯中盛有200ml水，水温为15～25℃，有许多气泡放出，当片剂或者碎片周围气体停止逸出时，片剂应溶解或分散在水中，无聚集的颗粒剩留。除另有规定外，按上述方法检查6片，各片均应在5min内崩解。如有1片不能完全崩解，应另取6片复试，均应符合规定。

含片，除另有规定外，按上述装置与方法检查，各片均应在10min内全部崩解或溶化。如有1片不能完全崩解，应另取6片复试，均应符合规定。

其他如舌下片、可溶片与结肠定位肠溶片的检查分别照《中国药典》相关项下检查，均应符合规定。

3. 其他

如分散片检查分散均匀性，阴道泡腾片检查发泡量，以及微生物限度的检查。

（二）注射剂的检查项目与方法

1. 注射液的装量

为了保证注射液的注射用量不少于标示量，需对注射液的装量进行检查，应符合规定。《中国药典》规定注射液的标示装量为不大于2ml者取供试品5支，2ml以上至50ml者取供试品3支。开启时应注意避免损失，将内容物分别用相应体积的干燥注射器及注射针头抽尽，注入经标化的量入式量筒内（量筒的大小应使待测体积至少占其额定体积的40%），在室温下检视。测定油溶液和混悬液的装量时，应先加温摇匀，再用干燥注射器及注射针头抽尽，同前法操作，放冷至室温，检视。每支注射液的装量均不得少于其标示量。

2. 注射用无菌粉末的装量差异

注射用无菌粉末需检查装量差异，应符合规定，以保证药物含量的均匀性。

检查的方法为：取供试品 5 瓶（支），除去标签、铝盖，容器外壁用乙醇洗净，干燥，开启时注意避免玻璃屑等异物落入容器中，分别迅速精密称定，倾出内容物，容器可用水、乙醇洗净，在适宜条件下干燥后，再分别精密称定每一容器的质量。求出每瓶（支）的装量与平均装量。每瓶（支）中的装量与平均装量相比较，应符合规定。如有 1 瓶（支）不符合规定，应另取 10 瓶（支）复试，均应符合规定。《中国药典》对注射用无菌粉末装量差异限度的规定见表 11-2。

表 11-2　注射用无菌粉末的装量差异限度

平均装量	装量差异限度	平均装量	装量差异限度
0.05g 及 0.05g 以下	±15%	0.15g 以上至 0.50g	±7%
0.05g 以上至 0.15g	±10%	0.50g 以上	±5%

3. 渗透压摩尔浓度

除另有规定外，静脉输液及椎管注射用注射液按各品种项下的规定，照渗透压摩尔浓度测定法检查，应符合规定。

4. 无菌

无菌检查是检查注射剂以及其他要求无菌的品种是否无菌的一种方法。无菌检查应在环境洁净度 10000 级下的局部洁净度 100 级的单向流空气区域内或隔离系统中进行，其全过程应严格遵守无菌操作，防止污染的措施不得影响供试品中微生物的检出。检查时应取相应溶剂和稀释剂同法操作，作为阴性对照。无菌检查人员必须具备微生物专业知识，并经过无菌技术培训。

《中国药典》收载的"无菌检查法"有直接接种法（适用于非抗菌作用的供试品）和薄膜过滤法（如供试品有抗菌作用，用薄膜过滤法检查）两种。具体操作详见《中国药典》。

5. 热原

热原（pyrogen）是指药品中含有的能引起体温升高的杂质。热原是广泛存在的，如器皿、管道、水、灰尘中都可能携带热原。当含有热原的注射液注入人体后，能引起发冷、寒颤、发热，严重时甚至可能出现昏迷、休克、死亡。因此除在注射剂的生产工艺中必须要有除去热原的措施外，对成品也需进行热原检查。《中国药典》规定，供静脉滴注用的注射剂以及容易感染热原的品种，都需进行热原检查。

《中国药典》采用"家兔法"检查热原，供试验用的家兔必须符合有关的要求并按规定做好实验前的准备。检查时，取适用的家兔 3 只，测定其正常体温后 15min 内，自耳静脉缓缓注入规定剂量并温热至约 38℃的供试品溶液，然后每隔 30min 测量其体温 1 次，共测 6 次，以 6 次中最高的一次体温减去正常体温，即为该家兔体温的升高值。如 3 只家兔中有一只体温升高≥0.6℃，或 3 只家兔体温升高的总和≥1.3℃，应另取 5 只家兔复试。如果初试的 3 只家兔体温升高均＜0.6℃，并且 3 只家兔体温升高的总和＜1.3℃，或在复试中，体温升高≥0.6℃以上的家兔不超过 1 只，并且初、复试的 8 只家兔体温升高总和≤3.5℃，均认为供试品的热原检查合格，否则为不合格。当家兔升温为负值时，均以 0℃计。

6. 不溶性微粒

注射液中的不溶性微粒会产生一些危害。澄明度的检查采用的是目视检查的方法，一般只能检出 $50\mu m$ 以上的微粒，较小的则难以检出。静脉滴注用注射液直接进入静脉，用量大，更应严格控制不溶性微粒。《中国药典》规定静脉滴注用注射液且装量在 100ml 以上者，需检查不溶性微粒。《中国药典》通则收载有"注射剂不溶性微粒检查法"，有显微计数法和光阻法两种方法。

(1) 显微计数法 方法是：取供试品 25ml，置滤器中，缓缓抽滤至膜近干，再用 25ml 净化水沿壁洗涤并抽滤至膜近干。用平头镊子将滤膜移至陪氏载片上，将载片置显微镜镜台上，放大 100 倍进行显微测量，分别检测有效过滤面积上最长直径大于 $10\mu m$ 和大于 $25\mu m$ 的微粒数。《中国药典》规定 1ml 中含 $10\mu m$ 以上的微粒不能超过 20 粒，含 $25\mu m$ 以上的微粒不能超过 2 粒。

(2) 光阻法 检查的仪器包括取样器、传感器和数据处理器三个部分。当液体通过一个狭小的检测区时，由于液体中微粒的阻挡，与液体流向垂直的入射光会减弱，使传感器输出的信号减弱，这种信号的变化与微粒的截面积成正比，由此可以检测出微粒的大小和数量。检查时，取供试品，翻转 20 次使溶液混合均匀，将供试液倒入取样瓶中，静置，待气泡消失后，开启仪器，读数，即得。

7. 可见异物

除另有规定外，照可见异物检查法检查，应符合规定。

8. 细菌内毒素

细菌内毒素（bacterial endotoxins）是细菌细胞壁的组分，由脂多糖组成，热原主要来源于细菌内毒素。内毒素的量用内毒素单位（EU）表示。《中国药典》的细菌内毒素检查法是利用鲎试剂和细菌内毒素的凝聚反应来进行的。细菌内毒素检查法包括两种：凝胶法和光度测定法。可以使用其中任意一种方法进行试验；但当结果有争议时，除另有规定外，以凝胶法为准。

二、片剂含量均匀度的检查和溶出度的测定

片剂的检查除了"重量差异"和"崩解时限"两项常规检查项目外，针对某些片剂，还需作一些特殊的检查，主要有含量均匀度的检查和溶出度的测定。

1. 片剂含量均匀度的检查

含量均匀度（content uniformity）是指小剂量或单剂量的固体制剂、半固体制剂和非均相液体制剂的每片（个）含量符合标示量的程度。凡检查含量均匀度的制剂不再检查重（装）量差异。当片剂中药物的含量较低时，如每片仅含几毫克、零点几毫克，药物在颗粒中的均匀度较难控制，所以只通过重量差异的检查已不能完全反映药物含量的均匀程度，《中国药典》从 1985 年版起，收载了含量均匀度检查的项目。

《中国药典》含量均匀度的检查方法为：除另有规定外，取供试品 10 片（个），按照各药品项下规定的方法，分别测定每片（个）以标示量为 100 的相对含量 X，求其均值 $\overline{X}$ 和标准差 S 以及标示量与均值之差的绝对值 A（$A = |100 - \overline{X}|$）。如 $A + 1.80S \leqslant 15.0$，则供试品的含量均匀度符合规定；若 $A + S > 15.0$，则不符合规定；若 $A + 1.80S > 15.0$，且 $A + S \leqslant 15.0$，则应另取 20 片（个）进行复试。根据初、复试结果，计算 30 片（个）的均值 $\overline{X}$、标准差 S 和标示量与均值之差的绝对值 A。如 $A + 1.45S \leqslant 15.0$，则供试品的含量均

匀度符合规定；若 $A+1.45S>15.0$，则不符合规定。

《中国药典》的含量均匀度检查是以标示量作为标准的。每片药物含量的标准差 S 和均值与标示量之差 A 越小，则越有利于通过含量均匀度检查。《中国药典》的含量均匀度检查法规定进行初、复试，当检查结果处于合格和不合格之间的区域时，要另取 20 片进行复试，这就减小了误判的可能性。

2. 片剂溶出度的测定

片剂等固体口服制剂服用后，在胃肠道要经过崩解、溶解、吸收等过程，才能产生药效。片剂崩解是药物溶出的前提，受辅料、工艺条件的影响，崩解以后药物溶出的速度会有一定的差别。

溶出度（dissolution）是指活性药物从片剂、胶囊剂或颗粒剂等制剂中在规定条件下溶出的速度和程度。溶出度是片剂质量控制的一个重要指标，对难溶性的药物一般都应作溶出度的检查。凡检查溶出度的制剂，不再进行崩解时限的检查。

《中国药典》关于溶出度检查收载有三种方法。

第一法为转篮法。样品置于溶出度仪的转篮中，转篮通过篮轴与电机相连。转篮置于 1000ml 烧杯中，烧杯中盛溶出介质。仪器一般有 6 套装置，可同时测定 6 份供试品。取样点应在转篮顶端和液面中间距溶出杯内壁不小于 10cm 处。测定时，取经脱气处理的溶剂 900ml，注入烧杯中，加温，使溶剂温度保持在 $(37.0\pm0.5)℃$，取供试品 6 个，分别投入转篮中，将转篮降至容器中，按规定速度旋转，至规定时间，在规定取样点取样，立即经不大于 $0.8\mu m$ 的微孔滤膜过滤，按各药品项下的方法测定，计算每片（个）的溶出度。结果应该符合规定。

第二法为桨法。桨法使用搅拌桨搅拌，测定时将供试品分别放入容器中，启动搅拌桨，除另有规定外，在规定时间取样测定。其余装置和要求与转篮法相同。

第三法为小杯法。小杯法的操作容器为 250ml 的圆底烧杯，用搅拌桨搅拌，测定时取经脱气处理的溶剂 100～250ml，注入容器内，其余操作和要求同第二法。小杯法溶剂的体积较小，适用于药物含量较低的片剂溶出度的测定。

溶出度测定法适用于普通片剂、胶囊剂等固体制剂药物溶出程度的检查。除"溶出度测定法"外，《中国药典》还收载有"释放度测定法"。释放度是指口服药物从缓释制剂、控释制剂、肠溶制剂以及透皮贴剂等在规定溶剂中释放的速度和程度。检查释放度的制剂，也不再进行崩解时限的检查。

3. 释放度的测定

《中国药典》的"释放度测定法"有三种方法。

第一法用于缓释或控释制剂的测定。测定用的仪器和方法与溶出度测定法相同。不同的是至少要采用 3 个时间点取样。在规定的取样时间点，吸取溶液适量，并及时补充所耗的溶出介质［温度为 $(37.0\pm0.5)℃$］，取滤液，立即过滤，自取样至过滤应在 30s 内完成。照各药品项下规定的方法测定，计算出每一片的释放量。《中国药典》规定，6 片中每片各时间点测得的释放量按标示量计算均应符合要求。

第二法用于肠溶制剂的测定。先以 $0.1mol\cdot L^{-1}$ 的盐酸为释放介质，取 6 片分别投入容器或转篮中，按各药品项下规定的方法，开动仪器运转 2h，取样测定，计算每片的"酸中释放量"；再以 $0.2mol\cdot L^{-1}$ 磷酸钠溶液为介质，测定"缓冲液中释放量"。

第三法用于透皮贴剂的测定。测定时参照"溶出度测定法"中的"桨法"。先将贴剂固定于网碟的两层碟片中，释放面向上，再将碟片放于烧杯下部，使贴剂与桨底旋转平面平行，两者相距（25±2）mm，开始搅拌并定时取样，取样及判断方法同第一法。

第三节   片剂和注射剂中药物的含量测定

一、常见干扰及排除

药物在制成制剂时一般加入一些附加剂，如片剂的稀释剂、润滑剂、崩解剂，注射剂的助溶剂、抗氧剂等。制剂中的附加剂有时会对药物的测定造成一定影响，需要予以排除。

（一）糖类

淀粉、糊精、蔗糖、乳糖等是片剂常用的稀释剂。其中乳糖本身有还原性，淀粉、糊精、蔗糖虽然本身无明显的还原性，但它们的水解产物有葡萄糖，葡萄糖具有还原性。因此糖类会干扰氧化还原滴定，特别是使用具有较强氧化性的滴定剂，如高锰酸钾法、溴酸钾法等。在选择含糖类附加剂片剂的含量测定方法时，应避免使用氧化性强的滴定剂。同时应用阴性对照品做对照试验，若阴性对照品要消耗滴定剂，说明附加剂对测定有干扰，应换用其他方法测定含量。

（二）硬脂酸镁

硬脂酸镁是片剂常用的润滑剂，是以硬脂酸镁（$C_{36}H_{70}MgO_4$）和棕榈酸镁（$C_{32}H_{62}MgO_4$）为主成分的混合物。硬脂酸镁的干扰有两方面：一方面 Mg^{2+} 可干扰配位滴定法；另一方面硬脂酸根离子可干扰非水滴定法。

Mg^{2+} 与 EDTA 生成的配合物的稳定常数（$\lg K_{MY}$）为 8.64，在 pH＝10 左右可以和 EDTA 形成稳定的配位化合物。如果被测金属离子与 EDTA 配合物的稳定常数比 Mg^{2+} 的 EDTA 配合物大得多，则 Mg^{2+} 不会干扰测定。若被测金属离子与 EDTA 配合物的稳定常数比 Mg^{2+} 的 EDTA 配合物的稳定常数更小或者相差不大，则 Mg^{2+} 有干扰，可以加掩蔽剂掩蔽消除它的干扰，如在 pH 6～7.5 条件下，酒石酸可以和 Mg^{2+} 形成稳定的配位化合物而将其掩蔽。

在非水溶液滴定法中，硬脂酸根离子能被高氯酸滴定液滴定，因而可干扰测定。若主药含量大，硬脂酸镁的含量小，则对测定结果影响不大，其干扰作用可忽略，用直接法进行测定；如果主药含量小而硬脂酸镁含量大时，硬脂酸镁的存在会使测定结果偏高。若药物是脂溶性的，可采用适当的有机溶剂提取出药物后再测定。如硫酸奎宁原料药采用非水溶液滴定法测定含量。而硫酸奎宁片则是取片粉适量，置分液漏斗中，加氯化钠 0.5g 与 0.1mol·L^{-1} 氢氧化钠溶液 10ml，用氯仿 50ml 提取出药物，分取氯仿液，加醋酐 5ml，再用高氯酸滴定液滴定。有文献报道可采用草酸作掩蔽剂消除硬脂酸根的干扰，硬脂酸镁和草酸反应，可生成难溶性的草酸镁和硬脂酸，草酸镁和硬脂酸不干扰测定。当硬脂酸镁对测定有干扰时，也可采用其他方法测定含量。如盐酸吗啡、盐酸氯丙嗪，其原料药采用非水溶液滴定法测定含量，片剂则采用紫外-可见分光光度法测定。

用非水滴定法测定片剂的含量时，除了硬脂酸镁干扰测定外，有的片剂中添加的苯甲酸盐、羧甲基纤维素钠及聚乙烯吡咯烷酮等添加剂，也可消耗高氯酸滴定液，使测定结果偏高，测定时应引起注意。

（三）抗氧剂

具有还原性的药物制成的注射剂，常常需要加入抗氧剂以增加药物的稳定性。常用的抗氧剂有亚硫酸钠、亚硫酸氢钠、焦亚硫酸钠、硫代硫酸钠以及维生素 C 等。这些物质均具有较强的还原性，当用氧化还原滴定法测定药物含量时会对测定产生干扰。排除干扰的方法有如下几种。

1. 加入掩蔽剂

如果注射剂中加入了亚硫酸钠或亚硫酸氢钠作抗氧剂，采用碘量法、铈量法或亚硝酸钠滴定法测定注射剂中的主药时，这些抗氧剂就会产生干扰，使测定结果偏高。加入掩蔽剂丙酮和甲醛，可消除其干扰。如维生素 C 注射液中添加有亚硫酸氢钠作抗氧剂，用碘量法测定其中维生素 C 的含量时，亚硫酸氢钠也消耗碘滴定液，会使测定结果偏高。《中国药典》规定：用碘量法测定维生素 C 注射液的含量时加入丙酮作掩蔽剂，以消除亚硫酸氢钠（或亚硫酸钠）的干扰。反应式如下：

$$NaHSO_3 + O=C\begin{smallmatrix}CH_3\\CH_3\end{smallmatrix} \longrightarrow \begin{smallmatrix}HO\\NaO_3S\end{smallmatrix}C\begin{smallmatrix}CH_3\\CH_3\end{smallmatrix}$$

又如安乃近注射液中若加焦亚硫酸钠作抗氧剂，《中国药典》规定：用碘量法测定其含量时，需先加入甲醛溶液掩蔽焦亚硫酸钠后，再用碘滴定液进行滴定测定其含量。反应式如下：

$$Na_2S_2O_5 + H_2O \longrightarrow 2NaHSO_3$$

$$NaHSO_3 + HCHO \longrightarrow \begin{smallmatrix}H\\H\end{smallmatrix}C\begin{smallmatrix}OH\\SO_3Na\end{smallmatrix}$$

丙酮和甲醛均可掩蔽亚硫酸钠、亚硫酸氢钠和焦亚硫酸钠，但在选用时应注意甲醛的还原性。若采用的滴定液为较强的氧化剂，其氧化电位比甲醛高，滴定液可能氧化甲醛，此时不宜选用甲醛作掩蔽剂。

2. 加酸分解

亚硫酸钠、亚硫酸氢钠及焦亚硫酸钠均可被强酸分解，产生二氧化硫气体，经加热可全部逸出除去。如磺胺嘧啶钠注射液的含量测定用亚硝酸钠滴定法时，因添加了亚硫酸氢钠作抗氧剂，测定时会消耗亚硝酸钠滴定液。但由于在滴定前，已加入一定量的盐酸（这是亚硝酸钠滴定法所要求的条件），使亚硫酸氢钠分解，从而消除了它们的干扰，测定时不需另行处理。其分解反应为：

$$NaHSO_3 + HCl \longrightarrow NaCl + H_2O + SO_2\uparrow$$

3. 加弱氧化剂氧化

此法是加入的弱氧化剂能将亚硫酸盐或亚硫酸氢盐氧化，而不氧化被测药物，以此排除干扰。常用弱氧化剂为过氧化氢和硝酸。

$$Na_2SO_3 + H_2O_2 \longrightarrow Na_2SO_4 + H_2O$$

$$NaHSO_3 + H_2O_2 \longrightarrow NaHSO_4 + H_2O$$

$$Na_2SO_3 + 2HNO_3 \longrightarrow Na_2SO_4 + H_2O + 2NO_2\uparrow$$

$$2NaHSO_3 + 4HNO_3 \longrightarrow Na_2SO_4 + 2H_2O + H_2SO_4 + 4NO_2\uparrow$$

4. 利用主药和抗氧剂紫外吸收光谱的差异进行测定

例如盐酸氯丙嗪注射液用维生素 C 作为抗氧剂，采用紫外法测定含量时维生素 C 有干扰，可根据氯丙嗪与维生素 C 的紫外吸收光谱差异，选择合适的波长进行测定，以消除干扰，见图 11-1。

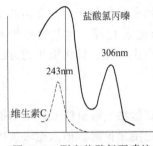

图 11-1 测定盐酸氯丙嗪注射液的紫外吸收光谱图

（四）溶剂油

许多脂溶性的药物（如甾体激素类药物），其注射液须配成油溶液。注射用的植物油，我国多采用麻油、茶油或核桃油。溶剂油对以水为溶剂的分析方法会产生一定的影响，如容量法、反相高效液相色谱法等。消除干扰的方法有以下两种。

1. 有机溶剂稀释法

对某些药物含量较高、取样量较少的注射剂，可用有机溶剂稀释后测定，此时油溶液不会对测定产生影响。

如己酸羟孕酮注射液为油溶液，《中国药典》采用反相高效液相色谱法测定其含量。制备供试品溶液时，用移液管精密量取注射液 1ml，置 25ml 容量瓶中，加甲醇溶解并稀释至刻度，摇匀，精密量取 1ml，置 50ml 容量瓶中，加甲醇稀释至刻度，即得。供试品的取用量较小，可溶解于甲醇中，对高效液相色谱的测定不会造成影响。

2. 萃取法

可选择适当的溶剂，如甲醇、乙醇等，将药物提出后再进行测定。

如用反相高效液相色谱法测定黄体酮注射液的含量时，用移液管精密量取供试品一定量，用甲醇分次提取后，合并提取液，供测定用。

二、含量测定应用示例

由于药物制剂的附加剂对药物的含量测定有时会产生干扰，且有的制剂中药物的含量较低，因此制剂的含量测定方法和原料药往往不同。在制剂的质量标准中，含量合格的范围是用含量占标示量的百分率来表示的，因此制剂含量测定的结果一般也用标示量的百分含量来表示，以便于判定。

以下是几个比较典型的制剂含量测定的例子。

（一）盐酸苯海拉明片和注射液的含量测定

盐酸苯海拉明的结构为：

它是 N,N-二甲基-2-(二苯基甲氧基)乙胺的盐酸盐。苯海拉明的结构中有叔胺氮原子，具有碱性。原料药用高效液相法测定含量。其片剂与注射剂均采用 HPLC 法进行含量测定。

1. 盐酸苯海拉明片的含量测定（HPLC 法）

色谱条件与系统适用性试验 用氰基键合硅胶为填充剂；以乙腈-水-三乙胺（50∶50∶0.5）（用冰醋酸调节 pH 值至 6.5）为流动相；检测波长为 258nm。取二苯酮 5mg，置 100ml 容量瓶中，加乙腈 5ml 使溶解，用水稀释至刻度，摇匀；另取盐酸苯海拉明 5mg，置

10ml 容量瓶中，加上述二苯酮溶液 1ml，用水稀释至刻度，摇匀，取 20μl 注入液相色谱仪，记录色谱图。理论板数按盐酸苯海拉明峰计算不低于 5000，盐酸苯海拉明峰与二苯酮峰的分离度应大于 2.0。

测定方法　取本品 20 片，除去包衣后精密称定，研细，精密称取适量（约相当于盐酸苯海拉明 50mg），置 100ml 容量瓶中，加水适量使盐酸苯海拉明溶解并稀释至刻度，摇匀，过滤，精密量取续滤液 20μl，注入液相色谱仪，记录色谱图；另取盐酸苯海拉明对照品，同法测定。按外标法以峰面积计算含量。

2. 盐酸苯海拉明注射液的含量测定（HPLC 法）

测定方法　精密量取本品适量（约相当于盐酸苯海拉明 50mg），置 100ml 容量瓶中，加水稀释至刻度，摇匀，精密量取 20μl，注入液相色谱仪，记录色谱图；另取盐酸苯海拉明对照品，同法测定。按外标法以峰面积计算含量，即得。

（二）盐酸吗啡片、注射液和缓释片的含量测定

1. 盐酸吗啡片的含量测定（紫外-可见分光光度法）

盐酸吗啡为异喹啉类生物碱，原料药采用高氯酸溶液滴定法测定含量，片剂由于含量较低（5mg/片或 10mg/片），附加剂含有对测定造成干扰的成分，因此不能用高氯酸溶液滴定法。盐酸吗啡结构中有苯环，具有紫外吸收，所以采用紫外-可见分光光度法测定含量。

测定方法　取本品 20 片，精密称定，研细，精密称取适量（约相当于盐酸吗啡 10mg），置 100ml 容量瓶中，加水 50ml，振摇，使盐酸吗啡溶解，再加水至刻度，摇匀，过滤，精密量取续滤液 15ml，置 50ml 容量瓶中，加 0.2mol·L⁻¹ 氢氧化钠溶液 25ml，用水稀释至刻度，摇匀，作为供试品溶液，照紫外-可见分光光度法在 250nm 处测定吸光度；另精密称取在 105℃ 干燥 1h 的吗啡对照品适量，用 0.1mol·L⁻¹ 氢氧化钠溶液配制成约含 20μg·ml⁻¹ 的溶液，作为对照品溶液，同法在波长 250nm 处测定吸光度。计算出供试品中无水吗啡的含量，乘以 1.317，即得供试品中含有 $C_{17}H_{19}NO_3·HCl·3H_2O$ 的量。

2. 盐酸吗啡注射液的含量测定（紫外-可见分光光度法）

盐酸吗啡注射液也采用紫外-可见分光光度法测定含量。

测定方法　精密量取本品适量（约相当于盐酸吗啡 10mg），置 100ml 容量瓶中，加 0.1mol·L⁻¹ 氢氧化钠溶液稀释制成约含 20μg·ml⁻¹ 的溶液，摇匀，作为供试品溶液，照盐酸吗啡片含量测定项下的方法测定，即得。

3. 盐酸吗啡缓释片的含量测定（HPLC 法）

盐酸吗啡缓释片采用高效液相色谱法测定含量，测定方法如下。

色谱条件与系统适用性试验　用十八烷基硅烷键合硅胶为填充剂；以 0.05mol·L⁻¹ 磷酸二氢钾溶液-甲醇（4:1）为流动相；检测波长为 280nm。理论板数按吗啡峰计算应不低于 1000。

测定方法　取本品 10 片，精密称定，研细，精密称取适量（约相当于盐酸吗啡 35mg），置 250ml 容量瓶中，加水适量，充分振摇使盐酸吗啡溶解，加水至刻度，摇匀，用 0.45μm 滤膜过滤，精密量取续滤液 20μl 注入液相色谱仪，记录色谱图；另精密称取吗啡对照品适量，加流动相溶解制成约含 0.1mg·ml⁻¹ 的溶液，同法测定。按外标法以峰面积计算，结果乘以 1.317，即得供试品中含有 $C_{17}H_{19}NO_3·HCl·3H_2O$ 的量。

第四节　复方制剂的分析

一、复方制剂分析的特点

复方制剂是含有 2 个或 2 个以上药物的制剂。复方制剂的分析不仅要考虑制剂附加剂对测定结果的影响，同时还要考虑所含有效成分之间的相互影响作用。如果复方制剂中各有效成分之间不发生干扰，可以不经分离直接测出各成分的含量；如果各有效成分之间相互有干扰，则可根据它们的理化性质，采取适当的方法分离处理后，再分别进行测定。色谱分析法如高效液相色谱法、气相色谱法等，同时具有分离和分析功能，是目前复方制剂分析中应用最广泛的方法。

二、复方制剂分析示例

1. 复方磺胺甲噁唑片的含量测定（高效液相色谱法）

本品含磺胺甲噁唑（SMZ）应为 0.360～0.440g，含甲氧苄啶（TMP）应为 72.0～88.0mg，《中国药典》收载用高效液相色谱法测其中 SMZ 和 TMP 的含量。

色谱系统与系统适用性试验　用十八烷基硅烷键合硅胶为填充剂；以乙腈-水-三乙胺（200∶799∶1；用氢氧化钠试液或冰醋酸调节 pH 至 5.9）为流动相；检测波长为 240nm。理论板数按甲氧苄啶峰计算应不低于 4000，磺胺甲噁唑峰与甲氧苄啶峰的分离度应符合要求。

测定方法　取本品 10 片，精密称定，研细，精密称取适量（约相当于 SMZ 44mg），置 100ml 容量瓶中，加 0.1mol·L^{-1}盐酸溶液适量，超声处理，使二主成分溶解，加 0.1mol·L^{-1}盐酸溶液稀释至刻度，摇匀，过滤，精密量取续滤液 10µl 注入液相色谱仪，记录色谱图。另精密称取经 105℃干燥至恒重的磺胺甲噁唑对照品和甲氧苄啶对照品各适量，加 0.1mol·L^{-1}盐酸溶液并定量稀释制成含磺胺甲噁唑 0.44mg·ml^{-1}和甲氧苄啶 89mg·ml^{-1}的溶液，摇匀，同法测定。按外标法以峰面积计算，即得。

2. 复方炔诺孕酮片的含量测定

复方炔诺孕酮片为口服避孕药，每片含炔诺孕酮 300mg、炔雌醇 30mg，两种药物均为甾体激素类药物，结构相近，但含量差异大，炔诺孕酮的量为炔雌醇的 10 倍。高效液相色谱法分离效能高、灵敏，适用于此类制剂的分析。《中国药典》、《美国药典》等均采用高效液相色谱法测定此类制剂的含量。本品含炔诺孕酮和炔雌醇均应为标示量的 90%～115.0%。《中国药典》收载的测定方法如下。

色谱系统与系统适用性试验　使用十八烷基硅烷键合硅胶为填充剂；乙腈-水（60∶40）为流动相；检测波长为 220nm。理论板数按炔诺孕酮峰计算不低于 3000，各成分峰与内标物质峰的分离度应符合要求。

内标溶液的制备　取醋酸甲地孕酮适量，加乙腈制成含 1mg·ml^{-1}的溶液，摇匀，即得。

测定方法　取本品 20 片，精密称定，研细，精密称取细粉适量（约相当于炔诺孕酮 1.5mg），置 10ml 容量瓶中，精密加入内标溶液 1ml，加流动相适量，超声处理，使炔诺孕酮和炔雌醇溶解，放冷，用流动相稀释至刻度，过滤，取续滤液 20µl 注入液相色谱仪，记录色谱图；另取炔诺孕酮和炔雌醇对照品适量，加乙腈溶解并定量稀释制成含炔诺孕

$1.5mg \cdot ml^{-1}$和炔雌醇$0.15mg \cdot ml^{-1}$的溶液，摇匀，精密量取此溶液与内标溶液各$1ml$，置$10ml$容量瓶中，加流动相稀释至刻度，摇匀，取$20\mu l$注入液相色谱仪，测定。按内标法以峰面积计算，即得。

复方炔诺孕酮片的色谱图见图11-2。

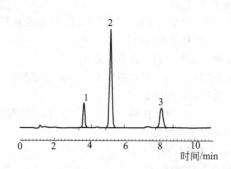

图 11-2 复方炔诺孕酮片含量测定色谱图

1—炔雌醇（$t_R = 3.7min$）；2—炔诺孕酮（$t_R = 5.2min$）；3—甲地孕酮（内标，$t_R = 8.1min$）

参 考 文 献

[1] 国家药典委员会编. 中华人民共和国药典（2015年版）. 北京：中国医药科技出版社，2015.

[2] 刘文英. 药物分析. 第6版. 北京：人民卫生出版社，2007.

[3] 安登魁. 药物分析. 第3版. 北京：人民卫生出版社，1992.

习 题

一、最佳选择题

1. 以下方法中不用于排除亚硫酸钠对注射剂检查干扰的是（ ）。

A. 加入甲醛　　　　　　　B. 用有机溶剂提取后测定　　　　　C. 加酸后加热

D. 加入双氧水　　　　　　E. 加入甲醇

2. 对于制剂的检查，下列说法中正确的是（ ）。

A. 片剂的一般检查不包括含量均匀度检查　　　B. 注射剂的一般检查包括重量差异检查

C. 溶出度检查属于片剂的一般检查　　　　　　D. 防腐剂的检查属于注射剂一般检查的范围

E. 片剂检查时常需要消除维生素E的干扰

3. 关于药物制剂分析，下列说法中不正确的是（ ）。

A. 利用物理、化学、物理化学或微生物学的测定方法对药物制剂进行分析

B. 对同一药物的不同剂型进行分析

C. 检验药物制剂是否符合质量标准的规定

D. 药物制剂由于具有一定的剂型，所以分析时比原料药容易

E. 药物制剂中含有各种赋形剂、稀释剂等，分析时需要排除它们的干扰

4. 关于药物制剂的分析，下列说法中不正确的是（ ）。

A. 含量测定方法需要考虑定量限、选择性及准确度等指标

B. 要考虑赋形剂、附加剂等对含量测定的影响

C. 复方制剂需要考虑各种药物间的相互干扰

D. 对不同剂型，采用不同的检测方法

E. 对大剂量的片剂需要检查含量均匀度

5. 关于制剂分析与原料药分析，下列说法中不正确的是（ ）。

A. 在制剂分析中，对所用原料药物所做的检验项目均需检验

B. 制剂中的杂质，主要来源于制剂中原料药物的化学变化和制剂的制备过程

C. 制剂分析增加了各制剂的常规检验法

D. 分析结果的表示方法不同于原料药的表示方法

E. 含量限度的要求与原料药不同，一般原料药分析方法的准确度要求更高

二、多项选择题

1. 含量均匀度检查一般应用于（　　）。

A. 滴眼剂的检查　　　　　B. 膜剂的检查　　　　　C. 小剂量片剂的检查

D. 大剂量输液的检查　　　E. 糖浆剂的检查

2. 药物制剂中含有的硬脂酸镁，主要干扰的分析法是（　　）。

A. 配位滴定法　　B. 酸碱滴定法　　C. 非水滴定法　　D. 亚硝酸钠法　　E. 重量法

3. 下列物质中，不属于片剂常用赋形剂的是（　　）。

A. 维生素 C　　　B. 糊精　　　　C. 淀粉　　　　D. 焦亚硫酸钠　　E. 滑石粉

4. 药物制剂分析中，下列说法中正确的是（　　）。

A. 杂质检查项目与原料药的检查项目相同

B. 杂质检查项目与辅料的检查项目相同

C. 杂质检查主要是检查制剂生产、贮藏过程中引入或产生的杂质

D. 不再进行杂质检查

E. 除杂质检查外，还应进行制剂学方面的有关检查

三、简答题

1. 药物制剂分析有何特点？其含量测定常需考虑哪些问题？

2. 试述复方制剂分析的特点。

3. 试述片剂分析中糖类辅料的干扰及排除。

4. 简述片剂分析中硬脂酸镁的干扰及排除。

5. 简述注射液中抗氧剂的干扰及排除。

第十二章

生化药物和基因工程药物分析概论

第一节 概 述

化学合成药物、生物药物和中药是人类用于预防、治疗和诊断疾病的三大主要药物。生物药物（biopharmaceutics 或 biopharmaceuticals）是利用生物体、生物组织或器官等成分，综合运用生物学、生物化学、微生物学、免疫学、物理化学和药学的原理与方法制得的一大类药物。广义的生物药物应包括从动物、植物和微生物等生物体中提取的各种天然生物活性物质以及人工合成或半合成的天然物质类似物。生物药物主要包括生化药物（biochemical drugs）、生物技术药物（biotechnology drugs）和生物制品（biological products）等。

生化药物是从生物体分离纯化制得的生化基本物质，以及用化学合成、微生物合成或现代生物技术制得的一类药物。生物技术是利用生物体或其组成部分发展产品的技术体系，生物技术作为一种手段可用于研究和开发新药。由于用现代生物技术研制的药物日益增多，这类药物可称为生物技术药物（或生物工程药物），其中用基因工程生产的药物，则称为基因工程药物（genetic engineering drugs）。基因工程药物属于生物技术（工程）药物的范畴。生物制品用普通的或以基因工程、细胞工程、蛋白质工程、发酵工程等生物技术获得的微生物、细胞及各种动物和人源的组织和体液等生物材料制备药品，主要用于人类疾病的预防、治疗和诊断，近年来其范围有所扩大。目前，我国人用生物制品包括细菌类疫苗（含类毒素）、病毒类疫苗、抗毒素及免疫血清、血液制品、细胞因子、体内及体外诊断制品以及其他活性制剂（包括毒素、抗原、变态反应原、单克隆抗体、重组 DNA 产品、抗原-抗体复合物、免疫调节剂、微生态制剂等），一些与基因工程药物密切相关。因此生化药物、生物技术药物和生物制品有时无明确界定。

一、生化药物和基因工程药物的定义

1. 生化药物

生化药物一般系指从动物、植物及微生物中提取的，也可用生物-化学半合成或用现代生物技术制得的生命基本物质及其衍生物、降解物以及大分子的结构修饰物等，如氨基酸、多肽、蛋白质、酶、多糖、脂质、核苷酸类等。

2. 基因工程药物

系指先确定对某种疾病具有预防和治疗作用的蛋白质，然后将控制该蛋白质合成过程的基因进行分离、纯化或人工合成，利用重组 DNA 技术加以改造，最后将该基因导入

可以大量生产的受体细胞中（包括细菌、酵母菌、动植物或动植物细胞），在受体细胞中不断繁殖或表达，并能大规模生产具有预防和治疗这种疾病的蛋白质，通过这种方法生产的药物称为基因工程药物。主要包括目的基因的提取和剪切、基因与载体的重新连接（DNA体外重组）、重组DNA导入新的寄主细胞、发酵培养、目的蛋白质的提炼和纯化技术。

二、生化药物和基因工程药物的种类

（一）生化药物的种类

1. 氨基酸、多肽与蛋白质类药物

（1）氨基酸及其衍生物　包括单氨基酸、氨基酸衍生物和复合氨基酸类。

（2）药用活性多肽　包括酪丝亮肽（YSL）、鱿鱼皮胶原蛋白多肽（sP）、赖氨酰谷氨酸二肽（Vilon）和其他肽类等。

（3）药用蛋白　乳猪肝胶原蛋白水解物（ricH）、纤维蛋白、水蛭素等；属蛋白质类的激素有生长素、甲状旁腺素、催乳素；属植物来源的蛋白类药物有植物凝集素、天花粉蛋白等。

2. 酶类与辅酶类药物

按功能分为：助消化酶类、蛋白水解酶类、凝血酶及抗栓酶、抗肿瘤酶类和其他酶类等；还包括部分辅酶类（辅酶 Q_{10}）等。另外，一部分辅酶也属于核酸类。

3. 糖类药物

包括肝素、硫酸乙酰肝素（HS）、硫酸软骨素（ChS）、低分子肝素（LMWH）等。类肝素（酸性黏多糖）、壳聚糖、古糖酯（PGS）、网胰藻多糖（PSH）、藻酸双酯钠（Pss）、螺旋藻黏多糖、扇贝糖胺聚糖（SS-GAG）等。

4. 脂质类（脂肪和类脂及其衍生物）

包括多价不饱和脂肪酸（PUFA）、磷脂类、固醇类、胆酸类和卟啉类等。

5. 核酸类（核酸及其代谢物核苷酸、核苷）

如 RNA（包括 iRNA-免疫核糖核酸）、DNA（脱氧核糖核酸）、多聚胞苷酸、巯基聚胞苷酸、ATP 和 cAMP 等。

（二）基因工程药物的种类

基因工程 DNA 重组药物的主要成分为多肽或蛋白质类，大致可分为以下三大类。

1. 激素类及神经递质类药物

包括：①人生长激素释放抑制因子（human somatotin）；②人胰岛素（human insulin）；③人生长激素（human growth hormone）。

2. 细胞因子类药物

包括：①人干扰素（human interferons）；②人白细胞介素（human interleukins）；③集落刺激因子（colony-stimulating factors，CSF）；④促红细胞生成素（erythropoietin，EPO）。

3. 酶类及凝血因子类药物

现有或正在开发中的基因工程药物主要有单克隆抗体、疫苗、基因治疗药物、白介素、生长因子、内啡肽、重组可溶性受体、反义药物、人生长激素、纤溶酶原激活剂、凝血因子、集落细胞刺激因子、促红细胞生成素、肿瘤坏死因子等。

三、生化药物和基因工程药物的特点

在临床使用的药物中，生化药物和基因工程药物随着品种的不断增多，已成为发展迅速、应用广泛的非常有前途的一大类药物，构成了药物分析学科的一个新的重要分支。生化药物和基因工程药物与化学合成药物和中药相比，其质量控制项目和分析方法不尽相同，主要有以下特点。

1. 共同特点

生化药物和基因工程药物均来自生物体，是生物体的基本生化成分，是由生命基本物质制得的一大类药物，具有一定的生物活性或生理功能，能参与、影响和调控人体代谢和生理功能，对于某些疾病的治疗具有针对性强、毒副作用小、易为人体所吸收等优点。

生化药物和基因工程药物具有细胞和组织特异性，引起的反应都是通过与受体结合，形成受体-配体复合物。多数细胞因子具有多功能性，因此具有广泛的药理活性。细胞因子间存在复杂的相互作用，临床使用需要几种生长因子配合使用。另外，基因工程药物还具有低免疫活性，不会引起强烈的免疫反应。许多基因工程药物是参与人体一些生理功能所必需的蛋白质，极微量可产生显著的药理效应。

2. 分子量大

本类药物大部分为大分子的蛋白质、多肽、多糖、核酸类等化合物（除氨基酸、核苷酸、辅酶及甾体激素等属化学结构明确的小分子化合物外），其分子量一般为几千至几十万，结构复杂，有些物质的分子量不是一个定值，甚至有的化学结构也不确定。因此，给该类药物的分析和质量检验工作带来很大的困难，而此类药物常需进行纯度检查和分子量的测定。对大分子药物，即使组分相同，往往由于分子量不同而产生不同的生理活性。如肝素是由D-硫酸氨基葡萄糖和葡萄糖醛酸组成的酸性黏多糖，能明显延长血凝时间，有抗凝血作用；但低分子量肝素的抗凝活性较低。

3. 结构确证难

由于此类药物中的某些有效结构或分子量不确定，其结构很难采用元素分析法、X射线衍射法、紫外法、红外法、质谱法和核磁共振光谱法等方法加以证实，往往还需用生物化学的方法如氨基酸组分分析、氨基酸序列分析等方法加以证实。

4. 全过程的质量控制

此类药物对热、酸、碱、重金属以及pH都较敏感，因此需进行原材料、生产过程（其中包括培养和纯化工艺过程）和最终产品的质量监控。宿主细胞中表达的外源基因，在转录或翻译、工艺放大等过程中，都有可能发生一些变化。因此，基因工程药物从原料到产品以及制备的全过程都必须严格控制生产条件和鉴定质量，以确保生产成品符合质量标准的要求。

另外，基因工程药物中可能的杂质包括残留DNA、宿主细胞蛋白质、内毒素、蛋白质突变体、蛋白质裂解物等，主要污染物包括微生物、热原和病毒等，这些物质均需进行检查。所以，生化药物和基因工程药物的质量控制要比用传统工艺生产的药物有更高的要求。

5. 生物活性检查

在制备多肽或蛋白质类药物时，有时因工艺条件的变化，会导致蛋白质失活。所以，生化药物和基因工程药物除采用常规的理化法检验外，需采用生物检定法进行检查，以证实其生物活性。

6. 安全性检查

生化药物和基因工程药物性质特殊，组分复杂，生产工艺中易引入特殊杂质和污染物，需要做安全性检查。例如，热原检查、过敏试验、异常毒性试验、致突变试验和生殖毒性试验等。

7. 效价（含量）测定

生化药物和基因工程药物通过理化分析法进行含量测定，以表明其有效成分的含量。但对酶类等药物需进行效价测定或酶活力测定，以表明其有效成分的生物活性。

生化药物和基因工程药物的生物活性质量控制特点见表 12-1。

表 12-1　生化药物和基因工程药物的生物活性质量控制特点

生物测定	理化测定
提取分离等传统工艺生产	DNA 重组技术生产
↓	↓
结构不明、组分变异、产品不纯	结构明确、组分单一、产品高纯
↓	↓
生物测定法检测其活性	批准上市前的生物活性检测
↓	↓
常规质量控制中采用生物测定法	常规质量控制中可单独采用理化分析法检测

第二节　质量检验的基本程序与方法

为了保证生化药物和基因工程药物的质量，准确反映产品的质量与特性，质量控制应包括以下项目：来源与种类、性状、鉴别、氨基酸组分分析、肽图、糖含量、纯度、干燥失重或水分、炽灼残渣、生物活性、热原试验和含量测定等。现作如下介绍。

一、鉴别试验

鉴别是利用化学法、物理法及生物学方法来确证生化药物和基因工程药物的真伪。通常需使用标准品或对照品在同一条件下进行对照试验加以确证。常用的鉴别试验方法如下。

1. 化学鉴别法

利用药物与某些试剂在一定条件下的显色反应、沉淀反应等，生成具有一定颜色的产物或沉淀进行鉴别。如溶菌酶的鉴别采用呈色法，溶菌酶分子中的四个肽键上的氮原子能与铜离子（Cu^{2+}）配合，生成有颜色的配位化合物，肽键越多，产生的颜色越深。

2. 紫外分光光度法

利用药物中的共轭系统在紫外区有特征吸收的特点进行鉴别。对于一个蛋白或多肽分子来说，它的最大吸收波长是固定的，不同批次之间的紫外光谱图也应该是一致的。如三磷酸腺苷二钠（ATP）的分子结构中具有共轭双键，可吸收紫外光产生特征吸收峰。

3. 高效液相色谱法

利用对照品溶液和供试品溶液色谱图的保留时间和肽图谱的一致性进行鉴别。肽图分析可作为与天然产品或参考品作精密比较的手段，与氨基酸组分分析和序列分析合并研究，可作为蛋白质的精确鉴别。同种产品不同批次肽图的一致性是工艺稳定的验证指标，故肽图分析对鉴别比较重要。

4. 酶法

如尿激酶是专属性较强的蛋白水解酶，根据尿激酶能激活牛纤维蛋白溶酶原，而具有相同作用的链激酶不能激活牛纤维蛋白溶酶原而加以区别，并通过直接观察溶解纤维蛋白作用的气泡上升法作为判断指标。

5. 电泳法

如肝素的糖凝胶电泳法鉴别。肝素是由 D-硫酸氨基葡萄糖和葡萄糖醛酸分子间组成的酸性黏多糖，其水溶液带强负电荷，在琼脂凝胶板上，在电场作用下，向正极方向移动，与肝素标准品进行对照，其移动位置应相应一致。

6. 生物鉴别法

利用生物体进行试验来鉴别药物。如用家兔惊厥试验来鉴别胰岛素，通过胰岛素的降血糖作用进行鉴别。当剂量过大，血糖降低至一定水平（约 30%）时，家兔即发生惊厥，迅速静注 50% 葡萄糖注射液，补充血糖，惊厥停止，说明是胰岛素所致低血糖而引起的惊厥。

二、杂质检查

生化药物和基因工程药物分子较大，结构复杂，有的并非单一成分。因此，此类药物必须进行杂质检查。

（一）一般杂质检查

一般杂质检查项目包括氯化物、硫酸盐、磷酸盐、铵盐、铁盐、重金属、酸度、溶液的澄清度或溶液的颜色、水分及干燥失重、炽灼残渣等。其检查的原理及方法与化学合成药物中的一般杂质检查相同，不再详述。

（二）特殊杂质检查

近年来研究开发的多糖类、酶类、蛋白质及化学合成多肽类等新药的质量控制除了符合药物的要求外，还应根据不同类别的生化药物和基因工程药物的特殊性而有其特殊的质量控制项目。特殊杂质主要是指从原料中带入或在生产工艺中引入的杂质。加上许多药物是从生物组织中提取或用微生物发酵法制取的，因而药物中易残存一些杂质、污染物或其他成分，也要进行杂质检查。

1. 原料药的纯度分析

（1）多糖类 纯度分析包括低聚糖及可能混入的核酸、蛋白质等"有关杂质"的测定。

（2）酶类药物 纯度分析包括酶催化反应基本产物的分析、具有一定活性的其他有关酶的检查。

例如，胰蛋白酶是从动物胰腺中提取制得的一种蛋白水解酶，在制备过程中，易带入杂质糜蛋白酶，因此在产品中需要检查杂质糜蛋白酶。胰蛋白酶中糜蛋白酶的限度检查选用 N-乙酰-L-酪氨酸乙酯作底物进行。糜蛋白酶的限度为 2500 个胰蛋白酶单位中不得大于 50 单位，按 1mg 胰蛋白酶为 2500 个单位和 1mg 糜蛋白酶为 1000 个单位，折算成质量，则糜蛋白酶的限度为 5%（质量分数）。

2. 生产过程中杂质的检查

基因工程药物与传统生物药物之间质量要求的基本区别在于鉴别、一致性、纯度及杂质的测定方法不同。基因工程药物的生产涉及生物材料和生物学过程，比传统生物药物的生产过程更为复杂，因此基因工程药物可能会存在传统生产方法不可能存在的有害杂质，如在原核细胞中表达的产品可能有内毒素、致敏原，在动物细胞中表达的产品可能有 DNA 杂质或病毒等。显然，基因工程药物的质量控制要比用传统工艺生产的生物药物有更高的要求。因此，必须对基因工程药物的原材料、生产过程中的杂质进行严格的质量控制。

三、安全性检查

安全性检查是生化药物和基因工程药物的一个重要检查项目，是保证用药安全、有效的重要指标。安全性检查的主要内容如下。

1. 热原检查法和内毒素检查法

有关检查方法详见第十一章。

2. 异常毒性试验

异常毒性试验是用一定剂量的药物按指定的操作方法和给药途径给予规定体重的某种试验动物，观察其急性毒性反应。反应结果的判断以试验动物死亡与否为终点。

《中国药典》规定的异常毒性试验，实际上是一个限度试验。在此剂量条件下，一般供试品不应使试验动物中毒致死。如果出现试验动物急性中毒而死亡，则反映该供试品中含有的急性毒性物质超过了正常水平，因此又称异常毒性检查法。在出现试验动物死亡时，除动物试验方法存在的差异或偶然差错外，主要取决于供试品在生产过程中可能带入可引发异常毒性反应的杂质。异常毒性试验的动物为小鼠，试验方法有尾静脉注射法、皮下注射法、腹腔注射法及口服给药法等。《中国药典》规定了多种药物需要做异常毒性检查。

3. 异性蛋白等急性毒性物质过敏试验

过敏试验是检查异性蛋白的试验。药物中若含有异性蛋白，在临床使用时易引起病人多种过敏反应，轻者皮肤出现红斑或丘疹，严重者则出现窒息、发绀、血管神经性水肿、血压下降，甚至休克和死亡。所以，有可能存在异性蛋白的药物，应进行过敏试验，实验动物为豚鼠，分为皮肤过敏试验和腹腔注射试验。

方法为将适量的药液由皮下或腹腔注射给豚鼠，若药物中含有异性蛋白，则在体内产生相应的抗体，这种抗体附着在肥大细胞上，经一段时间后再注射相同的药物，若药物有致敏性，则与豚鼠体内产生的抗体反应，使肥大细胞释放出组胺等物质，产生过敏性反应，动物会出现蜷缩、竖毛、呼吸困难甚至死亡等现象。若药物无致敏性，则动物活动正常。

4. 降压物质试验

降压物质系指某些药物中含有的能导致血压降低的杂质，包括组胺、类组胺或其他导致血压降低的物质。

用动物脏器或组织为原料制备生化药物的过程中，正常组织内存在的组胺及部分氨基酸脱羧形成的组胺、酪胺等胺类物质，均为这类杂质的主要来源。以组胺为代表的胺类，具有刺激支气管和肠管平滑肌、扩张毛细血管及人类小动脉的作用，注入体内能导致人、狗、猫或猴等一些动物的血压下降。临床上注射含有此类降压物质的注射液后，将会引起面部潮红、脉搏加速和血压下降等不良反应。因此，在生产过程中除了从生产工艺上采取有效措施以减少可能的污染外，还须对有关药品中的降压物质进行检查并控制。《中国药典》采用猫（或狗）血压法检查药物中所含有的降压物质。

5. 无菌试验

无菌试验是检查药品及敷料是否染有活菌的一种方法，是《中国药典》中比较重要的检查项目之一。虽然许多药物是在无菌条件下制备的，但不能高温灭菌，因此需要进行无菌检查。《中国药典》中几乎所有的注射用药如注射用尿激酶等，均做无菌试验。由于取样和试验方法的局限性，为了保证药品的无菌，应严格执行 GMP 管理制度，使药品真正达到无菌要求。无菌试验检查是控制这些制品染菌状况的一种检测手段。

6. 基因工程药物中可能杂质与污染物检查

基因工程药物中可能的杂质有残留 DNA、宿主细胞蛋白质、内毒素、蛋白质突变体和蛋白质裂解物等，主要污染物有微生物、热原和病毒等。主要检查项目有外源性 DNA、宿主细胞蛋白质、其他有关杂质和细菌内毒素检查。

7. 致突变试验

致突变试验包括微生物回复突变试验、哺乳动物培养细胞染色体畸变试验、啮齿动物微核试验和微生物电极法的致突变试验。

8. 生殖毒性试验

生殖毒性试验包括一般生殖毒性试验、致畸敏感期毒性试验和围生期毒性试验。试验的具体方法见《新生物制品审批办法》及其附件。其他如无菌试验、热原试验、毒性和安全试验均可按《中国生物制品规程》的要求进行。

四、含量测定

生化药物和基因工程药物的含量表示方法通常有两种：一种用百分含量表示，适用于结构明确的小分子药物或经水解后变成小分子的药物；另一种用生物效价或酶活力单位表示，适用于酶类和蛋白质类等药物的测定。

1. 含量测定

（1）HPLC 法　应用适当的分析色谱柱测定产品的总体纯度，凡有紫外吸收的物质均能在图谱上显示出色谱峰。若产品分子构型均一，仅出现一个色谱峰，有些产品有不同构型，会表现出不同的色谱峰。总之，纯度要达 95% 以上。

（2）十二烷基硫酸钠-聚丙烯酰胺凝胶电泳法（SDS-PAGE 法）　产品中若有聚合体存在，只有在非还原情况下表现比较充分，应扫描计算聚合体的含量，一般应控制 <10%，单体加聚合体应 ≥95%。应用灵敏的银染色法，可测出微量杂质蛋白质。本法可表明产品中蛋白质的纯度。

2. 效价测定

效价测定采用国际或国家参考品，或经过国家检定机构认可的参考品，以体内或体外法（细胞法）测定其生物学活性，并标明其活性单位。一般用免疫学方法测定的效价不能代替生物学效价，只能作为中间品的质量控制标准。在测定效价时，还应测定蛋白质含量，计算出特异比活性，活性以单位数/毫克蛋白（IU/mg）表示。

第三节　常用定量分析方法及其应用

生化药物和基因工程药物常用的定量分析方法有：理化分析法、生化测定法（酶法、电泳法和免疫法）和生物检定法等。

一、理化分析法

理化分析法包括化学分析法（滴定分析法、重量分析法）、电化学分析法、光谱分析法（比色法、紫外分光光度法、荧光分光光度法）和色谱分析法（高效液相色谱法、灌注色谱法和高效毛细管电泳法）等。

（一）化学分析法

1. 重量分析法

根据样品中分离出的单质或化合物的质量测定所含成分的含量的一种分析方法。根据被测组分分离方法的不同，分为提取法、挥发法和沉淀法等。

（1）提取法　用适宜的溶剂提取样品中的待测成分后，蒸去溶剂进行测定。

（2）挥发法　利用被测组分具有挥发性，或将它通过适当的方法转化为挥发性物质后再进行含量测定的方法。"炽灼残渣"为直接挥发法的一种特殊方式；"干燥失重"为间接挥发法。

（3）沉淀法　是利用沉淀反应，将被测组分转化成难溶性的化合物后，将沉淀从溶液中分离出来，经过滤、洗涤、烘干或炽灼，最后称重并计算其含量的方法。

2. 滴定分析法

利用样品中待测成分能与标准溶液定量地发生酸碱中和、氧化还原或配位反应等进行测定的一种分析方法，该测定方法的准确度高。如胰酶的淀粉酶测定是采用滴定分析法中的氧化还原滴定法。以淀粉为底物，经淀粉酶水解后产生还原糖，在碱性溶液中还原糖又将斐林试剂中的 Cu^{2+} 还原成 Cu^+，多余的 Cu^{2+} 在酸性溶液中与 KI 作用析出碘，然后用硫代硫酸钠滴定液滴定析出的碘，计算糖的含量，进而标定淀粉酶的效价。

（二）电化学分析法

生化药物和基因工程药物含量测定中应用最多的是电位分析法，特别是其中的离子选择性电极分析法。此法是 20 世纪 80 年代发展起来的一种电化学分析技术，方法灵敏、简便、快速、准确，可用于自动化和连续测定。离子选择性电极具有敏感膜，电极借助敏感膜对某一离子产生选择性的响应。近年来，随着新型药物电极、酶电极的出现，离子选择性电极分析技术在生化药物和基因工程药物分析中有了更进一步的发展。

药物电极包括药物膜电极、生物组织膜电极、微生物电极、免疫电极和免疫场效应管等。在酶电极测定法中，根据酶催化反应生成的不同产物，可用不同种类相应的药物电极进行测定。其他极谱氧电极法、微电流电位法以及生物传感器技术在这一领域也得到广泛应用。

（三）光谱分析法

1. 比色法

供试品与显色剂可发生反应生成有颜色的物质，根据有色物质的强度可测定含量。如蛋白质的含量测定，可利用蛋白质与双缩脲试剂发生颜色反应，进行定量测定。

又如硫酸软骨素的含量也采用了比色法测定。本品系自猪的喉骨、鼻中骨、气管等软骨组织提取制得的酸性黏多糖。按干燥品计算，含氨基己糖以氨基葡萄糖（$C_6H_{13}O_5N$）计算，不得少于 24.0%。

（1）原理　采用 Elson-Morgan 比色法。供试品先用盐酸水解使其生成氨基己糖后，在碱性条件下与乙酰丙酮反应，再与对二甲氨基苯甲醛反应形成红色化合物，以盐酸氨基葡萄糖为对照品，进行比色测定。本方法的专属性强，操作简便，结果稳定。

（2）对照品溶液的制备　精密称取经 105℃ 干燥至恒重的盐酸氨基葡萄糖 0.1g，置 100ml 容量瓶中，加水溶解并稀释至刻度，摇匀；精密量取 10ml，置 100ml 容量瓶中，加水至刻度，摇匀，得含盐酸氨基葡萄糖 0.1mg·ml^{-1} 的溶液。

（3）供试品溶液的制备 取本品约 0.15g，精密称定，置 50ml 容量瓶中，加 6mol·L^{-1} 盐酸液使溶解，并稀释至刻度，摇匀；精密量取 5ml，置 50ml 容量瓶中，密塞，置水浴中水解 2h，取出放冷，用氢氧化钠溶液（1→5）中和至中性，加水至刻度，摇匀，用干燥滤纸过滤，弃去初滤液，保留续滤液备用。

（4）测定方法 精密量取对照品与供试品溶液各 1ml，各取 2 份，分别置 4 支具塞试管中，各加水至 5ml；另取具塞试管一支，加水 5ml 作为空白，各加乙酰丙酮试液 1ml，摇匀，置水浴中（1min 后密塞）。准确加热 25min，取出，用冰水迅速冷却后，加无醛乙醇 3ml，在 60℃水浴中保温 10min 后，再加对二甲氨基苯甲醛试液 1ml，强力振摇，并继续在 60℃水浴中保温 1h，立即用冷水冷却至室温，按照分光光度法，在波长 525nm 处分别测定对照品溶液与供试品溶液的吸光度，以两份的平均值计算含量。

（5）结果计算

$$氨基己糖的含量=\frac{\overline{A}m_s\times0.8309\times500}{\overline{A}_sm}\times100\%$$

式中，$\overline{A}$ 和 $\overline{A}_s$ 分别为供试品溶液和对照品溶液吸光度的平均值；m_s 为对照品溶液 1ml 中含盐酸氨基葡萄糖的量，mg；m 为供试品的质量，mg；0.8309 为校正因子（氨基葡萄糖与盐酸氨基葡萄糖分子量的比值）。

2. 紫外分光光度法

利用供试品或转化后的产物在某一波长下具有最大吸收，在一定的浓度范围内浓度与吸光度成正比，进行含量测定。如蛋白质在波长 280nm 附近有最大吸收，糜蛋白酶与底物 N-乙酰-L-酪氨酸乙酯作用后的产物在波长 237nm 处有最大吸收，根据在最大吸收波长处测得的吸光度可进行定量。

3. 荧光分光光度法

根据物质被紫外光照射后所发出的能反映该物质特性的荧光，通过测定荧光的强度进行定量分析，也可利用荧光猝灭和衍生物反应等进行测定，因此荧光法用途颇为广泛。如酶反应的荧光分析法主要有三种：反应物或反应产物激发产生荧光的直接测定；应用荧光试剂的荧光测定；应用另一酶的催化反应的荧光测定。

（四）色谱分析法

1. 高效液相色谱法（HPLC）

HPLC 法具有适用范围广、分离效能高、选择性高、检测灵敏度高、分析速度快、流出组分易收集等优点。HPLC 的检测器要求具有灵敏度高、噪声低、线性范围宽、重复性好等性能，目前应用较多的有紫外检测器、二极管阵列检测器、荧光检测器、电化学检测器、蒸发光散射检测器及示差检测器等。HPLC 法的种类很多，应用广泛。

（1）反相高效液相色谱法（RP-HPLC） 以 C_8、C_{18} 烷基硅烷键合相为柱填料，以甲醇-水、乙腈-水或甲醇、乙腈与缓冲液组成的溶液为流动相，使用紫外检测器、荧光检测器或电化学检测器，这种色谱法在肽类、氨基酸、蛋白质和多糖等的定量分析中应用广泛。采用 Vydac Protein C_4 色谱柱，以 0.1% 三氟乙酸水溶液（A）和 0.1% 三氟乙酸-乙腈溶液（B）为流动相，梯度洗脱，流速为 1ml·min^{-1}，检测波长为 280nm 的色谱条件测定重组人肿瘤坏死因子（rhTNF）的纯度，其保留时间和色谱峰比例结果反映了产品性质的一致性及生产工艺的稳定性。此外，还可以采用不同分离机制的 HPLC（反相 HPLC、高效凝胶过滤色谱、高效疏水相互作用色谱、高效离子交换色谱）对生产的

rhTNF 进行鉴别，检测出供试品中存在的杂质峰，并通过不同色谱方法对杂质结构进行初步的分析。

（2）高效离子交换色谱法（HPIEC）　HPIEC 是蛋白质、多肽分离分析中常用的方法之一，具有以下特点：

① 根据相应的离子化程度对蛋白质、多肽进行分离。暴露在外的带电荷的氨基酸残端的数量（如天冬氨酸、赖氨酸）将影响洗脱过程。

② 梯度洗脱是以盐浓度增大而进行的分离过程。样品液必须和进样前的流动相保持相同的 pH 和离子强度。为获得良好的重现性，进样前色谱柱必须充分平衡。典型的分离梯度是缓冲液为 $0.3 \sim 1.0 \text{mol} \cdot \text{L}^{-1}$ 的盐溶液。如有可能，应尽量避免使用卤素类盐，以延长不锈钢柱的使用寿命。

③ 柱效中等并具有较高质量的活性回收。虽然此法获得的色谱峰比反相色谱峰更宽，但活性回收更佳。活性蛋白质的回收可通过不同强弱交换类型的选择而优化，对于一些敏感蛋白质，如果回收有问题，弱型离子交换剂可获得更好的活性和质量回收。

（3）高效凝胶过滤色谱法（HPGFC）　HPGFC 可用于多肽和蛋白质等生物药物的分离及分子量的测定。HPGFC 柱上填充着微粒状的具有亲水性表面组成的有机物载体或表面性质进行了改造的硅胶类物质。HPGFC 具有如下特点：

① 活性蛋白质可得以回收，除非流动相中含有变性剂，如尿素等。

② 该法是在固定比例的水溶液中进行分离。流动相通常为缓冲液，为了提高分离效能，可加入少量的能与水互溶的有机改性剂或表面活性剂。

③ 该法是依据蛋白质或多肽在溶液中相应的有效粒径进行分离。当蛋白质具有相同形状（如球状或纤维状）时，可以根据分子量的大小来预示组分的洗脱顺序，因此可用于测定蛋白类药物的分子量。

HPGFC 法测定蛋白质的分子量，具有简便、快速、准确、重现性好、样品用量少等优点，是一种测定蛋白质分子量的重要方法。国内用 HPLC 进行基因重组药物肽图分析的品种名称和色谱条件见表 12-2。

表 12-2　基因重组药物肽图分析色谱条件

蛋白质	色谱柱	流动相组成	流速 /(ml · min^{-1})	柱温 /℃	检测波长 /nm
重组 L-天冬酰胺酶	Waters Symmetry C$_{18}$	0.1%三氟乙酸水溶液(A)，0.1%三氟乙酸-乙腈水溶液(80∶20)(B)，梯度洗脱	0.2		210
重组 L-天冬酰胺酶Ⅱ	Sphasil C$_{18}$，预柱为 hypersil ODS	0.1%三氟乙酸水溶液(A)，0.085%三氟乙酸-乙腈水溶液(80∶20)(B)，梯度洗脱	1.2	50	210
重组人生长激素	Vydas C$_{18}$ Model 218 TP54	0.1mol · L^{-1}磷酸盐缓冲液(A)，0.1mol · L^{-1}磷酸盐缓冲液-乙腈溶液(40∶60)(B)，梯度洗脱	1.0	32	210
重组人白细胞介素-Ⅱ	Waters Symmetry C$_{18}$	0.1%三氟乙酸水溶液(A)，0.1%三氟乙酸-乙腈溶液(B)，梯度洗脱	1.0		214
重组人红细胞生成素	Zorbax 300 SB C$_8$	0.1%三氟乙酸水溶液(A)，0.1%三氟乙酸-乙腈水溶液(80∶20)(B)，梯度洗脱	0.75	45.0±0.5	214
重组人粒细胞集落刺激因子	Vydas C$_{18}$	0.1%三氟乙酸水溶液(A)，0.1%三氟乙酸-乙腈水溶液(90∶10)(B)，梯度洗脱	0.5		214

2. 灌注色谱法

灌注色谱法（perfusion chromatography）是 20 世纪 90 年代发展起来的一种新的用于

分离纯化和分析的色谱新技术。近年来，随着基因工程药物的不断涌现，灌注色谱法在基因工程新药的研究分析中有了更新的进展。

（1）方法的基本理论

① 扩散与灌注 传统的液相色谱介质，流动相仅流经介质颗粒间隙，介质颗粒内部则借扩散（diffusion）作用进行。扩散作用限制了样品流经固定相的反应速率，因此传统的液相色谱系统需在极低流速（1ml·min^{-1}或更低）下进行，以维持一定的容量和分辨率，造成分离时间延长。增大流速可缩短反应时间，但当流速增大时，介质颗粒间隙被缩短，导致系统压力急速上升，且在高流速状态下，介质内的流速扩散难以有效进行，样品与介质间未能充分反应，导致分辨率和柱容量的显著下降而不能获得满意的分离效果。

灌注色谱法的色谱介质为在聚苯乙烯二乙烯苯（polystyrene divinylbenzene）高度交联的基础结构上构成的贯穿孔颗粒分离介质（flow-through particle），称为 POROS$^®$，它具有许多特有的性质。POROS$^®$ 介质为双模式孔结构，在介质上有 80～150nm 大扩散孔及 600～800nm 的贯穿孔，允许液体传送流经分离介质的内表面，即能使样品由流动相直接灌注入介质颗粒中，使得分离过程中扩散作用不再是主要的。由于介质颗粒内部可利用反应的表面积大幅度增加，容量和分辨率也随之提高。因此，在高流速（8500cm·h^{-1}）下，由于流动相流通路径大大增加，因此压力稍有上升，从而打破了传统的流速与柱容量、分辨率三者间的关系，使生物活性大分子药物的快速分离纯化和快速分析成为可能。应用 BioCAD 灌注色谱系统，分离速度较传统的液相色谱技术提高 10～100 倍，纯化和分析时间在 30s 至数分钟内即可完成。

② 动量传递 液流定量通过柱与介质颗粒的关系可作为颗粒填充床处理。填充柱的渗透度（K）与其空隙级分（ε_b）的关系可用 Blake-Kozeny 相互关系式表示：

$$K=\frac{\varepsilon_b^3}{150(1-\varepsilon_b)^2} \tag{12-1}$$

$$K=\frac{\eta u_{bed}}{d_p^2\left(\frac{dp}{dx}\right)_c} \tag{12-2}$$

式中，η 为流动相的黏度；d_p 为载体颗粒的直径；$(dp/dx)_c$ 为横穿柱的梯度压力；u_{bed} 为流动相在颗粒中的表面速度 F/A_c，其中 F 为流速，ml·min^{-1}，A_c 为柱的截面积。

液流通过贯穿孔介质柱则用下式表示：

$$u_{pore}=\frac{K_p d_m^2\left(\frac{dp}{dx}\right)_c(1-\varepsilon_b)}{\eta\varepsilon_p} \tag{12-3}$$

式中，u_{pore} 为通过通道孔的速度；K_p 为颗粒的渗透度；d_m 为微球的直径；其他符号意义同上。

$$K_p=\frac{\varepsilon_p^3}{150(1-\varepsilon_p)^2} \tag{12-4}$$

$$d_m=rd_{pore}$$

式中，d_{pore} 为颗粒通道孔的直径；ε_p 为颗粒孔度；r 为与填充密切相关的常数。

测定灌注性载体 POROS$^®$ 的 ε_p、r 及 ε_b 分别为 0.5、2 及 0.35，由式（12-1）～式（12-4）得

$$\frac{u_{pore}}{u_{bed}}=\frac{K_p}{K}\left(\frac{d_m}{d_p}\right)^2\frac{(1-\varepsilon_b)}{\varepsilon_p} \tag{12-5}$$

③ 质量传递　从式(12-5)可知，灌注性颗粒填充柱通过通道孔的速度（u_{pore}）与表面液体速度（u_{bed}）成正比，因此可得出灌注性颗粒填充床为：

$$u_{pore} = k u_{bed} \tag{12-6}$$

④ 范第姆特方程式　根据色谱过程的速率理论，研究了影响传统载体的填充柱的柱效率的各种因素，导出理论塔板高度与流动相线速度之间的关系，即范第姆特方程式（Van Deemter equation）：

$$H = A + \frac{B}{u_{bed}} + C u_{bed} \tag{12-7}$$

Afeyan 等根据灌注色谱的过程，经必要的数学处理并代入范第姆特方程式，导出了修正后的方程式：

$$H \approx C \frac{2 d_p^2 u_{bed}}{K d_p u_{bed}} = 常数 \tag{12-8}$$

因此，在灌注系统色谱中，理论塔板高度与表面液体速度及流速无关，即保持一个常数。

(2) 灌注色谱预填充柱　灌注色谱预填充柱的商品名称为 POROS®，主要用于生物活性大分子的分离纯化和分析，具有高度的选择性和相容性，可用于各种型号的传统液相色谱仪。

灌注色谱预填充柱根据其应用目的可分为分析型和制备型。分析型 POROS® 10（10μm）主要类型有：高分离度的 H 和 F 系列。H 系列用于 BioCAD 工作站系统和传统 HPLC 系统，F 系列用于 BioCAD 工作站系统或中压系统如快速蛋白质液相色谱（FPLC）系统。制备型主要类型有：M 和 P 系列的 POROS® 20（20μm）。M 系列用于 BioCAD 工作站系统或传统 HPLC 的分离纯化，P 系列为特殊设计的用于低压、BioCAD 工作站系统或中压系统如 FPLC、Biopilot 系统或 Waters650 系统。

灌注色谱预填充柱（POROS® columns）根据分离原理不同分为：反相柱（reversed phase column）、阴离子交换柱（anion exchange column）、阳离子交换柱（cation exchange column）、亲和色谱柱（affinity column）、活化的亲和色谱柱（activited affinity column）以及疏水性相互作用色谱柱（hydrophobic interaction column）等。

(3) 应用　此法主要用于基因工程药物和其他大分子药物的分离纯化和分析。例如：①蛋白质类、肽类和多聚核苷酸类等，如促红细胞生长素（EPO）、干扰素、白介素、集落刺激因子（CSF）、组织型纤溶酶原激活剂（tpA）、单克隆抗体等；②酶类，如溶菌酶、核糖核酸酶、超氧化物歧化酶（SOD）等；③天然药物成分，如多糖类、低聚糖等；④合成肽和其他生化药物，如细胞色素、前列腺素等。这些药物用灌注色谱法进行分离纯化和分析的结果令人满意。灌注色谱法不仅回收率高，蛋白质类可提高30%，而且由于分离纯化时间短，生物活性降低；在绝大多数情况下，可在室温条件下进行测定。

3. 高效毛细管电泳法（HPCE）

近年来高效毛细管电泳分析技术得到了迅速的发展，由于在多肽分离方面具有高效、快速等优点，其应用越来越受到人们的重视。例如，采用 HPCE 法对脑活素注射液中的多肽组分进行分析研究，所建立的分析方法可达到对其质量进行有效控制的目的；对测定脑活素注射液所得到的色谱图，其中多肽组分的色谱峰可作为多肽指纹图，用于本品的分析鉴别。

毛细管电泳法是利用带电组分在毛细管中因其所带电荷和分子量的大小，即荷质比不同产生不同的迁移速度而进行分离的方法。毛细管电泳技术提供了与 HPLC 法完全不同的选择性，用 HPLC 法分离的肽图只有 2~3 个色谱峰（包括氨基酸色谱峰），而用 HPCE 法可分出 6 个色谱峰（包括氨基酸色谱峰），分辨率高，同时在自动化程度、样品的用量、试剂的消耗及分析周期短等方面都具有独特的优点，所以应用越来越广。

4. 色质联用技术

色质联用技术由于结合了色谱、质谱的优点而成为当前药物分析中最有前途的分析手段之一。目前应用较多的是 GC-MS，但是 GC 要求供试品必须是易气化的物质，应用有一定的局限性。随着新型接口技术的出现，LC-MS 的应用越来越重要。如有报道用 LC-ESI/MS/MS 鉴定蛋白质肽图中的肽段峰的氨基酸序列，测定糖蛋白的微观不均一性等；通过 CE-ESI-MS 检测重组修饰后的蛋白质。近年来 MS 技术在基因工程药物分析中的应用概况见表 12-3。

表 12-3 MS 技术在基因工程药物分析中的应用概况

药品名称	分析方法	研究内容
猪胰岛素、牛胰岛素、重组人胰岛素及其类似物	ESI/MS 结合 H/D 同位素交换法	结构鉴定
rhIL-2、rhTNF-α、rhGM-CSF、rhFN-α	MALDI-TOF/MS	纯度、分子量和均匀性
重组 DNA 糖蛋白	CE 与 MALDI-TOF/MS 脱机联用	糖基化形式分析
单链纤溶酶原激活因子（DSPAal）	MALDI-TOF/MS	糖基化形式分析
rhGM-CSF	MALDI-TOF/MS	纯度、分子量、蛋白质内切酶 Glu-C 酶切的肽质量指纹谱
重组 L-天冬酰胺酶 Ⅱ	ESI/MS，LC-ESI/MS	分子量
人表皮生长因子	LC-ESI/MS	解析酶解肽段的氨基酸序列 胰蛋白酶和 V$_8$ 蛋白酶的酶切质量肽谱

二、酶法

酶法包括两种类型：一种是以酶为分析对象，就是通常所说的"酶活力测定法"；另一种是以酶为分析工具或分析试剂，称为"酶分析法"。前者用于测定样品中某种酶的活力或活性，用酶的活力单位（enzymatic activity unit）和比活性（specific activity）表示；后者则用酶作试剂测定样品中酶以外的其他物质的含量。二者的检测对象虽然不同，但原理和方法都是以酶能专一而高效地催化某些化学反应为基础，通过对酶反应速率的测定或生成物等的浓度的测定而检测相应物质的含量。

（一）酶活力测定法

1. 基本概念

酶活力是指酶催化一定化学反应的能力。酶活力测定实质上是测定一个被酶所催化的化学反应的速率。酶反应速率可以用单位时间内反应底物的减少或产物的增加来表示，酶反应速率越快，则表示的酶活力越高。

国际纯粹与应用化学联合会（IUPAC）和国际生物化学协会（IBU）推荐的酶单位定义为：任何一种酶，在 25℃ 以最适当的底物浓度、最适当的缓冲液离子强度以及最适当的 pH 等条件下，每分钟能转化 1μmol 底物的酶量定为一个活性单位（国际单位，IU）。酶的比活性以 1mg 蛋白质所含的酶单位数（单位/毫克蛋白质）表示。分子活力的定义为：每微摩尔酶对最适当底物的活性单位，即每个酶分子每分钟转化底物的分子量。

　　酶活力的测定通常可采用物理法、化学法或酶分析法等。常用的方法有：①在适当的条件下，把酶和底物混合，测定生成一定量产物所需的时间，又称终点法。②将酶和底物混合后隔一定时间后，间断或连续地测定反应的连续变化，如吸光度的增加或减小。③将酶与底物混合后，让其反应一定时间后，停止反应，定量地测定底物减少或产物生成的量。后两种方法称为动力学法或反应速率法；按取样及检测方式可称为取样测定法或连续测定法。

　　2. 酶促反应的条件及影响因素

　　选择酶促反应条件的基本要求是所有待测的酶分子都应该正常地发挥作用。即反应系统中除了待测定的酶浓度是影响速率的唯一因素外，其他因素都处于最适于酶发挥催化作用的水平。确定酶促反应条件时应考虑以下因素。

　　(1) 底物浓度的影响　选用的底物（包括人工合成底物）最好在理化性质上和产物不同。测定用的底物浓度，为了在测定时不使酶反应的速率受到它的限制，反应系统应该使用足够高的底物浓度，判断标准是底物浓度 $[S]$ 与 K_m 的关系（K_m 称为米氏常数，是重要的酶反应动力学常数）。如一般选用底物的浓度 $[S]=100K_m$ 时，反应速率可达最大速率的99%。大多数酶具有相当的专一性，测定时一般在可被它作用的各种底物中选择 K_m 小的作测定的底物。

　　(2) pH 的影响　$[H^+]$ 能对酶反应产生多种影响，它既能改变酶的活性中心的解离状况，升高或降低酶的活性；又能破坏酶的结构与构象，导致酶失效；还能作用于反应系统的其他成分而影响酶反应，甚至改变反应进行的方向。因而酶反应通常使用缓冲系统来控制 pH。如乳酸脱氢酶反应在 pH=7 时倾向乳酸生成，而在 pH=10 时则倾向于丙酮酸生成。因此在进行酶活力测定时要选择适宜的 pH。

　　(3) 温度的影响　酶反应对温度十分敏感，温度既能直接影响化学反应速率，也能影响酶的稳定性，还可能影响酶的构象和酶的催化机制。一般温度变化1℃，酶反应速率可能相差5%左右。因此实验中温度变化应控制在±0.1℃以内。酶反应的温度通常选用 25℃、30℃或37℃。

　　(4) 辅助因子的影响　有些酶需要金属离子，而有些酶则需要相应的辅酶物质。为了提高酶在反应系统中的稳定性，有时需加某些相应的物质。如对巯基酶可加入二巯基乙醇、二巯基苏糖醇（DTT）等。

　　(5) 空白和对照试验　酶反应通常都应做适当的空白和对照试验。空白试验是指杂质反应和自发反应引起的变化量，它提供的是未知因素的影响。空白值可通过不加酶，或不加底物，或二者都加（但酶需预先经过失效处理）来测得。对照试验是用纯酶或标准酶制剂测得的结果，主要作为比较或标定的标准。

　　3. 测定方法

　　一般测定方法使用取样测定法和连续测定法。

　　(1) 取样测定法

　　取样测定法是在酶反应开始后不同的时间，从反应系统中取出一定量的反应液，并用适当的方法使反应停止后，再根据底物和产物在化学性质上的差异，采用适当的检测方法进行分析，求得单位时间内酶促反应变化量的方法。

　　本法中停止酶反应通常采用添加酶变性剂的方法，如加5%的三氯醋酸、3%的高氯酸或其他酸、碱、醇类。三氯醋酸是一种高效专一的蛋白质变性剂和沉淀剂，它在紫外光区有吸收，而高氯酸则无吸收，且用氢氧化钾中和、冷却后，高氯酸钾还可沉淀除去，但方法不适于对酸和氧化剂敏感的测定对象。用于使反应停止的试剂应根据具体反应来决定。如以对硝基酚的衍生物作底物的酶反应可用氢氧化钠或氢氧化钾使反应停止，因为碱有利于硝基酚发色。另一种使酶反应停止的方法是加热使酶失效。

（2）连续测定法 连续测定法是基于底物和产物在理化性质上的不同，在反应过程中对反应系统进行直接连续检测的方法。从准确性和测定效率考虑，连续测定法都比较好。

（3）检测方法 常用的检测方法有紫外-可见分光光度法和荧光分光光度法等。

① 紫外-可见分光光度法 是根据产物和底物在某一波长或波长段上，有明显的特征吸收差别而建立起来的连续检测方法。吸光度测定应用的范围很广，几乎所有氧化还原酶都可用此法测定。如脱氢酶的辅酶 NAD(P)H 在波长 340nm 处有吸收峰，而其氧化型则无吸收；细胞色素氧化酶的底物为细胞色素 C，该物质在还原态时，在波长 550nm 处的摩尔吸收系数为 2.18×10^4，而氧化型为 0.80×10^4，故可利用这种吸光度的差别来进行测定。

② 荧光分光光度法 是根据酶反应的底物与产物之一具有荧光，而荧光变化的速率可代表酶反应速率。应用此法测定的酶反应有两类，一类是脱氢酶等的反应，它们的底物本身在酶反应过程中有荧光变化，如 NAD(P)H 的中性溶液发射蓝白色荧光（460nm），而 NAD(P)$^+$ 则不发射该荧光；另一类是利用荧光源底物的酶反应，如可用二丁酰荧光素测定脂肪酶，二丁酰荧光素不发射荧光，但水解后释放荧光素。

③ 旋光度法 有些酶反应过程中常伴随着旋光变化，在没有更好的检测方法可用时，可考虑用旋光度测定法。

④ 酶偶联测定法 是应用过量、高度专一的"偶联工具酶"，使被测酶反应能继续进行到某一可直接、连续、准确测定阶段的方法。与光学检测法相偶联的分析法有：被测酶反应的产物是某脱氢酶的底物；被测反应物和其他有光学性质改变的酶反应偶联。

⑤ 其他检测法 电化学测定法、离子选择性电极测定法适用于产酸反应中 pH 变化的测定；放射化学法灵敏度极高，可直接用于酶活性测定，但操作繁琐而费时。

4. 酶反应进程曲线与酶浓度曲线的关系

"酶反应进程曲线"是将测得的产物或底物变化量对时间作图，曲线的斜率表示酶反应的速率。酶活力测定的目的是要通过酶反应速率的测定，求得酶的浓度或含量，因此测得的反应速率必须和酶浓度间有线性关系，这也是检验酶反应和测定系统是否适宜、正确的标准。通过酶的反应进程曲线，可知酶浓度不同，反应速率下降的先后、快慢也不相同。如果将这些曲线在不同时间测得的反应速率对酶浓度作图，可得到酶浓度曲线，由酶浓度曲线可知只有在某一反应时间 t_0 测得的反应速率和酶浓度间具有合乎要求的线性关系，而在 t_1 和 $t_2(t_2 > t_1 > t_0)$ 得到的结果则偏离线性关系，反应时间越长，这种偏离也越大。

所以通常在酶活力测定时，先要制备酶反应进程曲线和酶浓度曲线。从前者求得反应初速率，根据初速率绘制酶浓度曲线，并通过后者来检验酶反应测定系统是否适宜。

（二）酶分析法

酶分析法是一种以酶为分析工具（或试剂）的分析方法。分析的对象可以是酶的底物、辅酶活化剂或酶的抑制剂。分析时，先要根据分析对象选择适宜的"工具酶"，然后再通过酶反应的测定，并借助相应的校正曲线来测定它们的浓度或含量。在上述几种分析对象中，除底物可以采用总变量分析法外，其他都只能用动力学分析法。

1. 总变量分析法

总变量分析法又称为平衡法或终点法，是根据被测物质的性质，选择适宜的分析工具酶对该物质进行作用，反应完成后，借助理化方法测出其总变化量，并参考反应的平衡点，计算出被测物的实际含量或浓度的一种分析方法。该法仅适用于底物的测定，应用时应考虑工具酶的用量与反应的平衡点。

终点法要获得好的测定结果，应控制的条件是：①被测底物的浓度应很小，并控制反应在一级反应水平。这样可以使反应速率达到平衡点，防止过多的产物生成，避免逆反应。②其他因素应尽量处于最适水平，双底物反应的另一底物应具有足够高的浓度。③酶的用量要高，以保证反应快速达到终点。④酶比较昂贵，用量要适宜。一般来说，工具酶用量可控制在 $K_m \sim 2K_m$ 单位（$U \cdot ml^{-1}$）左右；测定时间多控制在 $2 \sim 10min$。

2. 动力学分析法

动力学分析法的原理是通过条件控制，分别使底物、辅酶活化剂或抑制剂的浓度在酶反应中起决定反应速率的主导作用，这时酶反应速率和上述相应因素的浓度间将具有确定的比例关系，通过测定酶反应的速率就可求出它们的浓度。

酶分析法采用的测定条件和酶活力测定法的条件基本相同，但其所用的酶量必须一定，被测物以外的其他反应成分均须保证处于恒定和最适。测定时应注意以下问题。

（1）被测物是酶的底物 当底物浓度 $[S] < K_m$ 时，酶反应相对底物而言具有一级反应性态，即酶反应速率与底物浓度成正比，$v = k[S]$，通过测定酶反应速率可以求得其浓度。

（2）被测物是辅酶 需要 NAD(P)、CoA 之类辅酶的反应可看作是双底物反应，这些辅酶可看作是底物之一。当另一类底物浓度足够高时，反应变为单底物反应，反应速率将与其浓度成正比。以 CoA 的测定为例，它是 α-酮戊二酸脱氢酶的辅酶：

$$\alpha\text{-酮戊二酸} + CoA + NAD^+ \longrightarrow \text{琥珀酰-CoA} + NADA + CO_2$$

此反应可通过波长 340nm 处吸光度的变化来测定，当另外两种底物处于足够高的浓度时，反应速率与 CoA 的浓度成正比。

（3）被测物是活化剂 当其他最适宜条件一定时，活化剂在低浓度范围内，酶反应速率随活化剂浓度的增大而升高，并在一定范围内具有线性关系。但是用动力学方法测定时应注意：①活化剂浓度超过一定水平后常导致抑制；②对于某一种酶，相似的离子往往也能表现出活化作用，因此测定不专一，易受到干扰。

（4）被测物是抑制剂 不可逆抑制剂对酶反应产生的抑制程度随抑制剂浓度呈线性增加关系，并且酶反应的最终抑制程度由抑制剂的绝对量决定；可逆抑制剂在底物浓度一定时，在低的抑制剂浓度范围内，酶反应速率随抑制剂浓度升高呈线性降低。因此可用动力学方法测定，且测定灵敏度高。如胆碱酯酶能用于检测 10^{-10} g 水平的有机磷化合物。注意某些抑制剂能抑制多种酶；而有些酶能被几种相似的抑制剂所控制，因而如果"工具酶"选择不当，测定时就容易受到干扰。

对酶分析法，在建立了适宜的反应和测定系统后，必须制备一条酶反应速率相对于被测物浓度的标准工作曲线，以便对未知样品的量进行检测。注意在测定未知样品时，所采用的反应、测定系统和制备标准工作曲线时所用的系统应完全相同，而且待测样品的浓度还应控制在这一工作曲线范围内。

（三）酶法测定应用示例

1. 胰蛋白酶的效价测定

供试品系自猪、羊或牛胰中提取的蛋白分解酶。按干燥品计算，1mg 中胰蛋白酶的活力不得少于 2500 单位。

胰蛋白酶能专一地作用于赖氨酸、精氨酸等碱性氨基酸的羧基组成的肽键、酰胺键及酯键，水解速率为酯键＞酰胺键＞肽键。

（1）供试品溶液的制备 精密称取供试品适量，用 $0.001mol \cdot L^{-1}$ 盐酸液溶解并定量稀释制成 1ml 中含 $50 \sim 60$ 胰蛋白酶单位的溶液。

（2）底物溶液的制备 取 N-苯甲酰-L-精氨酸乙酯盐酸盐 85.7mg，加水溶解使成 100ml，作为底物原液；取 10ml 用磷酸盐缓冲液（取 $0.067mol \cdot L^{-1}$ 磷酸二氢钾溶液 13ml

与 0.067mol·L^{-1}磷酸氢二钠溶液 87ml 混合，pH＝7.6）稀释成 100ml，照紫外-可见分光光度法，恒温于（25.0±0.5）℃，以水作空白，在波长 253nm 处，测定吸光度，必要时可用上述底物原液或磷酸盐缓冲液调节，使吸光度 A 在 0.575～0.585 之间，作为底物溶液。制成后应在 2h 内使用。

（3）测定方法　取底物溶液 3.0ml 与 0.001mol·L^{-1}盐酸液混匀，作为空白。另取供试品溶液 200μl，加底物溶液 ［恒温于（25.0±0.5）℃］3.0ml，立即计时，混匀，使比色池内的温度保持在（25.0±0.5）℃，照紫外-可见分光光度法，在波长 253nm 处，每隔 30s 读取吸光度，共 5min。以吸光度 A 为纵坐标，时间为横坐标作图；每 30s 吸光度的改变应恒定在 0.015～0.018 之间，呈线性关系的时间不得少于 3min。若不符合上述要求，应调整供试品溶液的浓度，再作测定。在上述吸光度 A 对时间的关系图中，取呈直线部分的吸光度，按下式计算：

$$P=\frac{A_1-A_2}{0.003Tm}$$

式中，P 为 1mg 胰蛋白酶供试品中含胰蛋白酶的单位数；A_1 为直线上终止的吸光度；A_2 为直线上开始的吸光度；T 为 A_1 至 A_2 读数的时间，min；m 为测定液中含供试品的质量，mg；0.003 为在上述条件下，吸光度每分钟改变 0.003，即相当于 1 个胰蛋白酶单位。

（4）影响效价测定的因素

① 酶浓度的影响　在固定底物浓度、反应温度和 pH 等条件下，调整反应液酶浓度是效价测定的关键。酶浓度过高或过低都不能使反应速率保持恒定，最佳测定浓度为 50～60IU·ml^{-1}。

② 温度的影响　温度变化对酶促反应速率影响较大，温度改变 1℃，活力单位变化 5%。为准确控制反应温度，除调节水浴温度或室温外，由于在测定时受仪器散热和光照等影响，还必须随时测量比色池内反应物的温度，以保证测定结果的准确性。

③ 底物的影响　因其酯键易水解，故其水溶液不稳定，该底物溶液应在配制后 3h 内使用。用该底物测定本品的酶活力，专属性较高，准确度高，RSD 一般可控制在 5% 以下。

2. 胃蛋白酶的活力测定

供试品系自猪、羊或牛的胃黏膜中提取的胃蛋白酶，具有助消化的能力。按干燥品计算，1g 中含蛋白酶活力不得少于 3800 单位。

（1）对照品溶液的制备　精密称取经 105℃ 干燥至恒重的酪氨酸适量，加盐酸溶液（取 1mol·L^{-1}盐酸溶液 65ml，加水至 1000ml）溶解并定量稀释制成含 0.5mg·ml^{-1}的溶液。

（2）供试品溶液的制备　取供试品适量，精密称定，加上述盐酸溶液溶解并定量稀释制成 1ml 中含 0.2～0.4 单位的溶液。

（3）测定方法　取试管 6 支，其中 3 支各精密加入对照品溶液 1ml，另 3 支各精密加入供试品溶液 1ml，置（37.0±0.5）℃水浴中，保温 5min，精密加入预热至（37.0±0.5）℃的血红蛋白试液 5ml，摇匀，并精确计时，在（37.0±0.5）℃水浴中反应 10min，立即精密加入 5% 三氯醋酸溶液 5ml，摇匀，过滤，取续滤液备用。另取试管 2 支，各精密加入血红蛋白试液 5ml，置（37.0±0.5）℃水浴中保温 10min，再精密加入 5% 三氯醋酸溶液 5ml，其中 1 支加供试品溶液 1ml，另 1 支加上述盐酸溶液 1ml，摇匀，过滤，取续滤液，分别作为供试品和对照品的空白对照，照紫外-可见分光光度法，在波长 275nm 处测定吸光度 A，求出平均值 $\overline{A}_s$ 和 $\overline{A}$，按下式计算：

$$1g \text{ 供试品中蛋白酶的含量（单位）} = \frac{\overline{A} m_s n}{\overline{A_s} m \times 10 \times 181.19}$$

式中，$\overline{A}$ 为供试品溶液的平均吸光度；$\overline{A_s}$ 为对照品溶液的平均吸光度；m_s 为 1ml 对照品溶液中含酪氨酸的量，μg；m 为供试品的取样量，g；n 为供试品的稀释倍数；181.19 为酪氨酸的摩尔质量，$g \cdot mol^{-1}$。

在上述条件下，每分钟能催化水解血红蛋白生成 $1\mu mol$ 酪氨酸的酶量，为一个蛋白酶活力单位。

本法通过酶促反应动力学和正交试验研究，确定酶和作用物的浓度、反应时间、温度和 pH 等最佳反应条件，具有灵敏度高、操作简便等优点。

三、电泳法

电泳法具有操作简便、灵敏度高、重现性好、检测范围广等优点，并具有分离分析的功能，故已成为生化药物和基因工程药物重要的分析手段之一。该法的基本原理、分类和应用如下。

（一）电泳法的基本原理和分类

在电解质溶液中，带电粒子或离子在电场作用下，以不同的速度向其所带电荷相反方向定向迁移的现象叫电泳。电泳分离是基于溶质在电场中的迁移速度不同而进行的分析方法，根据电泳的分离特点可将其分为以下三大类。

1. 自由界面电泳

在一根 U 形管里的溶液中，同种分子的构型及荷电情况基本一致，在电场的作用下，它们逐渐密集而与其他电泳迁移率不同的物质之间形成明显的界面。

2. 区带电泳

在电泳过程中，应用各种不同的惰性支持介质，在电场作用下，使具有不同泳动速度的组分形成各自区带的电泳。根据所用支持物的不同分为：纸电泳法、醋酸纤维素薄膜电泳法、聚丙烯酰胺凝胶电泳法（简称 PAGE 法）和 SDS-PAGE 法。

3. 高效毛细管电泳（HPCE）

在一根内径约 $5\mu m$ 的毛细管中，在高压电场作用下进行样品分离分析的一种新型电泳技术。该法目前发展较快，类型多样，应用广泛。

（二）常用电泳法的类型及其应用

1. 纸电泳法（paper electrophoresis）

纸电泳法是在渗透了缓冲液的滤纸上施加电场使物质移动的一种区带电泳法，即是把样品以带状加在作为支持体的滤纸内来检测其移动和分离的方法。滤纸悬垂或水平地支在支持板上。纸电泳法最初用于蛋白质，后来用于氨基酸、核苷酸一些低分子物质。其优点在于或采用滤纸与色素结合的直接电泳图，或剪下滤纸的任何部分来抽提其中的物质。例如核苷酸具有共轭双键的嘌呤或嘧啶碱基，在一定的 pH 条件下，具有强的紫外吸收，电泳后滤纸在紫外光灯下显示紫色，定位、剪下相应的部位，进行洗脱，在特定波长下测定吸光度 A，按其吸收系数可计算某一核苷酸的含量。纸电泳法装置如图 12-1 所示。

（1）操作方法　将点好的滤纸放在电泳槽上，控制电压、电流和电泳时间。电泳后，滤纸从槽中取出，晾干或烘干。不同的供试品采用不同的显色方法，如核苷酸类药物可直接在紫外光灯下观察定位，而有些物质则必须用显色剂显色。

（2）定量测定 纸电泳的定量方法可以用洗脱法或醋酸纤维素薄膜电泳法进行测定。

（3）应用 纸电泳法可用于蛋白质、核苷酸等生化药物的测定。如三磷酸腺苷二钠（ATP）的含量测定。ATP 在生产中易带入 ADP 等杂质，贮存中也易分解生成 ADP；故采用纸电泳分离 ATP 后，在波长（257 ± 1）nm 处测定吸光度 A，按 $C_{10}H_{14}N_5Na_2O_{13}P_3$ 的吸收系数（$E_{1cm}^{1\%}$）为 263 计算其含量。

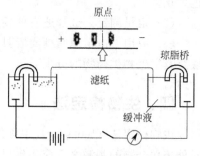

图 12-1 纸电泳法装置示意图

2. 醋酸纤维素薄膜电泳法

本法是用醋酸纤维素薄膜为支持载体，已应用于各种血清蛋白、脂蛋白等的分离和定量测定。血清中各主要蛋白质的等电点均低于缓冲液的 pH 8.6，在该缓冲液中均带负电荷，在电场中定向向正极移动。血清中含有清蛋白、α-球蛋白、β-球蛋白、γ-球蛋白和各种脂蛋白等。各种蛋白质由于氨基酸组成、分子量、等电点及形状不同，在电场中的迁移速度不同。以醋酸纤维素薄膜为支持物，正常人血清在 pH＝8.6 的缓冲体系中电泳，染色后可显示 5 条主要区带。其中清蛋白的泳动速度最快，其余依次为 α_1-球蛋白、α_2-球蛋白、β-球蛋白及 γ-球蛋白。醋酸纤维素薄膜是将纤维素的羟基乙酰化产物纤维素醋酸酯溶于有机溶剂后，涂抹而成的均匀薄膜。

3. 聚丙烯酰胺凝胶电泳法（PAGE 法）

PAGE 法是以人工合成的聚丙烯酰胺凝胶作为惰性支持载体的电泳方法。其分离效果主要取决于分子所带电荷与分子大小的比例，也取决于与分子量大小有关的分子筛效应。该法依电泳槽和凝胶层中的缓冲液体系 pH 和凝胶孔径大小是否一致而加以区别，相同的为连续体系，不相同的为不连续体系。圆盘电泳属于后者。

4. SDS-PAGE 法

SDS-PAGE 法是测定蛋白和酶等大分子物质分子量的有效方法。其原理是根据大多数蛋白都能与阳离子表面活性剂十二烷基硫酸钠（SDS）按质量比结合成复合物，使蛋白分子所带的负电荷远远超过天然蛋白分子所带的负电荷，消除了不同蛋白分子的电荷效应，使蛋白分子相对迁移率（R_m'）的大小完全取决于分子量的大小，因而可从已知分子量的标准蛋白的对数和相对迁移率所作的标准工作曲线中求出供试品的分子量。

该法的优点是设备简单、操作方便、误差较小、重复性好。该法可用常规染色法，也可用紫外吸收扫描法进行分子量测定、电泳纯度检查和电泳成分的百分含量测定。

5. 琼脂糖凝胶电泳法

琼脂糖凝胶电泳法是以琼脂糖为基质的一种电泳方法。操作方法如下。

（1）制胶 取琼脂糖约 0.2g，加水 10ml，置水浴中加热使溶胀完全，加温热的醋酸-锂盐缓冲液（pH＝3.0）10ml，混匀，趁热将胶液涂布于大小适宜（2.5cm×7.5cm 或 4cm×9cm）的玻璃板上，厚度约 3mm，静置，待凝胶结成无气泡的均匀薄层，即得。

（2）标准品溶液及供试品溶液的制备 照各药品项下规定配制。

（3）点样与电泳 在电泳槽内加入醋酸-锂盐缓冲液（pH＝3.0），将凝胶板置于电泳槽架上，经滤纸桥浸入缓冲液。于凝胶板负极端分别点样 1μl，立即接通电源，在电压梯度约 30V·cm^{-1}、电流强度 1～2mA·cm^{-1} 的条件下，电泳约 20min，关闭电源。

（4）染色与脱色 取下凝胶板，用甲苯胺蓝溶液染色，用水洗去多余的染色液至背景无色为止。

（5）定量测定　选择适宜的检测方法如分光光度法等，以标准对照法进行含量测定。

（6）应用　由于琼脂糖凝胶具有较大孔径，因此该法特别适用于 RNA、DNA 等核糖核酸及其衍生物类药物的分离。

四、生物检定法

生物检定法（bioassay）也称作生物鉴定及生物检验，是用以测定某生物或生物性材料对外来化合物的刺激之反应，借以定性测试该化学药剂是否具有活性，或定量地测定适当的药量，也是利用某些生物对某些物质（如维生素、氨基酸）的特殊需要，或对某些物质（如激素、植物激素、抗生素、药物等）的特殊反应来定性、定量测定这些物质的方法。如用小鼠的惊厥反应测定胰岛素，用微生物测定维生素 B_{12} 等。生物检定有时比其他测定方法更为灵敏和专一。进行定性检定和定量检定时的设施及方法有很大区别，如定性检定时要有完善的对照组用以比较结果，而定量检定时则要有严格的标准溶液等配合。生物检定法是生物学、医学特别是毒理学的重要内容和基础。其应用范围如下：

① 在医学范畴中，测量未确认其化学性质的物质；

② 研究不同中介物的功能；

③ 判定新药的毒性、副作用及剂量；

④ 估算特定地区或来源的污染物的性质及浓度，例如废水及都市垃圾。

由于生物差异的存在，生物检定结果误差较大，重现性也较差，加上测定费时等，所以，生物检定主要用于无适当理化方法进行检定的药物，以补充理化分析的不足。

总之，氨基酸、多肽和蛋白质类、酶类、多糖类、脂质类、核酸类生化药物已成为国内外新药研究与开发的热点。通过利用分子生物学、结构生物学、电子学、波谱学、化学、基因重组、分子克隆、计算机（图形，计算，检索和处理技术）等技术，研究治疗靶点的生物靶分子的结构和功能，从而发现新药，并对其进行系统的研究，加快了新药开发的速度。

近年来，由于生化新药和基因工程药物的迅速发展，有关这类药物的分析研究受到了世界各国政府的高度重视，对产品质量控制也提出了新的课题。随着分析仪器和人工智能技术的不断发展，自动化的高效智能液相色谱仪，尤其是基质辅助激光解吸离子化-飞行时间质谱法（简称 MALDI-TOF-MS，是近年来应用于生化新药和基因工程药物分析研究领域中的重要方法）以及 HPLC-MS 联用仪（其中小口径毛细管液相色谱和质谱的联用基本上克服了本底的干扰）等，在药物分析中已得到广泛应用。

目前，除一些小分子的多肽进行氨基酸序列常规分析外，大多基因工程产品都将肽图分析作为质量控制的重要常规指标之一，其中以 HPLC 肽图分析最为多见。HPLC 作为一种有效的分离分析手段，已广泛用于生物制药等领域的分离与检测。不久的将来，HPLC 必将发挥越来越重要的作用。另外，HPCE 由于有相当高的分辨率，无疑为基因工程多肽类药物，尤其是糖蛋白药物的结构分析和质量控制开辟了一条广阔的道路。早在 1991 年世界卫生组织（WHO）公布的《重组 DNA 技术制备药品和生物制品的质量保证指南》，以及我国的《新生物制品审批办法》和《中国生物制品规程》对这类产品的生产各环节和成品的质量控制作了更全面的阐述。今后，随着现代分析技术和生物检测技术的发展，生化药物和基因工程药物的质量控制将得到进一步的加强和提高。

参 考 文 献

[1] 秦惠基等. 基因工程药物. 医学导报, 2001, 20 (3); 147-148.

[2] 张天民. 2007 年我国生化药物的研究进展. 中国药学杂志, 2008, 43 (18); 1364-1368.

[3] 李湛君等. 理化测定代替生物测定法在基因工程药品质量控制中的应用. 中国生化药物杂志, 1999, 20 (1); 50-52.

[4] 陈执中, 章月华. 现代生化药物与基因工程药物分析. 上海: 上海医科大学出版社, 2000.

[5] 张新咏等. 基因工程药物的质量控制. 生物工程进展, 1997, 27 (1); 13-16.

[6] 杨昭鹏, 徐康森. 反相高效液相色谱法测定重组人肿瘤坏死因子衍生物. 药物分析杂志, 1997, 17 (1); 22-24.

[7] 国家药典委员会编. 中华人民共和国药典 (2015 年版). 北京: 中国医药科技出版社, 2015.

[8] 纪宏等. 高效毛细管电泳法对脑活素注射液中多肽组分的分析. 中国生化药物杂志. 1999, 20 (3); 145-147.

[9] Liu T, Shao X X, Zeng R, et al. Analysis of recomb inantand modifiedproteins by capillary zone electrophoresis coupled with electrospray ion-ization tandem mass spectrometry. *J Chromatogry* A, 1999, 855 (2); 695-707.

[10] 刘文英. 药物分析. 第 6 版. 北京: 人民卫生出版社, 2007.

习　题

一、多项选择题

1. 生化药物是指（　　）。

A. 从动物、植物及微生物提取的生命基本物质　　　B. 生物-化学半合成的生命基本物质

C. 用现代生物技术制得的生命基本物质　　　D. 部分化学合成药物

E. 大部分生物碱类药物

2. 生化药物包括有（　　）。

A. 氨基酸、多肽和蛋白质类药物　　　B. 酶类与辅酶类药物　　　C. 多糖类药物

D. 脂质类药物　　　E. 核酸及其降解物和衍生物类药物

3. 基因工程药物包括有（　　）。

A. 激素类药物和神经递质类药物　　　B. 酶类与辅酶类药物

C. 酶类及凝血因子类药物　　　D. 细胞因子类药物

E. 氨基酸、多肽与蛋白质类药物

4. 生化药物具有的特点是（　　）。

A. 来自生物体，是生物体的基本生化成分　　　B. 由生命基本物质制得的一类药物

C. 具有一定的生物活性和生理功能　　　D. 需做安全性检查

E. 对某些疾病的治疗具有针对性

5. 生化药物具有的特点是（　　）。

A. 是生物体的基本生化成分　　　B. 分子量大　　　C. 结构确证难

D. 毒副作用小、易为人体吸收　　　E. 能参与、影响和调控人体代谢和生理功能

6. 生化药物和基因工程药物的质量控制一般包括（　　）。

A. 来源与种类　　　B. 性状　　　C. 鉴别　　　D. 氨基酸组分分析　　　E. 肽图

二、简答题

1. 何谓生化药物、生物技术药物、基因工程药物和生物制品？

2. 生化药物和基因工程药物各分哪几种？

3. 与化学合成药物的分析相比，生物药物的分析有何特点？

第十三章

中药及其制剂分析概论

第一节 概 述

一、中药及其制剂分析的特点

中药是建立在具有 2000 多年基础的中医药理论体系之上的产物，文献资料十分丰富，记录着我国人民发明和发展医药学的智慧和贡献，并较完整地保存和流传下来，成为中华民族优秀文化宝库中的一个重要内容。明代伟大医药学家李时珍，总结了历代医药学家用药的丰富经验，著成《本草纲目》，全书收载药物 1892 种，方剂 13000 余首，剂型近 40 种，是中医药学中一部享誉世界的巨著。中医药学是中华民族在长期与疾病进行斗争过程中积累的宝贵财富，它是以中医药理论与实践经验为主体，研究人类生命活动中健康与疾病转化规律及其预防、诊断、治疗、康复和保健的综合性学科。

中药是我国传统药物的总称。中药的认识和使用以中医药学理论为基础，具有独特的理论体系和应用形式，充分反映了我国历史、文化、自然资源等方面的特点。以中药为原料，按中医药学理论基础配伍、组方，以一定制备工艺和方法制成的一定剂型的药物制剂称为中药制剂，一般又称为中成药。

中药及其制剂的质量分析与评价是中医药的重要组成部分。药品是特殊商品，我国《药品管理法》规定，药品应符合法定质量标准，检验合格才能出厂、上市和供临床使用，中药及其制剂也不例外。目前，《中国药典》（2015 年版）一部已收载中药品种 2598 种，其中中药材 618 种，中药制剂 1980 种，品种比 2010 年版增加 440 种，修订 517 种。现代分析技术在 2015 年版药典中得到进一步扩大应用，例如采用显微鉴别技术、化学鉴别方法、色谱法等对中药制剂所含有的药材进行鉴别；检查有害杂质如杂物、砷盐、重金属和农药残留等，首次规定了含铅、镉、汞、砷、铜的限度，并对药物中已经明确有效成分的品种建立了含量测定方法。2015 年版药典充分体现出中药制剂生产和质量控制的水平有很大的提高。但是，也应该看到，中药制剂的质量控制还有很多工作要做。中药作用的物质基础是其中的化学成分，特别是中药复方制剂化学成分十分复杂，如何确定中药制剂质量评价的指标就成为质量控制的关键问题。因此，只有在天然药物化学、药理学、药剂学、药物分析学以及临床和基础医学等方面进行深刻的研究，探明中药组分与药效或毒性的关系、主要药效成分及其相互的关系后，才能提出评价质量的客观指标，制定出比较完善的质量标准。

中药作为多组分的复杂体系，其化学成分众多，加上药材品种、产地、加工、贮藏、流通等因素对有效成分含量影响很大，其质量控制一直是中药分析的重点和难点，也是目前制约中药走向世界的瓶颈之一。目前，大多数中药的有效成分和药理作用尚不明确，中药质量控制的方法只对其中少数成分进行分析，无法体现中医药的整体协同作用的特点。中药制剂是按照中医药理论组方而成的,根据药味的君、臣、佐、使地位,首选君药、贵重药材和毒剧药建立分析方法。中药制剂的工艺条件对产品质量的影响至关重要。为了提高疗效,中药制剂使用浸膏粉代替生药粉末作为原料,提取条件对浸膏中有效成分的含量影响很大。因此在研究制剂的制备工艺时,应该考查不同工艺对产品质量的影响,严格按照工艺条件生产,并针对不同剂型、辅料和可能引入的杂质等选择适宜的分析方法和检测项目进行控制。贮藏和流通过程对产品质量也会造成影响。中药制剂一般容易吸潮、染菌,有效成分也可能由于稳定性的问题而损失。因此,控制中药制剂的质量,仅有成品的检验是不够的,应该按照GMP的要求,从药品生产的各个环节以及流通、销售、使用等过程全面控制,才能确保药品质量。

中药分析是以中医药学理论为指导,运用现代分析理论和方法研究中药制剂质量的一门应用性学科。中药材以性状鉴别和显微鉴别确定真伪,以理化性质和含量测定评价质量。前者属于定性鉴别,鉴定人员需要具有丰富的实践经验,常有人为因素存在,后者忽略中药多组分协同作用,只考虑个别活性成分。中药制剂的有效成分含量通常比较低,分析样品一般需要经过提取、纯化等预处理过程,以排除干扰组分的干扰。中药及其制剂的质量控制应该在中医药学理论的指导下,运用当代先进的科学技术,逐步探明其作用机制,寻找评价和控制质量的新方法、新途径,使传统医学发扬光大,为人类健康事业做出更大的贡献。

目前,我国对中药的现代化及中药的产业化发展极为重视,提出并启动实施"中药现代化科技行动纲要",为加强我国中药现代化,走出国门,占领国际市场提供广阔的发展空间。要做到中药现代化,必须做到中药质量标准现代化,它涉及中药研究各个领域的方方面面。因此必须加强多学科合作,应用先进的科技手段,根据中药的具体情况,借鉴传统组方,用药理论和经验,结合生产实际进行中药质量研究,制定出能反映中药临床疗效的质量标准,以指导生产和保证中药的安全、有效和质量稳定。

二、中药及其制剂的分类与质量分析特点

中药及其制剂与化学合成药及其制剂不同。中成药的原料药有的直接使用,有的经炮制后使用;有的直接打粉,有的使用浸膏;有的先煎,有的后下等。中成药的传统剂型主要有丸、散、膏、丹、酒、茶、锭等;在传统剂型的基础上,结合现代制剂技术,开发生产多种新剂型,如口服液、颗粒剂、片剂、胶囊、气雾剂和注射剂等。中药及其制剂按物态分类,可分为中药材及其炮制品、液体制剂、固体制剂、半固体制剂和气体制剂。

（一）中药材及其炮制品

中药材及其炮制品(饮片或提取物等)是中药制剂的生产原料,是中药生产过程中质量保证的首要环节。中药材的生产不同于一般化学药品的生产。化学药品的生产属于工业化生产,质量可控性强;而中药材的生产一般属于农业生产,质量可控性与工业化生产相比,影响因素更多,更为困难。中药材及其炮制品的质量控制应严格按照国家药品标准和中药材炮制规范执行。中药新药研制时,处方中的药材均应符合法定药品标准规定,中药制剂中若含有未制定药品标准的药材,则必须先制定标准,然后按照《新药注册管理办法》的规定报送相关资料。

药材及其炮制品的质量控制和分析是中药质量标准现代化的关键,然而,现有工作基础薄弱,难度大且复杂,要真正做到有效控制药材及其炮制品的质量与分析评价并非易事,这是药物分析学科今后的工作重点之一。

（二）液体制剂

1. 合剂与口服液

合剂系指药材用水或其他溶剂，采用适宜方法提取、纯化、浓缩制成的内服液体制剂。单剂量灌装的合剂称为口服液。

合剂和口服液为汤剂的改进剂型，它们既保持了汤剂的特点，又免去临时煎煮的麻烦，便于使用、携带和保存。

《中国药典》（2015年版）一部规定，药材应按规定的方法提取、纯化、浓缩至规定的相对密度；合剂中可加入蔗糖等适宜的附加剂，必要时可加入适量的乙醇；不得有酸败、异臭、产生气体或其他变质现象；在贮藏期间允许有少量轻摇易散的沉淀。

合剂一般应制定相对密度、pH值等检查项目；单剂量灌装的合剂（即口服液）应作装量检查。由于合剂是药材经水或其他溶剂采用煎煮法、渗漉法或蒸馏法等方式制备的，所以不能采用显微鉴别的方法。合剂中溶剂、矫味剂以及其他附加剂对检验常有干扰，在进行测定前一般需用适当的试剂将待测组分从制剂中萃取出来，若其他组分仍有干扰，还需使用柱色谱等方法进行分离纯化，再进行检测。

2. 酒剂和酊剂

酒剂又名药酒，系药材用蒸馏酒提取制成的澄明液体制剂。酊剂系指药材用规定浓度的乙醇，经提取或溶解药物而制成的澄明液体制剂，也可用流浸膏稀释制成。

酒剂是传统中药剂型之一，所含药味一般较多，通常主用于风寒湿，具有祛风活血、止痛散瘀的功能。酒剂可用浸渍法、渗漉法或其他方法制备，贮藏期间允许有少量轻摇易散的沉淀。为了矫味，按各品种项下的规定常酌加适量的冰糖或蜂蜜。中药酊剂的处方较为简单，多为单方，常用溶解法、稀释法、浸渍法或渗漉法制备，不加糖或蜂蜜矫味。

酒剂组分复杂，为控制提出组分的量，一般以"总固体"作为评价质量的指标。酊剂的浓度一般随药物的性质或用途而异，用普通药物制成的酊剂每100ml相当于药材20g，除另有规定外，含毒性药物的酊剂每100ml相当于药材10g。

酒剂和酊剂均应制定"乙醇量"检查项目，采用气相色谱法测定乙醇含量应符合各品种项下的规定。另外，还需要对酒剂和酊剂进行甲醇限量、微生物限度和最低装量的检查。

3. 注射剂

中药注射剂系指药材经提取、纯化后制成的供注射入体内的溶液、乳状液及供临用前配制成溶液的粉末或浓溶液的无菌制剂。

中药注射剂的分析与质量控制，应与化学药品的注射剂有同样的严格要求，一般检查应进行装量差异、澄明度、无菌、不溶性微粒、热原和pH值等项目的检查（参见有关章节"药物制剂分析"方面的内容）。

为了加强中药注射剂的质量管理，确保中药注射剂的质量稳定、可控，中药注射剂在固定中药材品种、产地和采收期的前提下，需制定中药材、有效部位或中间体、注射剂的指纹图谱，并获得指纹图谱之间的相关性研究结果。不论是新研制的中药注射剂，还是已上市的品种，均应进行指纹图谱的研究、申报和审批，以保证产品质量稳定与可控，促进中药现代化的发展。

（三）半固体制剂

1. 煎膏剂

煎膏剂系指药材用水煎煮、去渣浓缩后，加炼蜜或糖制成的半流体制剂，又称膏滋。

药材经适宜方法加工后，煎煮，过滤，滤液浓缩至规定的相对密度，即得浸膏，有时还可加入药物细粉；浸膏按规定量加入炼蜜或糖（或转化糖）收膏；若需加药物细粉，待冷却后加入，搅拌混匀。除另有规定外，加炼蜜或糖（或转化糖）的量，一般不超过清膏量的 3 倍；煎膏剂应无焦臭、异味，无糖的结晶析出。

煎膏剂含有较多的糖、蜂蜜等，在进行分析时，可取供试品加适量水稀释后，用有机试剂提取测定的组分，再进行测定。为控制药液的浓度，煎膏剂应作相对密度的检查；为控制煎膏剂中的不溶物，还需要作不溶物的检查。

2. 流浸膏剂和浸膏剂

流浸膏剂系指药材用适宜的溶剂浸出有效成分，蒸去部分溶剂，调整浓度至规定标准而制成的制剂。1ml 流浸膏一般相当于原料药 1g。浸膏剂系指用适宜的溶剂浸出药材中的有效成分后，蒸去全部溶剂，浓缩成稠膏状或块状、粉状的浸出制剂。1g 浸膏一般相当于原料药 2~5g。

流浸膏剂和浸膏剂除少数直接供患者服用外，多数作为制备其他中药制剂的原料。流浸膏剂和浸膏剂的组分复杂，多含有糖、淀粉、黏液等，鉴别时仍需用有机试剂提取有关成分后再进行鉴别。若有效成分已知，又有适宜的含量测定方法，可测定其中的有效成分。有效成分不清楚或无定量方法时，可测定一定溶剂的浸出物含量，有针对性地控制某类可溶性物质的量。如刺五加浸膏，规定甲醇为溶剂，测定其中醇溶性物质的量不得少于 60.0%。

（四）固体制剂

1. 丸剂

丸剂是指药材细粉或药材提取物加适宜的黏合辅料制成的球形或类球状制剂。根据所用黏合剂的制备方法的不同，丸剂可分为蜜丸、水蜜丸、水丸、糊丸、蜡丸、浓缩丸和微丸等类型。

丸剂是中药主要传统剂型之一，具有崩解缓慢、作用持久，并可以降低药物刺激性和毒性作用等特点，至今仍然广泛使用。丸剂的检查项目包括水分、重（装）量差异、溶散时限、无菌检查等。水分按水分测定法，采用甲苯法、烘干法和减压干燥法检查，蜡丸不检查水分；为保证服用剂量的准确，按丸服用和按重量服用的丸剂，应作重量差异的检查，包糖衣丸剂应检查丸芯的重量差异；单剂量包装的丸剂应进行装量差异检查；丸剂还需作溶散时限检查，大蜜丸因嚼碎后服用，不作该项检查。

由于丸剂通常含有处方中的某些药材细粉，所以可以使用显微组织观察作为鉴别的方法，该法简便有效。进行理化鉴别和测定含量时，需用适当的试剂将丸剂中的有效成分提取出来后再分析。蜜丸软而黏，不便于直接研碎，一般将其切碎后加适量硅藻土作为分散剂，研碎或回流提取，再进行测定。

2. 散剂

散剂系指药材或药材提取物经粉碎、均匀混合制成的粉末状制剂，分为内服散剂和外用散剂。

散剂是传统剂型之一，具有易分散、起效快、制备工艺简单，剂量易于控制以及便于服用、贮存、运输、携带等特点。供制散剂的药材和药材提取物均应粉碎，其检查项目包括：粒度、外观均匀度、水分、装量差异、无菌和微生物限度等。外观均匀度检查方法为取供试品适量置光滑纸上，平铺约 5cm²，将其表面压平，在亮处观察，应呈现均匀的色泽、无花纹、色斑。水分按水分测定法，除规定外，不得大于 9.0%。单剂量和一日剂量包装的散剂应符合装量限度检查的规定。理化鉴别或含量测定时，需将有关成分提取后，再进行分析。

3. 颗粒剂

颗粒剂系指将药材提取物与适宜的辅料或药材细粉制成具有一定粒度的颗粒状制剂，一般可分为可溶性颗粒剂、混悬型颗粒剂和泡腾性颗粒剂。

颗粒剂是在传统汤剂的基础上研制的一种新剂型，具有汤剂显效快的特点，又易于保存和携带，具有良好的发展前途。颗粒剂在制备时应控制辅料用量，有效的挥发油成分应均匀喷入干燥颗粒或 β-环糊精包合后加入。颗粒剂的检查项目包括：粒度、水分、溶化性、装量差异和微生物限度等。颗粒剂的粒度应均匀，主要控制在一号和五号筛之间，不能通过一号筛和通过五号筛的总和不能超过 15%。水分检查按水分测定法测定，不得大于 6.0%。溶化性检查时，取 10g 供试品，加入 200ml 热水，搅拌 5min，应能全部溶化或形成均匀混悬液。单剂量包装的颗粒剂，装量差异应符合有关限度的规定。进行理化鉴别或含量测定时，如含有药材细粉的颗粒剂可采用显微鉴别的方法，不含药材细粉的可将供试品研细，用适量试剂提取后，再进行分析。

4. 片剂

片剂系指药材提取物、药材提取物加药材细粉或药材细粉与适宜辅料混匀压制或其他适宜方法制成的圆片状或异形片状的剂型，分为浸膏片、半浸膏片和全粉片。

片剂是中药制剂的改进剂型，具有服用方便、便于产业化生产、贮藏携带方便等优点。片剂在制备过程中应混合均匀，特别是含有毒药物时应防止中毒，并需进行重量差异和崩解时限的检查。在分析片剂时，可将供试品研碎，用适量试剂提取后，再进行分析。

5. 胶囊剂

胶囊剂系指将药材用适宜方法加工后，加入适宜辅料填装于空心胶囊中或密封于软质胶囊中而制成的制剂，可分为硬胶囊、软胶囊（胶丸）和肠溶胶囊等。

胶囊剂需要进行水分、装量差异和崩解时限的检查。水分含量限度，除另有规定外，不得大于 9.0%。装量差异和崩解时限检查方法与片剂相同。分析胶囊剂时，应先将胶囊中的药物取出后再进行处理，方法与颗粒剂相似。

（五）气体制剂

气体制剂主要包括气雾剂和喷雾剂。气雾剂系指将药物与适宜的抛射剂装于具有特制阀门系统的耐压密闭容器中制成的澄明液体、混悬液或乳浊液，使用时借抛射剂的压力将内容物呈雾状、泡沫状或其他形态喷出的制剂，其中以泡沫形态喷出的称为泡沫剂。气雾剂常用的抛射剂为三氯一氟甲烷（F11）、二氯二氟甲烷（F12）和二氯四氟乙烷（F114）等以及其他压缩气体如二氧化碳、氮气等。不含抛射剂，借助手动泵的压力或其他方法将内容物以雾状等形态喷出的制剂称为喷雾剂。气体制剂可在呼吸道、皮肤或其他腔道起局部作用或全身作用。

非定量阀门气雾剂应作喷射速率和喷出总量检查；定量阀门气雾剂应作每瓶的装量、主药含量、单次喷射剂量或单次喷出内容物重量检查。吸入混悬型气雾剂和喷雾剂应作粒度检查。喷雾剂应作喷射试验和装量检查。

三、中药及其制剂待测成分的提取分离与纯化方法

中药原料包括药材、饮片、浸膏等，中药制剂多为复方制剂，化学成分复杂，剂型多样，工艺各异。另外，辅料、原料组分也会对分析产生干扰。因此，在中药分析之前必须设计合理的样品提取分离和纯化的步骤。

(一)提取方法

中药及其制剂分析常用的提取方法有萃取法、回流提取法、连续回流提取法、水蒸气蒸馏法、超声提取法和超临界流体萃取法等；按照提取机理可分为液液提取法、液固提取法和色谱法等。

1. 萃取法

萃取法是利用溶质在互不相溶的溶剂中溶解度不同，从一种溶剂转移到另一种溶剂中，经过多次萃取，将测定组分提取分离的操作方法。该法主要用于中药液体制剂和各种提取液的分离纯化，可根据待测组分的性质在合适的条件下进行提取。

萃取时，各成分在两相溶剂中分配系数相差越大，则分离效果越好。在提取时，根据待测组分的性质需选择合适的溶剂作为萃取溶剂。如提取黄酮类成分时，多用乙酸乙酯萃取；提取皂苷则多选用正丁醇、异戊醇萃取。溶液的 pH 值可影响弱酸弱碱性物质的分配系数。弱酸性组分在酸性条件下不发生离解，在有机相中溶解度增加有利于提取；同理，弱碱性组分在碱性条件下不发生离解，易被有机试剂提取。

在萃取过程中应防止和消除乳化现象，提取是否完全可通过提取回收率考查。

2. 冷浸法

冷浸法是室温下将样品置于溶剂中放置一定时间，组分因扩散从样品浸出到溶剂的提取方法。冷浸法操作简便，适用于固体制剂中待测组分中遇热不稳定组分的提取，但所需时间较长。

样品粉末精密称定，置于具塞锥形瓶中，准确加入试剂，密塞，称定质量，室温下放置 8～24h，并时时振摇。浸泡完毕后称重，补足损失试剂量，摇匀，过滤，精密量取一定量续滤液备用。样品一般需先粉碎后再进行冷浸提取，否则组分不易浸出。

3. 回流提取法

回流提取法是将样品粉末置烧瓶中，加入适量溶剂，加热至微沸，进行回流提取的方法，主要用于固体制剂的提取。提取溶剂沸点不宜太高，对热不稳定或具有挥发性的组分不宜用回流提取法提取。

回流提取法提取前样品应粉碎成细粉，在加热条件下组分溶解度增大，溶出速度加快，有利于提取。含量测定时，可更换溶剂，多次提取组分至完全，合并提取液供分析用。也可于供试品中精密加入适量溶剂，称定，加热回流至组分完全浸出，放冷后称重，补足溶剂减失质量，过滤，取续滤液备用。

4. 连续回流提取法

连续回流提取法基于回流提取的原理，使用索氏提取器连续进行提取，蒸发的溶剂经冷凝流回样品管。该法操作简便，节省溶剂，因而较回流提取法效率高。选用提取溶剂时应选用低沸点的溶剂，如乙醚、甲醇等，并且提取组分对热应稳定。

5. 水蒸气蒸馏法

易挥发并可随水蒸气蒸出的组分，可采用水蒸气蒸馏法分离纯化，富集后备用。提取的组分应对热稳定，在水中的溶解度小。挥发油、某些小分子生物碱如麻黄碱、槟榔碱，及某些酚类物质如丹皮酚等可以用本法提取。

6. 超声提取法

超声波是频率为 20～50MHz 的电磁波，可以破坏细胞壁，具有助溶的作用，适用于固体制剂中待测组分的提取。超声提取法简便，不需加热，提取时间短。

提取时将供试品粉末置具塞锥形瓶中，加入一定量提取溶剂，再将锥形瓶置超声振荡器

（或超声清洗机）槽内，槽内应加有适量水，开启超声振荡器，按规定的功率和时间进行超声振荡提取。由于超声波的助溶作用，超声提取法较冷浸法速度快，一般仅需数十分钟浸出即可达到平衡。在提取过程中溶剂可能会有一定的损失，所以用作含量测定时，应于超声振荡前先称定质量，提取完毕后，放冷至室温，再称重，并补足减失的质量，过滤后，取续滤液备用。用于药材粉末的提取时，由于组分是由细胞内逐步扩散出来的，速度较慢，加溶剂浸泡一段时间后，再进行超声提取效果较好。

7. 超临界流体萃取法

超临界流体萃取法（supercritical fluid extraction，SFE）是用超临界流体为溶剂，从固体或液体中萃取可溶组分的分离纯化方法。适用于高沸点、热敏性或易氧化的物质，甚至可用于活体所含物质的提取分离。

超临界流体是指当压力和温度达到物质的临界点时，所形成的单一相态。如 CO_2 的临界温度为 31℃，临界压力为 7390kPa，当压力和温度超过此临界点时，CO_2 便成为超临界流体。超临界流体既不同于气体，也不同于液体，它的特殊性质使其在待测组分的提取中具有以下特点：具有与液体相似的密度，因而具有与液体相似的溶解能力；溶质在其中的扩散系数与气体相似，具有传质快、提取时间短的优点；表面张力为零，容易渗透到样品的内部，带走测定组分；选择性强，改变萃取条件，如温度、压力等，可以选择性萃取组分；在通常状态下即成为气体，当萃取完成后可变为气体逸出，达到富集待测组分的目的。最常使用的超临界流体是超临界 CO_2 和超临界 N_2O 等。因为 CO_2 具有较低的临界温度和临界压力，同时具有惰性、无毒、纯净、价格低廉等优点，因此特别适用于中药及其制剂待测组分的提取。

超临界流体提取的主要影响因素有温度、压力、改性剂和提取时间等。在恒压下升高温度，超临界流体密度下降，组分蒸气压升高，从而增加组分的溶解度，提高提取效率；在恒温下提高压力，超临界流体的溶解性参数增加，有利于提取极性组分和相对分子量较高的组分；降低压力，溶解性参数减小，则有利于提取非极性组分。由于 CO_2 为非极性化合物，在超临界状态时对极性组分的溶解相对较差，因此在提取极性组分时，可加入适量有机试剂作为改性剂，如甲醇、氯仿等。改性剂的种类可根据萃取组分的性质来选择，加入的量一般由实验来确定。

SFE 在中药及其制剂分析中应用逐渐增多。例如，采用 SFE 提取药材马蓝、菘蓝和蓼蓝中的有效成分靛玉红，温度为 100℃，压力为 34473kPa，静态提取时间 7.5min，改性试剂为氯仿，加入量为 0.2ml，动态提取量 4ml，所得提取液可直接进行 HPLC 分析。

（二）纯化方法

纯化方法是指待测组分被分离出来后，进一步处理以达到去除干扰组分并富集的目的。如果制剂的组成复杂，或是使用专属性不强的测定方法，如容量法、紫外分光光度法等，则需对提取液进行纯化处理。除最常见的过滤法外，应用比较广泛的纯化方法有提取法、柱色谱法和薄层色谱法等。

1. 过滤法

过滤法是通过脱脂棉、滤纸、纱布、玻璃纤维等材料分离可溶性物质和不溶性物质的分离方法，是最常用的简单纯化方法，可以在各种不同的条件和方式下进行。由于中药制剂成分复杂，过滤法通常不能满足分析的需要，一般需与其他纯化方法联合使用。

2. 提取法

提取法包括液固提取法和液液提取法。液固提取法根据相似相溶的原理，极性较强的有机溶剂如正丁醇等适用于提取皂苷类成分，乙酸乙酯多用于提取黄酮类成分，氯仿多用于提取生物碱，挥发油等非极性成分宜用非极性试剂如乙醚、石油醚等提取。液液提取法通常在分液漏斗中进行，加入试剂后振摇，静置，待完全分层后分取有机层。若提取液用作鉴别一般只提取一次；若用于含量测定，则遵循少量多次的原则，一般提取 3~4 次。提取是否完全可通过测定提取回收率来考查。含有溶剂的剂型应先排除溶剂对纯化方法的影响，如酒剂和酊剂中含有的乙醇可降低水的极性，使有机试剂部分或全部溶解于水中，在提取前应先挥发除去乙醇。在提取过程中应注意防止和消除乳化现象。

3. 柱色谱法

柱色谱法是一种以分配平衡为机理的分离方法，也是常用的纯化方法。色谱体系包含两个相，一个是固定相，另一个是流动相。当两相相对运动时，反复多次地利用混合物中所含各组分分配平衡性质的差异，最后达到彼此分离的目的。常用的固定相有硅胶、氧化铝、大孔吸附树脂等。根据组分和杂质性质的差异选择适当的固定相，填装于玻璃色谱柱内，柱内径一般为 1~2cm，填料的量视杂质和测定组分的量而定。纯化时将提取液加于填料柱顶端，选用适宜溶剂洗脱。洗脱时，可以使组分保留于柱上，将杂质洗去再用适当溶剂将组分洗下；也可将组分洗下而将杂质保留在柱上，达到纯化的目的。如人参皂苷类成分在用大孔吸附树脂纯化时，先用水洗去糖类等水溶性杂质，再用 70％乙醇洗脱人参皂苷，可得纯品。

除以上自装的色谱柱外，市场上还有色谱预处理小柱出售，内装填料除硅胶、氧化铝等吸附剂及大孔吸附树脂外，还有各类化学键合相，如 C_{18}、氰基、氨基化学键合相等。预处理小柱一般为一次性使用，方便但价格较贵。

4. 薄层色谱法

薄层色谱法是将适宜的固定相涂布于玻璃板、塑料或铝基片上，点样、展开，与适宜的对照品按同法所得的色谱图作对比，取对应斑点后，再用适宜溶剂洗脱，富集后即得药物纯品。该法操作简便，不需要特殊仪器，分离效率高，常用于分离纯化样品，为中药分析提供较纯净的供试液，但是由于薄层色谱的固定相比较薄，所以分析样品量通常较少，使其应用受到限制。

第二节　中药及其制剂分析的一般程序

中药及其制剂分析工作的基本程序一般包括：取供试样、样品的制备、样品真伪鉴别试验、样品杂质检查、样品中主药的含量测定和检验记录等。在具体拟定分析方法时，根据具体制剂及检测物质制定切实的分析方法。

一、取样与样品保存

检验中药时采用估计取样的方法，即将整批中药抽取具有代表性的供试样品进行分析，得出规律性"估计"的一种方法。对检测结果进行数据处理和分析，作出科学的评估。取样时应遵守以下原则：

（1）供试品具有一定的代表性　取样的基本原则是均匀、合理。少量供试样品要准确反映整批药品的质量，要求取样时必须抽取具有高度代表性的样品，以便得出比较正确的结论。中药的性状不同，有胶囊剂、片剂和丸剂等，有液体、固体和气体等，因此取样时应该分别对待，考虑取样的科学性、真实性和代表性。

（2）严格按照取样的方法进行取样　取样的操作方法得当与否决定取样是否均匀、合理，最终影响到样品的代表性。取样时，一般从包装的四角和中间处取样；袋装可从中间直接插入；桶装可在桶中央取样，深度一般在 1/3～2/3 处。取得的样品可装入清洁、干燥、具塞磨口容器中或密封的塑料袋中，并注明品名、批号、数量、取样日期及取样人等。外观性状发生变化的中药及其制剂，应分别取样，装入不同容器内待测。

（一）中药材取样法

（1）取样前，应检查包件品名、产地、规格等级及式样是否一致，并详细记录包装的完整性、清洁程度、霉变或其他物质污染等情况。凡有异常情况的包件，应单独检验。

（2）同批药材包件中抽取供试品时，药材总包件数不足 5 件的，逐件取样；在 100 件以下的，取样 5 件；100～1000 件，按 5% 取样；超过 1000 件的，超出部分按 1% 取样；贵重药材，不论包件多少均逐件取样。

（3）对粉碎的、粉末状的或大小在 1cm 以下的药材，用采样器取样。取样时严格按照取样方法取样，每一包件至少在 2～3 个部位取样，取样总量应不少于检验用量的 3 倍；包件多的，每一包件一般药材的取样量为 100～500g，粉末状药材为 25g，贵重药材为 5～10g。个体大的药材，根据实际情况抽取代表性的供试品。

（4）将抽取样品混合拌匀，即为总抽取样品量。对样品总量较多的小个体药材，可使用四等分法（又称"四分法"）再次取样，反复数次，至最后剩余量足够完成所有必要的实验以及留样数为止，即得平均供试品。对个体大的药材，可用其他适当方法取平均供试品。平均供试品的量一般不得少于实验所需用的 3 倍，即 1/3 供实验室分析用，另 1/3 供复核用，其余 1/3 则为留样保存，保存期至少 1 年。

（二）中药制剂取样法

各类中药制剂取样的数量至少为实验用量的 3 倍，贵重药品可酌情取样。

1. 固体中药制剂的取样

固体中成药（丸剂、片剂）一般片剂取样量 200 片，未成片前已制成颗粒的可取 100g；丸剂一般取 10 丸。胶囊按药典规定取样不得少于 20 个，倾出其中药物并仔细将附着在胶囊上的药物刮下，合并，混匀。称定空胶囊的质量，由原来的总质量减去，即为胶囊内药物的质量，一般取样量 100g。中药颗粒剂和散剂一般取样 100g，从包装的上、中、下不同部位或间隔相等部位随机抽取样品，然后按"四分法"取得所需供试量。

2. 液体中药制剂的取样

贮存于大容器内的液体药物试样，要从上、中、下不同部位分别取部分试样充分混匀，并分装在多个小容器内，随机抽取取样。

口服液、酊剂、酒剂、糖浆剂等，振摇均匀后取样，一般取样数量为 200ml。

注射剂取样一般进行 2 次。配制后在灌装、熔封、灭菌前进行一次取样，经灭菌后的注射液须按原方法进行，分析检验合格后方可供药用。已封好的安瓿取样量一般为 200 支。

3. 气体中药制剂的取样

静态气体制剂取样时，可在气体容器上直接安装取样管并与气体分析仪相连；动态气体取样时，因气体在反应容器内流动的不均匀性，应延长气体的采样时间，以取得具有代表性的试样。取样管安装时，管口斜面对准气流方向与水平方向成 10°～25°仰角插入反应器的深度的 1/3 处，打开旋塞，气样即可流入盛样容器或气体分析仪。如取样管不能与气体分析仪直接连接时，可将气样收集于取样吸气瓶、吸气管或球胆内。取样量较少时，也可用注射器抽取。

供试样品检验完毕后，应留样观察，保存时间为半年或一年，并对该中药制剂质量定期检查，如药品质量发生变化时，应及时检测，分析原因，为改进工艺和稳定产品质量提供依据。

二、鉴别

中药及其制剂的定性鉴别包括性状鉴别、显微鉴别、理化鉴别和色谱鉴别等方法。

性状鉴别是对药材的形、色、气味、大小、质地、断面等特征和简单的理化反应，通过直接观察药材，作出符合客观实际的结论，区分药材真、伪、优、劣的方法，具有简单、易行、迅速的特点。该法在中药分析中占有较为重要的地位，又称为感官检查或宏观鉴别。

显微鉴别指利用显微镜对药材（饮片）切片、粉末、解离组织或表面制片及含药材粉末的制剂中药材的组织、细胞或内含物等特征进行鉴别。用显微镜进行观察必须首先制片，即将适量样品置载玻片上，再行观察，有时还需用适宜的溶液进行处理。在进行显微鉴别时，应将被检测药物的药用部位所具有的显微特征作为观察的重点。

理化鉴别是用化学与物理的方法对中药制品中所含成分进行的鉴别试验，通常只做定性试验。没有显微鉴别的药味和药味较少的中药制剂应尽可能作理化鉴别，鉴别成分应该是已知的有效成分或处方中某药材独有的成分。鉴别时，供试品通常需要经提取、纯化等预处理步骤。

色谱法根据分离操作形式不同可分为薄层色谱法（TLC）、纸色谱法（PC）、气相色谱法（GC）、高相液相色谱法（HPLC）和柱色谱法等。各种方法在中药制剂的定性鉴别中均有应用，其中应用最多的是薄层色谱法。由于薄层色谱法具有分离和鉴别的双重功能，只要特征斑点具有重现性，甚至是未知成分，也可作为确认依据。对照品可选择化学标准品、有效部位或标准药材，并可用薄层标准图谱定性。薄层色谱法除鉴别真伪外，还可以区分多来源或类同品种、控制成分或有毒成分的限度。

三、检查

中药及其制剂的检查包括质量控制检查项目、与剂型相关的项目检查和杂质检查等。

药材检查项目包括水分、灰分、酸不溶性灰分、重金属、有关的毒性成分及其他必要的杂质检查项目。

中药制剂应按照《中国药典》通则中有关制剂通则项下的检查项目以及必要的其他检查项目进行检查，主要项目有水分、相对密度、pH、乙醇量、总固体、灰分、酸不溶性灰分和重金属等。

杂质检查包括杂质限量检查、灰分测定、酸碱度测定、氯化物测定、特殊杂质与参伪物检查等。中药及其制剂在不影响疗效和人体健康的情况下，一般可以允许少量杂质存在。中药注射剂不允许或只允许微量杂质存在，但均要作限量检查，以控制质量。

目前，国际上对中药农药残留量限度的检查日趋严格，绿色中药已成共识。随着我国加入WTO以及中药现代化项目的不断进展，农药残留问题正受到普遍关注。

四、含量测定

中药成分复杂，且大部分有效成分还不清楚，因此有效成分的含量测定应用尚不普遍。

在实际分析工作中应根据实际情况，选择较为适当或具特征性的成分进行分析。主要有以下几种方法：

（1）有效成分含量测定　对于有效成分、毒性成分或能反映内在质量指标成分的中药及中成药，应进行有效成分的含量测定以确保质量。

（2）有效部位含量测定　对中药制剂中君药、毒性药、贵重药应进行含量确定。如有困难时可选择处方中的其他药味的已知有效成分或可控制内在质量的指标成分测定。有时因干扰较大难以测定时，如能大致明确主要活性物质是哪一类成分，亦可进行其有效部位的测定，如总生物碱、总皂苷、总黄酮等。

（3）有效成分不明确的中药及中成药测定　可选择一种或几种认为可能的有效成分或指示成分进行测定。测定药物的总固体量，如水浸出物量、酸浸出物量、乙醚浸出物量等，以间接控制质量；对于在加工炮制、制备、贮藏过程中易损失、破坏的成分进行含量或限量检查；可选用适当的生物效价或其他化学方法控制质量。

含量测定方法主要根据待测成分的性质，并参考有关资料进行选择。目前在中药分析中应用最多的是色谱法和光谱法；其他方法，如化学分析法、电化学方法、生物化学方法等也有应用。

五、检验记录

中药的检验分析记录要求原始资料真实、详细、整洁。记录内容包括：送检单位、送检日期、检品名称与规格、批号、检验项目、检验方法、检验者、审核者及检验日期。对用显微镜或电镜检验所得的图像，应真实描绘，注明放大倍数或附相片及相关说明。检验中所用仪器应标明型号，测得数据应仔细核实，并进行统计学处理。

第三节　中药及其制剂的定性鉴别方法

中药及其制剂的鉴别可以通过确认其中所含药味的存在或某些特征性成分的检出而达到鉴别的目的。目前部分中药尚无含量测定项目，因此，鉴别就成为中药制剂质量控制的一个非常重要的环节。中药复方制剂一般不要求对所有药味进行鉴别。鉴别时遵循组方原则，首选君药和臣药；贵重药材和毒性药物也需要加强监督；其他药味鉴别时应选择来源、植物学形态、中药化学成分等分析基础工作较好的药味进行。

鉴别的方法一般包括性状鉴别、显微鉴别、理化鉴别和色谱鉴别、光谱鉴别等。

一、性状鉴别

性状鉴别是利用中药及其制剂的外观形状及感官性质等作为其有效的鉴别特征和依据。药材及其炮制品的形状、大小、色泽、表面特征、质地、折断面特征以及气味等是根据药材（药用部位）的性状而制定或描述的鉴别特点；中药制剂的外观及内容物的形状、颜色、气味等，也可作为描述的内容。

中药常用药材以植物为主，少数来源于动物和矿物。各类药材由于来源不同及药材本身所含不同的化学成分等因素，在性状上各具特点。掌握药材的形态特异性，参照药典、药品标准和中药鉴定学等有关专著所描述的性状，并遵循药材检定通则规定操作，可正确鉴定药材的真伪。中药制剂的性状鉴别有时也可参照药材鉴别的方法进行。

二、显微鉴别

显微鉴别是利用显微镜观察药材及含原药材粉末的中成药的组织、细胞特征以及显微化学特征，以鉴别中药及其制剂的真伪，具有快速、简便的特点。显微鉴别法包括显微组织鉴别法和显微化学反应鉴别法。

显微组织鉴别法指用显微镜对药材切片、粉末、解离组织或表面制片及含有药材粉末的制剂中药材的组织、细胞或内含物等特征进行鉴别的一种方法。药材及其炮制品的外形鉴别特征不明显或外形相似难于鉴别而组织构造不同时；药材破碎或呈粉末肉眼不易辨认或区分时；含原药材粉末的中药制剂，如大部分散剂、丸剂、片剂等以药材细粉掺和制粒成型的中成药，可以使用该法鉴别。

显微化学反应鉴别法是根据中药及其制剂中所含化学成分的理化性质，通过测定理化常数或选择适当的化学反应，确定某特殊化学成分的一种鉴别方法。一般可取药材切片或粉末，置载玻片上，滴加各种试剂，加盖玻片，在显微镜下观察产生的结晶、沉淀物，以及特殊的颜色变化作为鉴别特征。如中药及其制剂中含有香豆素类成分时，可选用颜色反应或荧光反应进行定性鉴别。

处方中的主要药味及化学成分不清楚或尚无化学鉴别方法的药味，应选择专属性强、明显、易查见的特征进行显微鉴别。处方中多味药材共同具有的显微特征不能作为鉴别的特征，如左金丸由黄连、吴茱萸组成，两味药均含有石细胞，所以不能采用石细胞作为鉴别的显微特征。多来源的药材应选择其共有的显微特征。如黄连有黄连、三角黄连、云连三种，其中前两种含有石细胞，云连不含，所以黄连的鉴别不能选石细胞，而选其黄色纤维束作为显微鉴别的特征。

显微鉴别时，一般取 10 片（丸）研成细粉，混匀后取样。水丸可粉碎后直接取样，蜜丸、含浸膏的片剂和冲剂等含糖较多的制剂，可先加水搅拌洗涤，离心后取沉淀装片，蜡丸可加极性小的有机溶剂搅拌，倾去溶剂，反复处理尽蜡质后再装片检视。

显微鉴别除用光学显微镜外，也可用电子显微镜，特别是用扫描电镜进行观察，可获得更多微细的微观信息和形态特征，使显微鉴别方法发展到更高的水平。

三、理化鉴别

理化鉴别是利用中药及其制剂中存在的特定成分、有效成分或主要成分（或组分）的理化性质，与一定试剂发生化学反应，用化学方法和仪器分析方法鉴别真伪优劣的方法。一般理化鉴别方法包括：微量升华法、颜色及沉淀反应法、荧光法与分光光度法等。

1. 微量升华法

微量升华法是利用中药及其制剂中所含的某种化学成分在一定温度下能升华的性质，获得升华物，在显微镜下观察其形状、颜色或化学性质来鉴别的方法。该法操作简便迅速，适合含有升华性成分的药材及其制剂的鉴别。例如，大黄升华物为黄色棱柱状或羽毛状结晶的蒽醌类化合物；牡丹皮升华后得到白色丹皮酚的簇晶；薄荷为无色针晶簇（薄荷醇）；斑蝥升华得到片状斑蝥素结晶。

使用微量升华法鉴别时，可取一块与载玻片大小相似的金属片，放在一块有一小孔（直径约 2cm）的石棉板上，金属片中央放一内径约 15mm、高约 7mm 的金属圈，于金属圈内加药材或中成药粉末 0.5～1.0g，圈上方覆盖一载玻片，在石棉板下边用酒精灯徐徐加热，火焰对准小孔处，至粉末开始变焦黄时，去火待冷，此时有升华物质附着于载玻片上。将载

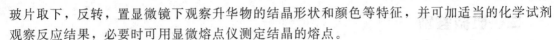

玻片取下，反转，置显微镜下观察升华物的结晶形状和颜色等特征，并可加适当的化学试剂观察反应结果，必要时可用显微熔点仪测定结晶的熔点。

2. 颜色及沉淀反应法

该法是利用特定的化学试剂与中药及其制剂中的特定成分发生反应，根据产生的颜色变化或生成的沉淀进行鉴别的方法。在实际应用中，由于中药中组分复杂，往往干扰因素较多，在定性鉴别中应注意排除干扰。颜色及沉淀反应一般可用试管反应进行试验，半微量试验也可用点滴试验板、薄层板及纸色谱法进行。

3. 荧光法与分光光度法

利用中药及其制剂中某些组分的光谱特征，可进行药物的定性鉴别，以评价中药的真伪。例如，人参断面木质部在紫外光灯下显蓝色荧光；红参断面则呈蓝紫色荧光；大黄和土大黄粉末，两者的显微特征和化学反应都很相似，在紫外光下检查观察，前者显深棕色荧光，后者呈蓝紫色荧光。中成药"三黄片"含大黄、黄连和黄芩三味药材，经薄层色谱法分离，这三种药材中各自的主要成分大黄素、小檗碱和黄芩素分别在波长 420nm、350nm、275nm 处有最大吸收，可作为定性鉴别特征。由于荧光法与分光光度法专属性不强，供试品需经过提取、纯化处理，排除干扰组分才能使用。

四、色谱法

色谱法利用不同物质在不同相态的选择性分配，以流动相对固定相中的混合物进行洗脱，混合物中不同的物质会以不同的速度沿固定相移动，最终达到分离的效果。常用的色谱方法有薄层色谱法、纸色谱法、气相色谱法、高效液相色谱法、毛细管分析法等。色谱法分离效能高、灵敏，特别适合中药制剂的鉴别。其中，薄层色谱法不需特殊的仪器，操作简便，有多种专属的检出方法及丰富的文献资料，是目前中药制剂中应用最多的鉴别方法。以下主要介绍薄层色谱法在中药及其制剂鉴别中的应用。

薄层色谱法中使用最多的是硅胶 G 板，也可另加 0.2%～0.5% 的羧甲基纤维素钠水溶液作为黏合剂铺板以使薄层板更结实均匀。生物碱类成分使用氧化铝较多，黄酮类和酚类可使用聚酰胺板，氨基酸可使用纤维素板。展开剂一般为混合溶剂。薄层鉴别法需用药材或有效成分作对照。鉴别时取供试品、对照药材或有效成分对照品，用相同的方法制备试验溶液，分别取供试品和对照品溶液适量，点于同一薄层板上，展开，检视，要求供试品溶液中应有与对照品主斑点相对应的斑点。特征斑点最好选择已知有效成分或特征成分的斑点。若有效成分未知或无法检出，也可选择未知成分的特征斑点，但要求重现性好，斑点特征明显。在建立方法时应取阴性对照与供试品和对照品在相同条件下试验，阴性对照中在鉴别特征斑点的位置应无斑点出现。此外，阴性对照的色谱加上对照药材的色谱应大致等于供试品的色谱。

如复方丹参片中丹参和冰片的鉴别方法为：取本品 5 片，加乙醚 10ml，超声处理 5min，过滤，残留物备用，滤液挥干，残渣加醋酸乙酯 2ml 使溶解，作为供试品溶液。另取丹参酮 IIA、冰片对照品，分别加醋酸乙酯制成 0.5mg·ml^{-1} 的溶液，作为对照品溶液。照薄层色谱法试验，吸取上述三种溶液各 4μl，分别点于同一硅胶 G 薄层板上，以苯-醋酸乙酯（19：1）为展开剂，展开，取出，晾干。供试品色谱中，与丹参酮 IIA 对照品色谱相应的位置上，显相同颜色的斑点。喷 1% 香草醛硫酸溶液，在 110℃ 加热几分钟，在与冰片对照品色谱相应的位置上有相同颜色的斑点。选择乙醚作为提取溶剂，用超声提取法提取，简便、快速，不仅可提出鉴别成分，同时为下步鉴别除去了脂溶性杂质。残留物留作另一味药三七中三七皂苷的鉴别。

第四节 中药及其制剂的杂质检查与一般质量控制方法

中药及其制剂的杂质限量检查是中药安全评价的重要保证，检查项目主要有水分、灰分、酸不溶性灰分、砷盐和重金属限量、有机磷和有机氯农药残留量等。中药及其制剂一般质量控制项目有浸出物、挥发油、总氮测定、辅料的质量检查、与剂型有关的检查等内容。另外，与化学药品相比，有机溶剂残留和农药残留量等限度检查项目在中药及其制剂的检查中有着特殊要求或更为必要。

一、水分检查法

水分是丸剂、散剂、颗粒剂、胶囊剂等固体制剂的常规检查项目，水分含量过高时，可引起制剂结块、霉变或有效成分的变质。因此，中药固体制剂多数要检查水分，在《中国药典》制剂通则中规定有水分的限量。水分限度的制定应考虑气候、温度、湿度，以及包装、贮运等具体情况。对贵重的或容易吸湿的药材应规定水分检查。《中国药典》（2015 年版）通则收载有四种水分测量法，分别介绍如下。

1. 烘干法

烘干法根据中药制剂的特点与干燥失重测定法略有不同，适用于不含或少含挥发性成分的药品。取供试品 2～5g，置干燥扁形称量瓶中，精密称定，于 100～105℃干燥 5h，置干燥器中放置 30min 待冷，称重，再于以上温度下烘干 1h，干燥器中待冷称重，可多次重复，至连续两次称重差值不超过 5mg 为止。根据总减失的质量计算供试品中的含水量（%）。当供试品中含水较多，又含大量糖类时，应先在低温下烘去大部分水分，再在规定温度下干燥至恒重，因为供试品直接在 100～105℃烘干时易发生熔化现象，糖可在供试品表面结成一层薄膜，阻碍水分的继续蒸发。

2. 甲苯法

甲苯法是利用水与甲苯在 69.3℃共沸的性质，收集馏出液，待分层后由刻度管测定含水量的方法，适用于含有挥发成分及含水量较高的药品。甲苯法的装置如图 13-1 所示。

图 13-1 中，A 为 500ml 短颈圆底烧瓶，B 为水分测定管，C 为直形冷凝管。使用前仪器应洗净并烘干。测定时，精密称取供试品适量（相当于含水量 1～4ml）置 A 瓶中，加甲苯 200ml，自冷凝管加入甲苯，至充满 B 管的狭细部分，加热 A 瓶，控制甲苯的沸腾程度，使每分钟馏出 2 滴，测定管内的水量不再增加，即水分完全馏出时，停止蒸馏，如有水在 B 管黏附时，可用蘸甲苯的铜丝推下，放置，使水与甲苯完全分层（可加亚甲蓝粉末少许，使水染成蓝色，便于观察），读取水量，计算供试品含水量（%）。

3. 减压干燥法

减压干燥法是指在减压条件下测定水分的方法。在减压条件下，可降低干燥温度和缩短干燥时间，故该法适用于含有挥发性成分、受热不稳定及水分难赶除的中药及其制剂。在直径 30cm 的减

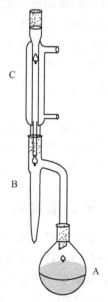

图 13-1 甲苯法的装置

压干燥器中，放入一直径 12cm 左右的培养皿，加入新鲜五氧化二磷适量，使铺成 0.5～1.0cm 厚度。取供试品 2～4g，混合均匀，分取 0.5～1g，置已在供试品同样条件下干燥并恒重的称量瓶中，精密称定，打开瓶盖，置上述减压干燥器中，减压至 2.67kPa（20mmHg）以下持续 0.5h，室温放置 24h。在减压干燥器出口连接新鲜无水氧化钙干燥管，缓缓打开活塞，待内外压一致后，打开干燥器，迅速盖上称量瓶，取出精密称定，计算供试品中的含水量（%）。

4. 气相色谱法

气相色谱法测定中药及其制剂中的含水量时具有简便、快速、灵敏度高的特点，而且挥发性成分和含水量均不影响测定。以无水乙醇为浸提试剂，使用超声处理的方法抽提样品中的水分，以纯化水作标准对照；用直径为 0.18～0.25mm 的二乙烯苯-乙基乙烯苯型高分子多孔小球为载体，柱温为 140～150℃；以热导检测器检测；在气相色谱仪上进样各 1～5μl，用外标法计算样品中的水含量，计算时应注意扣除无水乙醇中的微量水。

二、总灰分和酸不溶性灰分

中药及其制剂中常含有泥土、砂石等外来无机杂质，为了控制该杂质的量，《中国药典》规定需进行总灰分测定和酸不溶性灰分测定。总灰分是指药材或中药制剂经加热炽灼灰化的残留物。总灰分除包含药物本身所含无机盐（称为生理灰分）外，还包括泥土、砂石等药材外表黏附的无机杂质。测定时，将供试品粉碎使之能通过二号筛，混合均匀后，精密称取 2～3g，置已炽灼至恒重的坩埚中，称定质量，缓缓灼热至完全炭化，逐渐升高温度至 500～600℃炽灼使完全灰化并至恒重。根据残渣的质量计算供试品中总灰分的含量（%）。如供试品不易灰化，可将坩埚放冷，加热水或 10% 的硝酸铵溶液 2ml，使残渣润湿，然后置水浴上蒸干，残渣照前法测定。测定时，应注意缓慢升温炽热，防止燃烧。

某些中药生理灰分的差异较大，特别是组织中含草酸钙较多的药材，总灰分不能说明外来杂质的量，则需要测定酸不溶性灰分。草酸盐、碳酸盐等生理灰分在酸性条件下能够溶解，但泥土、砂石等不能溶解的成分为酸不溶性灰分，因此，酸不溶性灰分能更准确地反映出外来杂质的量。检测时，在总灰分坩埚中加入稀盐酸 10ml，用表面皿覆盖，置水浴上加热 10min，用无灰滤纸过滤，残渣用水洗于滤纸上，并洗涤至不显氯化物反应为止，将滤渣连同滤纸移至同一坩埚中，干燥，炽灼至恒重，即得酸不溶性灰分的量（%）。

中药制剂以合格的药材为原料，原则上不再进行灰分检查，但对于以根、茎等药材粉末为原料的制剂，仍需检查。如九味羌活丸，九味药材均以粉末入药，规定其总灰分不得过 7.0%；酸不溶性灰分不得过 2.0%；安宫牛黄丸酸不溶性灰分不得过 1.0%。

三、重金属

重金属铅、汞、镉、铜等对人体均有严重的毒害，所以中药及其制剂中重金属的量需要严格控制，特别是新研制的中药制剂和出口中成药品种。药材由于环境污染和使用农药等原因，容易引入重金属杂质，根据我国现行要求，含铅、汞、镉、铜重金属限度分别为 5×10^{-6}、2×10^{-6}、0.3×10^{-6}、20×10^{-6}。由于中药制剂组成复杂，部分制剂含有药材原粉，因此需进行有机破坏后方能检查，破坏方法有干法和湿法两种（参见本教材第三章"药物定量分析与分析方法的效能指标"中的相关内容）。

《中国药典》（2015 年版）一部收载的重金属检查法，与化学药相同，具体操作和分析方法可参见本教材第二章"药物的杂质检查"中的有关内容。若要选择性地测定制剂中的铅，可采用二硫腙比色法和原子吸收分光光度法。二硫腙比色法是利用铅离子与二硫腙在 pH 8.5～9.0 时，生成红色配合物，用氯仿提取后于波长 510nm 处测定吸光度，用比色法测定。本法可通过加入柠檬酸、氰化钾、盐酸羟胺等掩蔽剂和调整 pH 消除铁、铜、锌等离子的干扰，方法灵敏，可测定 1～5μg 的铅。原子吸收分光光度法测定铅时，使用铅空心阴极灯，在波长 283.3nm 处进行测定。

四、砷盐

中药制剂的原料药材由于受除草剂、杀虫剂和化学肥料的影响，容易引入砷。砷盐为剧毒物质，因此控制砷盐的量是制剂质量的重要方面。《中国药典》（2015 年版）收载的砷盐检查法有古蔡法和二乙基二硫代氨基甲酸银法，与化学药中砷盐检查方法相同。砷盐的检查除采用以上两种方法外，还可采用原子吸收分光光度法，用砷空心阴极灯，在波长 193.7nm 处检测，该方法专属、灵敏，定量限可达 0.05×10^{-6}。

中药制剂组分复杂，在检查前必须对样品进行有机破坏，主要包括干法和湿法破坏。《中国药典》多采用干法中的碱熔法破坏，加碱后炽灼破坏，使砷形成砷酸盐，避免砷的挥发损失。如阿胶中砷盐的检查方法为：取供试品 2g，加氢氧化钙 1g，混合，加少量水，搅匀，干燥后先用小火灼烧使炭化，再于 500～600℃ 炽热使完全灰化，放冷，加盐酸 3ml 与适量的水使溶解成 30ml，分取溶液 10ml，加盐酸 4ml 与水 14ml，依法检查，不得超过百万分之三。《日本药局方》还收载有加硝酸镁乙醇溶液破坏的方法，适用于中药制剂。方法为：取供试品适量，加硝酸镁乙醇溶液（1→50）10ml，点火使乙醇燃尽后，先加热使炭化，待烟去尽后于 500～600℃ 炽灼至完全灰化。灰化不完全时，可加硝酸处理后，再炽灼至完全灰化。对含糖高的制剂，采用湿法破坏较为有利。供试品加硝酸-高氯酸、硝酸-硫酸或硫酸-硫酸盐，加热使有机物破坏，再按照《中国药典》（2015 年版）收载的砷盐检查操作，砷含量不得超过相关限量。

五、残留农药

随着我国加入 WTO 以及中药现代化项目的不断实施，中药材的农药残留问题得到普遍关注，测定药用植物及其制剂中残留农药正引起重视。

常用农药有：有机氯类，如艾氏剂、六六六（BHC）、滴滴涕（DDT）等；有机磷类，如敌敌畏、对硫磷、甲胺磷等；氨基甲酸酯类，如西维因；除虫菊酯类，如丙烯菊酯、氟氯菊酯等。此外，还有无机农药和苯氧羧酸类除草剂等。药材中农药残留对药材的应用和开发会造成很大影响，在检测时，不仅要考虑农药的相关成分，还要考虑农药在经过生物转化后的相关物质。多数农药的残留期短，其中有机氯类如艾氏剂、DDT 等以及少数有机磷农药能长期残留，所以需要加以控制。检测农药不明的样品，一般可测定总有机氯量和总有机磷量；使用过已知农药的样品多采用气相色谱法检查有关的农药。

《中国药典》（2015 年版）对一些药物规定了有机氯、有机磷和拟除虫菊酯类农药的残留量，除另有规定外，其余采用气相色谱法测定有关农药残留量。气相色谱法分离效能好，有灵敏度高、专属性强的特点，常用丁残留农药的定性和定量分析。

以有机氯类农药残留测定为例,方法如下。

(1) 色谱条件与系统适用性试验　采用弹性石英毛细管柱(30m×0.32mm×0.25μm)SE-54(或DB-1701)和 ^{63} Ni-ECD电子捕获检测器。进样口温度为230℃;检测器温度为300℃。不分流进样。程序升温:初始100℃,每分钟10℃升至220℃,每分钟8℃升至250℃,保持10min。理论板数按α-BHC峰计算,不低于 $1×10^6$,两个相邻色谱峰的分离度应大于1.5。

(2) 对照品贮备液的制备　精密称取六六六(α-BHC、β-BHC、γ-BHC、δ-BHC)、滴滴涕(PP′-DDE、PP′-DDD、OP′-DDT、PP′-DDT)及五氯硝基苯(PCNB)农药对照品适量,用石油醚(60～90℃)分别制成1ml含4～5μg的溶液,即得。

(3) 混合对照品贮备液的制备　精密量取上述各对照品贮备液0.5ml置10ml容量瓶中,用石油醚(60～90℃)稀释至刻度,即得。

(4) 混合对照品溶液的制备　精密量取上述混合对照品贮备液,用石油醚(60～90℃)制成1L含0μg、1μg、5μg、10μg、50μg、100μg、500μg浓度系列,即得。

(5) 供试品溶液的制备　将中药及其制剂粉碎成细粉后,精密称取适量,置100ml具塞锥形瓶中,加水20ml浸泡过夜,加丙酮40ml,称定,超声处理30min,放冷,用丙酮补足减失的质量,再加氯化钠约6g及二氯甲烷30ml,称定,超声处理15min,用二氯甲烷补足减失的质量,静置使分层,将有机相迅速移入装有适量无水硫酸钠的100ml具塞锥形瓶中,放置4h。精密量取35ml,于40℃水浴中减压浓缩至近干,加少量石油醚(60～90℃)如前反复操作至二氯甲烷及丙酮除净,用石油醚(60～90℃)溶解并转移至10ml具塞刻度离心管中,加石油醚(60～90℃)至5ml,小心加入硫酸1ml,振摇1min,离心(3000r·min $^{-1}$)10min。精密量取上清液2ml置具刻度的浓缩瓶中,连接旋转蒸发器,40℃下(或用氮气)将溶液浓缩至适量,精密稀释至1ml,即得。

(6) 测定方法　分别精密吸取供试品溶液和与之相对应浓度的混合对照品溶液各1μl,分别连续进样,按外标法计算供试品中9种农药残留量。

第五节　中药及其制剂的含量测定方法

中药制剂的含量测定是指用适当的化学方法或仪器分析方法对制剂中某种(些)有效成分或有效部位进行的定量分析,并以其测定结果是否符合药品标准的规定来判断药品的优劣,是控制和评价药品质量的重要方法。中药及其制剂中含有众多类别的化学成分,其药效是多种化学成分协同作用的结果。选择含量测定项目时,仅以其中某一有效成分或有效部位为指标,进行定量分析,控制药品的质量,不能完全反映该药品的实际情况。尽管目前尚难于做到对中药及其制剂的全面质量控制,但根据中医药理论,选择相关有效成分或有效部位,建立含量测定项目和方法,对控制药品质量,保证药材或制剂的稳定,仍然具有肯定和积极的意义。

中药及其制剂含量测定的方法包括化学分析法和仪器分析法两大类。由于中药制剂组成复杂,仪器分析法更为常用,应用最多的是色谱法和光谱法,高效毛细管电泳法、电化学方法和生物学方法等也有应用。下面对中药及其制剂含量测定常用的方法作简要介绍,包括化学分析法、分光光度法、薄层扫描法和高效液相色谱法。

一、化学分析法

化学分析法包括重量分析法和容量分析法。重量分析法是通过称量被测组分的质量来确定被测组分百分含量的分析方法。一般先将试样中的被测组分从其他组分中分离出来，并转化为一定的称量形式，然后称重，计算被测成分的含量。容量分析法又称为滴定分析法，是指将标准滴定溶液滴加到被测物质的溶液中，使与被测组分恰好按化学计量定量反应完全，然后根据标准滴定溶液的浓度和所消耗的体积，计算待测组分的含量。化学分析法为经典的分析方法，方法的准确度高，但不如光谱法等仪器分析方法灵敏、专属，多用于待测组分含量较高，且组成较简单的制剂。测定前一般还需进行提取、纯化等处理过程，以排除干扰。

1. 应用示例：地奥心血康胶囊中甾体总皂苷的测定（重量分析法）

取本品装量差异项下的内容物，混合均匀，精密称取适量（约相当于甾体总皂苷元 0.12g），置 150ml 圆底烧瓶中，加硫酸的 40％乙醇溶液（取 60ml 硫酸，缓缓注入适量的 40％乙醇溶液中，放冷，加 40％乙醇溶液至 1000ml，摇匀）50ml，置沸水浴中回流 5h，放冷，加水 100ml，摇匀，用 105℃干燥至恒重的 4 号垂熔玻璃坩埚过滤，沉淀用水洗涤至滤液不显酸性，于 105℃干燥至恒重，计算，即得。本品每粒含甾体总皂苷以甾体总皂苷元计，不得少于 65.0mg。

甾体皂苷为心血康胶囊的有效成分。本法采用回流提取法分离纯化待测组分中的甾体皂苷，再用重量分析法测定含量即得。

2. 应用示例：止喘灵注射液中总生物碱的测定（容量分析法）

精密量取本品 10ml，置分液漏斗中，加 1mol·L^{-1}氢氧化钠溶液 0.5ml，用三氯甲烷提取 4 次（10ml、10ml、5ml、5ml），合并三氯甲烷液，置具塞锥形瓶中，精密加硫酸滴定液（0.01mol·L^{-1}）10ml 及新煮沸过的冷水 10ml，充分振摇，加茜素磺酸钠指示液 1～2 滴，用氢氧化钠滴定液（0.02mol·L^{-1}）滴定至淡红色，并将滴定结果用空白试验校正。1ml 硫酸滴定液（0.01mol·L^{-1}）相当于 3.305mg 的麻黄碱（$C_{10}H_{15}NO$）。本品 1ml 含总生物碱以麻黄碱计，应为 0.50～0.80mg。

生物碱为止喘灵注射液的有效成分，本法使用萃取法提取，提取时，加入氢氧化钠可以使麻黄碱离解减少，脂溶性增加，有利于提取完全，再用容量分析法测定含量即得。

二、分光光度法

分光光度法灵敏、简便，在中药制剂分析中也有应用，但由于中药制剂成分中不同组分的紫外吸收光谱往往彼此重叠、干扰，因此在测定前必须经过提取、纯化等步骤。同时，应取阴性对照品在相同条件下测定，应无吸收。《中国药典》主要用于在紫外-可见光区有较强吸收的组分含量测定，如小檗碱、芦丁、黄芩苷、丹皮酚等。

以风湿骨痛胶囊中总生物碱的含量测定为例，方法如下。

（1）对照品溶液的制备　取经 105℃干燥至恒重的乌头碱对照品适量，精密称定，加三氯甲烷制成每 1ml 含 0.1mg 的溶液，即得。

（2）标准曲线的制备　精密量取对照品溶液 1ml、2ml、3ml、4ml、5ml，分别置分液漏斗中，依次精密加入三氯甲烷至 20ml，再精密加入醋酸盐缓冲液（pH3.0）（取无水醋酸钠 0.15g，用水溶解，加冰醋酸 5.6ml，用水稀释至 500ml，摇匀，并在 pH 计上校正）10ml 和 0.1％溴甲酚绿溶液（取溴甲酚绿 0.2g，加 0.05mol/L 氢氧化钠溶液 3.2ml 使溶解，用水稀释至 200ml，摇匀）2ml，强力振摇 5min，静置 20min，分取三氯甲烷层，用干燥滤纸滤过，以相应试剂为空白，滤液照紫外-可见分光光度法，分别在 412nm 波长处测定吸光度。以吸光度为纵坐标，浓度为横坐标，绘制标准曲线。

(3) 测定方法　取本品装量差异项下的内容物，研细，取约 1g，精密称定，置具塞锥形瓶中，精密加入乙醚-三氯甲烷-无水乙醇 (16:8:1) 混合溶液 25ml 和氨试液 1.5ml，摇匀。称定质量，置快速混匀器上振荡 3 次，每次 2min，放置过夜，再称定质量，用上述混合溶液补足减失的质量，再置快速混匀器上振荡 2min，静置。取上层溶液，精密量取 5ml，置分液漏斗中，加乙醚 5ml，用 0.05mol·L^{-1} 硫酸溶液提取 4 次，每次 10ml，分取硫酸溶液，过滤，合并滤液，置另一分液漏斗中，加浓氨试液 4ml，摇匀，用三氯甲烷提取 4 次，每次 10ml，分取三氯甲烷层，过滤，合并滤液，回收溶剂至干，残渣于 105℃ 加热 1h，取出，放冷，加适量三氯甲烷分次溶解，并转移至 25ml 容量瓶中，加三氯甲烷稀释至刻度，摇匀。精密量取 20ml，置分液漏斗中，照标准工作曲线制备项下的方法，自"精密加入 pH=3.0 的醋酸钠缓冲液 10ml"起，依法测定吸光度，从标准曲线上读出供试品溶液中含乌头碱的量 (μg)，计算，即得。本品每粒含乌头总生物碱以乌头碱 ($C_{34}H_{47}NO_{11}$) 计，应为 0.25～0.80mg。

此外，比色法在中药制剂分析中也有应用，一般用于某类成分总量的含量测定，如总黄酮、人参皂苷的含量测定等。由于分光光度法容易受到共存组分的干扰，使用受到一定限制。

三、薄层扫描法

薄层扫描法是用一定波长的光照射在薄层板上，对薄层色谱中可吸收紫外光和可见光的斑点，或经激发后能发射出荧光的斑点进行扫描，将扫描得到的图谱及积分数据用于药品的鉴别、检查和含量测定的方法，具有分离效能高、快速、简便等特点。薄层扫描法虽然精密度和准确度不如 HPLC 法高，但可作为 HPLC 法的补充，用于无紫外吸收或不能用 HPLC 法分析的组分，如人参皂苷、贝母生物碱和黄芪甲苷等。

1. 实验条件的选择

(1) 薄层色谱条件　在选定条件下，供试品组分应能完全分离，斑点对称、均匀、不拖尾。

(2) 测定方式　根据测定方式可分为反射法和透射法。反射法是将光束照射到薄层斑点上，测量反射光的强度；透射法则是测量透射光的强度。反射法灵敏度较低，但受薄层厚度影响较小、基线较稳、信噪比较大，使用较多；透射法受薄层厚度影响较大，且玻璃对紫外光有吸收，实际应用较少。

测定时，根据不同薄层扫描仪的结构特点，按照规定方式扫描测定，一般选择反射法，采用吸收法或荧光法。在紫外-可见区有吸收的组分，可在波长 200～800nm 范围内采用吸收法测定；有荧光的组分，可选择适合的激发光波长 ($λ_{ex}$) 和发射波长 ($λ_{em}$)，使用荧光法测定。

(3) 扫描方式　根据光学系统不同分为单波长和双波长两种。单波长扫描法通常用于斑点吸收光谱的测定。双波长是两束不同波长的光，一束测量样品，称为测定波长 ($λ_S$)；另一束作为对照，称为参比波长 ($λ_R$)。两束光通过切光器交替照射到斑点上，以吸光度之差 $ΔA$ 定量，可以消除薄层不均匀的影响。

扫描方式还有线性扫描和锯齿状扫描两种。线性扫描是用一束比斑点略长的光作单向扫描，扫描速度快，但斑点形状不规则或浓度不均匀时误差较大，主要用于荧光测定。锯齿状扫描是用一微小的光束同时在互相垂直的两个方向进行锯齿状扫描，由于光束微小（1.25mm×1.25mm），光束内部浓度差异可以忽略，因而受斑点形状和浓度分布的影响小。

（4）散射参数 SX　SX 与薄层厚度、散射系数有关。由于薄层对光散射，其吸光度 A 和浓度 KX 之间不服从比尔定律，而符合 K-M 方程，其吸光度由于散射而减小，A-KX 曲线减小，不成直线，其形状与 SX 有关。为测定方便，薄层扫描仪均装有线性化器，用于对工作曲线进行校正，使其成为直线。因此，测定时需输入 SX 值，如 Merck 预制硅胶板 SX＝3、氧化铝板 SX＝7。若 SX 未知，可根据校正结果判断，并进行调整。

2. 测定方法的选择

（1）外标法　若标准工作曲线经过原点，可用一点法校正；如不通过原点，宜采用两点法校正，必要时用多点校正法。外标法方法简单，但点样量要求准确。因此，在测定时，供试品溶液和对照品溶液应交叉点于同一薄层板上以克服误差。一般供试品点样不少于 2 个，对照品每一浓度不少于 2 个。

（2）内标法　内标法是将内标加入供试品溶液和对照品溶液中，以其峰面积的比值作为定量依据。内标法应用较少。

3. 注意事项

薄层扫描法影响因素较多，测定时应注意：①薄层板应厚度均匀，表面平整，最好使用预制板；②点样量应准确，原点大小应一致；③显色剂喷洒应均匀、适中；④某些斑点的颜色易挥发或对空气不稳定，可用洁净的玻璃板盖在薄层板上，并用胶布加以固定；⑤测定应在其线性范围内进行。

4. 应用示例

以大山楂丸中熊果酸的薄层扫描含量测定为例，方法如下。

取重量差异项下的本品，剪碎，混匀，取约 3g，精密称定，加水 30ml，在 60℃水浴中使溶散充分，加硅藻土 2g，搅匀，过滤，残渣用水 30ml 洗涤，于 100℃烘干，连同滤纸一并置索氏提取器中，加乙醚适量，回流提取 4h。提取液回收溶剂至干，残渣用石油醚（30～60℃）浸泡 2 次，每次 5ml（浸泡约 2min），过滤，残渣加无水乙醇-三氯甲烷（3∶2）混合溶液适量，微热使溶解，转移至 5ml 容量瓶中，并稀释至刻度，摇匀，作为供试品溶液。另精密称取熊果酸对照品适量，加无水乙醇制成 0.5mg·ml^{-1} 的溶液，作为对照品溶液。

照薄层色谱法（《中国药典》通则 0502）试验，分别精密吸取供试品溶液 5μl、对照品溶液 4μl 与 8μl，分别交叉点于同一硅胶 G 薄层板上，以环己烷-三氯甲烷-乙酸乙酯-甲酸（20∶5∶8∶0.1）为展开剂，展开，取出，晾干，喷以 10％硫酸乙醇溶液，在 110℃加热至斑点显色清晰，在薄层板上覆盖同样大小的玻璃板并用胶布固定，照薄层色谱扫描法进行扫描，波长为 $\lambda_S＝535nm$、$\lambda_R＝650nm$，测量供试品吸光度积分值与对照品吸光度积分值，计算，即得。

本品每丸含山楂以熊果酸（$C_{30}H_{48}O_3$）计，不得少于 7.0mg。

四、高效液相色谱法

高效液相色谱法（HPLC）分离效能高，分析速度快，应用范围广，其准确度和重现性均优于薄层扫描法，是中药制剂含量测定的首选方法。《中国药典》（2015 年版）一部中 HPLC 用于含量测定的品种已达 479 种，涉及 518 项，随着仪器的普及，将会有更多的品种使用本法测定含量。

1. 色谱条件的选择

中药及其制剂分析中，多使用反相高效液相色谱法（RP-HPLC），即使用非极性的固定相，其中又以十八烷基硅烷键合硅胶（ODS）应用最多；使用甲醇-水或乙腈-水的混合溶剂作为流动相。在反相色谱中，极性的附加剂及其他干扰组分先流出，不会停留在色谱柱上污染色谱柱。

分离酸性组分如丹参素、黄芩苷、甘草酸等时，可在流动相中加入适量酸，如醋酸、磷酸，以抑制其离解；对酸性较强的组分，也可使用离子对色谱法，常用的反离子试剂有氢氧化四丁基铵等。若为碱性组分，如小檗碱、麻黄碱等，多采用反相离子对色谱法，在酸性流动相中加入烷基磺酸盐、有机酸盐，也可使用无机阴离子，如磷酸盐作为反离子。

高效液相色谱的检测器通常为紫外检测器，主要是可变波长和二极管阵列检测器，灵敏、稳定，适用于在紫外区有吸收的组分测定。此外，检测器还有蒸发光散射检测器和荧光检测器，不过它们应用较少。

2. 洗脱方式

HPLC 的洗脱方式可分为等度洗脱和梯度洗脱。等度洗脱是在同一分析周期内流动相组成保持恒定，适合于组分数目较少、性质差别不大的样品。梯度洗脱是在一个分析周期内程序控制流动相的组成，如溶剂的极性、离子强度和 pH 值等，用于分析组分数目多、性质差异较大的复杂样品。采用梯度洗脱可以缩短分析时间，提高分离度，改善峰形，提高检测灵敏度，但是常常引起基线漂移和重现性降低。对于混合体系复杂的多组分同时分析时，可采用梯度洗脱和波长梯度扫描的方法，则既能达到基线分离又可提高检出灵敏度。

3. 含量测定方法

（1）外标法　若标准曲线过原点，测定组分含量变化不大，可使用外标一点法。由于中药制剂中测定组分含量波动范围较大，所以最好采用标准工作曲线定量。

（2）内标法　中药制剂组成复杂，若使用内标法，会增加分离的难度，其他成分很容易干扰内标峰，所以在中药制剂含量测定中，只有当组成相对简单，杂质不干扰内标峰时，才能使用内标法。

4. 供试品溶液的制备

中药制剂组分复杂，性质差异较大，待测组分含量一般较低，因此在 HPLC 分析前，需要对样品进行提取分离、纯化、富集或衍生化等处理。中药制剂多含有糖等水溶性杂质，制备供试液时，宜使用高浓度的醇或其他有机溶剂提取待测组分，以免污染色谱柱。

进样前，供试品溶液需用滤膜抽滤或针头过滤；分析时可在分析柱前加预柱；分析完毕后一般用水或低浓度的醇水先洗去糖等水溶性杂质，再用甲醇等有机溶剂将色谱柱冲洗干净。

5. 应用示例

以六味地黄丸中马钱苷的含量测定为例，方法如下。

（1）色谱条件与系统适用性试验　以十八烷基硅烷键合硅胶为填充剂；以四氢呋喃-乙腈-甲醇-0.05％磷酸溶液（1∶8∶4∶87）为流动相；检测波长为 236nm；柱温为 40℃。理论板数按马钱苷峰计算应不低于 4000。

（2）对照品溶液的制备　取马钱苷对照品适量，精密称定，加 50％甲醇制成 $20\mu g \cdot ml^{-1}$ 的溶液，即得。

（3）供试品溶液的制备　取本品水蜜丸或小蜜丸，切碎，取约0.7g，精密称定；或取重量差异项下的大蜜丸，剪碎，取约1g，精密称定，置具塞锥形瓶中，精密加入50％甲醇25ml，密塞，称定质量，超声处理（功率250W，频率33kHz）15min后，加热回流1h，放冷，再称定质量，用50％甲醇补足减失的质量，摇匀，过滤。精密量取续滤液10ml，置中性氧化铝柱（100～200目，4g，内径1cm，干法装柱）上，以40％甲醇50ml洗脱，收集流出液及洗脱液，蒸干，残渣加50％甲醇适量使溶解，并转移至10ml容量瓶中，加50％甲醇稀释至刻度，摇匀，即得。

（4）测定方法　分别精密吸取对照品溶液与供试品溶液各$10\mu l$，注入液相色谱仪，测定，即得。

本品含山茱萸以马钱苷（$C_{17}H_{26}O_{10}$）计，水蜜丸1g中不得少于0.70mg；小蜜丸1g中不得少于0.50mg；大蜜丸每丸不得少于4.5mg。

中药及其制剂质量标准应该能够说明质量与疗效，即疗效与物质基础的关系，其分析检测方法应包括理化指标、生物指标和疗效指标。方法应简便、快速，具有准确性和专属性的特点。

目前，我国研究制定中药及其制剂质量标准的工作起步较晚，基础较差，工作难度较大，对中药制剂质量工作重视与否，是开展中药制剂质控工作的前提；制定、完善、健全中药制剂质控标准，是进行中药及其制剂质量控制工作的依据；增置、完善有关条件和措施及要求等则是加强和搞好中药及其制剂质量控制工作的基本保证。为此，必须不断地应用现代科学研究成果，在高起点上制定中药及其制剂的质量标准，提高检测技术水平，做到与国际接轨。

随着中医药理论基础研究的不断深入，各种分析方法的进步，其总趋势正向着仪器化、自动化、快速和微量的方向发展，为合理用药及新药研制开发提供服务，促进中药现代化的进一步发展。

阅读材料

中药指纹图谱

中药及其制剂的质量可控性是中药走向世界的瓶颈之一，中药指纹图谱作为鉴别中药品种和评价中药质量的有效手段之一，被日益重视。我国CFDA于2000年底颁布《中药注射剂指纹图谱研究的技术要求（暂行）》，率先推行指纹图谱作为质量控制的标准，由此带动其他中药制剂质量控制水平的提高。

中药指纹图谱是指中药材或中成药经过适当处理后，利用现代信息采集技术和质量分析手段得到的能够显现中药材或中药性质的图像、图形、光谱的图谱及其数据。中药指纹图谱的建立，以系统的化学成分研究和药理学研究为依托，体现系统性、特征性和稳定性，全面反映中药化学成分的种类和数量，进而反映中药的质量，与现行单一成分或指标成分的质量控制方法相比，更具有科学性和全面性。

中药指纹图谱的建立遵循系统性、特征性和稳定性的原则，其建立过程有样品的收集、制备、分析和结果处理等环节，研究内容包括：规范化的中药特征总提取物获取程序的研究及指纹图谱的建立；中药指纹图谱的解析研究；各指纹图谱的相关性研究；指纹图谱技术在各中药材和复方制剂质量控制中的推广应用等。

目前，中药指纹图谱技术已涉及众多方法，包括薄层扫描法（TLCS）、高效液相色谱法（HPLC）、气相色谱法（GC）和高效毛细管电泳法（HPCE）等色谱法以及紫外光谱法（UV）、红外光谱法（IR）、质谱法（MS）、核磁共振法（NMR）和 X 射线衍射法等光谱法。其中色谱方法为主流方法，尤其是 HPLC、TLCS 和 GC 已成为公认的三种常规分析手段。

以指纹图谱作为中药及其制剂的质量控制方法，已成为目前国际共识，各种符合中药特色的指纹图谱控制技术体系正在研究和建立。但是作为一项新技术，中药指纹图谱在实际应用中还面临许多问题，只有进一步加强中药材种植加工和中成药生产贮存的规范化、中药化学成分和中药药理研究的系统化和标准化，以及技术上多学科的渗透，才能保证中药质量的稳定，进而保证中药指纹图谱的建立。

总之，中药指纹图谱的研究和建立，对于提高中药质量、促进中药现代化具有重要意义。

参 考 文 献

[1] 国家药典委员会编. 中华人民共和国药典（2015 年版）. 北京：中国医药科技出版社，2015.
[2] 王宝琴. 中成药质量标准与标准物质的研究. 北京：中国医药科技出版社，1994.
[3] 张镜澄. 超临界流体萃取. 北京：化学工业出版社，2000.
[4] 中国药品生物制品检定所. 中国药品检验标准操作规范（2010 年版）. 北京：中国医药科技出版社，2010.

习 题

一、最佳选择题

1. 在药物的杂质检查中，限量一般不得超过 10×10^{-6} 的是（　　）。

A. 氯化物　　　　B. 硫酸盐　　　　C. 醋酸盐　　　　D. 砷盐

2. 总灰分是指（　　）。

A. 中药材所带的泥土、砂石等物质

B. 药材及其制剂经加热炽灼灰化后遗留的有机物

C. 药材及其制剂经加热炽灼灰化后遗留的无机物

D. 药材及其制剂经加热炽灼灰化，再经酸洗后的遗留物

3. 中药质量评价内容不包括（　　）。

A. 鉴别　　　　B. 检查　　　　C. 含量测定　　　　D. 取样

二、多项选择题

1. 中药制剂中杂质的一般检查项目有（　　）等。

A. 灰分测定　　　B. 杂质限量检查　　　C. 酸碱度测定

D. 氯化物检查　　　E. 特殊杂质检查

2. 中药制剂杂质检查中，水分测定的方法有（　　）。

A. HPLC　　　　B. 烘干法　　　　C. 甲苯法

D. 减压干燥法　　　E. 气相色谱法

3. 中药制剂常用的定量分析方法有（　　）等。

A. HPLC　　　　B. 气相色谱法　　　　C. 薄层色谱扫描法

D. 分光光度法　　　E. 化学分析法

三、简答题

1. 中药及其制剂主要检查项目包括哪些？

2. 简述中药制剂含量测定项目的选定原则。

3. 中药制剂常用的鉴别方法与一般制剂有何异同点？

4. 中药制剂中杂质检查的目的是什么？

第十四章

药品质量标准的制定

第一节 概　述

一、制定药品质量标准的目的和意义

药品质量的优劣直接影响到用药的安全性与有效性，关系到用药者的健康与生命安危。药品生产厂家生产工艺的不同、技术水平及设备条件的差异、贮运与保存情况的不同，都将影响到药品的质量。为了加强对药品质量的控制及管理，必须制定并贯彻统一的药品质量标准。

药品质量标准的制定属于新药的临床前药学研究内容之一。目前在我国新药的研制过程中，需要制定临床研究用质量标准及生产用质量标准，分别保证临床研究试验用药安全和上市后药品的质量，从而保证药品的安全、有效和质量控制。评价药品的质量时必须全面考虑包括鉴别、检查、含量测定及性状等四个方面的内容。只要药品在生产、流通、销售和使用，就有药品质量标准的监控。

药品质量标准是国家对药品质量、规格及检验方法等所作的技术规定，是药品生产、流通、销售、使用、检验和药政管理部门共同遵守的法定依据。制定并贯彻统一的药品标准，将对我国的医药科学技术、生产管理、经济效益和社会效益产生良好的影响与促进作用，必将有利于促进药品国际技术交流和推动进出口贸易的发展。

二、药品质量标准的分类及其制定

1. 法定标准

为了加强药物的临床、鉴别和审批等管理工作，促进新药的研发，保证药品的质量，我国卫生部门设立了各级药品检验机构，并规定制药企业、医药公司及医院药剂科等单位也必须建立药品检验部门，专门负责药品质量的全面管理。2001 年 2 月 28 日，中华人民共和国第九届全国人民代表大会常务委员会第二十次会议修订通过了《中华人民共和国药品管理法》，明确规定：药品必须符合国家药品标准；国务院药品监督管理部门颁布的《中华人民共和国药典》和药品标准为国家药品标准。

（1）《中国药典》《中华人民共和国药典》简称《中国药典》，它是国家药品生产和管理的法典。《中国药典》由国家药典委员会编撰出版，经国务院同意由国家食品药品监督管理总局颁布执行。它所收载的品种是疗效确切、被广泛采用、能批量生产、质量水平较高并有合理的质量控制手段的药品。建国以来，我国共出版过十版药典，分别为 1953 年版、1963 年版、1977 年版、1985 年版、1990 年版、1995 年版、2000 年版、2005 年版、2010 年版及 2015 年版。《中国药典》反映了我国在医疗预防、医药工业和分析检验方面的技术水平。

（2）局颁标准　国家食品药品监督管理总局颁布的药品标准，简称局颁标准（部颁标准指原由中华人民共和国卫生部颁发的药品标准）。局颁标准也由药典委员会编撰出版，由国家食品药品监督管理总局颁布执行。局颁标准通常收载疗效较好、在国内广泛应用、准备今后过渡到药典的品种。另有一部分品种并不准备上升到药典，而是因为国内有多处生产，有必要制定统一的质量标准共同遵守执行。

2. 临床研究用药品质量标准

为了保证临床用药的安全和药品临床试验相关研究结果的可靠，根据我国药品管理法的规定，正在研制的新药，在进行临床试验或使用之前应先得到国家食品药品监督管理总局批准。临床研究用药品质量标准由新药研制单位制定，并由省级以上药品检验所对检验方法的可行性、科学性、设定的项目和指标等进行实验室检验和审核。临床研究用药品质量标准仅在新药临床试验阶段有效，而且只供研制单位与临床试验单位使用。

由于临床研究前对新药的药学和药理毒理学性质认识有限，为确保安全制定临床研究用质量标准，其控制项目应尽可能地全面，从不同的角度控制产品的质量；临床试验用药品与实验室用于理化性质研究、药理毒理研究的供试品是同一物质并有相似的质量水平；供给临床试验用药品经多次重复制备质量恒定；对影响产品安全性的考察项目，尤其是药品的相关杂质检查和有机溶剂残留量应严格控制。

3. 生产用试行药品质量标准

生产用试行药品质量标准是新药研制单位申报生产时制定的，被国家食品药品监督管理总局批准后成为局颁标准（试行），试行期2年。生产用试行质量标准重点考虑生产工艺中试研究或工业化生产后产品质量的变化情况，同时结合临床试验研究的结果对质量标准的项目或限度进行适当的调整和修订，在保证产品安全性的前提下，从生产实际出发，注重质量标准的实用性。若在临床研究期间生产工艺发生了变化，则必须对新工艺产品的安全性重新评价。

4. 生产用正式药品质量标准

生产用试行药品质量标准，在试行期满后，经国家食品药品监督管理总局批准转正，即成为生产用正式药品质量标准。生产用正式药品质量标准应注重产品上市两年内在生产、流通、销售和使用等环节实测数据的积累，调整和完善检测项目。随着生产工艺的稳定、成熟，以及产品质量的提高，生产用正式药品质量标准须不断地提高质量标准，使其更有效地控制产品的质量；通过实践验证质量标准中所用检测方法的可行性和稳定性，改进或优化检测方法；通过较长时间对产品安全性的确认，对质量标准进行修订。

5. 企业标准

由药品生产企业自己制定并用于控制其药品质量的标准，称为企业标准或企业内部标准，仅在本厂或本系统的生产管理上有约束力，属于非法定标准。非法定标准必须服从于法定标准，因此企业标准一般高于法定标准的要求，多是在法定标准的基础上增加检验项目或提高关键项目的限度标准。企业标准的提高，有利于增加产品技术含量，使企业更具有竞争力，特别是对保护优质产品本身以及严防假冒等有重要作用。国外较大的企业内部均有高于药典标准的企业标准，并对外保密。

三、药品质量标准制定的基础

根据药品管理法的规定，批准新药的同时即颁布其质量标准，未经国家食品药品监督管理总局批准的新药不得投入生产、流通和使用，所以，药品质量标准的建立是新药研究的主要内容之一。在新药研究开发过程中，需对产品质量进行深入详细的研究；并制定合理完善的质量标准，以保证药品的安全有效。

药品质量标准具有权威性、科学性和与时俱进性。只有在对药品进行大量和全面的质量研究与考察工作的基础上，才能制定出可以保证药品安全有效的质量标准。通常，研究及制定新药质量标准的基础工作可以从以下两方面着手。

1. 文献资料的查询及整理

制定新药质量标准前，首先要查阅相关的国内外文献资料，深入分析药物或其类似物的化学结构，利用已有的知识推测理化性质和稳定性，设计鉴别、检查和含量测定项目与方法等。如果研制的是结构全新的创新药物，没有直接的文献可查，可以查阅结构相似化合物的文献作为参考。另外，要确证该药物是否为全新的创新药物，也需要查阅大量的文献资料。如果研制的是仿制药物，应系统地查阅有关文献资料，包括药物的名称、研制过程、实验室研究和临床研究的结论、生产工艺及生产步骤，以及目前该药物的生产、使用和销售情况等，一方面供研究及制定质量标准时作为参考，另一方面新药质量标准（草案）上报国家食品药品监督管理总局审批时，有关的文献资料应一并上报。

2. 制定药品质量标准的基础研究

在研究及制定新药质量标准时应对该药品进行有关的基础研究，例如对化学结构、晶型、异构体、生产工艺等进行全面考察，深入研究；有关药品药理毒理学研究项目，包括药物代谢及其动力学研究、杂质的药理及毒理学研究等，以及药物制剂工艺、制剂辅料、添加剂和药品贮藏条件等也是制定质量标准不可或缺的基础。

药品的质量研究应全面、完整和深入，在实际制定质量标准时要依据安全有效的原则并根据实际生产和药品情况，选择其中必要的项目及限度列入质量标准。随着药品研发的进程、分析技术的发展、多批次产品实测数据的积累以及生产工艺的放大和成熟，质量标准应进行相应的修订和提高。

四、药品质量标准制定与起草说明的原则

1. 药品质量标准制定的原则

对药品质量标准的制定或修订，必须坚持质量第一，充分体现"安全有效、技术先进、经济合理、不断完善"的原则，使标准能起到提高药品质量、保证择优发展的作用。

（1）安全有效 药品是一类特殊的商品，其质量的优劣，主要表现为安全（即毒副反应小）、有效（即疗效肯定）。凡影响药品安全性和有效性的因素，均应在质量标准制定时进行仔细研究，并纳入标准。如药物毒性，一方面可能由药物本身引起，另一方面可能是由引入的杂质造成的。因此，制定标准应严格控制相关杂质。另外，药物的晶型及异构体也可能对生物利用度、毒性及临床疗效有较大影响，故应着重研究，列入标准。

（2）先进性 在制定药品质量标准的过程中，所采用的方法与技术，在我国国情允许的情况下，根据"准确、灵敏、简便、快速"的原则，应尽可能采用先进的方法与技术。《中国药典》（2015年版）二部采用的仪器分析方法有 UV、IR、GC、HPLC、TLC、MS、AA 及 Flu 法等，并且这些方法被采用的次数远超过以前各版药典。如果研制的药物国外已有标准，那么国内的标准应尽可能达到或超过国外的标准。

（3）针对性 了解生产工艺、流通、使用等各个环节影响药品质量的因素，有针对性地规定检测项目，以加强对药品质量的控制。如针对不同的药物制剂，制定药品质量标准时，应根据制剂特点合理确定检测项目和限度标准。一般而言，外用药品要求可以稍宽，内服药品的质量要求严些，注射用药和麻醉用药更严。

（4）规范性　制定药品质量标准，尤其是新药的质量标准时，要按照国家食品药品监督管理总局制定的基本原则、基本要求和一般的研究规则进行。

总之，在确保用药安全有效的原则下，经过细致的质量研究，制定出既能确保药品质量，又能符合生产实际水平的药品质量标准。

2. 药品质量标准起草说明的原则

（1）原料药质量标准的起草说明　原料药质量标准的起草说明应包括下列内容：①概况。说明本品的临床用途；我国投产历史，有关工艺改革及重大科研成就；国外药典收载情况；目前国内生产情况和质量水平。②生产工艺。用化学反应式表明合成的路线，或用简明的工艺流程表示；说明成品的精制方法及可能引入的杂质。如国内生产采用不同的工艺路线或精制方法，应分别列出，并尽可能说明生产厂家。③标准制定的意见或理由。按标准内容依次说明（包括产品质量的具体数据或生产厂检验结果的统计）。对鉴别、检查和含量测定方法，除已载入药典通则以外，要根据现有资料（引用文献）说明其原理，特别是对操作中的注意事项应加以说明。对进行过方法学研究的项目，应另附专题研究报告。④与国外药典及原标准进行对比，对本标准的水平进行评价。⑤列出起草单位和复核单位对本标准的意见（包括本标准中尚存在的问题以及今后的改进意见）。⑥列出主要的参考文献。

（2）新增制剂标准的起草说明　新增制剂标准的起草说明还应包括：①处方。列出附加剂的品名和用量，如国内生产有多种处方时，应尽可能分别列出（注明生产厂），并进行比较。②制法。列出简要的制备方法。③标准制定的意见和理由。除了与新增原料药要求相同外，还应有对制剂的稳定性考察材料，并提出有效期建议。

（3）上版药典已收载品种的修订说明　对修订部分，根据下列情况分别说明：①对通则中方法有实质性修改的项目（如崩解时限检查法、栓剂、气雾剂等），应说明照通则对产品进行考核的结果，并列出具体数据；②对原标准的检验方法进行过修改的项目，或新增的检验项目，要说明增修订的理由、方法的来源，并写出产品的检验数据，含量测定方法的修改应附有专题研究材料；对原标准限度的修改，要说明理由并列表说明当时产品的检验数据，以及与国外药典相应项目的比较结果。对于不修订部分，要写出综合材料说明不修订的理由。

（4）其他　值得强调的是，起草说明中应阐明曾经做过的有关实验，包括不成熟的、尚待完善的或失败的，暂未或不能收载于正文的检定方法的理由，并提供相关的实验资料，以便有关部门审查其实验设计是否合理，以确定为主观或客观原因，从而判断是否需要做进一步的实验。

起草说明的书写格式应按质量标准项目依次予以说明，与其研究报告不同，不能以综述性讨论代替。

五、药品质量标准制定工作的长期性

新药在临床前的研究中，其质量标准和其他的研究资料如药效学、毒理学等均应按照新药审批的要求完成，然后一起依次上报省或者直辖市的药品检验所、国家食品药品监督管理总局审批。一旦被批准可以进行临床研究时，要求制定临床研究用质量标准，临床研究通过后要制定生产用的暂行质量标准，以保证临床研究试验药品及上市药品质量的一致及稳定，保证药品的安全和有效。在新药获得批准生产文号后，其他研究资料如药效、毒理、临床研究资料等存档备用，而质量标准则深入到药品生产、销售、使用等各个环节，对药品进行质量检测和保证。

随着药品研发的进程、分析技术的发展、多批次实测数据的积累及生产工艺的放大和成熟，药品的质量标准也相应地不断完善和提高。质量标准的完善始终伴随着药品的研发和生产，只有这样才能更客观、全面地反映产品质量的变化情况，并随着工艺的成熟和稳定，以及产品质量的提高，严格质量标准。通过实践验证方法的可行性和稳定性，并随着分析技术的发展，不断改进或优化方法，使药品质量标准项目设置更合理，方法更成熟、稳定，操作更简便、快捷，以提高质量标准的技术水平和确保产品质量。如原有的质量标准不足以控制药品质量时，可以修订某项指标、补充新的内容、增删某些项目，甚至可以改进检验技术。视具体情况，某些国家食品药品监督管理总局制定的标准可上升为药典标准；同时药典标准中某些由于医疗水平、生产技术或检验技术的发展而显得陈旧落后的品种，也可从标准中淘汰。

因此，药品的质量标准仅在某个历史阶段有效，是不断发展变化的。总之，药品质量标准的制定是一项长期的不断完善的研究工作，它在新药的研制和对老药的再评价中均具有相当重要的意义。

第二节　药品质量标准的主要内容

一、名称

新药名称的制定，原则上应按世界卫生组织（WHO）编订的国际非专利药品名称命名，再译成中文正式品名。外文名根据需要也可制定新的词干。新药名称制定的原则，具体如下：

① 药品名称应科学、明确、简短（一般以 2～4 字为宜）；同类药品应尽量采用已确定的词干命名，体现系统性。药品名称经卫生部门批准后即为法定药品名称，又称为通用名。药品名可有专用的商品名，但商品名不得作为通用名使用。

② 外文名（拉丁名或英文名）应尽量使用 WHO 编订的国际非专利药名（International Names for Pharmaceutical Substances，简称 INN），以便国际交流。对盐类药物应加上成盐的基团名称，按《中国药典》写法命名。例如去氧麻黄碱，INN 的拉丁名为 Metamfetaminum，如该品为盐酸盐时，则应命名为 Metamfetaminum Hydrochloridum。

③ 中文名尽量与外文名相对应，采用音译、意译或音意合译，一般以音译为主。中文正式品名，应先查阅药典委员会编订的《药名词汇》中药物基团的通用词干。

④ 化学名应根据中国化学会编的《化学命名原则》，并参考国际纯粹与应用化学联合会（International Union of Pure and Applied Chemistry，简称 IUPAC）公布的有机化学命名原则《Nomenclature of Organic Chemistry》命名。

⑤ 避免采用药理学、治疗学或病理学等可能给患者以暗示的药品名称，不得使用代号命名。

⑥ 对于沿用已久的药名，一般不轻易改动；如必须改动时，应列出曾用名。

二、性状

药品的性状指药品及其制剂的物理特征或形态，是药品质量的重要表征之一。《中国药典》在"性状"项下记载药品的外观与臭味、理化常数以及一般稳定情况等。

1. 外观与臭味

外观性状是对药品的色泽和外表的感观规定。《中国药典》对本项目仅用文字对正常的外观性状作一般性的描述，没有严格的检测方法和判断标准。药品外观性状在不影响药品质量和疗效的情况下，一般允许因生产条件、炮制方法等的不同而有差异。但药品的晶型、细度或溶液颜色对质量有较大影响需要严格控制时，应在"检查"项下作具体规定。另外，凡药品有引湿、风化、遇光变质等与贮藏条件有关的性质，也应择要记述在"贮藏"项下。如阿司匹林：本品为白色结晶或结晶性粉末，遇湿气即缓慢水解。

臭味应是指药品本身所固有的，如二巯基丁二钠有类似蒜的特臭。具有特殊味觉的药品，必须加以记述，如盐酸金霉素"味苦"，硫酸亚铁"味咸、涩"。但毒、剧、麻药则不作"味"的记述，如盐酸吗啡"白色、有丝光的针状结晶或结晶性粉末，无臭，遇光易变质"，此处对"味"不作记述。

2. 理化常数

理化常数系指溶解度、熔点、比旋度、晶型、吸收系数、馏程、凝点、折射率、黏度、相对密度、酸度、碘值、羟值、皂化值等。化合物固有的理化常数应以精制品测定，应说明精制方法和纯度，并列出试验数据。但在质量标准中规定的理化常数，则是以临床用药品测得订出。通过对理化常数的测定，可对药品进行鉴别及纯度检查。在药品质量标准中，根据药品的具体情况选择某项或几项理化常数作为控制质量的依据。测定时，严格按照现行版《中国药典》或国外药典的凡例或通则中有关规定的方法和要求进行试验研究。

(1) 溶解度　溶解度是药品的一种物理性质，通常考察药物在水中及常用试剂中的溶解度，避免使用昂贵或不常用的溶剂。常用的溶剂有乙醇、乙醚、氯仿、甘油、无机酸或碱等。各药品项下选用的溶剂及药品在该溶剂中的溶解性能，可供精制或制备溶液时参考；当药品在特定溶剂中的溶解性能需作质量控制时，应在该药品检查项下另作具体规定。

进行溶解度测定时，应准确称取（或量取）适量供试品，在（25±2）℃下，加入一定量的溶剂，每隔5min振摇，30min内观察溶解情况。一般看不到溶质颗粒或液滴时，即认为已完全溶解。易于溶解的样品，一般取1～3g；贵重药品及剧药酌情减量，可用逐渐加入溶剂的方法进行测定，溶剂品种也可适当减少。

(2) 熔点　熔点是多数固体有机药物的重要物理常数，是鉴别和了解药物纯度情况的最简单、可靠的手段，适用于遇热时晶型不发生转化，且初熔和全熔现象明显的药物。熔点的法定测定方法是毛细管法。

化学药品的熔点应在规定的上下限范围内，一般为3～4℃，熔距一般不超过2℃。在测定毛细管内开始局部液化（初熔温度）至全部液化（全熔温度）的温度范围称为熔距（或称熔程、熔点范围）。供试品受热后出现的"发毛"、"收缩"及"软化"等变化过程，及经以上过程后形成的"软质柱状物"尚无液滴出现，均不作初熔判断。对熔融同时分解的药物需记录熔融时的现象，如变色、产生气泡等。供试品开始局部液化或开始产生气泡时的温度作为初熔温度；固相消失全部液化时的温度作为全熔温度；固相消失不明显时，以供试品分解物开始膨胀上升时的温度记为全熔温度。对于某些无法分辨初熔、全熔情况的药品，可记录其发生突变（如气泡很快上升、颜色明显加深）时的温度，作为熔融分解温度。

常温下为固态的原料药应考察熔点或软化、熔融、分解等情况。结晶性原料药一般有明确的熔点。对于熔点难以考察或熔融同时分解的药物以及新药的熔点需用毛细管法和DSC法两种方法进行测定，熔点在200℃以上熔融同时分解的品种，一般不订入质量标准。

(3) 比旋度或旋光度　手性物质的旋光度与它的生物活性密切相关，如沙丁胺醇的左旋体平喘作用比右旋体大80倍。因此，为了保证药品的质量，对具有光学活性的化合物应考察其旋光性质，一般规定其比旋度。比旋度是手性物质特有的物理常数，取决于手性物质的分子结构特征。测定比旋度可以区别或检查某些药品的纯度，也可用于测定含量。测定时应注意温度、浓度和溶剂对比旋度的影响，并详细记录，另外还应注意某些药物在不同溶剂或成盐后，旋光性会发生变化。

（4）晶型 晶型为药物的重要特性。同一种药物，由于其晶胞的大小和形状的不同出现多晶型现象，会对药品质量与临床药效产生影响。例如无味氯霉素有 A 型、B 型、C 型和无定形 4 种，其中 B 晶型与无定形有效，而 A、C 两种晶型无效。1975 年以前，我国生产的无味氯霉素原料、片剂及胶囊剂，均为无效剂型，后来经过进一步研究，改进生产工艺，生产出有活性的 B 型，并在质量标准中增加了非活性晶型的含量限度，确保药物的疗效。因此，国家规定创新药必须每批作 X 射线衍射图，其余类新药尽量每批作 X 射线衍射图，以确定晶型。对已知由于晶型不同造成生物利用度不同的药品，应规定晶型并列入质量标准。

（5）吸收系数 物质对光的选择性吸收及其吸收系数是该物质的物理常数之一。百分吸收系数即溶液浓度为 1%（$g \cdot ml^{-1}$）、光路长度为 1cm 时的吸光度，用符号 $E_{1cm}^{1\%}$ 表示，不仅可用于考察原料药的质量，也可用于制剂含量均匀度、溶出度检测和含量测定。凡制剂的含量测定采用以 $E_{1cm}^{1\%}$ 值计算的分光光度法，而其原料药的含量测定又因精密度的要求而改用其他方法的品种，均应在原料药的性状项下列出吸收系数，并应尽可能采用其制剂含量测定中的条件，使原料药的质量标准与其制剂相适应。

（6）相对密度 相对密度一般是指 20℃某液体药品的密度与水的密度的比值。纯液体药品的相对密度在特定条件下为常数。若纯度不同，则相对密度随纯度改变而改变。液体原料药应按药典通则考察相对密度，其数值要求有效数字应不少于三位，测定方法主要有比重瓶法和韦氏比重秤法。

（7）馏程 馏程是指液体药品按药典方法蒸馏，校正到标准压力 [101.3kPa（760mmHg）] 下，自开始馏出第五滴算起，至供试品仅剩下 3～4ml，或一定比例的容积馏出时的温度范围，是液体药物固有的物理性质，可用于药品鉴别或检查纯度。纯度高的药品，馏程较短；纯度不高的药品，则馏程较长。《中国药典》规定进行馏程测定的液体药品只有甲酚、麻醉乙醚等少数几种药品。

（8）凝点 凝点是指液体物质凝结为固体时，在短时间内停留不变的最高温度。某些液体药品具有一定的凝点，纯度变更，凝点也随之改变。照药典规定方法测定凝点可以鉴别或检查药品纯度。需要注意的是，某些药品在一般冷却条件下不易凝固，需另用少量供试品在较低温度使凝固后，取少量作为母晶加到供试品中，方能测定其凝点，如尼可刹米。

（9）折射率 对于液体药品，尤其是植物精油，折射率可以鉴别油类或检查纯度，也可以用于测定某些溶液制剂的含量。药品的折射率随温度和光线波长的变化而变化。温度升高，折射率变小；光线的波长变短，折射率变大。因此药品的折射率应标明温度和波长，常以 n_D^t 表示。《中国药典》规定温度为 20℃下，使用钠光谱的 D 线（589.3nm）进行药品折射率测定。

（10）其他 黏度是指流体对流动的阻抗能力。《中国药典》中黏度测定有三种方法，使用仪器分别为平氏黏度计、旋转式黏度计和乌氏黏度计。酸值、碘值、羟值及皂化值是脂肪及脂肪油类药物的重要理化指标，对此类药物研究时，应考察相关指标。

三、鉴别

药物的鉴别试验通常是指用可靠的理化方法来证明已知药物的真伪，要求采用的方法专属性强、重复性好、操作简便。常用鉴别方法有化学反应法、光谱法和色谱法等。

化学反应法是基于药物结构中的官能团具有专属化学反应进行鉴别的方法，操作简便、快速、试验成本低，应用广，常用显色反应、沉淀反应等。光谱法主要包括红外光谱和紫外光谱，具有特征性强、操作简便、试验成本低的特点。红外光谱法，可与《药品红外光谱集》标准谱图对照，也可与对照品同时测定，并记录仪器型号和测定方法；紫外光谱法应规定最大吸收波长，必要时规定最小吸收波长，或规定最大吸收波长的吸光度，以提高鉴别专属性。色谱法主要包括薄层色谱、高效液相色谱和气相色谱等。薄层色谱可采用测定比移值及颜色进行鉴别；高效液相色谱及气相色谱采用保留时间进行鉴别。在鉴别试验中，薄层色谱法是色谱法中应用最广的一种方法。据统计，在《中国药典》（2015 年版）二部鉴别项下采用的方法，应用最多的是化学法，其次是 UV、IR、TLC、HPLC、GC、PC 法。生物鉴别法有其特殊性、局限性，应用相对较少。

鉴别试验应说明鉴别原理，特别是在研究结构相似的系列药物时，应注意与可能存在的结构相似化合物的区别，并实验验证。在制定质量标准时，尽可能采用药典中收载的方法；化学法与仪器法相结合，相互取长补短；鉴别一般选择两种以上的方法。对于一些特殊品种，用以上三类方法仍不能鉴别确证时，可用其他的方法，如用 X 射线粉末衍射鉴别矿物药等。

【应用示例】　乙琥胺的鉴别

（1）取本品约 20mg，加氢氧化钠试液 2ml，微微煮沸，其蒸气能使湿润的红色石蕊试纸变为蓝色。

（2）取本品约 0.1g，加间苯二酚约 0.2g 与硫酸 2 滴，在约 140℃加热 5min，加水 5ml，滴加 20% 氢氧化钠溶液使成碱性，取此液数滴滴入 5ml 水中，即显黄绿色荧光。

（3）本品的红外吸收图谱应与对照品的图谱一致（如不一致时，可用无水乙醇处理后重新测定）。

四、检查

检查项目应从安全性、有效性、均一性和纯度要求四个方面开展。药品的安全性，是指热原检查、毒性试验、刺激性试验、过敏试验、升压或降压物质检查等内容。药品的有效性，是指在规定的适应证、用法和用量的条件下，能满足预防、治疗、诊断疾病，有目的地调节人的生理机能的要求。药品的均一性，主要指制剂含量的均匀性、溶出度和释放度的均一性、装量差异及生物利用度的均一性。药品的纯度要求主要是指对各类杂质的检查及主药的含量测定。药品在生产和贮藏过程中会有一定量的杂质混入，包括工艺杂质、降解产物、异构体和残留溶剂等，结合实际制定药品质量的杂质控制项目，以确保药物质量。

1. 杂质检查的内容

（1）一般杂质的检查　一般杂质的检查在前面章节已阐述，是指对氧化物、硫酸盐、铁盐、砷盐、铵盐、重金属、硫酸度、溶液颜色、澄清度、水分、干燥失重、炽灼残渣、易碳化物、有机溶剂残留物等项目的检查。

（2）特殊杂质的检查　相对于一般杂质而言，特殊杂质是指在该药物的生产和贮存过程中，根据药物的性质、生产方式和工艺条件，有可能引入仅属某药特有的杂质。由于特殊杂质多种多样，因此应根据品种的具体情况以及工艺和贮藏过程发生的变化，有针对性地设立检查项目。如螺内酯中要求用碘量法检查巯基化合物；糊精中要求用重量法检查还原糖；醋酸曲安奈德中要求用氧瓶燃烧-UV 法检查硒。

有关物质也属于特殊杂质类，指在某药的生产和贮存过程中，引入的与主药的化学结构相似的杂质。在新药研究中，应尽可能明确有关物质的化学结构，必要时应做相关药理、毒理试验；对有关物质的检查方法，应首选色谱法，如 TLC、HPLC、GC 或者电泳法等。例如，托吡卡胺、过氧苯甲酰、华法林钠等药物在进行特殊杂质检查时，均以 TLC 法作为分离方法，以自身对照法进行有关物质的杂质限量检查。用色谱法检查物质时，应优化分离条件，并附代表性图谱，图谱中应注明各成分的位置，TLC 法应有实物彩色照片，注明各斑点的 R_f 值，应有检测限、线性范围、精密度、准确度、测定溶液稳定性等研究资料。

2. 杂质检查方法的基本要求

对杂质进行检查时，需要研究方法的基本原理、专属性、灵敏性、试验条件的最佳化。对于色谱法，还要考察系统适应性试验：如能获得已知杂质作对照，可在原料中加入适量，证明能达到分离；如杂质未知，或不能获得杂质作对照，则可用含杂质的样品（或未经精制的粗品原料）进行试验，证明能达到分离；也可用已精制的原料药经光照或温度等影响或经酸、碱加热分解、氧化后的样品进行试验，证明能达到分离，以考察色谱法的有效性。

3. 确定杂质检查及其限量的基本原则

（1）针对性　研究的药物属新药时，应按照新药报批的要求尽可能逐项进行研究并将试验结果整理成报批资料。对于一般杂质的检查，针对药物剂型及生产工艺，应尽可能考察有关项目。对特殊杂质或有关物质进行研究时，应充分考虑工艺及贮藏条件，确定待检查杂质的数量及限度，对毒性较大的杂质如砷、氰化物等亦应严格控制。

（2）合理性　在新药质量标准的研究阶段，应尽可能全面考察各检查项目，但在制定质量标准时，则应根据实际情况合理确定是否列入标准。例如，新药中砷的检查是必须研究的内容，但实际上许多药物的检查项下并没有砷的检查，其根本原因是该药不含砷或含量极低（如小于百万分之一）。对于这些药物，砷的检查项不列入质量标准更为合理。

总之，在制定质量标准时，应依据新药报批的要求，根据生产工艺水平，参考相关文献及各国药典，从保证药品安全、有效的角度出发，综合考虑，确定合理的检查项目及限度。

五、含量测定

药品的含量是评价药品质量、保证药品疗效的重要手段。含量测定通常是指对药品中有效成分的含量测定。药品的含量或效价是评定药品的主要指标之一，在设计其测定方法时，应根据药品特性、剂型、处方、鉴别试验和纯度检查综合考虑。含量测定必须在鉴别无误、杂质检查合格的基础上进行；含量测定方法的选择要着眼于准确性、稳定性和重现性。

（一）原料药常用的含量测定方法

原料药含量测定时通常应针对研究项目选择有效的质量研究试验方法。方法的选择要有依据，包括文献、理论及试验的依据。原料药纯度要求高，限度严格。对于组分单一的原料药，首选精密度高，操作简便、快速的容量法测定含量，可根据药物分子中所具有的官能团及其化学性质，选用不同的容量分析方法，方法叙述中要强调：

① 供试品的取用量应满足滴定精度的要求（消耗滴定液约 20ml）；

② 滴定终点的判断要明确，也可使用仪器方法确定终点；

③ 为排除因加入其他试剂或混入杂质对测定结果的影响，或便于剩余滴定法的计算，可采用"空白试验校正"的办法；

④ 方法中应列出含量计算所用滴定液相当待测物质的换算因子、滴定度（采用四位有效数字）；

⑤ 标定滴定液所用基准物质易得，并符合纯度高、组成恒定且与化学式符合、性质稳定（标定时不发生副反应）等要求。

容量法测定含量要注意参加反应的应是药物分子活性部分，而不应是次要的酸根或碱基部分。如用容量法不适宜时，可考虑选用 HPLC 法，尤其在有关物质干扰，或多组分物质时，具有特殊优势。因仪器或操作间的偏差较大，一般不选用 UV 法，尤其不首选"吸收系数法"定量，不选用末端吸收峰作测定波长；须用 UV 法时，可采用不受仪器及其他变化影响的"对照品比较法"定量，测定溶液的吸光度宜在 0.3～0.7 间。

GC 法用于具有一定挥发性原料药，HPLC 法主要用于多组分抗生素、甾体药物类和杂质干扰其他测定方法的原料药的含量测定，常用定量法有外标法和内标法，所用对照品必须具有纯度高、易于制备和性质稳定等条件。内标物应选符合要求、易得、不产生干扰且保留时间与待测物质接近的化学物质，应有"色谱条件与系统适应性试验"的要求，所订理论塔板数和分离数值均应符合检测最低要求。

（二）制剂常用的含量测定方法

由于制剂的含量限度较原料药宽且含有辅料，因此含量测定比原料药的专属性要求更高。

① 当辅料不影响制剂含量测定时，可采用与原料药同样的含量测定方法。

② 复方制剂或需经过复杂分离除去有干扰的杂质和辅料的品种，或在鉴别、检查项中未能进行专属控制质量的品种，可以采用 HPLC 或 GC 法进行含量测定。

③ 当制剂中主药含量很低或无较强的发色基团，以及杂质干扰 UV 法测定时，可考虑选择显色较灵敏、专属性和稳定性较好的比色法或荧光分光光度法测定含量。

UV 法操作简便，适用性广，适于测定制剂的含量，并可同时用于含量均匀度和溶出度的测定。测定过程中宜用水、各种缓冲液、稀酸、稀碱等溶液作为溶剂，应避免使用有毒及价格昂贵的溶剂。UV 法测定宜采用对照品法，以减少不同仪器和操作所带来的误差，但是应充分考虑辅料、共存物质和相关物质等对测定结果的影响。

选用含量测定方法时应考虑辅料等的干扰，含单一原料药的制剂首选方法一般为 HPLC 法，在有关物质、辅料不干扰的情况下，也可选用 UV 法或原料药项下的容量法，复方制剂首选 HPLC 法较为适宜。

（三）其他特殊品种的含量测定方法

1. 抗生素

抗生素多为结构复杂的多组分物质，且不很稳定，易产生降解杂质，且抗生素药物的医疗作用主要是其抗菌活力，而微生物检定法正是以抗生素的抗菌活力为指标来衡量抗生素效价的一种方法，因此常用抗生素微生物检定法进行测定。其测定原理与临床要求相一致，能直接反映抗生素的医疗价值，故几十年来微生物检定法仍为各国药典所采用，并且是抗生素的主要含量测定法之一。

抗生素微生物检定法是利用抗生素在低微浓度下选择性地抑制或杀死微生物的特点，利用抗生素在琼脂培养基内的扩散作用，采用量反应平行线原理的设计，比较标准品与供试品两者对接种的实验菌产生抑菌圈的大小，以抗生素的抗菌活性为指标，来衡量抗生素中的有效成分效力的方法，是国际上通用的、经典的抗生素效价测定方法。抗生素微生物检定法根据试验方法的不同可分为稀释法、比浊法、扩散法。

2. 放射性药品

放射性药品系指含有放射性核素供医药诊断和治疗用的一类特殊药品。放射性药品检定法可用于放射性药品的鉴别、纯度检查、放射性浓度测定等。例如邻碘［^{131}I］马尿酸钠注射液、氙［^{133}Xe］注射液等的测定。

3. 其他

有机含氮药物，当无适当的定量分析方法时，多采用氮测定法来测定其氮的百分率，再根据比值来推算供试品的含量；含有手性碳原子且不是消旋体的药物或其制剂，用旋光度法测定含量；酶制剂常用酶分析法进行效价测定；氨基酸、蛋白质及带电离子的分离、定量常用电泳法测定等。

在上述方法均不合适时，可考虑使用计算分光光度法。使用该法时，对样品的预处理及允许使用的条件在药典含量测定项下都作了明确规定。只有严格控制测定条件，才能保证测定的准确度及精确度。

研究新药含量测定时，应选用原理不同的两种方法进行对照性测定。对于有些药品没有合适的含量测定法时，如疫苗类、血液制品类等，应参照《中国生物制品规程》的有关规定进行检定及试验。

（四）含量测定方法的验证

在进行质量研究的过程中，一项重要的工作就是要对质量标准中所涉及的分析方法进行方法学验证，以保证所用的分析方法确实能够用于在研药品的质量控制。为规范对各种分析方法的验证要求，我国已于 2005 年颁布了分析方法验证的指导原则：分析方法提供的数据必须满足可靠性的要求；分析方法应适合于相应的检测要求。对于新药制定质量标准时，分析方法需要研究、建立并验证；在药物生产方法变更、制剂的组分变更、原分析方法进行修订时，质量标准分析方法也需进行验证。方法验证过程和结果均应记载在药品标准起草或修订说明中。分析方法验证通常包括对实验室、仪器等内容有所要求和对分析方法验证的考察两大部分。

1. 对实验室等内容的要求

从事质量标准研究用的实验室应符合 GLP 要求，所用仪器均应按法定标准校对过，所用试剂应符合有关规定，试验操作者应有良好的专业素质。如果选用色谱法，应进行"色谱条件与系统适用性试验"。

2. 分析方法的验证

在进行分析方法验证时，一般需要进行鉴别试验、杂质或有关物质定量或限度检查、原料药或制剂中有效成分含量测定，以及制剂中其他成分（如降解产物、防腐剂等）的测定；药品溶出度、释放度等功能检查中，其溶出度等测试方法也应作必要的验证，包括准确度、精密度（包括重复性、中间精密度和重现性）、专属性、检测限、定量限、线性、范围和耐用性等。对药品进行含量测定时，采用的分析方法不同，分析方法的验证也不同，视具体方法拟订验证的内容。

（1）容量分析法的验证

① 精确度：用原料药精制品考察方法的精确度，平行试验 5 个样本试验数据的相对标准偏差一般应不大于 0.2%。

② 准确度：以回收率（测定值除以理论值）表示。常用原料精制品（含量＞99.5%）或对照品进行回收率试验。回收率一般在 99.7%～100.3%之间（$n=5$）。

（2）UV 法的验证

① 精确度：用适当浓度的精制品进行测定，其 RSD 一般不大于 1%（$n=3$～5）。

② 如果 UV 法测定制剂的含量，则要考察辅料对测定的干扰，即将一定量药物（标示量的80%～120%）加到按处方比例配制的辅料中，混合均匀后，称取适量，按分析方法测

定其回收率。回收率一般应在 98%～102% 之间。

③ 线性关系：用精制品配制一定浓度范围的对照品系列溶液，吸光度 A 一般为 0.2～0.7，浓度点 $n=5$。用浓度 c 对 A 作线性回归处理，得一直线方程，r 应达到 0.9999 ($n=5$)，方程的截距应接近于零。

④ 灵敏度：以本法试剂的最低检测浓度表示。

（3）HPLC 法的验证

① 精确度：要求 RSD<2%。

② 准确度：要求回收率在 98%～102% 之间。精确度及准确度的做法同 UV 法。要考察辅料是否对回收率有影响。一般要求做高、中、低三个浓度，每一浓度平行做三份，结果统计处理。

③ 线性范围：用精制品配制一系列对照溶液，浓度点 n 应为 5～7，用浓度 c 对峰高 h 或峰面积 A 或被测物的响应值之比进行回归处理，建立回归方程，r 应大于 0.9999，截距应趋于零。

④ 专属性：要考察辅料、有关物质或降解产物对主要的色谱峰是否有干扰，如有干扰应设法排除。

⑤ 灵敏度：即检测限，以 $S/N=3$ 时的最低检测浓度或最低检出量表示。

（五）含量限度的确定

测定药物中有效成分的含量是保证药品疗效的重要手段。含量测定必须在鉴别无误、杂质和水分（干燥失重）检查合格等的基础上进行方有意义。因此，药物并不要求百分之百的纯品，而规定有一定的含量限度。含量限度的制定一般可依据下列几种情况来综合考虑。

1. 根据不同的含量测定方法

选用准确度较高的重量法或容量法时，通常测定误差为 0.3%～0.5%，含量限度可定为 99.0%～100%；选用非水滴定、比色、分光光度等方法时，由于影响因素较多，方法的测定误差较大，通常测定误差为 1%～2%，含量限度就不应订得太高。非水滴定的药品一般只订在 98.0% 或 98.5% 以上。许多激素类药品本身较难纯化，测定方法又采用分光光度法，故含量限度订为 97.0%～103.0%。

2. 根据不同的剂型

相同品种的不同剂型，含量限度不同。例如维生素 C，原料药的含量不得少于 99.0%，片剂的含量应为标示量的 93.0%～107.0%，注射液的含量应为标示量的 90.0%～110.0%。不同品种的相同剂型的药物，其含量限度也不同。如维生素 B_1 注射液的含量则为标示量的 93.0%～107.0%，与维生素 C 注射液不同。

3. 根据生产的实际水平

由植物中提取得到的原料药，因原料中含有多种成分，药品的纯度要由提取分离水平而定，故含量限度也应根据生产的实际水平而定。如硫酸长春新碱因刚开始生产时不易提纯，故原料药规定含量为不得低于 92%，《中国药典》（2015 年版）根据近年的实际生产水平，改为 95.0%～105.0%；其供注射用的本品订为标示量的 90.0%～110.0%。

4. 根据主药含量多少

以片剂为例，药典中收载的片剂，其主药含量最小的为 $5\mu g$（炔雌醇片），最大的为 0.5g（阿司匹林片），两者相差达 10 万倍。由于主药含量高的片剂中所含辅料很少，主药分布均匀，片重差异较小，故含量限度的规定较严。对于含主药量低的片剂，含有大量的辅料，主药较难完全均匀分布，片重差异较大，含量限度的规定应该较宽。据统计，《中国药典》中收载的约 200 种单一成分的片剂，主药含量较大的，多数含量限度订为标示量的 95.0%～105.0%；主药含量居中（含 1～30mg）的片剂，一般订为标示量的 93.0%～107.0%；含主药量小的片剂（含 5～750μg），含量限度订为标示量的 90.0%～110.0%。

　　总之，药品含量限度的制定，应本着既能保证药品质量，又能实现大生产的原则，根据药品的性质、生产实际以及测定方法的准确度等结合起来进行综合考虑，合理确定。

六、贮藏

　　药品的贮藏条件与药品稳定性密切相关。药品是否需要避光，是否需要低温贮藏，在一定条件下的贮藏时间（有效期）等项目的确定都是通过药品稳定性试验来确定的。稳定性试验可以考察原料药或药物制剂在温度、湿度、光线的影响下随时间变化的规律，为药品的生产、包装、贮存、运输条件提供科学依据，同时通过试验建立药品的有效期。药品稳定性试验方法主要参考 ICH 与我国现行药物稳定性试验指导原则和《中国药典》有关原则。

　　稳定性试验的基本要求是：①稳定性试验包括影响因素试验、加速试验与长期试验。影响因素试验用一批原料药进行；加速试验与长期试验要求用三批供试品进行。②原料药供试品应是一定规模生产的，供试品量相当于制剂稳定性试验所要求的批量，原料合成工艺路线、方法、步骤应与大生产一致。药物制剂供试品应是放大试验的产品，其处方与工艺应与大生产一致。药物制剂如片剂、胶囊剂，每批放大试验的规模，片剂至少应为 10000 片，胶囊剂至少应为 10000 粒。大体积包装的制剂（如静脉输液等），每批放大规模的数量至少应为各项试验所需总量的 10 倍。非凡品种、非凡剂型所需数量，根据情况另定。③供试品的质量标准应与临床前研究及临床试验和规模生产所使用的供试品质量标准一致。④加速试验与长期试验所用供试品的包装应与上市产品一致。⑤研究药物稳定性，要采用专属性强、准确、精密、灵敏的药物分析方法与有关物质（含降解产物及其他变化所生成的产物）的检查方法，并对方法进行验证，以保证药物稳定性结果的可靠性。在稳定性试验中，应重视降解产物的检查。

　　下面分别介绍各类药品稳定性试验及其目的。

　　1. 影响因素试验

　　通过影响因素试验可以探讨药物的固有稳定性，了解影响其稳定性的因素及可能的降解途径与降解产物，为制剂生产工艺、包装、贮存条件和建立降解产物分析方法提供科学依据。进行试验时，供试品可以用一批原料药进行。将供试品置适宜的开口容器中（如称量瓶或培养皿），摊成≤5mm 厚的薄层，疏松原料药摊成≤10mm 厚的薄层，进行以下试验。当试验结果发现降解产物有明显的变化时，应考虑其潜在的危害性，必要时应对降解产物进行定性或定量分析。

　　（1）高温试验　将供试品开口置适宜的洁净容器中，60℃温度下放置 10 天，于第 5 天和第 10 天取样，按稳定性重点考察项目（见表 14-1）进行检测。若供试品有明显变化（如含量低于规定限度），则在 40℃条件下同法进行试验。若 60℃无明显变化，不再进行 40℃试验。

表 14-1　新药（西药）原料及常用制剂稳定性重点考察项目

剂型	稳定性重点考察项目
原料药	性状、熔点、有关物质、吸湿性、含量以及根据药品性质选定的考察项目
片剂	性状、有关物质、崩解时限或溶出度、含量
胶囊剂	性状、有关物质、崩解时限或溶出度、水分、含量。软胶囊要检查内容物有无沉淀
注射液	性状、pH、可见异物、有关物质、无菌检查、含量
栓剂	性状、含量、融变时限、有关物质

剂型	稳定性重点考察项目
软膏剂	性状、均匀性、含量、粒度、有关物质
乳膏剂	性状、均匀性、含量、粒度、有关物质、分层现象
丸剂	性状、含量、有关物质、溶散时限
糖浆剂	性状、含量、澄清度、相对密度、有关物质、pH
散剂	性状、含量、粒度、有关物质、外观均匀度
颗粒剂	性状、含量、粒度、有关物质、溶化性或溶出度或释放度
气雾剂	泄漏率、每瓶主药含量、有关物质、每瓶总揿次、每揿主药含量、雾滴分布
贴剂	性状、含量、有关物质、释放度、黏附力

（2）高湿度试验　高湿度试验是在恒湿条件下进行的。恒湿条件可在密闭容器如干燥器下部放置饱和盐溶液，根据不同相对湿度的要求，可以选择 NaCl 饱和溶液（相对湿度 75%±1%，15.5～60℃）、KNO_3 饱和溶液（相对湿度 92.5%，25℃）。将供试品开口置恒湿密闭容器中，在 25℃分别于相对湿度 90%±5%条件下放置 10 天，于第 5、第 10 天取样，按稳定性重点考察项目要求检测，同时准确称量试验前后供试品的质量，以考察供试品的吸湿潮解性能。若吸湿增重 5%以上，则在相对湿度 75%±5%条件下，同法进行试验；若吸湿增重 5%以下，其他考察项目符合要求，则不再进行此项试验。

（3）强光照射试验　将供试品开口放在装有日光灯的光照箱或其他适宜的光照装置内，于照度为 4500lx±500lx 的条件下放置 10 天，于第 5 天和第 10 天取样，按稳定性重点考察项目进行检测，特别要注重供试品的外观变化。

此外，根据药物的性质必要时可设计试验，探讨 pH 值与氧及其他条件对药物稳定性的影响，并研究分解产物的分析方法。创新药物还应对分解产物的性质进行必要的分析。

2. 加速试验

加速试验是在超常的影响稳定性因素条件下，通过改变贮藏条件，加速药物的化学或物理变化，讨论药物的稳定性，为制剂设计、包装、运输、贮存提供必要的资料。供试品要求三批，按市售包装，在温度为 40℃±2℃、相对湿度为 75%±5%的条件下放置 6 个月。在试验期间第 1 个月、2 个月、3 个月、6 个月末分别取样一次，按稳定性重点考察项目检测。在上述条件下，如 6 个月内供试品经检测不符合制定的质量标准，则应在中间条件下即在温度为 30℃±2℃、相对湿度为 65%±5%的情况下（可用 Na_2CrO_4 饱和溶液，30℃，相对湿度 64.8%）进行加速试验，时间仍为 6 个月。对温度非凡敏感的药物，预计只能在冰箱中（4～8℃）保存，此种药物的加速试验，可在温度为 25℃±2℃、相对湿度为 60%±10%的条件下进行，时间为 6 个月。

光加速试验可以为药物包装及贮存要求提供依据。供试品要求 3 批，分别装入透明容器，按强光照射试验操作，按稳定性重点考察项目进行检测，注意供试品外观变化。对光不稳定的药物及制剂，应采用避光包装。

3. 长期试验

长期试验是在接近药物的实际贮存条件下（温度为 25℃±2℃、相对湿度为 60%±10%）进行的，可为制定药物的有效期提供依据。供试品要求 3 批，市售包装，在温度为 25℃±2℃、相对湿度为 60%±10%的条件下放置 12 个月，每 3 个月取样一次，分别于 0 个月、3 个月、6 个月、9 个月、12 个月取样，按稳定性重点考察项目进行检测。12 个月以后，仍需分别于 18 个月、24 个月、36 个月继续考察，取样进行检测。对于经过三年考察结果无明显变化的药品，考察三年后仍应继续考察，可一年测定一次，以提供稳定性详细资料。将结果与 0 个月比较，以确定药物的有效期；6 个月检测数据用于新药申报临床研究；12 个月数据用于申报生产。由于实验数据的分散性，一般应按 95%可信限进行统计分析，得出合理的有效期。

对温度敏感的药物,长期试验可在温度为 6℃±2℃ 的条件下放置 12 个月,按上述时间要求进行检测,12 个月以后,仍需按规定继续考察,制定在低温贮存条件下的有效期。

第三节　药品质量标准及其起草说明示例

一、马来酸替加色罗的质量标准（草案）

（一）原料药质量标准（草案）

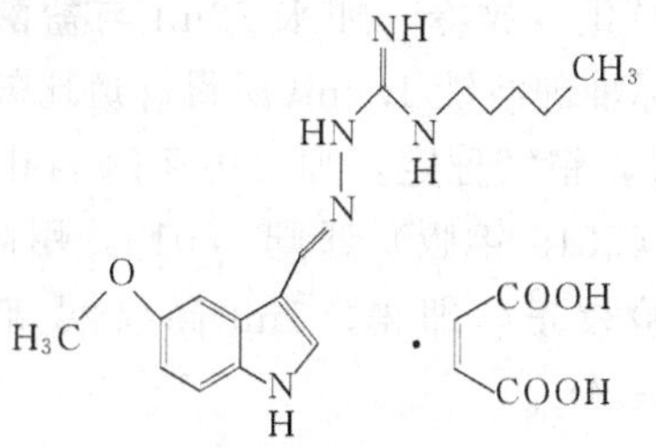

马来酸替加色罗

Malaisuan Tijiaseluo

Tegaserod Maleate

本品为 N-正戊基-N'-[(5-甲氧基吲哚-3)-亚甲基氨基] 胍马来酸盐,按无水物计算,含 $C_{16}H_{23}N_5O \cdot C_4H_4O_4$ 不得少于 98.5%。

【性状】　本品为淡黄色结晶性粉末,无臭味。

本品在二甲基亚砜中易溶,在甲醇、无水乙醇和丙酮等有机溶剂中微溶,在水、稀盐酸和氢氧化钠试液中不溶。

熔点　本品的熔点为 189～191℃。

【鉴别】

（1）取本品约 2mg 置试管中,加甲醇 2ml 使溶解,加水 2ml,摇匀,加入高锰酸钾溶液 1 滴,溶液稍振摇后呈黄棕色,置 40℃ 水浴中加热 5min,可见到有棕色沉淀产生。

（2）取本品约 2mg 置试管中,加甲醇 2ml 使溶解,加水 2ml,摇匀,加入硫酸铜铵液两滴,振摇,可见样品溶液变浑浊且由蓝色转变为黄绿色,静置,可见大量土黄色絮状沉淀。

（3）本品红外光吸收图谱应与对照品的图谱一致。

【检查】

溶液的澄清度与颜色　取比旋度项下的溶液检查,应澄清无色。

氯化物　取本品 0.5g,依法检查 [《中国药典》（2015 年版）通则 0801],与标准氯化钠溶液 2.0ml 制成的对照液比较,不得更浓（0.004%）。

有关物质　照高效液相色谱法 [《中国药典》（2015 年版）通则 0804] 测定。

色谱条件与系统适用性试验　用十八烷基硅烷键合硅胶为填充剂;乙腈-1%十二烷基硫酸钠（含 0.95%冰醋酸）缓冲溶液（56:44）为流动相;检测波长为 314nm。理论板数按马来酸替加色罗峰计算应不低于 5000,主成分峰与杂质峰的分离度应大于 1.5。

测定法　取本品适量,加甲醇溶解,并稀释至 1ml 中含 2mg 的溶液,作为供试品溶液。精密量取供试品溶液适量,加甲醇稀释制成含 $10\mu g \cdot ml^{-1}$ 的溶液,进样前以流动相稀释至含 $1\mu g \cdot ml^{-1}$ 的溶液,作为对照溶液。取上述溶液各 $20\mu l$ 注入高效液相色谱仪,记录色谱图至主成分峰保留时间的 2 倍。供试品溶液色谱图上各杂质峰面积之和不得大于对照溶液色谱图的主峰面积。

干燥失重 取本品 0.5g，在 105℃ 干燥至恒重，减失质量不得超过 1.0% ［《中国药典》（2015 年版）通则 0831］

炽灼残渣 取本品 0.5g，依法检查 ［《中国药典》（2015 年版）通则 0841］，残渣不得超过 0.1%。

重金属 取炽灼残渣项下的残留物，依法检查 ［《中国药典》（2015 年版）通则 0821］，含重金属不得超过 0.002%。

砷盐 取本品 0.5g，加氢氧化钙 1g，加水适量，搅匀，烘干，先用小火灼烧使炭化，再于 500～600℃ 炽灼使完全炭化，放冷，加水 23ml 与盐酸 5ml，依法检查 ［《中国药典》（2015 年版）通则 0822］，与标准砷溶液 1.0ml 所得砷斑比较，不得更深（0.0002%）。

【含量测定】 取本品 0.2g，精密称定，加二甲亚砜 7ml，振摇使溶解，加冰醋酸 21ml，照电位滴定法 ［《中国药典》（2015 年版）通则 0801］，用高氯酸滴定液（$0.1mol \cdot L^{-1}$）滴定，并将滴定结果用空白试验校正，即得。1ml 高氯酸滴定液（$0.1mol \cdot L^{-1}$）相当于 41.75mg 的 $C_{16}H_{23}N_5O \cdot C_4H_4O_4$。

【类别】 胃肠道用药。

【贮藏】 密封保存。

【制剂】 马来酸替加色罗片。

◀ （二）片剂质量标准（草案）▶

马来酸替加色罗

本品含马来酸替加色罗（$C_{16}H_{23}N_5O \cdot C_4H_4O_4$）应为标示量的 90.0%～110.0%。

【性状】 本品为白色或类白色片。

【鉴别】

（1）本品研磨细粉取适量（约相当于马来酸替加色罗 10mg）置试管中，加甲醇 10ml，混匀，超声提取 30min，过滤，取续滤液 2ml，摇匀，加入硫酸铜铵溶液 2 滴，振摇，即可见到样品溶液浑浊且由蓝色变为黄绿色，静置后，可见大量土黄色絮状沉淀。

（2）取含量测定项下溶液，照紫外-可见分光光度法 ［《中国药典》（2015 年版）通则 0401］测定，在波长 314nm 处有最大吸收。

（3）本品在溶出度测定项下所得色谱图中的保留时间，应与对照品的保留时间一致。

【检查】

含量均匀度 照紫外-可见分光光度法 ［《中国药典》（2015 年版）通则 0401］测定。

测定法 取本品 1 片，置 50ml 容量瓶中，加入甲醇后，振摇 5min，超声 30min，使药物提取完全，冷却后用甲醇定容，摇匀，用干燥滤纸过滤，弃去初滤液，精密量取续滤液 0.6ml，置 10ml 容量瓶中，用甲醇定容，摇匀，作为供试品溶液。精密称取马来酸替加色罗对照品 10mg，置于 100ml 容量瓶中，用甲醇定容，摇匀，精密量取 1ml 置于 10ml 容量瓶中，用甲醇定容，摇匀，作为对照品溶液。取上述供试品溶液和对照品溶液依法在波长 314nm 处测定吸光度，并计算含量，应符合规定 ［《中国药典》（2015 年版）通则 0941］。

溶出度 照高效液相色谱法 ［《中国药典》（2015 年版）通则 0512］测定。

色谱条件与系统适应性试验 用十八烷基硅烷键合硅胶为填充剂；乙腈-1% 十二烷基硫酸钠（含 0.95% 冰醋酸）缓冲溶液（56∶44）为流动相；检测波长为 314nm。理论塔板数按马来酸替加色罗计算应不低于 5000。

测定法　取本品，照溶出度测定法［《中国药典》（2015 年版）通则 0931］，以每 100ml 含 0.3g 十二烷基磺酸钠的水溶液为溶剂，转速为 75r·min^{-1}，依法操作，经 45min 时，取溶液用干燥滤纸过滤。精密量取续滤液 0.2ml，加入 0.2ml 流动相稀释混匀，取稀释液 20μl 注入液相色谱仪并记录色谱图；另取马来酸替加色罗对照品适量，精密称定，用甲醇溶解后，再用溶出溶剂稀释成约含 9μg·ml^{-1}，精密量 0.2ml，加入 0.2ml 流动相稀释混匀，同法测定。按外标法以峰面积计算每片的溶出量。限度为标示量的 70%，应符合规定。

其他　应符合片剂项下有关的各项规定［《中国药典》（2015 年版）通则 0101］。

【含量测定】　取本品 10 片，精密称定，研细，精密称取适量（约相当于马来酸替加色罗 25mg），置 100ml 容量瓶中，加甲醇适量，超声 30min，使马来酸替加色罗溶解，冷却，加甲醇至刻度，摇匀，过滤，取续滤液 1ml 置 25ml 容量瓶中，加甲醇至刻度，摇匀，取此溶液照紫外-可见分光光度法［《中国药典》（2015 年版）通则 0401］，在波长 314nm 处测定吸光度；另取对照品适量，精密称定，用甲醇溶解并定量稀释制成约含 0.01mg·ml^{-1}的溶液，同法测定，计算，即得。

【类别】　同马来酸替加色罗。

【规格】　6mg（以替加色罗碱计）。

【贮藏】　密封保存。

二、马来酸替加色罗的质量标准（草案）起草说明

（一）原料药质量标准（草案）起草说明

1. 命名

根据马来酸替加色罗结构，将母体定为胍，根据新药命名的指导原则，将本品中文名译为 N-正戊基-N′-［(5-甲氧基吲哚-3)-亚甲基氨基］胍马来酸盐。

2. 性状

取实际样品观察，本品外观呈淡黄色结晶性粉末，故将本品性状订为淡黄色结晶性粉末。

3. 溶解度

根据《中国药典》（2015 年版）的要求，对本品在几种不同极性的溶剂中的溶解度进行了考察，根据试验结果，确定本品溶解度。

4. 熔点

因为本品在熔融后即分解呈深褐色油状液体，用毛细管法测定时，不易准确观察判断是否完全熔解，故采用差示扫描量热法测定熔点。

5. 鉴别

鉴别（1）是因马来酸具有还原性，可使高锰酸钾还原变色，并产生二氧化锰沉淀；鉴别（2）是因马来酸替加色罗分子中的胍基与硫酸铜氨可发生显色反应；鉴别（3）是因本品结构中所含的苯环、胍基、羧基等基团均有典型的红外吸收光谱图，可通过供试品与对照品的红外光谱图进行定性。

6. 检查

（1）氯化物、重金属和砷盐为药物中的常见杂质，应依法进行检查，重金属检查宜取炽灼残渣后的残留物进行试验。

（2）有关物质：本品以原料药纯品为对照（见图 14-1），采用反相高效液相色谱法成功地分离了马来酸替加色罗及其有关物质，专属性强（见图 14-2），可用于"有关物质"的检查。本品为生物碱的马来酸盐，用普通的流动相分离时主峰拖尾严重。以乙腈-1‰十二烷基硫酸钠（含 0.95％冰醋酸）缓冲溶液（56：44）为流动相，并用流动相稀释样品，可得到良好稳定的色谱峰及分离度，主峰的对称因子达到 0.95，且具有适宜的保留时间（见图 14-3）。

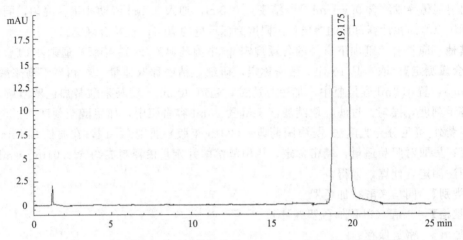

图 14-1　马来酸替加色罗原料药纯品（100μg·ml⁻¹）的 HPLC 图谱

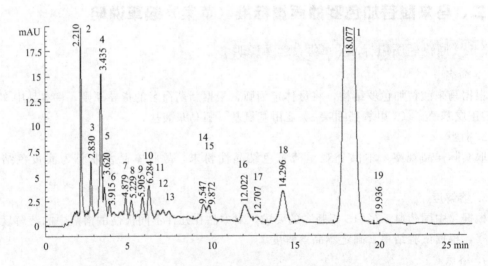

图 14-2　马来酸替加色罗（100μg·ml⁻¹）高温破坏后的 HPLC 图谱（流速为 1ml·min⁻¹）

1—马来酸替加色罗；2～19—高温破坏杂质

（3）有机溶剂残留量：照气相色谱法［《中国药典》（2015 年版）通则 0521］，自行建立方法进行测定。经三批药品检查，其有机溶剂残留量远低于规定限度（甲醇不得过 0.3％，乙醇不得过 0.5％，二甲基甲酰胺不得过 0.088％），故不列入正文。

（4）干燥失重和炽灼残渣：各取本品 0.5g，按《中国药典》（2015 年版）通则 0831 和 0841 的方法进行检查，均符合规定。

7. 含量测定

根据质量研究资料，在对本品原料药进行含量测定时，采用了测定生物碱常用的容量分析的方法，即非水滴定法测定含量。

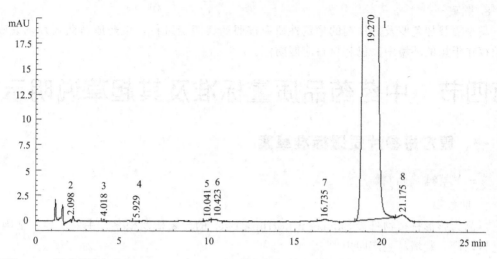

图 14-3 马来酸替加色罗（100μg·ml⁻¹）有关物质测定的 HPLC 图谱（流速为 1ml·min⁻¹）
1—马来酸替加色罗；2～8—马来酸替加色罗有关物质

（二）片剂质量标准（草案）起草说明

1. 含量限度

本品为小规格剂量片，根据三个批号片剂的含量测定结果，含量限度规定为 90.0%～110.0% 比较合适。

2. 性状

本品原料外观为淡黄色，加入大量辅料压制成片后为白色或类白色片。

3. 鉴别

鉴别（1）与马来酸替加色罗原料药相同，片剂辅料在甲醇中不溶解，可过滤除去。取空白辅料做对照试验，结果溶液呈浅蓝色，微浑浊，静置后，可见少量蓝色沉淀。未见阳性反应出现，表明辅料不干扰药物的鉴别。

鉴别（2）为紫外分光光度法。在片剂中加入甲醇使药物溶解后，紫外吸收图谱与原料药一致，在波长 314nm 有最大吸收峰，辅料在波长 300～400nm 无紫外吸收。

鉴别（3）采用专属性高的高效液相色谱法进行鉴别。

4. 含量均匀度检查

马来酸替加色罗片剂标示量为 6mg，按《中国药典》要求必须进行含量均匀度检查，检查方法依照《中国药典》通则 0941 有关规定进行；含量测定方法依照质量标准（草案）中含量测定项下进行。

5. 溶出度

制剂处方和质量研究资料表明，马来酸替加色罗片为难溶性药物制剂，药物溶出度对片剂质量影响很大，采用《中国药典》通则 0931 进行溶出度检查。由于该片剂在水、稀盐酸中溶出度低于 10%，经试验选用 0.3% 十二烷基磺酸钠作为溶出介质，溶出度高于 70%。

6. 含量测定

含量测定方法采用紫外分光光度法，经过对方法的评价，证明此法稳定、准确、可靠，可用于含量测定。

7. 规格

6mg/片（以替加色罗碱计）。

8. 贮藏

马来酸替加色罗及其片剂的稳定性研究按照药典规定进行，该药原料药及片剂易吸湿，宜贮存在干燥的环境中。包装材料应能防潮。

第四节　中药药品质量标准及其起草说明示例

一、复方丹参片质量标准草案

（一）原料（药材）

1. 丹参

本品为唇形科植物丹参 Salvia miltiorrhiza Bge. 的干燥根及根茎。主要产地：全国大部分地区均产，栽培品主产四川。

本品除应符合《中国药典》现行版一部"丹参"项下有关规定外，含量测定应按下面方法操作，并符合限度规定。

【含量测定】　取本品粉末适量，精密称定，以下按复方丹参片含量测定丹参项下操作，计算，即得。

本品含丹参酮 II_A（$C_{19}H_{18}O_3$）不得少于 0.20%，含丹酚酸 B（$C_{36}H_{30}O_{16}$）不得少于 3.0%。

2. 三七

本品为五加科植物三七 Panax notoginseng（Burk.）F. H. Chen 的干燥根。主产于云南、广西。此外，西藏、湖北、四川、贵州、江西、海南等省区也有栽培。

本品应符合《中国药典》现行版一部"三七"项下有关规定。

3. 冰片

本品为人工合成品，为无色透明或白色半透明的片状松脆性结晶，气清香，味辛、凉。

本品除应符合《中国药典》现行版一部"冰片"项下有关规定外，增加下列薄层鉴别，并符合有关规定。

【鉴别】　取本品 5mg，加氯仿 2ml 溶解，作为供试品溶液。以下按复方丹参片鉴别（2）项下的要求操作。应符合规定。

（二）药品成品

复方丹参片

Fufang Danshen Pian

【处方】　丹参 450g，三七 141g，冰片 8g。

【制法】　以上三味，丹参加乙醇加热回流 1.5h，提取液过滤，滤液回收乙醇并浓缩至适量，备用；药渣加 50% 乙醇加热回流 1.5h，提取液过滤，滤液回收乙醇并浓缩至适量，备用；药渣加水煎煮 2h，过滤，滤液浓缩至适量。三七粉碎成细粉，与上述浓缩液和适量的辅料制成颗粒，干燥。冰片研细，与上述颗粒混匀，压制成 1000 片，包糖衣或薄膜衣，即得。

【性状】　本品为糖衣片或薄膜衣片，除去包衣后显棕色至棕褐色；气芳香，味微苦。

【鉴别】

（1）取本品，置显微镜下观察：树脂道碎片含黄色分泌物。

（2）取本品 5 片，糖衣片除去糖衣，研碎，加乙醚 10ml，超声处理 5min，过滤，药渣备用，滤液挥干，残渣加醋酸乙酯 2ml 溶解，作为供试品溶液。另取丹参酮 II$_A$ 对照品、冰片对照品，分别加醋酸乙酯制成含 0.5mg·ml^{-1} 的溶液，作为对照品溶液。照薄层色谱法 [《中国药典》（2015 年版）通则 0502] 试验，吸取上述三种溶液各 4μl，分别点于同一硅胶 G 薄层板上，以苯-丙酮（9∶1）为展开剂，展开，取出，晾干。供试品色谱中，在与丹参酮 II$_A$ 色谱相应的位置上，显相同颜色的斑点；喷以 1% 香草醛硫酸溶液，在 110℃ 加热数分钟，在与冰片对照品色谱相应的位置上，显相同颜色的斑点。

（3）取鉴别(2)项下的备用药渣，加甲醇 25ml，加热回流 15min，放冷，过滤，滤液蒸干，残渣加水 25ml，微热使溶解，用水饱和的正丁醇 25ml 振摇提取，取正丁醇提取液，用氨试液 25ml 洗涤，再用正丁醇饱和的水洗涤 2 次，每次 25ml，正丁醇液浓缩至干，残渣加甲醇 1ml 使溶解，作为供试品溶液。另取三七对照药材 0.5g，同法制成对照药材溶液。再取三七皂苷 R$_1$ 对照品和人参皂苷 Rb$_1$ 对照品、人参皂苷 Rg$_1$ 对照品，分别加甲醇制成各含 1mg·ml^{-1} 的溶液，作为对照品溶液。照薄层色谱法 [《中国药典》（2015 年版）通则 0502] 试验，吸取上述两溶液各 1μl，分别点于同一硅胶 G 薄层板上，以三氯甲烷-甲醇-水（13∶7∶2）10℃ 以下放置分层的下层溶液为展开剂，展开，取出，晾干，喷以硫酸乙醇溶液（1→10），在 110℃ 加热至斑点显色清晰。供试品色谱中，在与对照药材色谱和对照品色谱相应的位置上，显相同颜色的斑点。

【检查】　应符合片剂项下有关的各项规定 [《中国药典》（2015 年版）通则 0101]。

【含量测定】　丹参酮 II$_A$　照高效液相色谱法 [《中国药典》（2015 年版）通则 0512] 测定。

色谱条件与系统适用性试验　用十八烷基硅烷键合硅胶为填充剂；甲醇-水（73∶27）为流动相；检测波长为 270nm。理论塔板数按丹参酮 II$_A$ 峰计算应不低于 2000。

对照品溶液的制备　取丹参酮 II$_A$ 对照品适量，精密称定，置棕色容量瓶中，加甲醇制成含 40μg·ml^{-1} 的溶液，即得。

供试品溶液的制备　取本品 10 片，糖衣片除去糖衣，精密称定，研细，取约 1g，精密称定，置具塞棕色瓶中，精密加入甲醇 25ml，密塞，称定质量，超声处理（功率 250W，频率 33kHz）15min，放冷，再称定质量，用甲醇补足减失的质量，摇匀，过滤，取续滤液，置棕色瓶中，即得。

测定法　分别精密吸取对照品溶液与供试品溶液各 10μl，注入液相色谱仪，测定（色谱图分别见图 14-4 和图 14-5），即得。

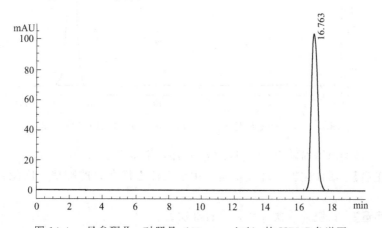

图 14-4　丹参酮 II$_A$ 对照品（40μg·ml^{-1}）的 HPLC 色谱图

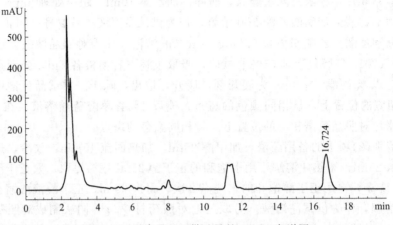

图 14-5   丹参酮 II A 供试品的 HPLC 色谱图

本品每片含丹参以丹参酮 II A（$C_{19}H_{18}O_3$）计，不得少于 0.20mg。

丹酚酸 B   照高效液相色谱法［《中国药典》（2015 年版）通则 0512］测定。

色谱条件与系统适用性试验   用十八烷基硅烷键合硅胶为填充剂；乙腈-甲醇-甲酸-水（10∶30∶1∶59）为流动相；检测波长为 286nm。理论塔板数按丹酚酸 B 峰计算应不低于 4000。

对照品溶液的制备   取丹酚酸 B 对照品适量，精密称定，加水制成含 $60\mu g \cdot ml^{-1}$ 的溶液，即得。

供试品溶液的制备   取本品 10 片，糖衣片除去糖衣，精密称定，研细，取 0.15g，精密称定，置 50ml 容量瓶中，加水适量，超声处理（功率 300W，频率 50kHz）30min，放冷，加水至刻度，摇匀，离心，取上清液，即得。

测定法   分别精密吸取对照品溶液与供试品溶液各 10μl，注入液相色谱仪，测定（色谱图分别见图 14-6 和图 14-7），即得。

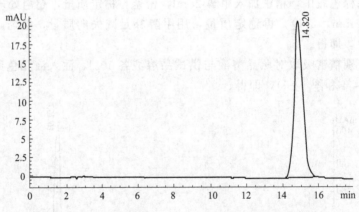

图 14-6   丹酚酸 B 对照品（$60\mu g \cdot ml^{-1}$）的 HPLC 色谱图

本品每片含丹参以丹酚酸 B（$C_{36}H_{30}O_{16}$）计，不得少于 5.0mg。

【功能与主治】   活血化瘀，理气止痛。用于气滞血瘀所致的胸痹、胸闷，心前区刺痛；冠心病心绞痛。

【用法与用量】   口服，一次 3 片，一日 3 次。

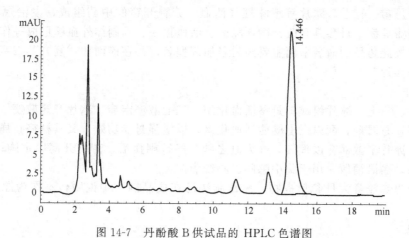

图 14-7　丹酚酸 B 供试品的 HPLC 色谱图

【注意】　孕妇慎用。

【贮藏】　密封。

二、复方丹参片质量标准起草说明

（一）原料（药材）的质量标准草案起草说明

丹参　对丹参的含量测定，正文采用了与制剂相同的测定方法，即对丹参中的丹参酮 II_A 和丹酚酸 B 进行含量测定。这样既可以简化操作，还可以克服原料与成品的检测方法不同而带来的误差，更有效地控制原料质量的同时避免盲目投料。依正文方法对三批丹参进行测定，结果列入表 14-2 和表 14-3。

表 14-2　丹参中丹参酮 II_A 的含量

编号	丹参酮 II_A 的含量/$(\text{mg} \cdot \text{g}^{-1})(n=3)$	RSD/%
1	2.12(2.10、2.12、2.14)	0.94
2	2.20(2.16、2.21、2.23)	1.64
3	2.29(2.25、2.30、2.32)	1.57

根据上述测定结果，丹参中丹参酮 II_A 的含量不得少于 0.2%。

表 14-3　丹参中丹酚酸 B 的含量

编号	丹酚酸 B 的含量/$(\text{mg} \cdot \text{g}^{-1})(n=3)$	RSD/%
1	31.9(32.2、32.0、31.5)	1.13
2	32.6(32.9、31.9、33.0)	1.87
3	33.4(32.8、33.6、33.8)	1.58

根据上述测定结果，丹参中丹酚酸 B 的含量不得少于 3.0%。

三七　同正文。

冰片　正文采用了与制剂相同的鉴别方法，以冰片对照品进行薄层色谱鉴别。依正文方法对三批冰片进行鉴别，结果重现性好。

（二）药品成品的质量标准草案起草说明

1. 名称、汉语拼音

复方丹参片、Fufang Danshen Pian。

本方由丹参、三七、冰片等三味理气活血、芳香开窍的中药组成，主治冠心病气机不畅、心血瘀滞等症。丹参具有改善循环障碍、活血化瘀、抑制体外血栓形成等作用，是本方中的主药，故此药品的命名采用主要药材名加剂型名，并在前面加"复方"二字的原则命名为"复方丹参片"。

2. 处方

由丹参、三七、冰片组成。丹参活血化瘀，三七散瘀定痛，冰片开窍散瘀。丹参活血化瘀以治其本，是君药；配以三七既能活血化瘀，以增强丹参功效，又具祛瘀止痛作用，可以缓解疼痛；冰片辛散通行以理气，气为血之帅，气行则血活，芳香开痹以宽胸；三药合用，则气行血畅，瘀滞消散，用于胸中憋闷、心绞痛。

处方中丹参浸膏为丹参粗提物，浸膏制法已在成品制法中说明，不作为原料要求另附标准。

3. 制法

① 丹参浸膏的制备：见正文项下。②成品的制备：取三七研碎成细粉，过五号筛，与丹参浸膏 215g 搅拌，干燥，制粒，将冰片与少量滑石粉（约 4g）共研过筛，与上述颗粒混匀，压制成 1000 片，或包糖衣，或薄膜衣，即得。

丹参的有效成分可分为脂溶性和水溶性两部分，丹参浸膏以不同浓度的乙醇及水提取，使丹参中的有效成分能较完全提出；冰片在制粒后加入，防止在干燥时受热损失；包糖衣有利于防止贮藏期间冰片的析出和逸散。

4. 性状

按实样进行描述。素片为褐色，除去糖衣或薄膜衣后，片芯呈褐色；气芳香，味微苦。

5. 鉴别

鉴别（1）是丹参的薄层色谱鉴别，丹参为主药，其有效成分为脂溶性和水溶性两部分，用乙醚提取，以丹参对照药材与丹参酮 II_A 为对照品检出丹参的脂溶性成分，参考《中国药典》（2015 年版）一部丹参项下的薄层色谱条件进行试验，结果斑点清晰，分离效果好。经阴性对照，阴性样品无干扰，证明此方法具有专属性与可见性。

鉴别（2）也是冰片的薄层色谱鉴别。以冰片为对照品，用乙醚提取，另使用了环己烷-醋酸乙酯（17∶3）与苯-丙酮（9∶1）效果较好，故正文中收入苯-丙酮为展开剂。供试品色谱中，在与对照品色谱相应的位置上，显两个相同颜色的斑点（龙脑、异龙脑）。经阴性对照，阴性样品对本法无干扰。

鉴别（3）是三七的薄层色谱鉴别。三七含总皂苷约 12％，是三七的主要活性成分。现以人参皂苷 Rb_1、Rg_1 及三七皂苷 R_1 作对照品，参考《中国药典》（2015 年版）一部三七薄层色谱鉴别项下的薄层色谱条件进行薄层鉴别，供试品色谱中，在与对照品相应的位置上显相同的紫红色斑点，放置后斑点渐变紫色。经阴性对照，阴性样品对实验无干扰。

6. 检查

按《中国药典》（2015 年版）通则 0101 片剂项下规定，对本品三批样品的崩解时限进行了检查，结果均符合规定。

本品曾对重金属、砷盐做过检查，但结果均低于百万分之二，故不列入正文。

7. 含量测定

系方中丹参所含有效成分丹参酮 II_A 和丹酚酸 B 的含量测定。丹参中的有效成分主要为脂溶性与水溶性两部分，脂溶性成分主要有丹参酮 I、隐丹参酮、丹参酮 II_A 等，水溶性成分主要有原儿茶碱、原儿茶酸、丹参素、丹酚酸 B 等。因此，本文使用丹参酮 II_A 和丹酚酸 B 为对照品，以高效液相色谱法进行含量测定，使丹参水溶性、脂溶性有效成分全面得到控制，以确保药品质量。

丹参酮ⅡA

（1）仪器与试药　高效液相色谱仪（配 LC-10A 泵、SPD-10A 紫外检测器、浙江大学 N2000 色谱工作站）。

色谱柱［Sinochrom ODS-BP（5μm，4.6mm×250mm），大连依利特公司］。

电子天平（FA/JA 型，上海精密科学仪器有限公司）。

紫外可见分光光度计（1901 型，北京普析通用有限公司）。

甲醇［天津市四友生物医学技术有限公司（色谱纯）］；其他试剂均为分析纯。

（2）对照品来源及纯度　丹参酮ⅡA 对照品由中国药品生物制品检定所提供。为定量用对照品，其纯度为 99.9％。

（3）供试品溶液的制备　方法按正文。丹参酮ⅡA 为脂溶性成分，易溶于有机溶剂，因此实验中用甲醇作为提取溶剂。曾对甲醇超声提取的时间进行了考查，对 15min、20min、30min 进行比较，结果超声 15min 与 20min、30min 的含量基本一致，因而将超声提取的时间定为 15min。

（4）色谱条件与系统适用性试验　用十八烷基硅烷键合硅胶为填充剂；以甲醇-水（73:27）为流动相；检测波长为 270nm。理论塔板数按丹参酮ⅡA 峰计算应不低于 2000。

（5）线性关系的考查　精密称取丹参酮ⅡA 对照品适量，用甲醇定容至 50ml 容量瓶中，浓度为 80μg·ml^{-1}，作为贮备液。分别精密量取贮备液 5ml、2.5ml、1.5ml、0.6ml、0.3ml 于 10ml 容量瓶中，用甲醇稀释至刻度，摇匀，经 0.45μm 微孔滤膜过滤，进样量为 10μl，以丹参酮ⅡA 组分峰面积（A）为纵坐标，以其浓度（c）为横坐标进行线性回归，回归方程为 $A = 17061.9c + 433.1$（$r = 0.9999$，$n = 6$）。

（6）空白试验（阴性试验）　按处方组成和工艺要求制成缺丹参的样品，同供试品溶液制备方法制得空白对照溶液。

取空白对照溶液与供试品溶液进行液相分析，供试品色谱图中丹参酮ⅡA 的保留时间与对照品一致，而阴性对照溶液的色谱图在相应的位置无干扰，可确定本方法无假阳性结果干扰。

（7）稳定性试验　将对照品溶液在 0h、6h、12h、24h 分别精密吸取 10μl 进样，结果表明，对照品溶液在 24h 内稳定。

（8）精密度试验　取丹参酮ⅡA 对照品溶液（20μg·ml^{-1}），重复进样 6 次，每次 10μl，所得峰面积的 RSD = 0.58％（$n = 6$），说明方法的精密度较好。

（9）重复性试验　取同一批样品六份，按正文含量测定方法操作，RSD = 1.23％，说明方法的重复性较好。

（10）回收率试验　准确称取丹参酮ⅡA 对照品适量，加入已知含量的样品（约为测定方法中样品的半量）中，按正文含量测定方法测定，计算回收率，结果见表 14-4。结果本方法回收率较好，方法可行。

表 14-4　丹参酮ⅡA 回收率测定结果

已知样品含量 /mg	加入对照品量 /mg	测得量 /mg	回收率 /%
0.208	0.200	0.410	101.00
0.195	0.200	0.392	98.50
0.201	0.200	0.398	98.50
0.198	0.200	0.399	100.50
0.202	0.200	0.405	101.50
0.199	0.200	0.397	99.00

回收率的平均值 = 99.83%，RSD = 1.33%（$n=6$）。

（11）样品测定与含量限度的制定 按正文方法对三批样品进行测定，结果表明每片含丹参酮ⅡA的量均超过 0.23mg，故质量标准中制定的限度暂定为不得少于 0.20mg。

（12）含量测定方法的选择 按《中国药典》（2015 年版）一部，复方丹参片的含量测定采用 HPLC 法，具体方法如下。

① 色谱条件与系统适用性实验：用十八烷基硅烷键合硅胶为填充剂；甲醇-水（73：27）为流动相；检测波长为 270nm。理论塔板数按丹参酮ⅡA 峰计算应不低于 2000。

② 对照品溶液的制备：取丹参酮ⅡA 对照品适量，精密称定，置棕色容量瓶中，加甲醇制成含 $40\mu g \cdot ml^{-1}$ 的溶液，即得。

③ 供试品溶液的制备：取本品 10 片，糖衣片除去糖衣，精密称定，研细，取约 1g，精密称定，置具塞棕色瓶中，精密加入甲醇 25ml，密塞，称定质量，超声处理（功率 250W，频率 33kHz）15min，放冷，再称定质量，用甲醇补足减失的质量，摇匀，过滤，取续滤液，置棕色瓶中，即得。

④ 测定法：分别精密吸取对照品溶液与供试品溶液各 $10\mu l$，注入液相色谱仪，测定，即得。

本品每片含丹参以丹参酮ⅡA（$C_{19}H_{18}O_3$）计，不得少于 0.20mg。

丹酚酸 B

（1）仪器与试药

高效液相色谱仪（配 LC-10A 泵、SPD-10A 紫外检测器、浙江大学 N2000 色谱工作站）。

色谱柱［Sinochrom ODS-BP（$5\mu m$，4.6mm×250mm），大连依利特公司］。

电子天平（FA/JA 型，上海精密科学仪器有限公司）。

紫外可见分光光度计（1901 型，北京普析通用有限公司）。

甲醇、乙腈［天津市四友生物医学技术有限公司（色谱纯）］；其他试剂均为分析纯。

（2）对照品来源及纯度 丹酚酸 B 对照品由中国药品生物制品检定所提供。为定量用对照品，其纯度为 99.9%。

（3）供试品溶液的制备 方法按正文。丹酚酸 B 为水溶性成分，易溶于水，因此实验中用水作为提取溶剂。曾对水超声提取的时间进行了考查，对 20min、30min、40min 进行比较，结果超声 30min 丹酚酸 B 的含量高于超声 20min，而超声 30min 与 40min 的含量基本一致，因而将超声提取的时间定为 30min。

（4）色谱条件与系统适用性试验 用十八烷基硅烷键合硅胶为填充剂；乙腈-甲醇-甲酸-水（10：30：1：59)为流动相；检测波长为 286nm。理论塔板数按丹酚酸 B 峰计算应不低于 4000。

（5）线性关系的考查 精密称取丹酚酸 B 对照品适量，用甲醇定容至 50ml 容量瓶中，浓度为 $200\mu g \cdot ml^{-1}$，作为贮备液。分别精密量取贮备液 5ml、2.5ml、1.5ml、0.6ml、0.3ml 于 10ml 容量瓶中，用甲醇稀释至刻度，摇匀，经 $0.45\mu m$ 微孔滤膜过滤，进样量为 $10\mu l$，以丹酚酸 B 组分峰面积（A）为纵坐标，以其浓度（c）为横坐标进行线性回归，回归方程为 $A = 12337.1c - 1145.8$（$r=0.9999$，$n=6$）。

（6）空白试验（阴性试验） 按处方组成和工艺要求制成缺丹参的样品，同供试品溶液制备方法制得空白对照溶液。

取空白对照溶液与供试品溶液进行液相分析，供试品色谱图中丹酚酸 B 的保留时间与对照品一致，而阴性对照溶液的色谱图在相应的位置无干扰，可确定本方法无假阳性结果干扰。

（7）稳定性试验 将对照品溶液在 0h、6h、12h、24h 分别精密吸取 $10\mu l$ 进样，结果表明，对照品溶液在 24h 内稳定。

（8）精密度试验 取丹酚酸 B 对照品溶液（$30\mu g \cdot ml^{-1}$），重复进样 6 次，每次 $10\mu l$，

所得峰面积的 RSD = 0.60％（$n=6$），说明方法的精密度较好。

（9）重复性试验 取同一批样品六份，按正文含量测定方法操作，RSD = 0.96％，说明方法的重复性较好。

（10）回收率试验 准确称取丹酚酸 B 对照品适量，加入已知含量的样品（约为测定方法中样品的半量）中，按正文含量测定方法测定，计算回收率，结果见表 14-5。结果本方法回收率较好，方法可行。

回收率的平均值＝100.25％，RSD＝0.96％（$n=6$）。

表 14-5 丹酚酸 B 回收率测定结果

已知样品含量 /mg	加入对照品量 /mg	测得量 /mg	回收率 /％
0.725	0.725	1.460	101.38
0.742	0.725	1.462	99.31
0.729	0.725	1.459	100.69
0.734	0.725	1.468	101.24
0.738	0.725	1.459	99.45
0.741	0.725	1.462	99.45

（11）样品测定与含量限度的制定 按正文方法对三批样品进行测定，结果表明每片含丹酚酸 B 的量均超过 5.80mg，故质量标准中制定的限度暂定为不得少于 5.0mg。

（12）含量测定方法的选择 按《中国药典》（2015 年版）一部，复方丹参片的含量测定采用 HPLC 法，具体方法如下。

① 色谱条件与系统适用性试验：用十八烷基硅烷键合硅胶为填充剂；乙腈-甲醇-甲酸-水（10∶30∶1∶59）为流动相；检测波长为 286nm。理论塔板数按丹酚酸 B 峰计算应不低于 4000。

② 对照品溶液的制备：取丹酚酸 B 对照品适量，精密称定，加水制成含 $60\mu g \cdot ml^{-1}$ 的溶液，即得。

③ 供试品溶液的制备：取本品 10 片，糖衣片除去糖衣，精密称定，研细，取 0.15g，精密称定，置 50ml 容量瓶中，加水适量，超声处理（功率 300W，频率 50kHz）30min，放冷，加水至刻度，摇匀，离心，取上清液，即得。

④ 测定法：分别精密吸取对照品溶液与供试品溶液各 $10\mu l$，注入液相色谱仪，测定，即得。

本品每片含丹参以丹酚酸 B（$C_{36}H_{30}O_{16}$）计，不得少于 5.0mg。

8. 功能与主治

本品经沪、江、浙、皖等地 19 个临床单位对 415 例冠心病患者临床治疗，其中 337 例进行心绞痛观察，其显效率为 34.7％，总有效率为 58.1％。

9. 用法与用量

经药效试验后确定。

10. 贮藏

经稳定性试验后确定。

参 考 文 献

[1] 郑筱萸. 化学药品和治疗用生物制品研究指导原则. 北京：中国医药科技出版社，2002.
[2] 国家药典委员会编. 中华人民共和国药典（2015 年版）. 北京：中国医药科技出版社，2015.

习 题

一、最佳选择题

1. 药品质量标准的基本内容包括（　　）。

A. 凡例、注释、通则、用法和用途　　　　B. 正文、索引、通则

C. 取样、鉴别、检查、含量测定　　　　　D. 性状、鉴别、检查、含量测定、贮藏

2. 稳定性试验的目的是考察药物及其制剂在（　　　）等的影响下随时间变化的规律。

A. 温度、湿度、光线　　　　　　　　　　B. 温度、光线、压强

C. 温度、湿度、压强　　　　　　　　　　D. 湿度、光线、压强

3. 药物稳定性考察可采用加速试验法，该法规定在（　　　）条件下考察 3 批样品 6 个月的稳定性情况。

A. 温度 40℃±2℃、相对湿度 75%±5%　　B. 温度 30℃±2℃、相对湿度 65%±5%

C. 温度 40℃±2℃、相对湿度 65%±5%　　D. 温度 30℃±2℃、相对湿度 75%±5%

二、多项选择题

1. 药品质量标准的制定要充分体现下列方针（　　　）。

A. 安全有效　　　B. 技术先进　　　C. 经济合理　　　D. 不断完善

2. 药物稳定性考察包括（　　　）。

A. 强光照射试验　　　B. 高温试验　　　C. 长期留样考察　　　D. 高湿度试验

3. 评价药品质量的主要方面有（　　　）。

A. 鉴别　　　B. 含量测定　　　C. 稳定性　　　D. 检查

三、简答题

1. 药品质量标准的种类有哪些？

2. 简述稳定性试验、影响因素试验、加速稳定性试验和长期稳定性试验的主要内容。

3. 药品质量标准分析方法验证的目的与内容是什么？